Knaur

Klosterfrau Gesundheitsbuch

Heilpflanzen ▪ Homöopathie ▪ Vitalstoffe

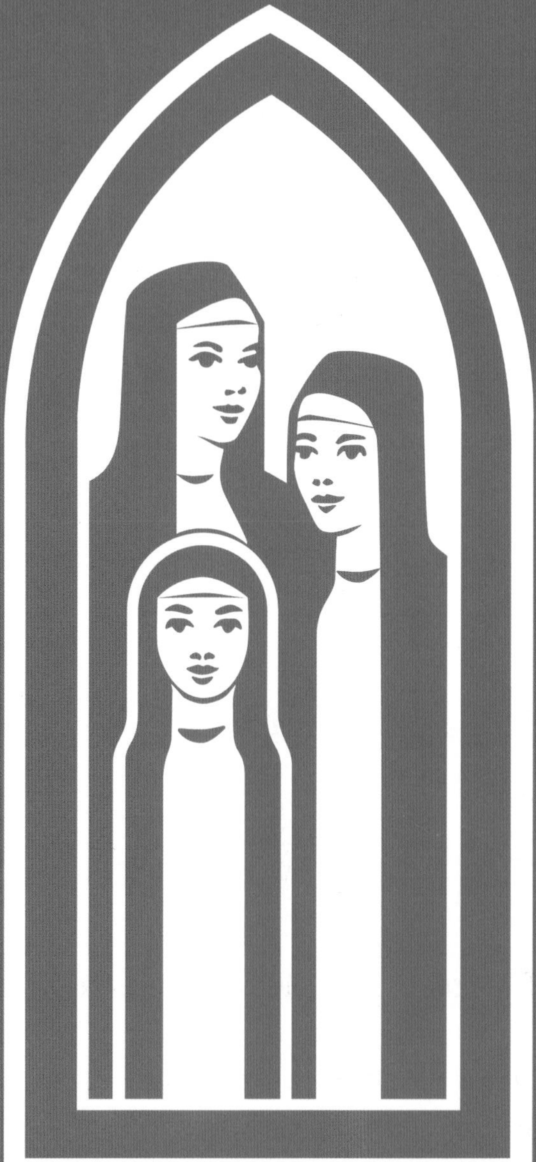

Knaur

Klosterfrau Gesundheitsbuch

Heilpflanzen ▪ Homöopathie ▪ Vitalstoffe

Dr. Alexander Schenk ▪ Dr. Oliver Ploss ▪ Uwe Gröber

Mit einem Geleitwort von Dr. Alfred Biolek

www.knaur.de

Inhalt

HOMÖOPATHIE

BESCHWERDEN UND KRANKHEITSBILDER

VITALSTOFFE

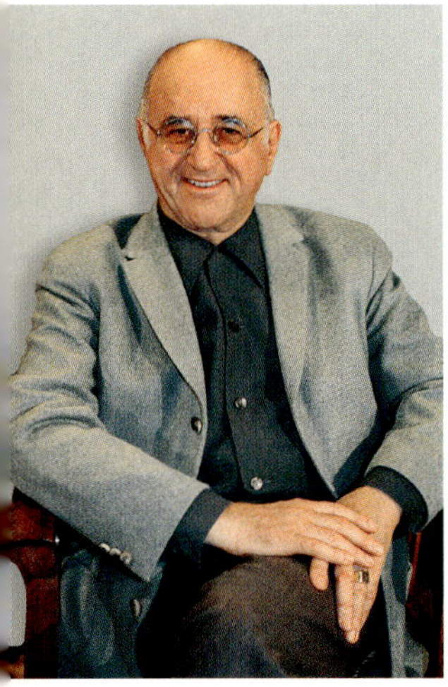

Dr. Alfred Biolek

Geleitwort

Wir alle sind uns bewusst, dass die Gesundheit unser höchstes Gut ist, und wir haben schon oft den Satz gehört: »Ohne Gesundheit ist alles nichts.« Aber – Hand aufs Herz! – denken wir wirklich oft an unsere Gesundheit, solange wir keine Beschwerden verspüren? Vorbeugung ist wichtig, und eine gesunde Ernährung zum Beispiel kann vorbeugend wirken. Beim Zubereiten leckerer Speisen achte ich deshalb sehr auf eine ausgewogene Zusammenstellung gesunder, frischer Zutaten. Viele für die Erhaltung der Gesundheit wichtige Vitalstoffe nimmt der menschliche Körper nämlich schon mit der Nahrung auf, und so kann man mit dem Genuss eines guten Essens auch zugleich seiner Gesundheit etwas Gutes tun.

Aber auch im Falle einer gesundheitlichen Beeinträchtigung nutze ich am liebsten »natürliche Helfer«. Arzneimittel aus der Pflanzenheilkunde oder der Homöopathie haben mir schon bei vielen, insbesondere leichteren Erkrankungen geholfen, und sie sind dabei auch noch sehr gut verträglich. Aber die Selbstbehandlung kann natürlich ihre Grenzen haben, wenn sich hinter den Beschwerden ernsthafte Krankheiten verbergen. Deshalb ist es wichtig, sich in Zweifelsfällen gezielt beraten zu lassen; ein unfachmännisches eigenes »Herumdoktern« kann gefährlich sein. Ärzte und Apotheker arbeiten heute in ihrer Beratungstätigkeit eng zusammen – nutzen Sie also im Interesse Ihrer Gesundheit dieses Angebot, damit auch Sie von sich sagen können: »Danke, mir geht es gut!«

Im vorliegenden Buch finden Sie viele Informationen über Heilpflanzen, über homöopathische Mittel, über eine gesundheitsfördernde Ernährung und den gezielten Einsatz von Vitalstoffen. Die Natur hält sehr viele Möglichkeiten bereit, die helfen können, gesundheitliche Beschwerden zu vermeiden, zu lindern oder zu heilen. Vertrauen Sie auf die Heilkräfte der Natur – aus eigener Erfahrung weiß ich, dass es sich lohnt!

Ihr

Dr. Alfred Biolek

Vorwort

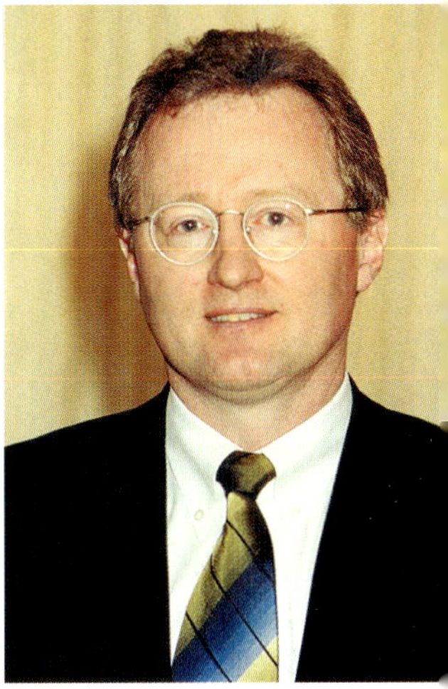

Prof. Dr. Rudolf Bauer
Institut für Pharmakognosie der Karl-Franzens-Universität Graz

Im Laufe seiner Entwicklung hat der Mensch gelernt, bei bestimmten Gesundheitsstörungen und Krankheiten auf bestimmte Pflanzen zurückzugreifen, die in der Lage sind, seine Beschwerden zu lindern oder zu heilen. Das Sprichwort »Gegen jedes Leiden ist ein Kraut gewachsen« ist zwar sicherlich sehr optimistisch, entspringt aber der Erkenntnis, dass über Jahrtausende hinweg das Pflanzenreich für den Menschen die wichtigste Quelle für Arzneimittel war.

In unserer heutigen Zeit stellen wir an Arzneimittel ungleich höhere Anforderungen, als das früher der Fall war. So hat sich auch die Pflanzenheilkunde über die Volksheilkunde hinaus zu einer eigenen Wissenschaft, der »Phytotherapie« bzw. »Pharmakognosie« entwickelt, die versucht, rationale Beweise für die Wirkung von Arzneipflanzen zu finden. Es gilt, für pflanzliche Arzneimittel (Phytopharmaka), genauso wie für alle anderen Arzneimittel, den wissenschaftlichen Nachweis von Qualität, Wirksamkeit und Unbedenklichkeit zu erbringen. Für eine ganze Reihe von Phytopharmaka liegen bereits klinische Studien vor, die eindeutig die Wirksamkeit belegen und eine rationale Therapie erlauben.

Die wissenschaftliche Betrachtung von Arzneipflanzen schließt auch ein, dass man mögliche Risiken bewertet. So kann man sicherlich nicht sagen, dass pflanzliche Arzneimittel alle frei von Nebenwirkungen sind, aber es hat sich gezeigt, dass die Nebenwirkungen in der Regel viel seltener und auch wesentlich geringer sind als bei synthetischen Arzneistoffen.

Das Buch soll u. a. dazu dienen, die aktuellen Erkenntnisse bezüglich der rationalen Anwendung von Arzneipflanzen und entsprechenden Phytopharmaka für den Anwender transparent zu machen und die Möglichkeiten und Grenzen einer Selbstbehandlung aufzuzeigen. Ein verantwortungsbewusster Umgang mit der eigenen Gesundheit erfordert es, sich in Zweifelsfällen fachkundig beraten zu lassen, damit nicht etwa eine ernste Erkrankung unentdeckt bleibt. Deshalb finden sich in diesem Buch nicht nur Ratschläge zur Selbstbehandlung, sondern auch Hinweise auf Symptome, bei denen ein Arztbesuch ratsam ist.

Bei der Auswahl eines geeigneten pflanzlichen Arzneimittels und der Beratung in Sachen Arzneipflanzen ist auch jeder Apotheker gerne behilflich, da fundierte Kenntnisse über Heilpflanzen und ihre richtige Anwendung zu den regulären Ausbildungsinhalten der Pharmazie zählen. Diese Beratungsmöglichkeit sollte man nutzen – im Interesse der eigenen Gesundheit!

Prof. Dr. Rudolf Bauer

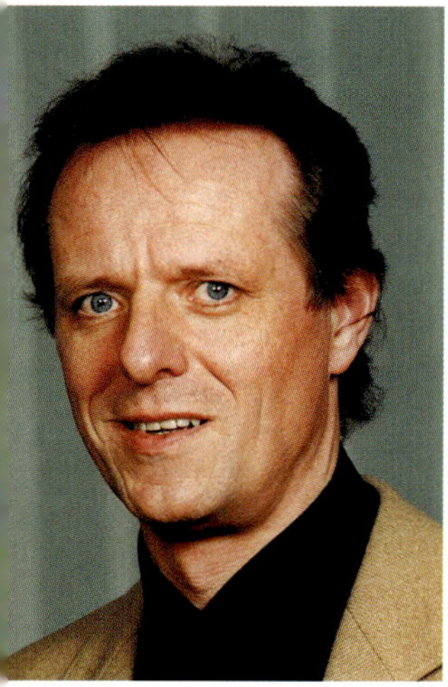

Prof. Dr. Rudolf Schmitz

Vorwort

Bereits in den Schriften »Corpus Hippocraticum« des 460 v. Chr. auf Kos geborenen und 370 v. Chr. in Larissa verstorbenen Vaters der Medizin Hippokrates ist zu lesen, dass die Ursache der Krankheiten unmittelbar auf innere Schwierigkeiten oder mittelbar auf äußere Einflüsse, wie Klima, Hygiene, Ernährung, körperliche Aktivität und Umwelt, zurückzuführen ist. Heute stellt die Fehlernährung und die daraus entstehenden Erkrankungen eines der größten Probleme dar. Während zwei Drittel der Welt unter Hunger und Unterernährung leiden, besteht in den Industrieländern und zunehmend in den so genannten Schwellenländern vorwiegend das Problem der Fehl- und Überernährung. Trotzdem spielen Ernährungsmedizin und Diätetik in Lehre, Wissenschaft und Forschung nicht die Rolle, die diesen integralen Fächern der Medizin zukommt. Diätassistenten und Diplom-Oecotrophologen haben leider noch nicht den Platz im Gesundheitswesen, der ihnen zukommt. Das beachtliche Potential der Ernährungsmedizin und Diätetik bei der Vorbeugung und der Behandlung von ernährungsbedingten und ernährungsmitbedingten Krankheiten bleibt oftmals praktisch ungenutzt. Zielsetzung muss immer eine gesunde, moderate Ernährungsweise sein, deren Zusammensetzung Evidenz-basierten Kriterien entspricht.

Bezogen auf das gesamte Spektrum notwendiger Nahrungsbestandteile können aber selbst bei allgemeiner Überernährung dennoch einzelne Nahrungsbestandteile in zu geringer Menge angeboten werden. Auch Übergewichtige können paradoxer Weise mangelernährt sein. Die Zufuhr von Jod, Fluorid, Vitamin D, Folsäure, Zink, Omega-3-Fettsäuren und Kalzium ist oftmals zu gering. Andererseits können durch bestimmte Nahrungsbestandteile, die zu reichlich angeboten werden, Krankheiten ausgelöst werden. Dass es vielen Menschen nicht gelingt, eine gesunde Auswahl der Nahrungsmittel zu treffen, zeigt der Ernährungsbericht der Deutschen Gesellschaft für Ernährung (DGE) e.V., Bonn, aus dem Jahr 2000. Viele Zivilisationskrankheiten sind durch eine schlechte Auswahl der Lebensmittel – im Sinne von zu viel oder zu wenig – verursacht oder mitbedingt, und dies bringt hohe Kosten mit sich: Allein in Deutschland ließen sich im Jahr 1990 rund ein Drittel der Kosten im Gesundheitswesen auf Fehlernährung zurückführen. Es ist davon auszugehen, dass die Fehlernährung mindestens 75 Mrd. Euro Kosten jährlich verursacht. 64,4 Prozent der Todesfälle in Deutschland stehen in einem Zusammenhang mit ernährungsabhängigen Krankheiten, allen voran der Diabetes mellitus sowie

Herz-Kreislauf-Erkrankungen, die zu Herzinfarkt und Schlaganfall führen können. Die richtige Lebensmittelauswahl kann bei diesen Erkrankungen vorbeugen oder sogar Besserung bringen. Bereits Hippokrates, auf den auch die Diätetik (griechisch *Diaita*) zurückgeht, prägte den Satz: »Lasst Eure Nahrungsmittel Eure Heilmittel sein und Eure Heilmittel Eure Nahrungsmittel!« Insofern ist eine gesunde Ernährungs- und Lebensweise eine notwendige Voraussetzung für Gesundheit und Wohlbefinden. Diätetik im humanistischen Sinne bedeutet die Lehre von der gesunden Lebensführung, zu der schon Hippokrates die moderate und gesunde Ernährungsweise, Bewegung und Zufriedenheit zählte. Zur Diätetik gehört die Ernährung von gesunden und kranken Menschen. Definitionsgemäß ist die Ernährungsmedizin die Wissenschaft vom Einfluss der Ernährung auf den Funktionszustand des gesunden und kranken menschlichen Organismus sowie vom Einfluss der Krankheiten auf Nahrungsbedarf, Nahrungsaufnahme und Nahrungsverwertung. In diesem Sinne fordert die Gesellschaft für Ernährungsmedizin und Diätetik e.V. seit ihrer Gründung im November 1999 mehr Ernährungsmedizin und Diätetik ein. Wir wünschen uns, dass dieses Buch Ihnen auch zum Thema »Vitalstoffe und Ernährungsmedizin« zielführende Informationen gibt – zur Vorbeugung und Behandlung von Krankheiten und zur Verbesserung Ihrer Gesundheit. Ernährungsmedizin tut Not!

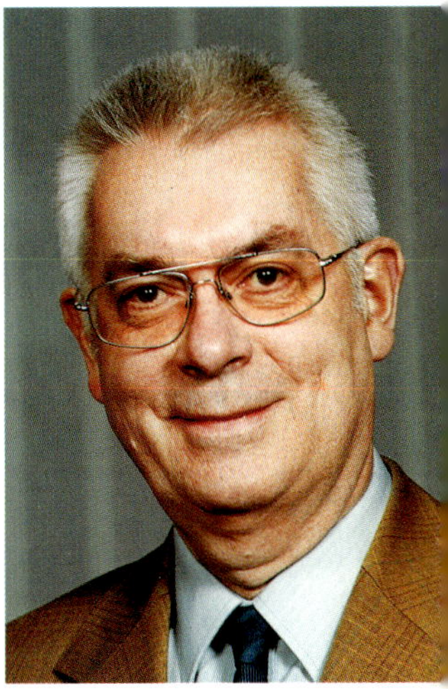

Prof. Dr. Helmut Mann

Prof. Dr. rer. nat. Rudolf Schmitz
Präsident der Gesellschaft für
Ernährungsmedizin und Diätetik e.V.

Prof. Dr. med. Helmut Mann
Wissenschaftlicher Direktor der Gesellschaft für
Ernährungsmedizin und Diätetik e.V.

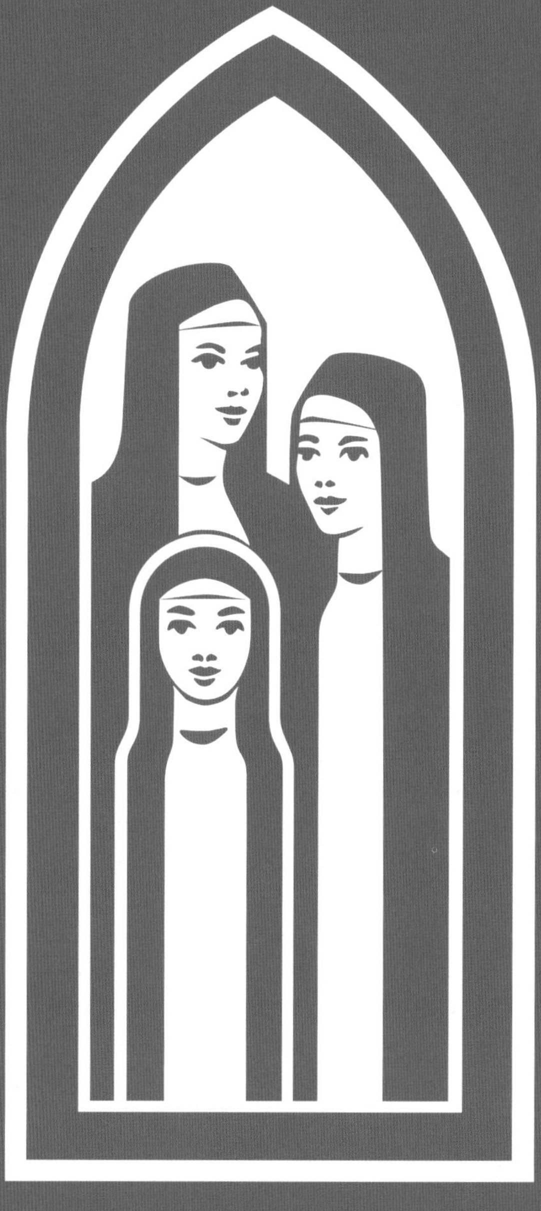

VOM KRÄUTERBEET ZUM APOTHEKERGARTEN

Die Entstehung einer Gartenkultur in den Klöstern

Die Geschichte der Medizin ist in ihren Anfängen die Geschichte der Pflanzenheilkunde. Bereits die Menschen der Frühzeit erkannten durch einfaches Ausprobieren nach und nach, dass zur Behandlung von Verletzungen und gegen Befindlichkeitsstörungen verschiedenster Art ein Kraut gewachsen war. Die Ärzte der Antike suchten und fanden denn auch Orte in ihrer jeweiligen Umgebung, an denen heilsame Kräuter wuchsen, die sie eigenhändig für ihre selbstentwickelten Zubereitungen verarbeiteten.

In dem allmählich sich erweiternden Wissen um die heilenden Wirkungen bestimmter Pflanzen oder Pflanzenteile gingen die Menschen mit der Zeit dazu über, nicht lediglich in der freien Natur wild wachsende Pflanzen zu sammeln, sondern selber eigene Beete anzulegen, in denen die kostbaren Kräuter gedeihen konnten und somit im Bedarfsfall stets zur Verfügung standen.

Die Gartenkultur, die sich in unseren Breiten entwickelte, ist im Grunde ein Importprodukt.

Die germanische Antike kannte Gärten allenfalls als einfache, armselige Umfriedungen aus Baumstämmen und Weidengeflecht, in denen Karotten, Kohl, Linsen und Bohnen mehr schlecht als recht gediehen. Der römische Geschichtsschreiber Tacitus (um 55–116) hatte für die »Gartenkultur« seiner nördlichen Nachbarn nichts als Hohn und Spott übrig. Erst im 7. Jahrhundert zogen Mönche aus dem südlichen Italien in die germanischen Wälder, um dort nach mühevollen Rodungen eigenhändig die ersten einfachen Klostergebäude zu errichten. Gemäß der Regel des heiligen Benedikt, »bete und arbeite« (*»ora et labora«*), waren sie bestrebt, ein gottesfürchtiges Leben zu führen und den germanischen Heiden ihren christlichen Glauben nahe zu bringen. Aus ihrer südlichen Heimat brachten sie Pflanzen, Samen und Stecklinge mit und legten gepflegte Zier- und Kräutergärten am Rande ihrer Klöster an.

Die Gärten der Mönche waren in einer einfachen geometrischen Form angelegt: Das heilige Symbol des Kreuzes bildete ein Wegkreuz, durch den der Gartengrund seine Gliederung erhielt. Dieses Ordnungsprinzip blieb beinahe tausend Jahre lang gültig. Es teilte den Klostergarten in seine verschiedenen Bereiche: An den Kreuzgang grenzte üblicherweise der Blumengarten, der den Blumenschmuck für die Klosterkirche lieferte. Des Weiteren gab es den Kräutergarten, in dem die Mönche und Nonnen ihre Heilpflanzen zur Behandlung kranker Ordensleute wie auch zur Pflege erkrankter Menschen außerhalb der Klostermauern zogen, sowie den Gemüsegarten, dessen Erzeugnisse für das leibliche Wohl der Klosterbrüder und -schwestern von großer Bedeutung war. Zur Gartenanlage gehörte schließlich noch der Friedhof, sozusagen der Garten als letzte Ruhestätte derjenigen, die ihr Leben im Kloster verbracht hatten.

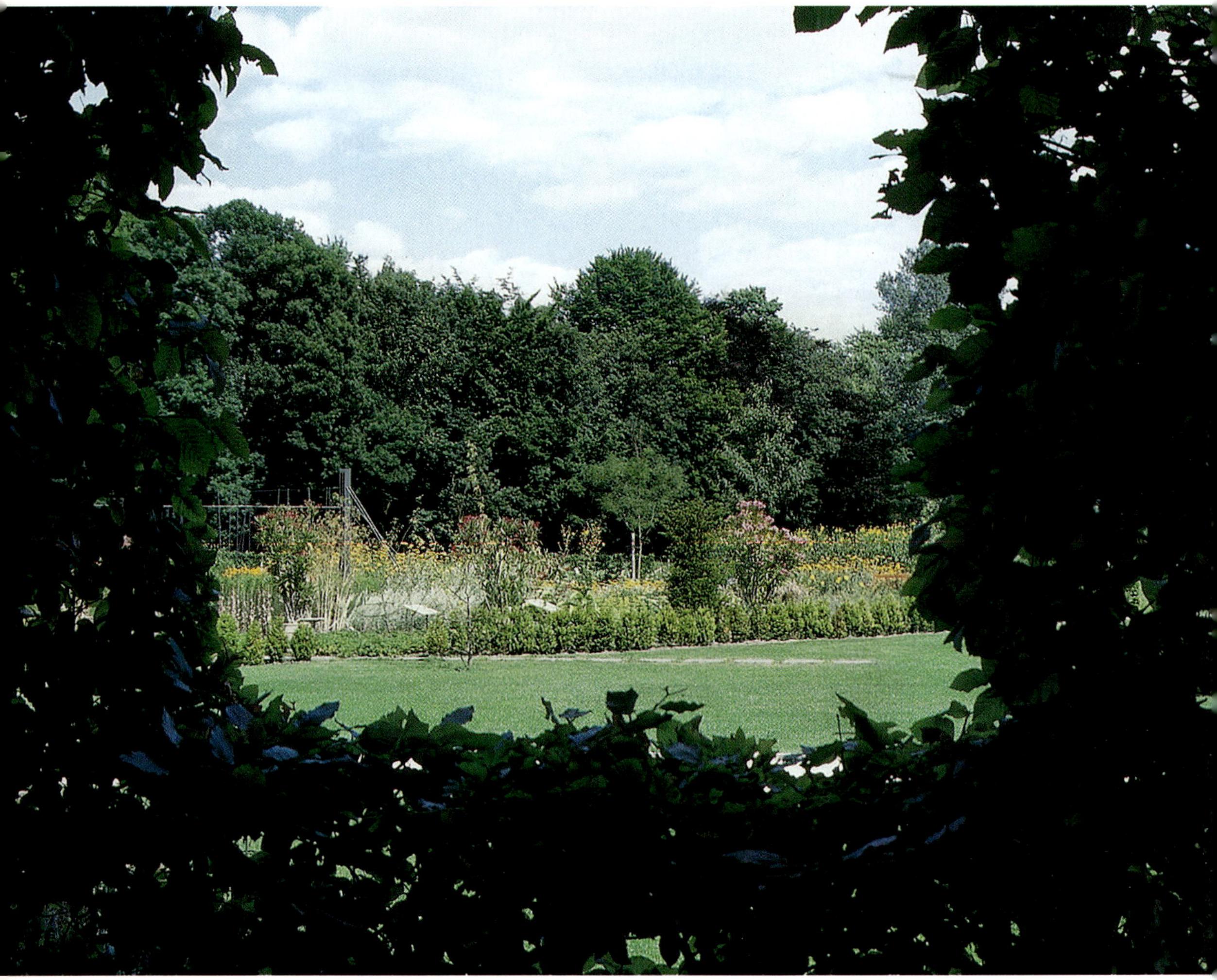

Gärten eröffnen Einblicke und erweitern die Sicht. Sie machen die Einheit von Natur und Kultur mit allen Sinnen erfahrbar. Arzneipflanzengärten bewahren und erweitern das Wissen um eine umwelt- und menschengerechte Medizin.

Vom Klostergarten zum Apothekergarten

Eine rasche Verbreitung der Klöster und damit der Klostergärten erfolgte während der Herrschaft Karls des Großen, der sich nach seiner Krönung zum römischen Kaiser im Jahre 800 nicht nur die Christianisierung seines stetig wachsenden Reiches zur Aufgabe gemacht hatte, sondern auch an Gärten und an Heilkräutern sehr interessiert war. Überliefert ist die Handschrift eines Benediktinermönchs, die die Anbaurichtlinien für Karls Landgüter dokumentiert und eine Übersicht über 73 Heil-, Nahrungs- und Gewürzpflanzen enthält – für die damalige Zeit eine enorme Anzahl.

Darüber, in welcher Weise Kräuterpflanzen in den Klostergärten zur Zeit Karls des Großen kultiviert wurden, gibt ein berühmtes Dokument aus der Schweiz Aufschluss: der Klosterplan von St. Gallen. Zwar wurde das in dieser Planskizze entworfene Kloster nie gebaut, aber die Skizze illustriert sehr anschaulich die enge Beziehung, die zwischen dem klösterlichen Leben und dem Klostergarten bestand.

Dem Heilkräutergarten aus dem St. Galler Klosterplan entsprach ziemlich genau die Bepflanzung des Gartens auf der Bodensee-Insel Reichenau, die der Abt Wahlafrid Strabo (808 – 849) in unbeirrter, harter Eigenarbeit vornahm. Strabo stand mit St. Gallen in Kontakt; dem dortigen Abt widmete er sein berühmtes Gedicht, den *»Hortulus«*, das uns berichtet, welche Kräuterarten in den damaligen Klostergärten verbreitet waren, aber auch, welche Arbeiten durchgeführt werden mussten, um den Boden für das Anpflanzen der Kräuter optimal vorzubereiten. Einen Garten, wie er von Strabo angelegt worden war, gibt es auf der Reichenau noch heute.

In den Klöstern war es üblich, dass einem Mönch die Zuständigkeit für die Bereitstellung der Medizin übertragen wurde. Er hatte die Heilpflanzen aus dem Klostergarten zu ziehen und daraus die Arzneien zuzubereiten, wofür ihm ein von den Krankenstuben getrennter Raum zur Verfügung stand. Insofern hatte der Kräutergarten innerhalb der gesamten klösterlichen Gartenanlage auch bereits die Funktion eines Apothekergartens. Die eigentlichen Apothekergärten aber entstanden erst, als in der Renaissance die ersten Universitäten gegründet wurden.

Die Pflanzenkunde *(Botanik)* wurde damals als so eng mit der Medizin verbunden angesehen, dass die Professoren der einen Disziplin gewöhnlich auch

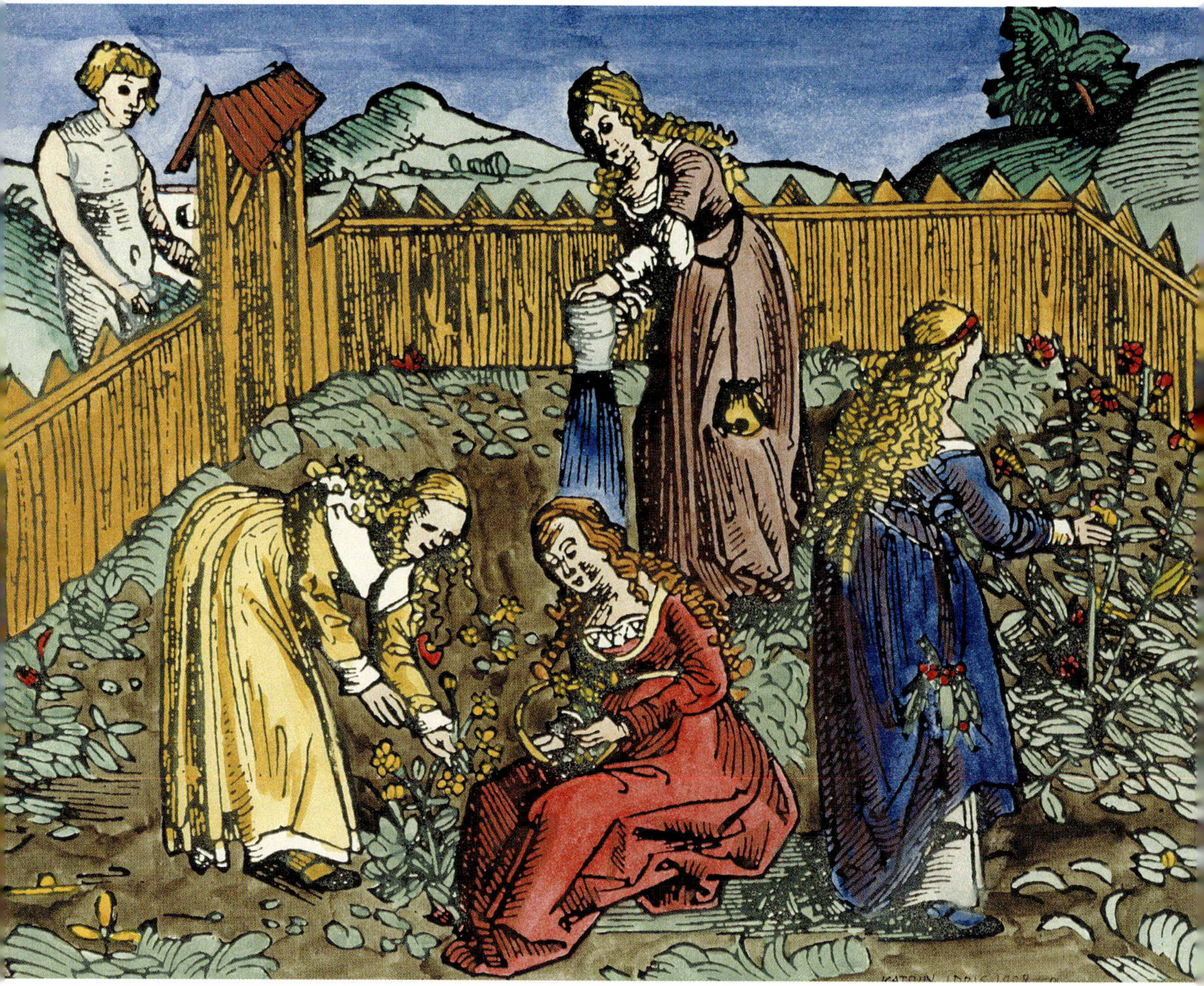

Frauen bei der Arbeit im Klostergarten der Insel Reichenau.

zugleich Professoren der anderen waren. Die vorherrschende wissenschaftlich-religiöse Auffassung ging von der Annahme aus, dass die Pflanzen allgemein zu Heilzwecken, bekannten oder noch verborgenen, auf der Erde waren. Sie wurden kultiviert, um einerseits die Ärzte mit den für ihre Heilkünste notwendigen Arzneien zu versorgen, und um andererseits den Studenten eine pharmazeutische Ausbildung auf der Höhe des Wissensstandes ihrer Zeit zu ermöglichen. Beiden Zielen dienten die Apothekergärten.

Pflanzenzüchtung im Dienst der Gesundheit

Die frühen Apothekergärten sind in Italien entstanden. Den Anfang machte die toskanische Stadt Pisa im Jahre 1543; nur wenige Jahre später folgten Padua (1545) und Florenz (1550). Nachdem die Kunde von diesen ersten Anfängen sich herumgesprochen hatte, folgten bald auch andere Länder dem italienischen Beispiel. Apothekergärten entstanden in Leipzig (1580), Leiden (1587), Heidelberg (1597), Paris (1635) und Uppsala (1665).
Der berühmte botanische Garten im holländischen Leiden zeigte seinen Besuchern im Jahre 1610 bereits mehr als dreihundert Arzneipflanzen. In England richteten einige Geistliche sich private Apothekergärten ein, bis 1621 der erste »Universitätsgarten« in Oxford aufgebaut wurde. In dieser Zeit entstanden auch kunstvoll bearbeitete Kräuterbücher, deren gesammeltes Wissen als Grundlage für die moderne Arzneipflanzenforschung noch heute eine wichtige Rolle spielt.
Den Apothekergärten außerhalb der Klöster erging es im Laufe der Geschichte besser als den Klostergärten: Im Zuge der Säkularisierung ab dem schicksalhaften Jahr 1803 wurden allein in Deutschland etwa 300 Abteien, Stifte und Klöster aufgelöst, der zu ihnen gehörende Grund und Boden in Landesbesitz überführt. Ihre Gärten, sofern sie nicht gleich zerstört wurden, fielen der Verwahrlosung anheim. Nur in den verbliebenen Klöstern wurde weiterhin die Heilkunde gepflegt. Die Klosterfrau Maria Clementine Martin stellte im Jahre 1826 erstmals die Rezeptur des Melissengeists in größerem Umfang her und legte damit die Grundlage für die weite Verbreitung dieses heute mehr denn je geschätzten pflanzlichen Heilmittels.

Das »Apothekergarten«-Projekt

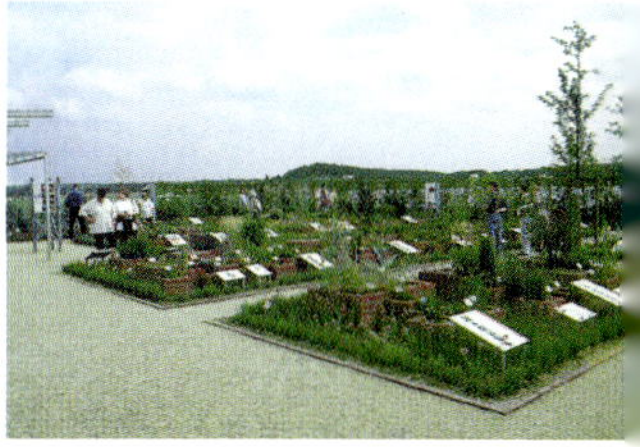
Der Apothekergarten von Lünen

Durch erfolgreiche Forschungsbemühungen und durch die verstärkte Hinwendung der Menschen zur Natur erlebt die Pflanzenheilkunde seit einiger Zeit einen ausgesprochenen Boom. Durch großes Engagement sind an vielen Orten in Deutschland neue Arzneipflanzengärten entstanden oder historische Gärten restauriert worden. Sie überzeugen durch die Vielfalt ihrer Pflanzen, ihre Architektur, die oft mit viel Aufwand zusammengetragenen Informationen, ihre

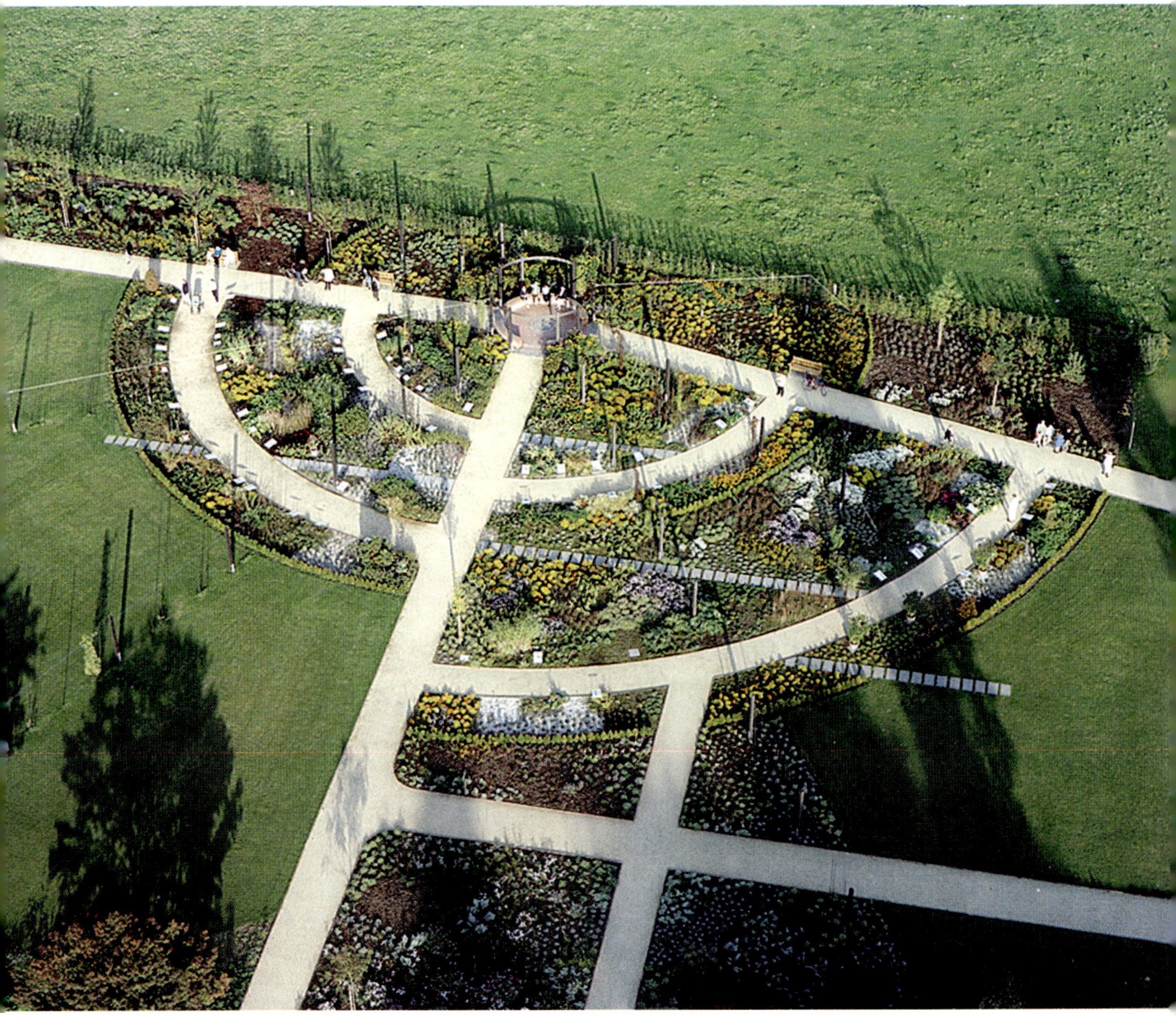

Vom Paraglider aus fotografiert: der Apothekergarten im »Sonnengarten« von Gütersloh

spezielle Thematik oder einfach durch die berauschende Vielfalt ihrer Farben und Düfte.

Mit dem Projekt »Der Apothekergarten« soll dem wachsenden Bedürfnis nach Informationen über pflanzliche Arzneimittel Rechnung getragen werden. 1996 öffnete im Rahmen der Landesgartenschau Lünen (Westfalen) ein Arzneipflanzengarten seine Pforten, in dem, neben dem über viele Generationen angesammelten Erfahrungswissen vor allem die wertvollen Ergebnisse moderner Arzneipflanzenforschung in einer Art »Open-Air-Bibliothek« präsentiert werden. Ein neuartiges Lehrkonzept ermöglicht dem Besucher einen umfassenden Überblick über die wichtigsten Themengebiete einer zeitgemäßen Pflanzenheilkunde.

Der an der hohen Besucherzahl abzulesende Erfolg dieses Gartens, an dessen Gelingen namhafte Institutionen aus Wissenschaft und Gesundheitswesen sowie führende forschende Hersteller pflanzlicher Arzneimittel beteiligt waren, führte 1998 zur Entstehung eines weiteren Teilprojekts: des Apothekergartens in Gütersloh. Als dritter Garten eröffnete zeitgleich mit der »Expo 2000« in Hannover, auf dem Gelände der Tierärztlichen Hochschule, der Heil- und Giftpflanzengarten, in den das Konzept des Apothekergartens integriert ist. Über 150 wichtige Arzneipflanzen sind in den Gärten von Lünen, Gütersloh und Hannover zu sehen. Auf jeweils 100 farbig gestalteten, wetterfesten Informationstafeln können sich die Besucher über die verschiedensten Aspekte der Pflanzenheilkunde informieren. Viele weitere kleine und große Arzneipflanzengärten sind in Kooperation mit dem Apothergarten-Projekt entstanden.

Das bundesweit angelegte Projekt »Der Apothekergarten« entführt die Besucher in die faszinierende Welt der Arzneipflanzen und liefert gleichzeitig verständlich aufbereitete Informationen über Möglichkeiten und Grenzen pflanzlicher Arzneimittel.

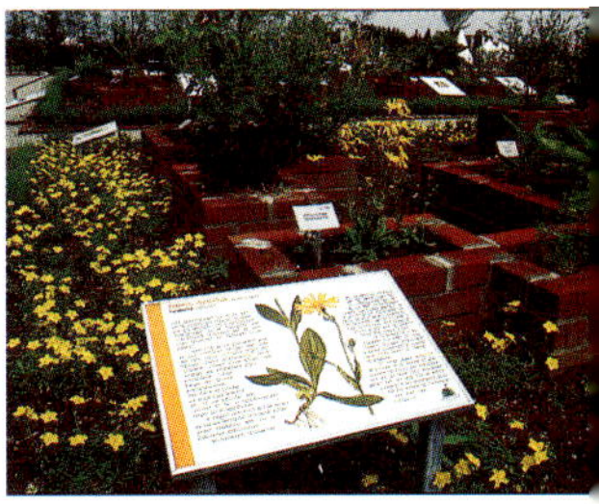

Der 1996 eröffnete Apothekergarten in Lünen ist Pilotprojekt für eine Reihe von Heilpflanzengärten.

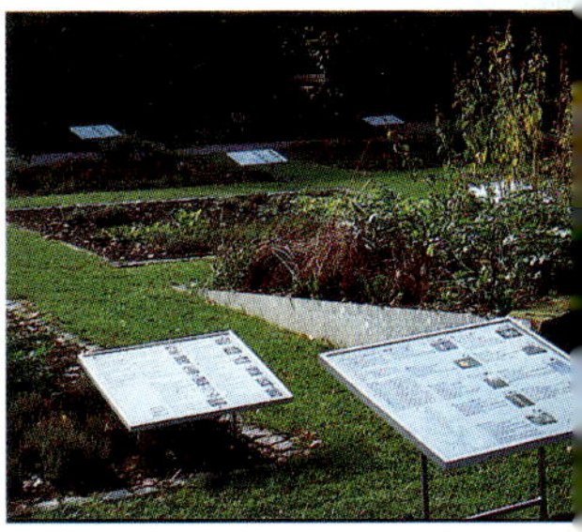

Bebilderte Arzneipflanzen-Information: Eine »Open-Air-Bibliothek«, die sogar im Winter viele Besucher anzieht.

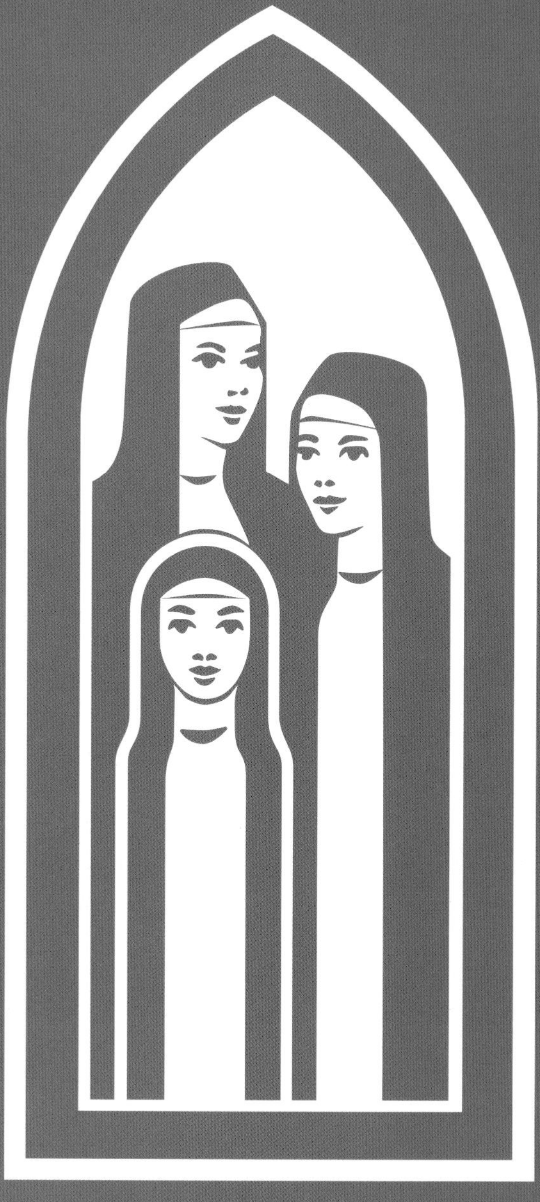

PFLANZENHEILKUNDE

Vorwort

Die ersten medizinischen Erkenntnisse der Menschheit gehen auf die Erfahrungen mit Nahrungsmitteln zurück. Dass bitter schmeckende Lebensmittel eine regulierende Wirkung auf das Verdauungssystem ausüben, dass bestimmte Pflanzen in der Lage sind, eine getrübte Stimmung aufzuhellen, gehört zu den Erkenntnissen, die sich vielfach bestätigt haben. Aufgrund dieser Erfahrung ist das alte Sprichwort entstanden, das bis heute nichts von seiner Berechtigung verloren hat: Gegen viele Leiden ist »ein Kraut gewachsen«. Die Pflanzenheilkunde nutzt diese Erkenntnis zur Linderung vieler Beschwerden und hat durch moderne Forschung eine Vielzahl von Arzneien entwickelt, die nachweislich eine heilende Wirkung ausüben.

Richtig angewendet, sind pflanzliche Arzneimittel frei von schädlichen Nebenwirkungen und im Rahmen ihrer Anwendungsgebiete sehr wirksam.

Viele gesundheitliche Beschwerden lassen sich mit den Möglichkeiten der Pflanzenheilkunde selbst behandeln. Ein verantwortungsbewusster Umgang mit der eigenen Gesundheit schließt aber auch ein, sich in Zweifelsfällen fachkundig beraten zu lassen, damit nicht etwa eine ernste Erkrankung unentdeckt bleibt. Deshalb finden sich in diesem Buch nicht nur Ratschläge zur Selbstbehandlung, sondern auch Hinweise auf Symptome, bei denen vor der Selbstbehandlung der Arztbesuch ratsam ist, um eine gravierende organische Ursache auszuschließen.

Bei der Auswahl eines geeigneten pflanzlichen Arzneimittels steht jeder Apotheker gern zur Verfügung; zu seiner Ausbildung gehören auch fundierte Kenntnisse über die Heilpflanzen und ihre richtige Verwendung. Diese Beratung sollte man nutzen.

Überlieferte Tradition und moderne Phytotherapie

Die Pflanzenheilkunde unserer Tage ist, allen Anfeindungen zum Trotz, deshalb so tief und dauerhaft in unserem Bemühen um Gesundheit verwurzelt, weil sie, wie keine andere Form der Medizin, über Jahrtausende bewährte Erfahrungen mit neuen medizinisch-naturwissenschaftlichen Erkenntnissen zusammenführt. In den meisten Ländern der Welt stellt die Pflanzenheilkunde nach wie vor die gebräuchlichste Form der medizinischen Behandlung dar.

Viele Arzneipflanzen, die wir heute mit dem Nachweis der Wirksamkeit und Unbedenklichkeit in Form pflanzlicher Arzneimittel erfolgreich bei zahlreichen Erkrankungen und Befindlichkeitsstörungen nutzen, haben eine lange Tradition in ihrer Anwendung. Zum Teil werden diese Pflanzen heute noch bei den gleichen Erkrankungen eingesetzt wie schon Jahrhunderte zuvor.

In anderen Fällen aber sind mit Hilfe der modernen Arzneipflanzenforschung neue Anwendungsgebiete erschlossen worden; darunter auch solche, die einer Behandlung im Rahmen der »*Phytotherapie*« – so der medizinische Fachbegriff für die Pflanzenheilkunde – zuvor nicht zugänglich waren.

Ob Wurzeln, Samen, Blätter oder Blüten – die Natur hält in den verschiedenen Pflanzenteilen ein breites Spektrum an heilkräftigen Substanzen bereit, die sich bei der Behandlung einer Vielzahl vor allem leichterer und mittelschwerer Erkrankungen bewährt haben.

Wenngleich nicht zu bestreiten ist, dass die chemisch-synthetischen Medikamente unserer Zeit in kritischen Fällen und bei schweren, lebensbedrohenden Krankheiten unersetzlich sind, neigt doch auch die neuere Arzneimittelforschung der Auffassung zu, dass gerade das Zusammenwirken der verschiedenen Grundsubstanzen in einer Pflanze erst eine wirkungsvolle und für den Organismus besser verträgliche Arznei ergibt.

Bei vielen der heute gebräuchlichen Medikamente wird der heilkräftigste Inhaltsstoff entweder aus den Pflanzen selbst isoliert oder aber synthetisch hergestellt. Demgegenüber geht die Pflanzenheilkunde von folgender Erkenntnis aus: Die neben dem eigentlich heilsamen Stoff in der Pflanze zusätzlich enthaltenen Substanzen weisen zwar keine eigene Heilwirkung auf, aber sie vermögen sowohl den erwünschten Effekt eines Wirkstoffs im menschlichen Organismus als auch die Wirkgeschwindigkeit zu beeinflussen.

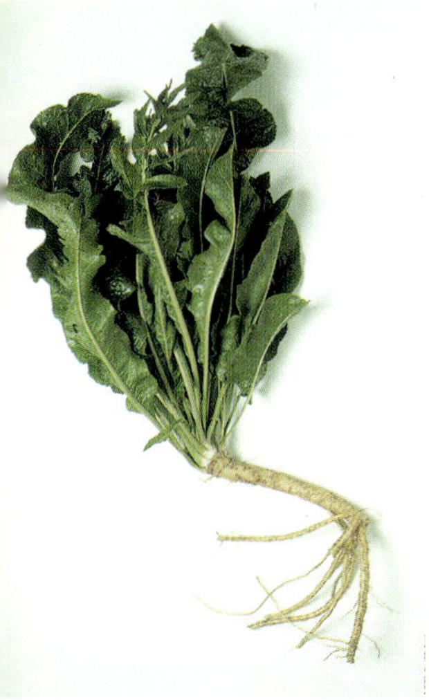

Die Natur stellt uns viele heilkräftige Substanzen zur Verfügung, die in Wurzeln, Blättern, Blüten oder anderen Pflanzenteilen enthalten sein können.

Indem die Phytotherapie sich diese Erkenntnis zunutze macht, stellt sie der

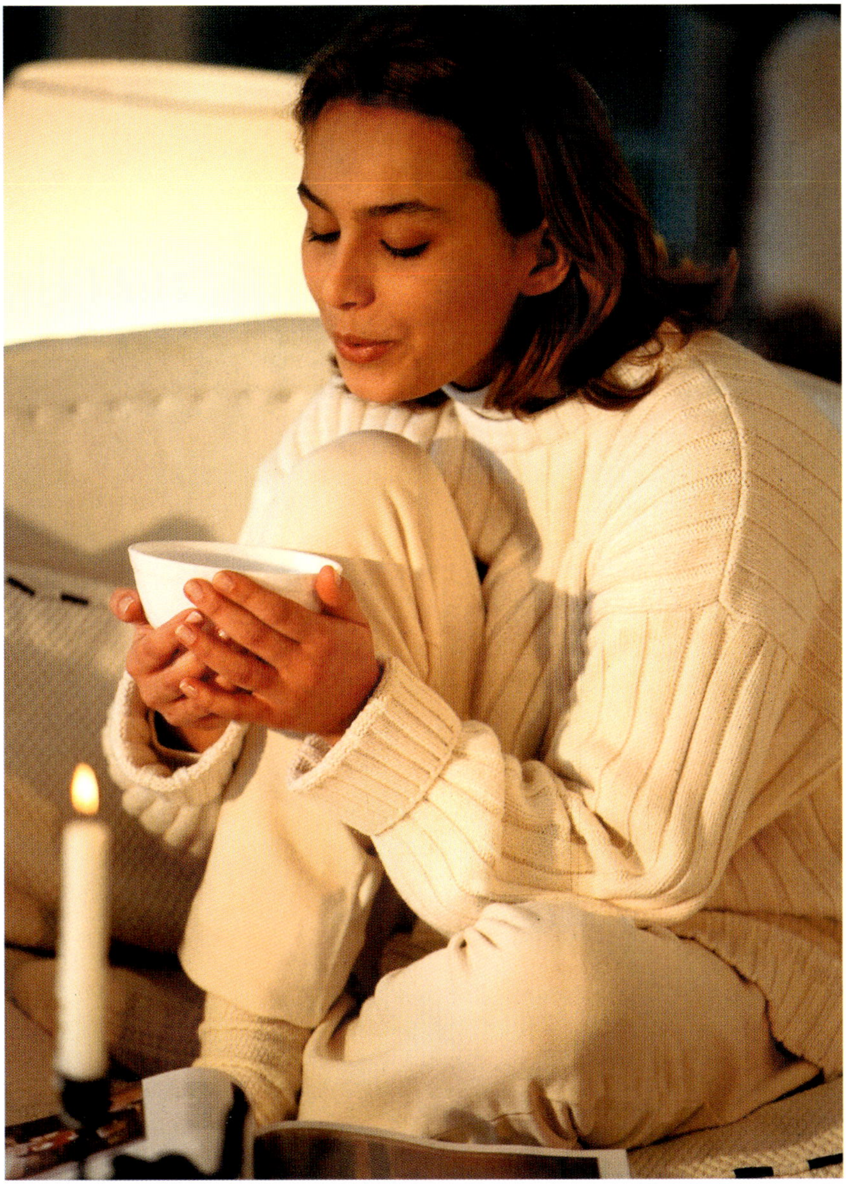

Wirkungsvolle und gut verträgliche Arzneien aus pflanzlichen Substanzen werden immer häufiger eingesetzt.

Medizin einen Arzneischatz zur Verfügung, der für viele Anwendungsgebiete gleichwertige, aber nebenwirkungsärmere und damit oft bessere, Alternativen zu chemisch-synthetischen Medikamenten bereit hält.

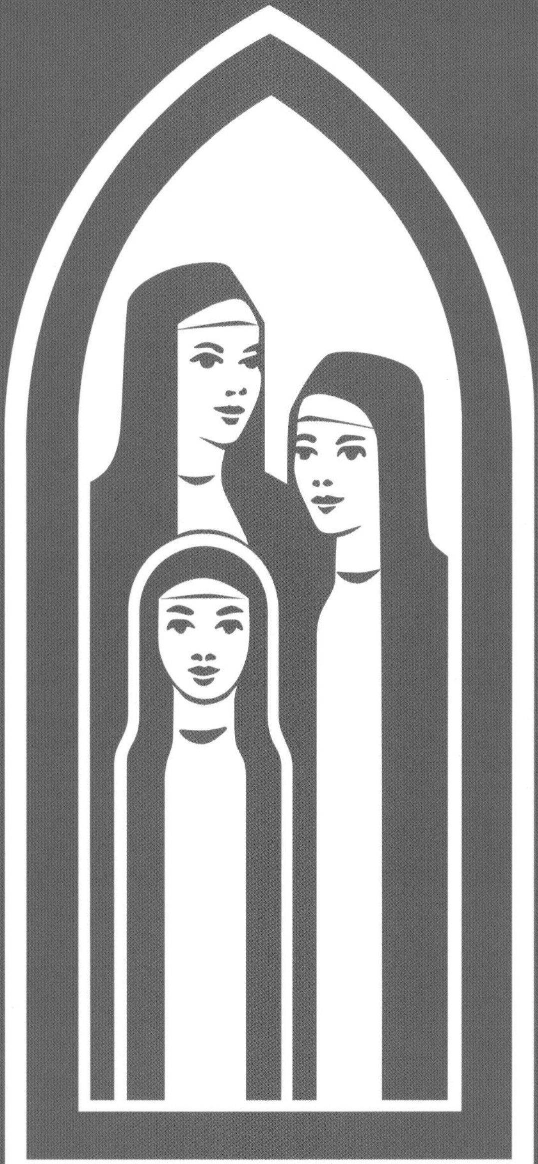

DIE ENTWICKLUNG DER PFLANZENHEILKUNDE

Die frühesten Anfänge

Die Heilkunst ist so alt wie die Menschheit selber. Auch unsere frühesten Vorfahren waren ständig der Gefahr einer Erkrankung oder Verletzung ausgesetzt, und immer schon haben sie nach Möglichkeiten gesucht, Verletzungen zu heilen und Beschwerden zu lindern. Von Anfang an nutzten sie die heilenden Wirkungen bestimmter Pflanzen.

Lange Zeit waren die Menschen darauf angewiesen, alles Essbare zu sammeln, was die Pflanzenwelt nur hergab. Dabei machten sie mit der Zeit die Erfahrung, dass der Verzehr bestimmter Pflanzen oder Pflanzenteile krank machen konnte, dass die Natur aber auch Pflanzen bereit hielt, die sich sehr positiv auf das Wohlbefinden auswirkten. So lernten die Menschen der Frühzeit durch Erfahrung allmählich den Nutzen der Heilpflanzen kennen. Vor allem die Frauen entwickelten langsam die Fähigkeit, mit Hilfe bestimmter Kräuter den Appetit zu wecken, Verstopfungen zu beseitigen, Schmerzen zu lindern und verletzte Körperstellen zu kühlen. Das Wesen innerer Krankheiten blieb ihnen freilich lange Zeit verborgen – vom bloßen Verspeisen wirksamer Pflanzenteile bis zur Entwicklung hochwertiger pflanzlicher Arzneimittel *(Phytopharmaka)* war es noch ein langer Weg.

Erste Spuren

Bereits vor über 20000 Jahren statteten die Menschen der Jungsteinzeit die Gräber ihrer Toten mit umfangreichen Gaben für das »Jenseits« aus. Mit dabei waren auch Früchte, Samen und Kräuter, die den Lebenden zu Heilzwecken dienten.

Immer schon haben die Menschen die heilenden Wirkungen bestimmter Pflanzen genutzt. Vom bloßen Verspeisen wirksamer Pflanzenteile bis zur Entwicklung hochwertiger Phytopharmaka war es jedoch ein langer Weg.

Erste schriftliche Zeugnisse über die Anwendung von Arzneipflanzen stammen aus dem Ende des 3. Jahrtausend v. Chr. Die Sumerer ritzten sie in Tontafeln. Diese Schrifttäfelchen, die die Rezepturen eines sumerischen Arztes wiedergeben, wurden in den Ruinen von Nippur, Mesopotamien, gefunden. Sie gelten als älteste medizinische Abhandlungen überhaupt; unter anderem werden darin Thymian und Myrte als Heilpflanzen erwähnt.

Seit ca. 2000 v. Chr. ist die Verwendung von Heilpflanzen in der indischen *Ayurveda-Medizin* bekannt. Die indischen Veden – im Sanskrit steht Veda für Wissen, Weisheit – sind über die Jahrtausende schriftlich überliefert und bilden noch heute die Grundlage für die traditionelle indische Medizin. Auch hierzulande arbeiten einige Therapeuten und Kliniken nach den Prinzipien des Ayurveda.

In Ägypten entstand ca. 1600 v. Chr. das nach seinem Entdecker benannte »*Papyros Ebers*«. Es gilt als das erste Buch in der Geschichte, das sich eigens der Heilkunde widmet.

Die grossen Vorbilder

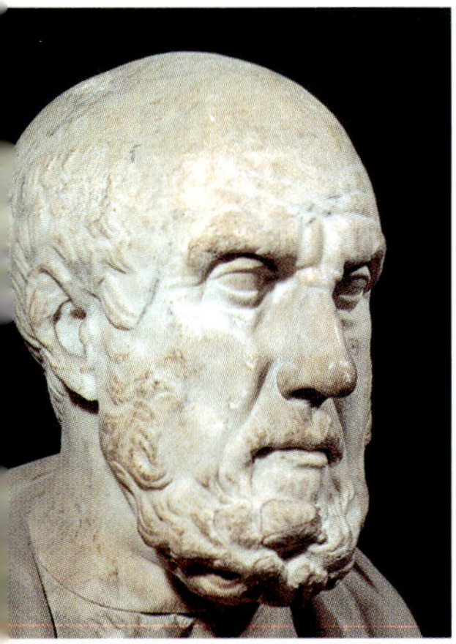

Hippokrates

Der Grieche Hippokrates (ca. 460–377 v. Chr.), dessen ärztlichen Eid auch die heutigen Mediziner noch schwören, beschrieb um 400 v. Chr. mehrere hundert Heilpflanzen. Hippokrates wurde zum Vorbild für die Ärzte der Antike, der frühen arabischen Medizin und der Renaissance. Der Kern des nach ihm benannten »Hippokratischen Eids« liegt in dem Versprechen, die Patienten vor allem zu bewahren, »was ihnen Verderben und Schande bringen könnte«.

Aristoteles (384–322 v. Chr.), der Schüler Platons und Erzieher Alexanders des Großen, übernahm in seiner Philosophie die von Empedokles stammende Unterteilung der Welt in vier Elemente: Feuer – Wasser – Erde – Luft. Diese Vorstellung brachte er zusammen mit Hippokrates' Auffassung, dass alle Krankheiten ihre Ursache in einer fehlerhaften Mischung der vier Körpersäfte (Blut – Schleim – gelbe Galle – schwarze Galle) hätten. Die Lehre des Aristoteles wirkte fort bis in die Kräuterbücher der Renaissance.

Aufgrund seiner Bücher *»Untersuchungen über Pflanzen« (»De causis plantarum«)* und *»Die Herkunft der Pflanzen« (»De historia plantarum«)* gilt Theophrastos von Ephesos (372–287 v. Chr.) als »Begründer der Phytotherapie«. Er beschrieb 550 Planzenarten und ihre medizinischen Verwendungsmöglichkeiten, um das Gleichgewicht der Körpersäfte zu erhalten.

Im ersten nachchristlichen Jahrhundert stellte Gajus Plinius secundus, der Ältere, in seinem Werk *»Naturalis historia«* die therapeutischen Eigenschaften unzähliger Pflanzen heraus, und Dioskurides, ein weitgereister römischer Militärarzt unter Kaiser Nero, betrieb Pflanzenstudien und schrieb *»De materia medica«*, ein Buch über die Heilmittel seiner Zeit.

Neben Hippokrates gilt Galen (*Galenus*, ca. 129–199), der die hippokratische »Säftelehre« übernahm und weiterentwickelte, als bedeutendster Arzt des Altertums. Seine Werke werden als »Bibel der Medizin« bezeichnet und beein-

flussten die gesamte Medizin auch der Neuzeit. Galenus sammelte das vorhandene Wissen über die Pflanzenheilkunde, bereicherte und überlieferte es. Als *Galenik* wird heute die Lehre von der Herstellung der Arzneien bezeichnet.
Um 800 nach Chr., nach dem Untergang der Antike, bestimmte die arabische Medizin das Therapiehandeln. Mesue der Jüngere verfasste ein Traktat über einfache und zusammengesetzte (pflanzliche) Arzneien, das bis ins 17. Jahrhundert hinein großen Einfluss auf Medizin und Pharmazie gehabt hat.

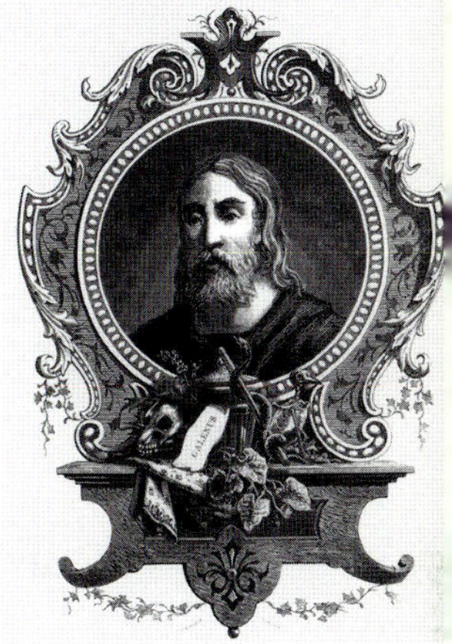

Galen

Die Klostermedizin des Mittelalters

Vom späten Mittelalter bis zur Renaissance festigte sich in Europa eine Heiltradition, die in der Antike wurzelt und die bis heute fortwirkt. Klöster, die in Mitteleuropa mehr und mehr an Bedeutung gewannen, waren damals fast die einzigen Orte, an denen Kranke Arzneien bekommen konnten; während des gesamten Mittelalters fungierten die Klöster als medizinische Zentren.
In den Klostergärten fanden sich viele der auch heute noch bedeutenden Heilpflanzen. Da sich die Klöster auch der Krankenpflege widmeten, war es üblich, dass einem Mönch die Zuständigkeit für die Bereitstellung der Medizin übertragen wurde. Er hatte die Heilpflanzen aus dem Klostergarten zu ziehen und daraus die Arzneien zuzubereiten. Dafür wurde ein von den Krankenstuben getrennter Raum eingerichtet. Hier liegt die Geburtsstunde der Apotheke.
Der Abt Wahlafried Strabo (808–849), der den Klostergarten auf der Insel Reichenau im Bodensee begründete, verfasste seinen *»Hortulus«*, ein umfängliches Gedicht, in dem er mit botanischer Präzision seinen Garten und dreiundzwanzig wichtige Heilpflanzen beschrieb, für deren Gedeihen er jeweils sein eigenes Rezept entwickelt hatte. Viele spätere Gärtner lernten die Lehren Strabos kennen und probierten sie aus.

Im späten Mittelalter bildet sich in Europa eine Heiltradition heraus, die ihre Wurzeln in der Antike hat – und die bis heute fortwirkt.

Knapp mehr als 250 Jahre nach Strabos Tod wurde ein weiteres wegweisendes Werk der Pflanzenheilkunde verfasst: In ihrem Buch *»Liber simplicis medicinae«*, kurz *»Physica«* genannt, beschrieb die Marburger Äbtissin Hildegard von Bingen (1098–1179) fast 200 Heilpflanzen und deren Wirkung. Die *»Physica«* ist das umfassendste Zeugnis der Heilkunde im Mittelalter.
Nachdem Hildegard 1150 ihr eigenes Kloster auf dem Rupertsberg gegenüber von Bingen gegründet hatte, strömten kranke und gebrechliche Menschen aus

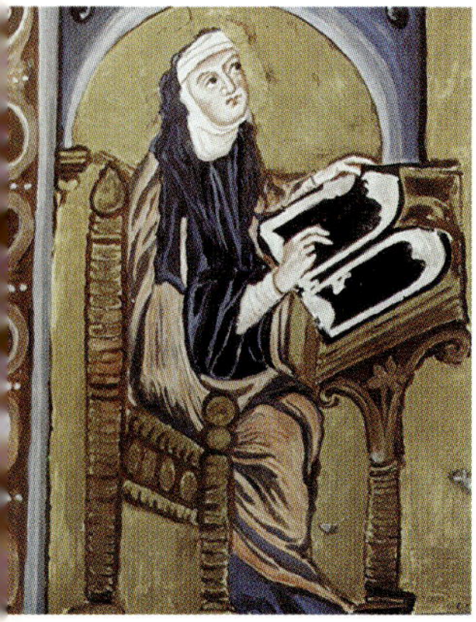
Hildegard von Bingen

dem ganzen Land zur heiligen Hildegard. Vielen konnte sie helfen; Hildegard von Bingen gilt seither als die erste Naturheilärztin in der Geschichte.
Der Stauferkaiser Friedrich II. verkündete im Jahre 1240 für sein Erbkönigreich Sizilien eine Medizinalordnung, die als »Edikt von Salerno« einen Meilenstein in der Geschichte des europäischen Heilwesens darstellt. Erstmals wurde der Beruf des Apothekers auf eine gesetzliche Basis gestellt und eine klare Trennung der beiden Heilberufe Arzt und Apotheker vorgeschrieben.
Nach der Erfindung der Druckkunst erschienen verschiedene bebilderte *»Kräuterbücher«*, die das Wissen über die Pflanzenheilkunde erstmals wohlhabenden bürgerlichen Schichten zugänglich machten. Wichtige Werke dieser Zeit stammen von Hieronymus Bock, Adamus Lonicerus, Tabernaemotanus und dem Apotheker Besler. Die Kräuterbücher der Renaissance sind bis heute Grundlage und Quelle der Erfahrungsheilkunde. Bei der amtlichen Zulassung neuer pflanzlicher Arzneimittel gelten neben den notwendigen medizinisch-naturwissenschaftlichen Untersuchungen auch die in den alten Werken festgehaltenen heilkundlichen Erfahrungen als Argument für die Beurteilung von Wirksamkeit, Qualität und Unbedenklichkeit.
»Alle ding sind gift und nichts on gift; allein die dosis macht, daß ein ding ein gift ist.« Dies ist ein bekannter Ausspruch des Schweizer Arztes Paracelsus (eigentlich Philippus Aureolus Theophrastus von Hohenheim; 1493–1541), der sich naturwissenschaftlich und philosophisch mit der Wirkung der Arzneien auseinandersetzt. Paracelsus, der als Begründer der so genannten »Signaturenlehre« gilt, ging von der Annahme aus, dass der menschliche Körper wie ein Modell der chemischen Reaktionen des gesamten Universums funktioniere. Da Krankheiten durch ein chemisches Ungleichgewicht entstünden, könne der Patient durch eine Behandlung mit Chemikalien geheilt werden.

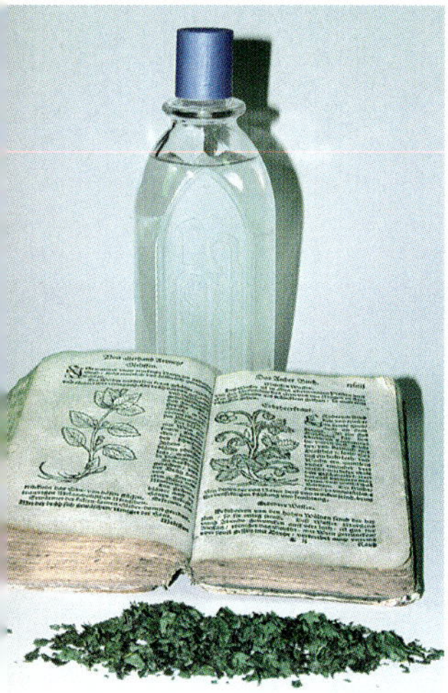
Heilkräuterbuch aus dem 14. Jh.

Von der Neuzeit zur Gegenwart

Im 18./19. Jahrhundert begründete Samuel Hahnemann (1755–1843) die Homöopathie als Heilmethode. Die Homöopathie nutzt – neben einigen Mineralien, organischen Einzelsubstanzen und Produkten tierischer Herkunft – in erster Linie Gift- und Arzneipflanzen. Sie hat sich als wichtige Heilmethode bis heute erhalten und weiterentwickelt.

Der Warburger Apotheker Friedrich Wilhelm Sertürner (1783–1841) isolierte 1803 das Alkaloid *Morphin* als erste chemisch definierte Einzelsubstanz aus einer Pflanze. Er entdeckte zugleich das Wirkprinzip des Opiums, des eingetrockneten Milchsafts aus dem Schlafmohn, für die Pharmazie. Mit der raschen Entwicklung der organischen Chemie werden seitdem unzählige chemische Verbindungen aus Pflanzen isoliert, die u. a. Vorbilder für synthetische Arzneistoffe darstellen.

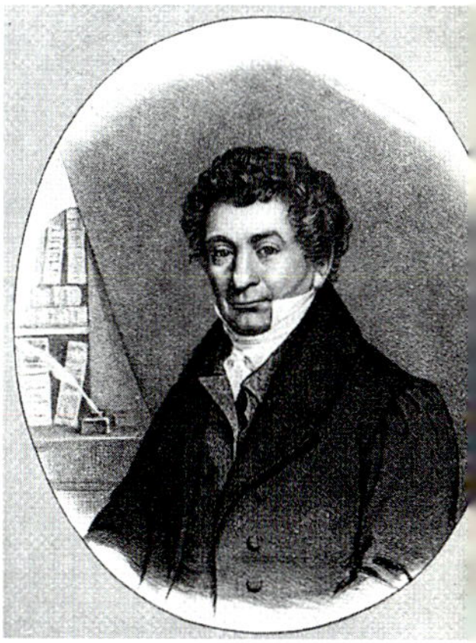

Friedrich Wilhelm Sertürner

Die Klosterfrau Maria Clementine Martin (1755–1843) trug wie kaum eine andere Heilkundige durch die Entwicklung und Verbesserung verschiedenster Naturheilmittel zur weiten Verbreitung der Pflanzenheilkunde bei. Als 17-Jährige in das Annunziaten-Kloster Sankt Anna in Coesfeld eingetreten, vertraute man ihr schon bald die streng gehüteten Rezepturen vieler Arzneien an, die sonst im Kloster unter Verschluss gehalten werden. So auch das Rezept des Melissengeistes, dem schon damals die Heilung zahlloser Beschwerden nachgesagt wurde.

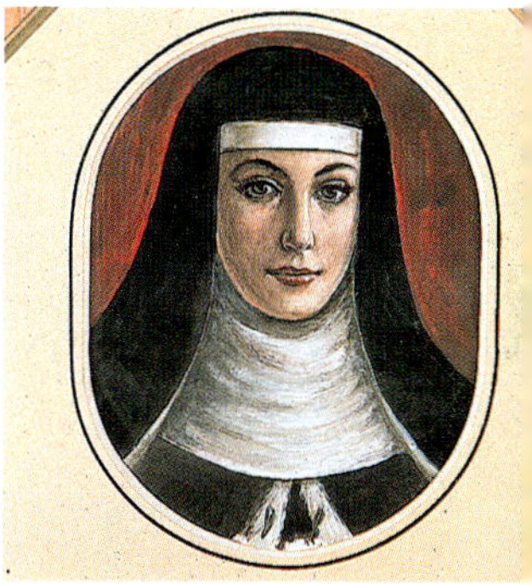

Klosterfrau Maria Clementine Martin

Seit ca. 1990 untersuchen Wissenschaftler mit Hilfe so genannter »Screening-Programme«, das heißt der systematischen chemisch-analytischen »Durchforstung« von Organismen, bisher unbekannte Pflanzen der bedrohten tropischen Regenwälder auf medizinisch wirksame Inhaltsstoffe.

Heute ist die Apotheke als Ort kompetenter Beratung in allen Fragen zu Arzneimitteln ebenso unverzichtbar wie als Garant für Qualitätssicherung und für die flächendeckende Versorgung der Bevölkerung mit Medikamenten. Das Studium von Heilpflanzen nimmt auch in der Gegenwart noch einen wesentlichen Teil des universitären Ausbildungsganges der Pharmazeuten ein. Fundierte Kenntnisse auf diesem Gebiet sind unerlässlich. Die Ausbildung erstreckt sich deshalb vom systematischen Bestimmen ganzer Pflanzen über das Mikroskopieren verschiedener Pflanzenteile bis hin zur chemischen Untersuchung der einzelnen Wirkstoffe, ihrer Verbreitung, Bildung und chemischen Struktur. Große Bedeutung kommt auch dem Erlernen der medizinischen Nutzungsmöglichkeiten von Arzneipflanzen zu. Nicht zuletzt ist es aber auch wichtig, die Grenzen ihrer Anwendung richtig beurteilen zu können, damit eine wirklich fundierte Beratung gewährleistet werden kann.

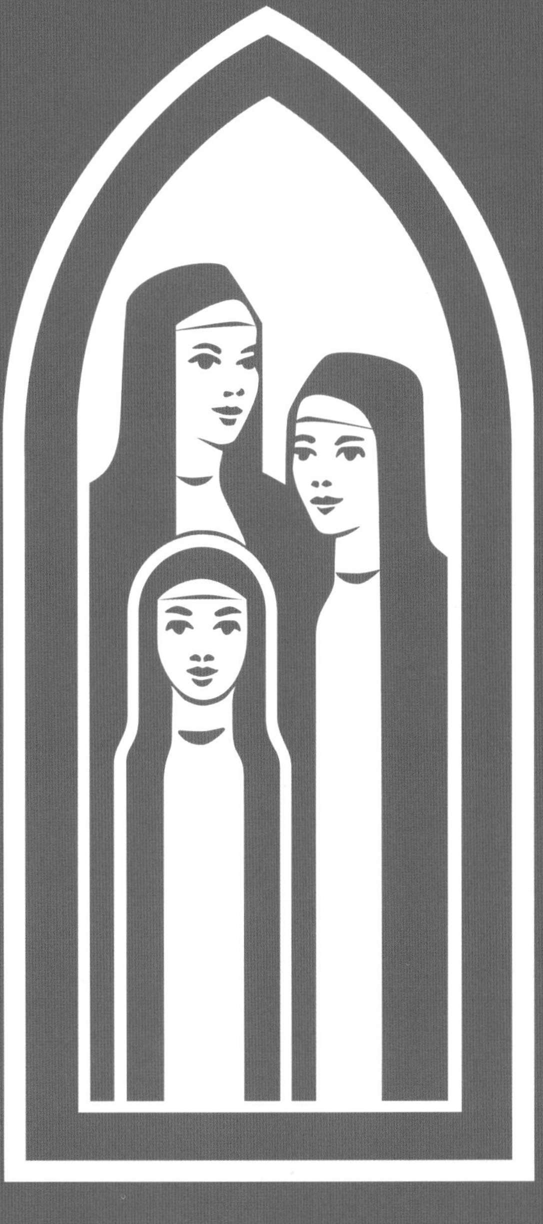

VON DER PFLANZE ZUM ARZNEIMITTEL

Das allgemeine Interesse an pflanzlichen Arzneimitteln ist groß, und die Bedeutung der meist nebenwirkungsarmen »Phytopharmaka« nimmt ständig zu. Das rasch anwachsende Wissen um Wirkungen und Inhaltsstoffe vieler Heilpflanzen als Ergebnis intensiver wissenschaftlicher Forschung in Universität, Industrie und Klinik trägt stark zum anerkannten Stellenwert vieler Phytopharmaka bei. Neue Wege auf dem Gebiet des Arzneipflanzenanbaus, zum Beispiel die Züchtung so genannter »Hochleistungsrassen«, sind hier ebenso wichtig wie die Erforschung pflanzlicher Inhaltsstoffe oder die Suche nach neuen, bisher unbekannten Heilpflanzen aus anderen Kulturen oder Therapiesystemen. Die Kenntnisse von Wirk- und Begleitstoffen erweitern sich in hohem Maße, und Wirksamkeitsnachweise im Rahmen klinischer Studien haben letztlich dazu geführt, dass vielen Phytopharmaka heute zu Recht eine beachtliche Bedeutung in der modernen medikamentösen Therapie zukommt.

Was sind eigentlich »Phytopharmaka«?

Häufig wird der Begriff »Phytopharmaka« allgemein als Bezeichnung für die »pflanzlichen Arzneimittel« eingesetzt. Sie enthalten als Wirkstoff eine Zubereitung aus ganzen Pflanzen oder Pflanzenteilen und unterscheiden sich daher wesentlich von »chemisch-synthetisch hergestellten Arzneimitteln«, deren Basis eine einzelne, speziell definierte chemisch-synthetische Substanz ist. Auch Arzneimittel, die einzelne aus Pflanzen isolierte Wirkstoffe enthalten, gelten nicht als Phytopharmaka, da ihnen die natürlichen »Begleitstoffe« aus der Pflanze fehlen, die an der Gesamtwirkung auf den menschlichen Organismus beteiligt sind.

Ein Phytopharmakon *im engeren Sinne* zeichnet sich dadurch aus, dass seine Wirkung experimentell geprüft und seine therapeutische Wirksamkeit in klinischen Studien und durch ärztliches Erfahrungswissen nachgewiesen ist. Es wird in Form üblicher Zubereitungen, wie Tabletten, Dragees, Kapseln oder Tropfen, eingesetzt.

In der modernen Phytotherapie kommen vornehmlich ausreichend hoch dosierte, standardisierte oder normierte Pflanzenextrakte zum Einsatz.

Allgemeines über Pflanzenextrakte

Unter einem Extrakt versteht man die mit Hilfe eines Lösungsmittels (»Extraktionsmittels«) gewonnenen Inhaltsstoffe einer Pflanze. Aus ein und derselben Heilpflanze können völlig unterschiedliche Extrakte gewonnen werden, je nachdem, welches Lösungsmittel (beispielsweise Wasser, Alkohol oder Aceton) und welcher Pflanzenteil genutzt wird. So können sich etwa in Wurzeln gänzlich andere Inhaltstoffe befinden als in Blättern oder Blüten.

Der aus der Pflanze gewonnene Extrakt wird in der technischen Herstellung zunächst einem Trocknungsprozess unterzogen. Je nach Trocknungsgrad wird unterschieden zwischen dem rohen *»Fluidextrakt«* (auch als *»Rohextrakt«* bezeichnet), dem teilweise eingetrockneten *»Spissumextrakt«* und dem *»Trockenextrakt«*.

In bestimmten Fällen kann der Rohextrakt durch moderne Verfahren mit den heilkräftigen Wirkstoffen angereichert werden; umgekehrt ist es ebenfalls möglich, ihn von einzelnen unerwünschten Inhaltsstoffen zu befreien. In diesen Fällen spricht man von *»Spezialextrakten«*.

Der standardisierte Herstellungsprozess

Damit in jeder Arzneiform (Tablette, Kapsel u. a.) stets die gleiche Menge an heilkräftigen Pflanzenstoffen enthalten ist, muss der gesamte Herstellungsprozess ständig überwacht werden. Nur so kann eine gleichbleibende Wirksamkeit gewährleistet werden. Das Ziel ist eine optimale pharmazeutische Qualität.

Die Wirkung von pflanzlichen Extrakten ist fast nie einer einzigen, chemisch definierbaren Substanz zuzuordnen. In manchen Fällen ist aber ein für die erwünschte Hauptwirkung maßgeblich verantwortlicher Inhaltsstoff bekannt. Werden pflanzliche Extrakte auf eine *bestimmte Menge* einer solchen Substanz eingestellt, spricht man von *Normierung*. Der Begriff *Standardisierung* bezeichnet demgegenüber die Einstellung eines Extraktes auf eine gewisse *Spanne*, innerhalb derer sich der Gehalt einer Substanz oder Substanzgruppe bewegen muss, die entweder an der Wirkung beteiligt ist oder eine Bedeutung für die Qualitätssicherung hat.

Grafik rechte Seite: Die Herstellung wirksamer pflanzlicher Arzneimittel von gleichbleibender Qualität. Extraktionsschema

Schon bei der Qualität der zum Einsatz kommenden Arzneipflanzen sollten strenge Bestimmungen eingehalten werden. Verwendung von einheitlichem

Von der Pflanze zum Fertigarzneimittel
– Der Herstellungsprozess –

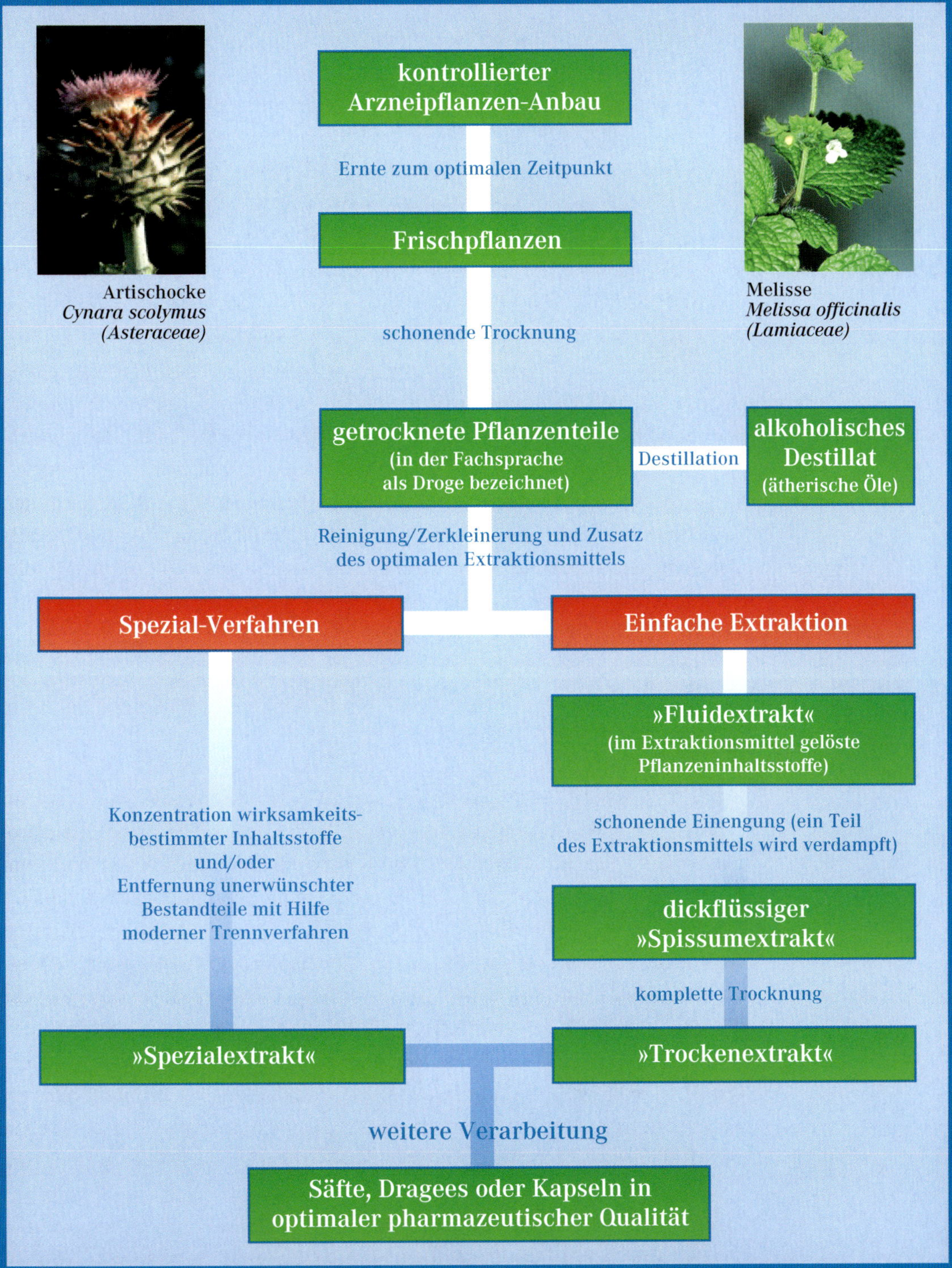

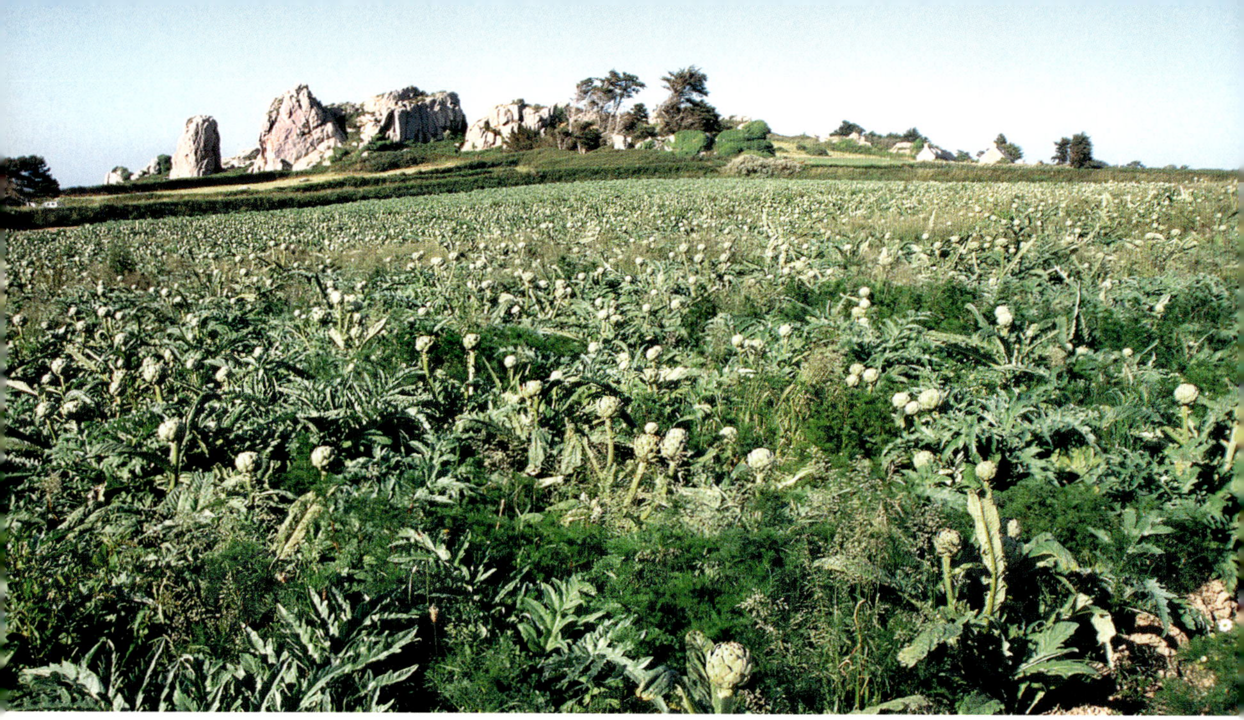

Ökologischer Anbau und kontrollierte Herstellung garantieren gleichbleibende Qualität und Wirksamkeit pflanzlicher Arzneimittel.

Saatgut, bestmögliche Anbaubedingungen und optimale Erntezeiten beispielsweise lassen sich am besten in speziellen, kontrolliert angebauten Arzneipflanzenkulturen sicherstellen.

Zu den modernen wissenschaftlichen Qualitätsanforderungen gehört ein ökologischer Anbau. Ein entsprechendes Anbaugebiet muss bestimmte Kriterien erfüllen: Die Belastung durch Umweltgifte soll möglichst ausgeschlossen sein, auf den Einsatz von Pestiziden sollte verzichtet werden, jede Pflanze muss genügend Wachstumsraum haben, und die fachliche Kontrolle von der Anpflanzung bis zur Ernte muss gewährleistet sein.

Ein gutes Beispiel für die Optimierung der einzelnen Schritte auf dem Weg von der Pflanze zum fertigen Arzneimittel ist die Artischocke. Die medizinisch wirksamen Bestandteile befinden sich in den großen Grundblättern.

Aus diesen wird ein hochwertiger Trockenextrakt gewonnen, der die Fettverdauung fördert, den Cholesterinspiegel senken kann und eine leberschützende Wirkung hat. Die Trocknung der Artischockenblätter muss schonend erfolgen. Zu heißes Trocknen zerstört die Wirkstoffe, bei zu langsamer Trocknung könnten pflanzeneigene Enzyme bestimmte Inhaltsstoffe wirkungslos machen.

Die getrockneten (bei manchen Präparaten auch die frischen) Artischockenblätter werden einer Extraktion mit heißem Wasser unterzogen. Hier kommt es auf die genaue Überwachung der Temperatur und der Dauer des Verfahrens an. Am Ende dieses Schrittes steht ein Flüssigextrakt, der mit einem starken Artischockentee vergleichbar ist. Durch schonendes Abdampfen der Flüssigkeit im Vakuum entsteht zunächst eine zähflüssige Masse *(Spissumextrakt)*, die dann zum pulverförmigen Trockenextrakt weiterverarbeitet wird.

Bei der Gewinnung von Pflanzenextrakten für die Herstellung hochwertiger pflanzlicher Arzneimittel wird heute nichts mehr dem Zufall überlassen. Nur die Kontrolle eines jeden Herstellungsschrittes vom Acker bis zum fertigen Arzneimittel garantiert gleichbleibende Qualität und Wirksamkeit.

Pflanzliche Essenzen zum Einreiben – der Franzbranntwein

Im frühen 18. Jahrhundert gab es in Frankreich der Überlieferung nach viel mehr Wein, als Fässer zur Verfügung standen, um diesen aufzunehmen. Aus den überschüssigen Rebensäften wurde daher Branntwein destilliert. Der was allerdings nicht zum Trinken bestimmt, sondern diente der äußerlichen medizinischen Anwendung.

Die Verfeinerung dieses *Franzbranntweins* mit wertvollen, hochwirksamen ätherischen Pflanzenessenzen, ist ein neuerer Herstellungsvorgang. Nachdem Ärzte und Apotheker erkannt hatten, wie gut sich der Branntwein dazu eignet, pflanzliche Arzneien auf die Haut, sogar durch die Haut hindurch an die Gewebe und die Muskulatur zu bringen, war mit den alkoholischen Einreibungen eine ganz neue Arzneiform entdeckt.

Die heutigen Franzbranntweine enthalten zumeist Kampfer, eine die Durchblutung fördernde und schmerzstillende Essenz aus der Rinde des Kampferbaumes, Auszüge aus Pfefferminze und/oder ätherisches Öl aus der Latschenkiefer. Latschenkiefernöl wirkt vor allem gegen Verspannungen der Muskulatur und damit zusammenhängenden Schmerzen. Levomenthol aus der Pfefferminze hat einen angenehmen kühlenden und belebenden Effekt.

Langes Stehen oder Sitzen bei der Arbeit, endlose Autofahrten oder Schreibtischtätigkeiten, die den Nacken verspannen, ungewohnte körperliche Anstrengungen, die zu Muskelkater führen (wie oft bei Sport und Fitness-Training), sowie schwere, müde und verspannte Beine sind heute die häufigsten Anwendungsbereiche für Franzbranntwein. Aber auch in der unterstützenden Behandlung rheumatischer Erkrankungen oder in der Krankenpflege für belebende Einreibungen, gegen das Wundliegen oder bei der Stumpfpflege (Amputationspatienten) wird Franzbranntwein seit langem erfolgreich angewandt und ist daher zu einem wichtigen Produkt der pflanzenheilkundlichen Therapie geworden.

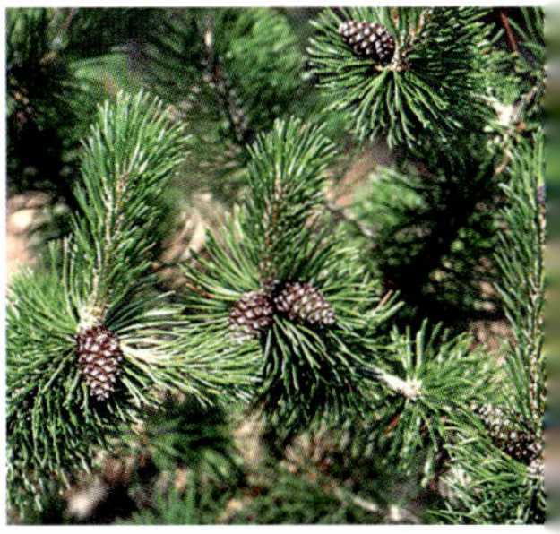

Das Öl der Latschenkiefer hilft gegen Muskelverspannungen.

Heilpflanzen sammeln, trocknen und lagern

Viele pflanzliche Arzneimittel sollten nicht unkritisch Verwendung finden. Oft ist eine intensive Beratung nötig. Deshalb ist eine große Zahl von Phytopharmaka nur in der Apotheke erhältlich. Dies gilt insbesondere für Heilpflanzen, die bei fehlerhafter Anwendung ein ernst zu nehmendes Risiko darstellen. In Zweifelsfällen sollte stets der Grundsatz gelten: Erst informieren, dann behandeln.

Pflanzen selber sammeln

Eine Vielzahl heilender Pflanzen kommt wild wachsend in unseren Breiten vor, und manche Menschen nutzen gern die Möglichkeit, sich mit Kräutern aus der freien Natur eine eigene kleine pflanzliche »Hausapotheke« zusammenzustellen.

Dagegen ist im Prinzip nichts einzuwenden, wenn man die Pflanzen kennt und daher keine Verwechslungsgefahr besteht. Einige von ihnen sehen giftigen Arten zum Verwechseln ähnlich; man sollte sich daher auf solche Pflanzen beschränken, die man zweifelsfrei bestimmen kann.

Außerdem ist es ratsam, möglichst abseits stark befahrener Straßen, aber auch entfernt von großen landwirtschaftlichen Anbauflächen zu sammeln, um sicherzugehen, dass die Pflanzen keinen hohen Konzentrationen von Autoabgasen oder Insektenvernichtungsmitteln ausgesetzt gewesen sind.

Unbedingt einzuhalten sind die Naturschutzbestimmungen! In nicht wenigen Naturschutzgebieten ist das Sammeln von Pflanzen generell untersagt. Auch dürfen Pflanzen nur dann mit der Wurzel ausgegraben werden, wenn der Besitzer des Geländes zuvor seine Zustimmung gegeben hat.

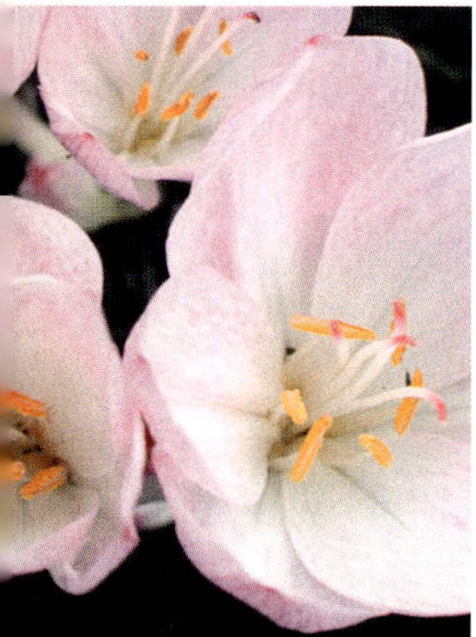

Sammeln Sie nur solche Pflanzen, die Sie ganz sicher kennen.

Trocknung und Aufbewahrung

Die gebräuchlichste »Konservierungsmethode« für viele Heilpflanzen ist das Trocknen. Da die getrockneten Pflanzenteile später etwa für Teezubereitungen gemischt werden sollen, ist es ratsam, die verschiedenen Arten beim Sammeln zunächst getrennt zu halten, damit später »reine« Vorräte für die Mischung zur Verfügung stehen.

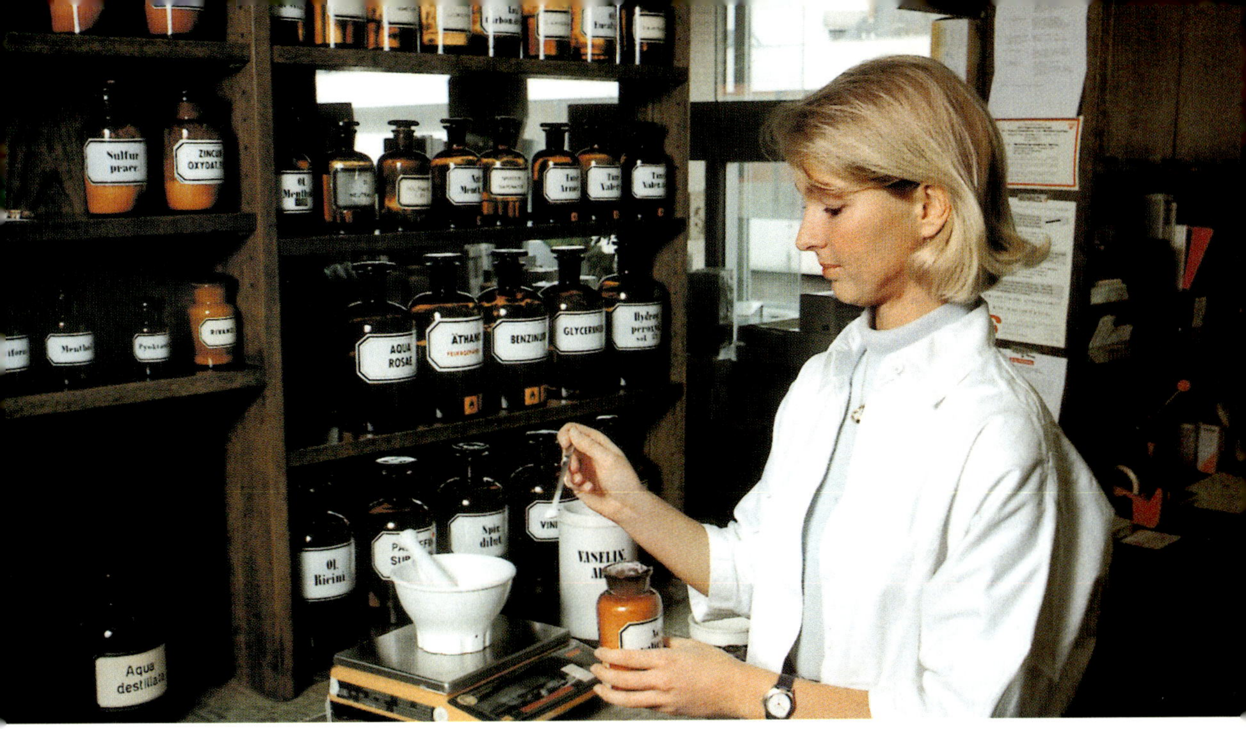

Eine fachlich fundierte Beratung ist auch bei der Selbstbehandlung gesundheitlicher Beschwerden häufig sehr wichtig.

Pflanzen, die zum Trocknen bestimmt sind, sollten nicht bei feuchtem Wetter gesammelt werden und auch nicht am frühen Morgen, wenn noch der Tau auf ihren Blättern liegt. Als bester Sammelzeitpunkt gilt der späte Vormittag; dann liegt viel Kraft in den Blättern und die Blüten sind schon sehr weit geöffnet.

Als »Sammelbehälter« empfehlen sich Körbe oder auch Leinenbeutel; in Plastiktüten oder Kunststoffboxen bildet sich leicht Kondenswasser, dem die zum Trocknen gedachten Pflanzen besser nicht ausgesetzt werden.

Beim Trocknen sollte die Heilkraft der Pflanzenteile natürlich möglichst erhalten bleiben; es muss daher so schonend erfolgen, dass Blätter oder Blüten ihre Farbe nicht verlieren. Nach dem Reinigen – kein Wasser verwenden; lediglich abreiben! – legt man die Blätter an einen dunklen oder zumindest schattigen Ort, der leicht über 30° C warm sein sollte. Ein Trocknen in der Sonne ist nicht zu empfehlen, weil sich dabei die ätherischen Öle verflüchtigen können, die bei manchen Pflanzen gerade die heilkräftigen Inhaltsstoffe sind. Nach sechs bis acht Tagen sind die Blätter (nach ein bis drei Wochen, je nach Stärke, die Blüten) trocken, sollten aber an einem kühleren Ort noch weitere zehn Tage offen aufbewahrt werden.

Gegen Ende des Trockenprozesses empfiehlt sich eine regelmäßige Prüfung; wenn die Blätter spröde werden und leicht brechen, ist die Trocknung abgeschlossen und sie können zur Lagerung verpackt werden. Wartet man damit zu lange, werden die Blätter »staubtrocken« und zerfallen leicht. Dann haben sie ihre heilende Kraft bereits verloren.

Zur Lagerung werden die getrockneten Blätter oder Blüten in luftdicht verschließbaren, am besten dunklen, Gläsern oder Dosen verpackt.

Möglichkeiten und Grenzen pflanzlicher Arzneimittel

Das frühere Bundesgesundheitsamt (heute Institut für Arzneimittel und Medizinprodukte) hat eine Gruppe erfahrener Experten auf dem Gebiet der Heilpflanzenkunde – die *»Kommission E«* – damit beauftragt, altes Erfahrungswissen über Arzneipflanzen und pflanzliche Arzneimittel, aber auch Resultate moderner wissenschaftlicher Untersuchungen aus Universität, Klinik und Industrie auszuwerten. Die Ergebnisse werden in so genannten »Monographien« zusammengefasst und den Heilberuflern zur Verfügung gestellt. Diese Monographien bilden auch die Grundlage für ein Beratungsgespräch in der Apotheke.

Nicht alle Arzneipflanzen sind empfehlenswert

Heilpflanzen (beziehungsweise ihre Wurzeln oder Blüten), deren Wirkungen als erwiesen gelten, erhalten eine »Positiv-Monographie«, sofern davon auszugehen ist, dass sie ohne Risiko verwendet werden können.
Eine »Null-Monographie« erhalten solche Pflanzen, die in der traditionellen Volksmedizin zwar als Heilpflanze ohne Risiko eingesetzt werden, deren Wirksamkeit aber wissenschaftlich nicht belegt ist. Gerade hier sind weitere Untersuchungen dringend notwendig, um eventuell wertvolle Arzneipflanzen nicht in Vergessenheit geraten zu lassen.
Eisenkraut und echter Ehrenpreis, zwei in der Volksmedizin hoch angesehene Heilkräuter, sind Beispiele hierfür. Beide finden traditionell Verwendung bei Erkrankungen im Bereich der Atemwege, des Magen-Darm-Traktes, der Leber und der Niere, bei Gicht, Rheuma und nervösen Störungen, äußerlich auch zur Wundheilung. Eisenkraut wurde darüber hinaus zur Linderung von Beschwerden in den Wechseljahren eingesetzt.
Obwohl eine Anwendung ohne Risiko möglich ist, kann nach dem derzeitigen Wissensstand ihr Einsatz zur Selbstbehandlung nicht empfohlen werden, da für diese Anwendungsgebiete besser geeignete und auch besser untersuchte Arzneipflanzen zur Verfügung stehen.
Sind die mit ihrer Anwendung verbundenen gesundheitlichen Risiken größer als ihr Nutzen, erhalten die betreffenden, früher medizinisch genutzten Pflanzen eine »Negativ-Monographie«. Ihre Anwendung als Arzneimittel ist heute

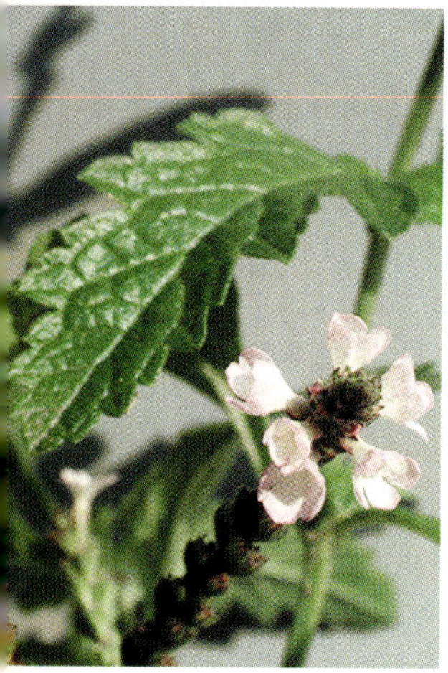

Eisenkraut gilt in der Volksmedizin als vielseitige Heilpflanze.

nicht mehr vertretbar. Als Beispiele seien hier Wurmfarn, Zaunrübe und Oleander genannt:
Der Wurmfarn wurde früher gegen Bandwurmbefall eingesetzt. Die Nebenwirkungen reichten allerdings von Herzstörungen über schwere Krämpfe bis hin zu Sehstörungen mit Erblindungen. Es liegen auch zahlreiche Berichte von Vergiftungen mit tödlichem Ausgang vor!
Ähnlich riskant ist die Einnahme von Zubereitungen aus der Zaunrübenwurzel. Sie wurde früher als sehr starkes Abführ- und Brechmittel genutzt. Schwindel, Krämpfe, Nierenschäden und blutige Durchfälle waren nicht selten die Folge.
Zubereitungen aus Oleanderblättern galten lange Zeit als wirksames Mittel gegen Herzbeschwerden. Der Wirkstoffgehalt in den Blättern ist aber starken Schwankungen unterworfen, und eine Überdosis kann tödliche Folgen haben!
Schließlich gibt es auch zahlreiche volkstümlich genutzte Pflanzen, deren Anwendung mit einem ernsten gesundheitlichen Risiko verbunden ist, ohne dass eine positive Wirksamkeit überhaupt belegt ist. Beispiele hierfür sind Rautenkraut, Immergrünkraut und Krappwurzel.

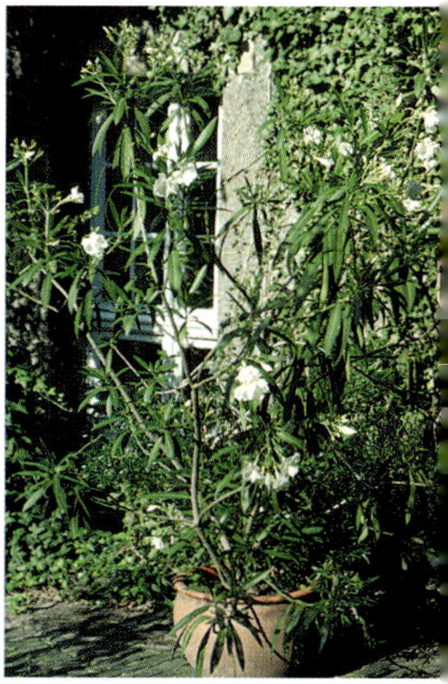

Die medizinische Anwendung von Oleander ist heutzutage obsolet, da eine Überdosis ernsthafte gesundheitliche Folgen haben kann.

Beratung ist wichtig

Diese Beispiele zeigen, dass einer fachlich fundierten Beratung große Bedeutung zukommt. Es gibt heute eine große Zahl an risikofreien Arzneipflanzen mit eindeutig belegter Wirksamkeit. Gerade aber, wenn Sie Ihre Beschwerden selbst behandeln wollen, sollten Sie auf den fachkundigen Rat Ihres Apothekers nicht verzichten.
Wenn Sie allergisch auf bestimmte Stoffe reagieren, regelmäßig noch andere Medikamente einnehmen oder möglicherweise Ihre Kinder selbst behandeln wollen, teilen Sie dies dem Apotheker mit! Er wird Ihnen helfen, Ihre Arzneien optimal anzuwenden, Ihnen Hinweise auf eventuelle Risiken geben und Sie, falls erforderlich, an einen Arzt verweisen. Beide Heilberufe arbeiten mittlerweile immer enger zusammen – zum Wohle Ihrer Gesundheit.

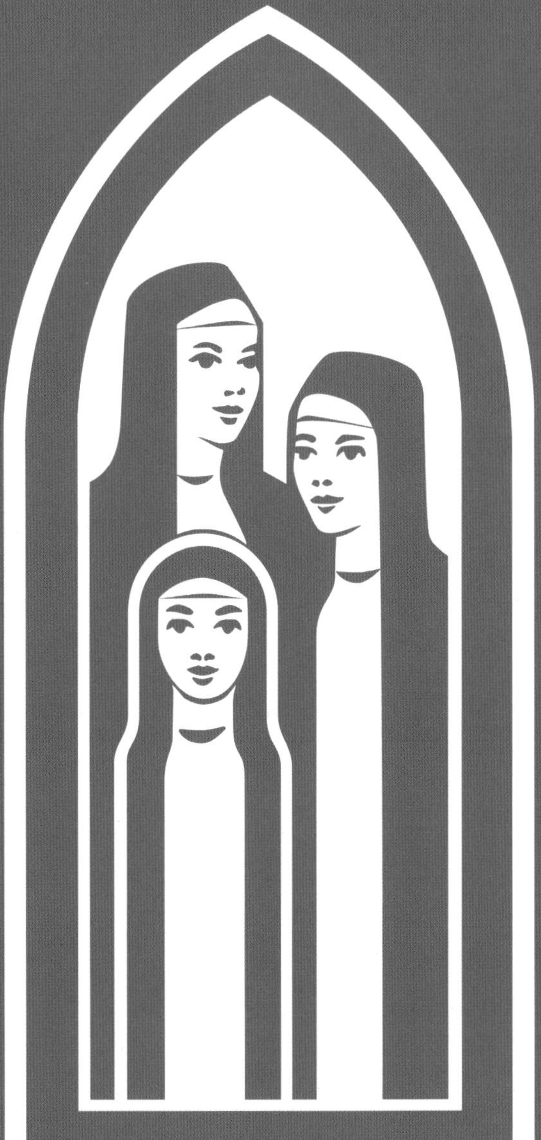

BEWÄHRTE HEILPFLANZEN

ARNIKA *(Arnica montana)* Korbblütler, Asteraceae

- **Verwendeter Pflanzenteil:** Blüten
- **Wirk- und Inhaltsstoffe:** Sesquiterpenlactone, ätherisches Öl, Flavonoide
- **Anwendungen:** Quetschungen, Prellungen, Verstauchungen, Venenerkrankungen, Muskel- und Gelenkbeschwerden. Arnika wirkt gegen Schwellungen, hemmt Entzündungen und fördert die Wundheilung.

Die Pflanze

Die in europäischen Mittelgebirgen und im Alpengebiet wild vorkommende Heilpflanze Arnika, auch unter dem Namen »Bergwohlverleih« bekannt, galt bereits als wertvoller Bestandteil des mittelalterlichen Arzneischatzes. Gegen Ende des 19. Jahrhunderts ging ihr weit verbreiteter Gebrauch aber mehr und mehr zurück; vermutlich deshalb, weil man bei innerlicher Anwendung starke Nebenwirkungen beobachtet hatte.

Der Anbau unserer heimischen Berg-Arnika, die als bedrohte Art unter strengem Naturschutz steht und deshalb nicht aus der freien Natur entnommen werden darf, galt lange Zeit als äußerst schwierig. In den vergangenen Jahren sind bei ihrer Züchtung jedoch eindrucksvolle Erfolge zu verzeichnen.

Heilende Wirkungen

Früher wurden Zubereitungen aus Arnikablüten gegen entzündliche Erkrankungen des Herzmuskels eingenommen. Dies führte von Erbrechen über Durchfall bis hin zu Herzrhythmusstörungen und Kollaps.

In jüngster Zeit erfreut sich die Arnika als Heilpflanze wieder großer Beliebtheit; sie wird aber nur noch äußerlich angewandt. Außerdem hat eine intensive Forschung über ihre heilenden Wirkungen eingesetzt. Bei Prellungen, Verstauchungen, rheumatischen Erkrankungen und oberflächlichen Haut- und Venenentzündungen werden ihre abschwellenden und entzündungshemmenden Eigenschaften geschätzt. Arnika ist als vorzügliches Wundheilmittel bekannt. Vor allem die *Sesquiterpenlactone* zeigen hier ihre Wirkung. Auf eine dieser Verbindungen *(Helenalin)* ist aber auch das mögliche Allergie-Risiko zurückzuführen.

Zur Herstellung von Arnika-Präparaten wird neben der Berg-Arnika *(Arnica montana)* verstärkt auch die leichter zu kultivierende amerikanische Wiesen-Arnika *(Arnica chamissonis)* verwendet. Jüngste Forschungen zeigen jedoch, dass Arnica chamissonis in Bezug auf die entzündungshemmenden Wirkungen nicht an den heimischen Bergwohlverleih heranreicht.

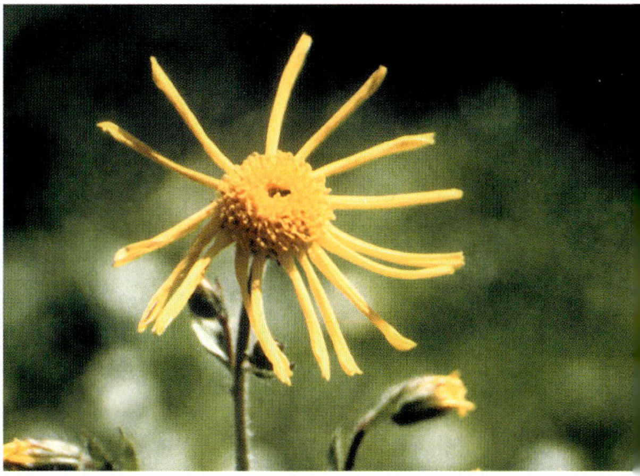

ARTISCHOCKE *(Cynara scolymus)* Korbblütler, Asteraceae

- **Verwendeter Pflanzenteil:** Blätter, als delikates Gemüse die geschlossenen Blütenköpfe
- **Wirk- und Inhaltsstoffe:** Coffeoylchinasäureester (Cynarin), Flavonoide, Bitterstoffe
- **Anwendung:** Verdauungsbeschwerden, erhöhte Blutfettwerte, Belastung der Leber. Artischocke regt die Gallenproduktion und den Gallenfluss an und normalisiert so eine gestörte Fettverdauung. Oberbauchbeschwerden, Blähungen und Völlegefühl gehen rasch zurück. Gleichzeitig wird die Leber entlastet, erhöhte Cholesterinwerte werden gesenkt.

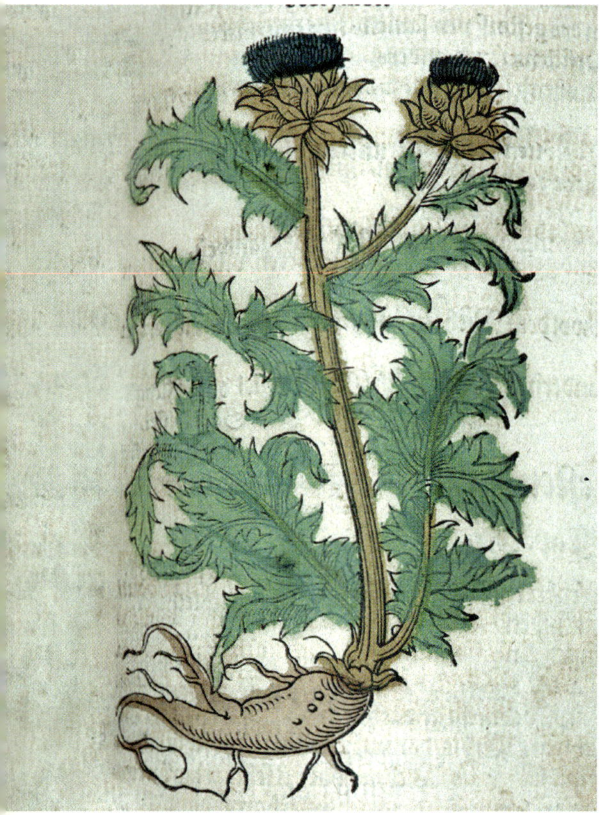

Die Pflanze

Ursprünglich stammt die wärmeliebende Artischocke aus dem nördlichen Afrika. Sie hat sich von dort aus im gesamten Mittelmeerraum ausgebreitet. Die berühmtesten Ärzte der Griechen und Römer priesen ihre heilende Wirkung. In Mittel- und Nordeuropa, und damit auch in Deutschland, wurde die Artischocke erst im Mittelalter bekannt. Sie fand schnell Einzug in die wichtigen Heilpflanzenbücher dieser Zeit, besonders aufgrund ihrer enormen Wirksamkeit gegen Leber- und Gallenleiden. Heute gehört auch in Deutschland die Therapie mit Artischockenextrakt zum festen Bestandteil der Naturheilkunde.

Heilende Wirkungen

Schon in der Antike waren die heilenden Eigenschaften der Artischockenpflanze bekannt: Die Blätter und Wurzeln wurden zur Behandlung von Verdauungsstörungen, rheumatischen Beschwerden und zur Steigerung der Harnmenge eingesetzt. Die systematisch-wissenschaftliche Untersuchung der Artischocke begann jedoch erst in diesem Jahrhundert. Die Forschungsergebnisse übertrafen alle Erwartungen: Es wurde nachgewiesen, dass der Extrakt aus den großen Grundblättern die Leber schützt, die Gallenproduktion anregt, den Cholesterinspiegel senkt sowie die Verdauung und den Harnfluss fördert. Die Blütenböden und dickfleischigen Blätter des Hüllkelches haben hingegen nur eine geringe medizinische Wirkung. Sie sind statt dessen als schmackhaftes Gemüse sehr beliebt.

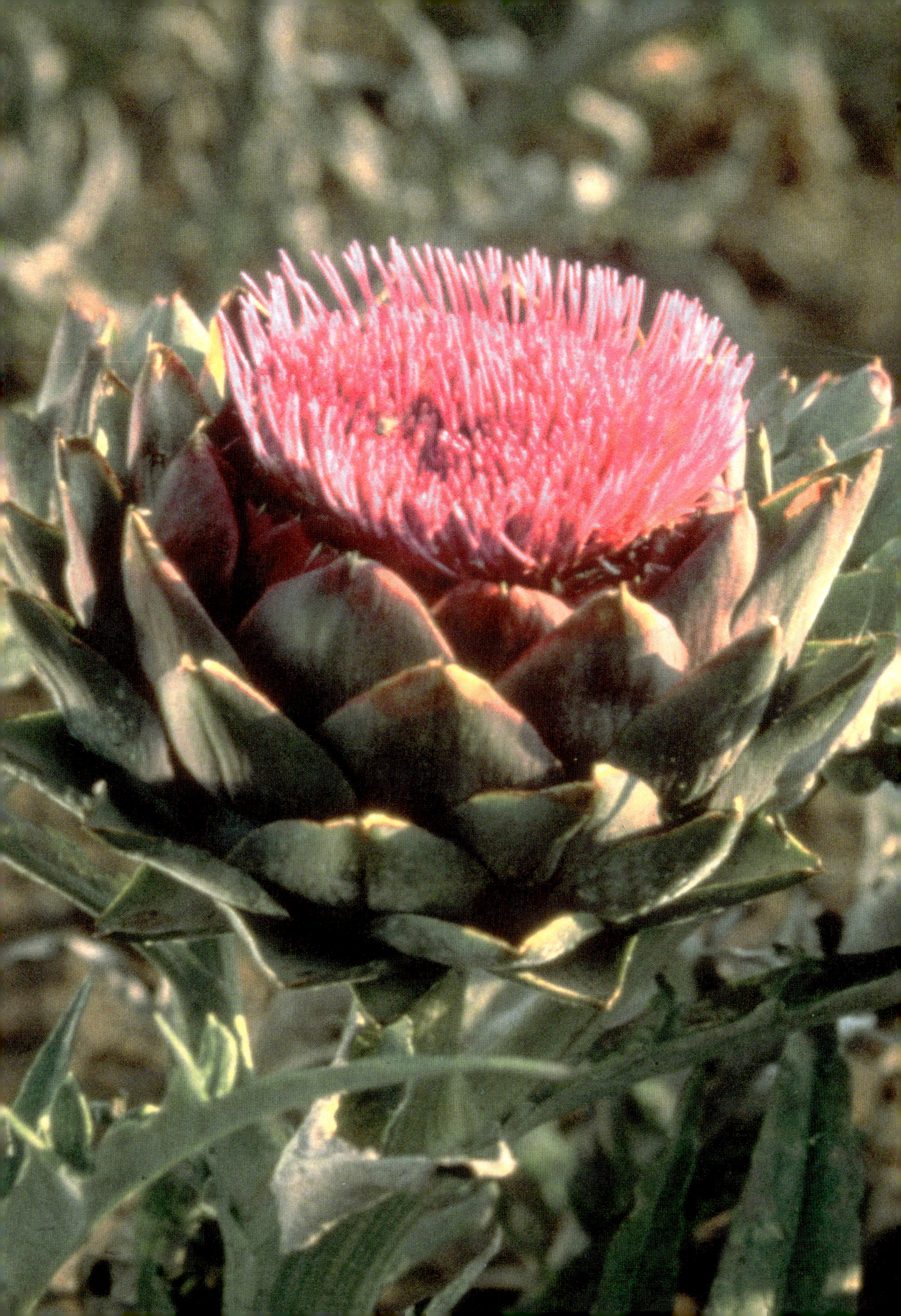

BALDRIAN *(Valeriana officinalis)* Baldriangewächse, Valerianaceae

- **Verwendeter Pflanzenteil:** Wurzel
- **Wirk- und Inhaltsstoffe:** ätherisches Öl, Valepotriate, Lignane
- **Anwendung:** Unruhe, Spannungszustände, Einschlafstörungen, Konzentrationsschwäche. Baldrian trägt durch seine beruhigende und dadurch »stressabschirmende« Wirkung zur allgemeinen Entspannung bei und fördert so die Schlafbereitschaft. Er lindert auch nervös bedingte Magen- und Herzbeschwerden.

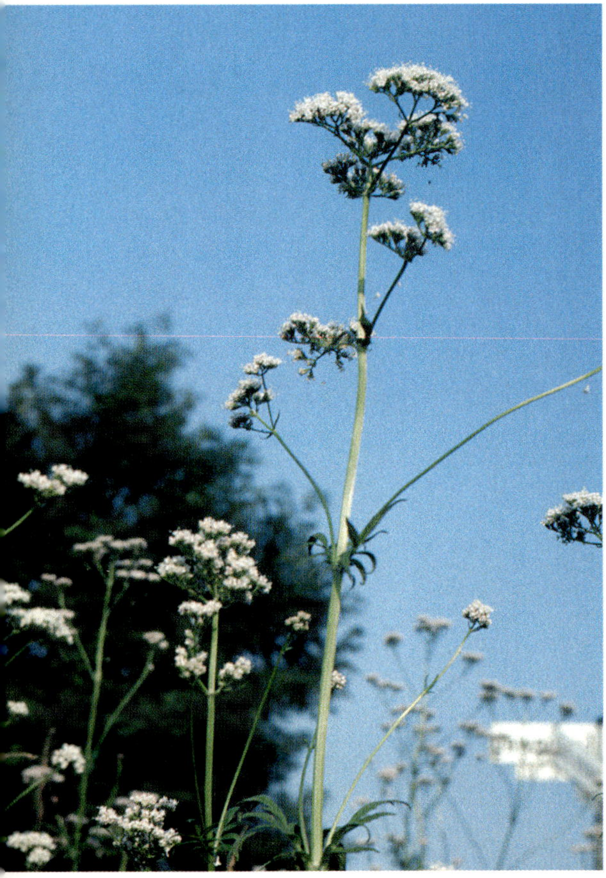

Die Pflanze

Schon in den mythologischen Vorstellungen der nordischen Völker wurde Baldrian als stark aromatisch riechende Pflanze zum Schutz vor bösen Geistern über die Tür gehängt. Der intensive Geruch der Wurzel entwickelt sich erst nach einer gewissen Lagerzeit. Übrigens scheinen sich Katzen nicht daran zu stören, ganz im Gegenteil: Sie werden davon angezogen. Eine genaue Erklärung hierfür gibt es bisher nicht. Ein volkstümlicher Name für den Baldrian jedoch ist eindeutig: Katzenwurzel! – Die bis zu eineinhalb Meter hohe Pflanze, die feuchte aber sonnige Standorte liebt, hat weißlich-rosafarbene Blüten, in weit verzweigten Blütenständen (Trugdolden) stehen.

Heilende Wirkungen

Der echte Baldrian ist wohl die bekannteste einheimische Heilpflanze zur Behandlung von nervösen Unruhezuständen und Einschlafstörungen. Voraussetzung ist eine ausreichend hohe Dosierung. Mit Baldrian wird der Schlaf nicht erzwungen; die einschlaffördernde Wirkung kommt über die Entspannung und einen ruhigeren Fluss der Gedanken zustande. Am Tage eingenommen, kann Baldrian sogar konzentrationsfördernd wirken.

Auf die nervenberuhigende Wirkung des Baldrians wurde man erst gegen Anfang des 17. Jahrhunderts aufmerksam. Die hierfür verantwortlichen Inhaltsstoffe sind bis heute nicht genau bekannt. In der frischen Pflanze kommen die für Baldrian charakteristischen *Valepotriate* vor, die beruhigende Effekte haben. Diese Stoffe werden bei der Einnahme von Baldrian allerdings zum größten Teil im Verdauungsprozess zerstört. Neuere Forschungen gehen davon aus, dass bestimmte »Abbauprodukte« der Valepotriate mit Aminosäuren reagieren, die im menschlichen Darm vorkommen. Die dadurch im Magen-Darm-Trakt entstehenden Stoffe *(Alkaloide)* könnten nach Eintritt in den Blutkreislauf die Wirkung auslösen.

Neben den Valepotriaten findet sich in der Baldrianwurzel ätherisches Öl, das Krämpfe lösen hilft. Deshalb wird Baldrian auch bei krampfartigen Schmerzen im Magen-Darm-Bereich eingesetzt.

Eine Kombination mit anderen pflanzlichen Beruhigungsmitteln wie Melisse, Passionsblume oder Hopfen hat sich als sinnvoll erwiesen. Bei nervös bedingten Herzbeschwerden empfiehlt sich die gleichzeitige Gabe von Weißdorn.

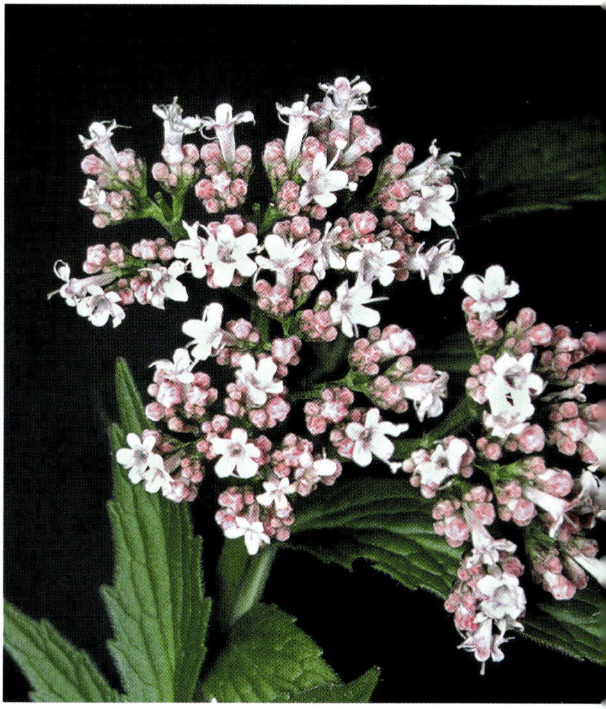

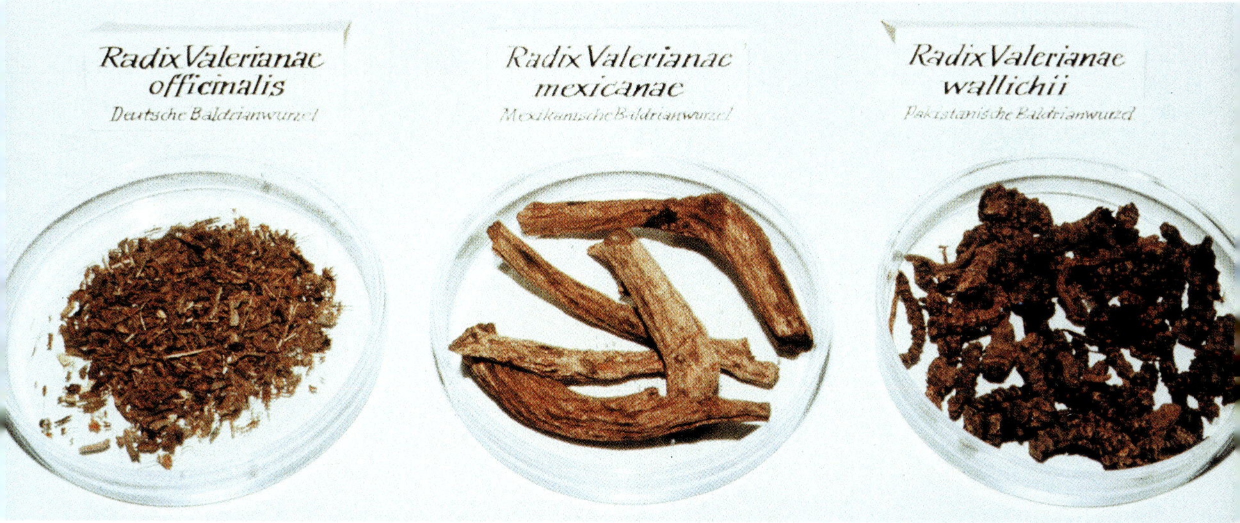

Baldrianwurzeln verschiedener Herkunft

BÄRENTRAUBE *(Arctostaphylos uva-ursi)* Heidekrautgewächse, Ericaceae

- **Verwendeter Pflanzenteil:** Blätter
- **Wirk- und Inhaltsstoffe:** Phenolglykoside (Arbutin), Gerbstoffe
- **Anwendung:** Entzündungen der ableitenden Harnwege. Als »pflanzliches Antibiotikum« wirken die Blätter der Bärentraube desinfizierend. Dabei ist aber eine hohe Dosierung erforderlich: 10 g (!) Bärentraubenblätter pro Tag als Teeaufguss.

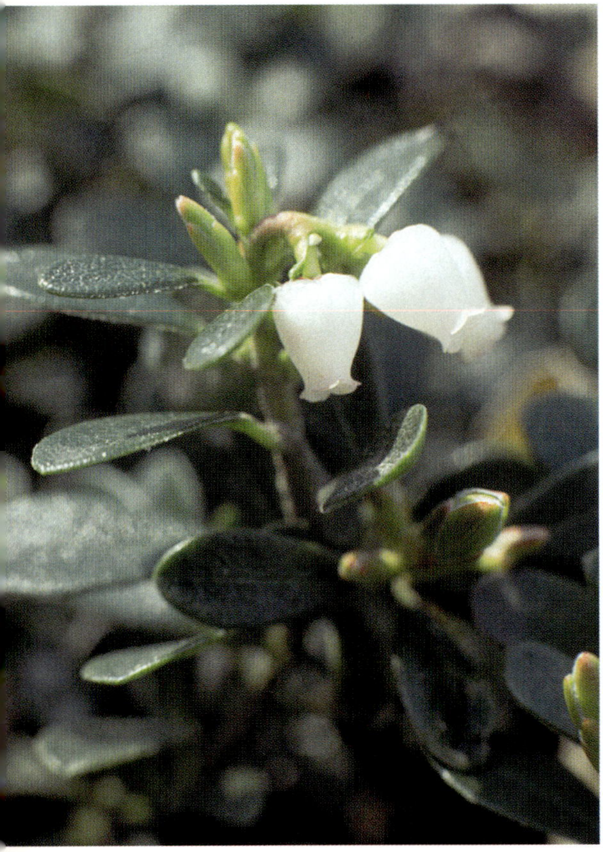

Die Pflanze

Die immergüne Bärentraube ist ein über die nördliche Erdhalbkugel verbreiteter niederliegender Zwergstrauch, der auf Heideboden, an sauren Standorten im Gebirge und in den nordischen Tundren gedeiht. Seine roten, mehligen Früchte geben ihm eine gewisse Ähnlichkeit mit der Preiselbeerpflanze; auch seine häufig aus wildwachsenden Beständen geernteten Blätter können leicht mit Preiselbeerblättern verwechselt werden. Derartige »Verfälschungen« ausfindig zu machen, ist Aufgabe pharmazeutischer Qualitätskontrolle.

Heilende Wirkungen

Die Blätter der Bärentraube gelten als wirksames Mittel gegen entzündliche Erkrankungen der ableitenden Harnwege und der Blase. In seinem bekannten »Lehrbuch der Phytotherapie« beschreibt Professor R.F. Weiss den Tee aus Bärentraubenblättern als eine Zubereitung, von der *»auch derjenige Arzt, der sonst kaum pflanzliche Therapie treibt, glaubt, mit der Verordnung... das Richtige zu tun«*.

Der Bärentraube kommt selbst keine – wie so häufig behauptet – harntreibende Wirkung zu; eine Kombination mit harntreibenden Mitteln wie Birkenblättern oder Goldrutenkraut ist daher sehr sinnvoll.

Verantwortlich für die erwiesene Wirksamkeit bei Harnwegsinfektionen ist vor allem das *Arbutin* mit seinen antibakteriellen Eigenschaften. Arbutin selbst weist jedoch keine antibakteriellen

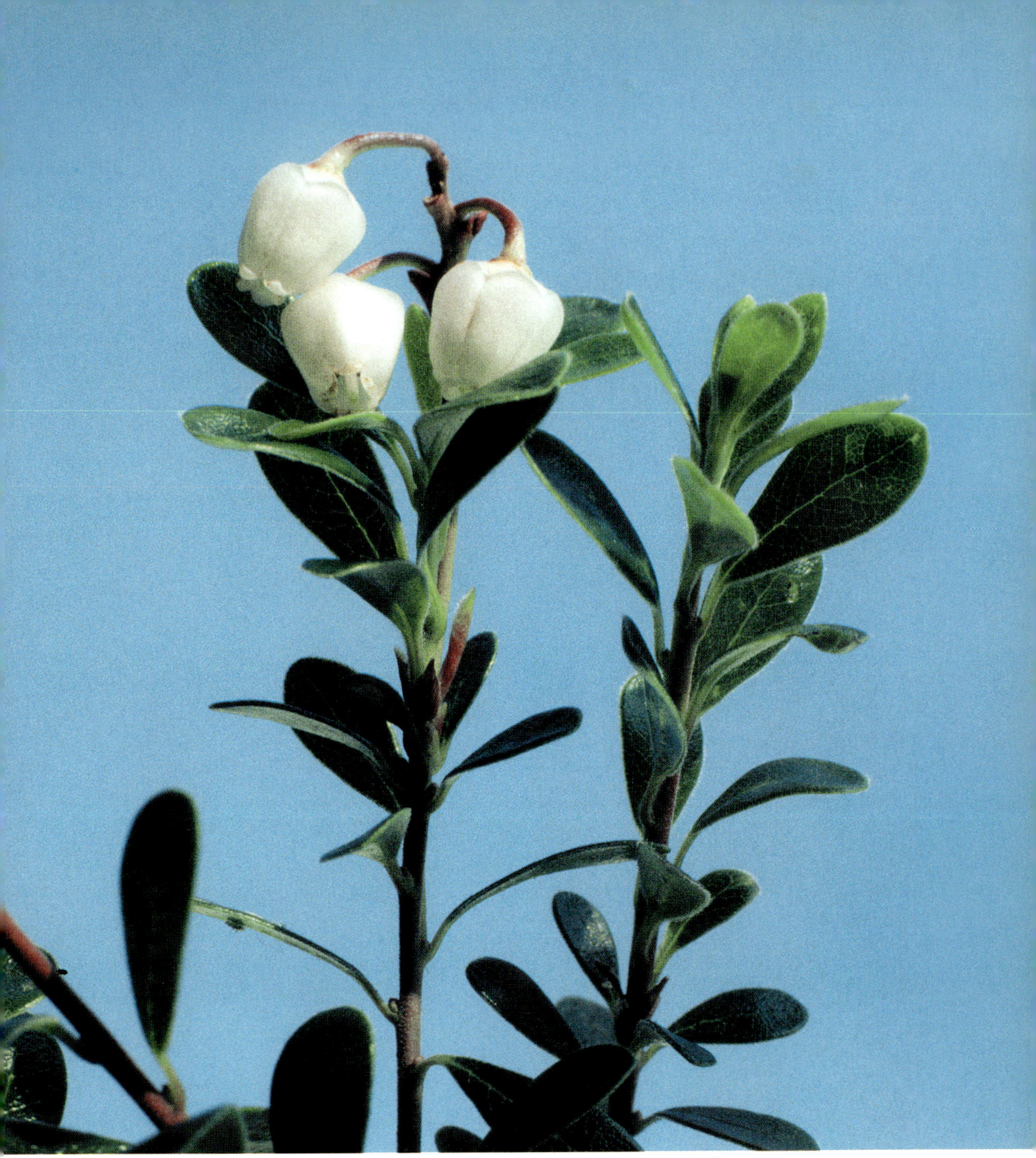

Effekte auf! Hier haben wir ein geradezu klassisches Beispiel dafür, wie erst im menschlichen Körper aus einem zunächst wirkungslosen Inhaltsstoff (hier: Arbutin) die eigentliche Heilsubstanz entsteht (in diesem Fall das antibiotisch wirkende *Hydrochinon*).

Die dazu notwendige leicht alkalische (basische) Reaktion des Harns kann durch reichliche Zufuhr pflanzlicher Nahrung erreicht werden.

Tritt nach zwei Tagen keine Besserung der Beschwerden ein, empfiehlt es sich, einen Arzt aufzusuchen!

BEINWELL *(Symphytum officinale)* Borretschgewächse, Boraginaceae

- **Verwendeter Pflanzenteil:** Wurzel
- **Wirk- und Inhaltsstoffe:** Allantoin, Gerbstoffe, Schleimstoffe, Pyrrolizidin-Alkaloide
- **Anwendung:** stumpfe (Sport-)Verletzungen wie Prellungen, Quetschungen, Verstauchungen, Blutergüsse, Schwellungen und Knochenbrüche. Man verwendet Umschläge und Salben mit Auszügen aus Beinwell; besonders in der Sportmedizin zeigt diese Arzneipflanze ihre hohe Wirksamkeit.

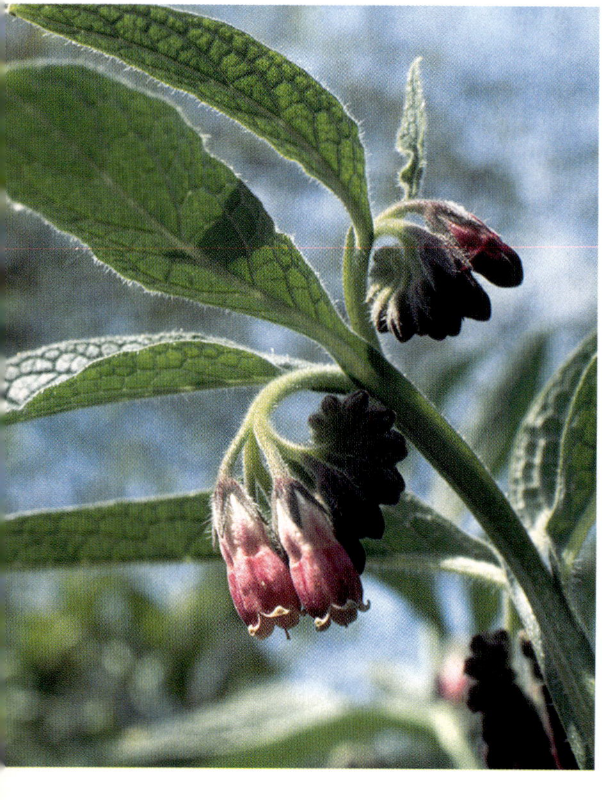

Die Pflanze

Schon der aus Griechenland stammende Arzt Dioskurides (1. Jahrhundert n. Chr.) kannte den Beinwell. Aus dem Griechischen stammt auch der botanische Name der Pflanze: *»Symphytum«* bedeutet übersetzt soviel wie »zusammenwachsen lassen, verbinden«, ein Hinweis auf den Einsatz der Pflanze zur Heilungsförderung, zum Beispiel nach Knochenbrüchen.

Die anspruchslose Pflanze, die feuchte Standorte bevorzugt, wird etwa 80 Zentimeter hoch. Ihre traubenähnlich herabhängenden Blüten können weiß sein, aber auch über ein intensives Violett bis in ein dunkles Blau übergehen.

Heilende Wirkungen

Der heutige hauptsächliche Anwendungsbereich, nämlich die äußerliche Behandlung von stumpfen Verletzungen wie Zerrungen, Quetschungen, Prellungen und Verstauchungen sowie von Sehnen- und Muskelentzündungen (z. B. »Tennisarm«) leitet sich somit aus uralten Erfahrungen ab. Bis heute ist keine andere Arzneipflanze gefunden worden, die bei diesen Beschwerden von vergleichbarer, wissenschaftlich belegter Wirksamkeit wäre.

Die erwähnten stumpfen Verletzungen und Entzündungen sind häufig die Folgen von Unfällen oder Überanstrengung beim Sport. Gerade auf dem relativ neuen Feld der Sportmedizin zeigt der Beinwell, was er kann: Seine abschwellenden, schmerzstillenden und entzündungshemmenden Wirkungen führen zur raschen Linderung der Be-

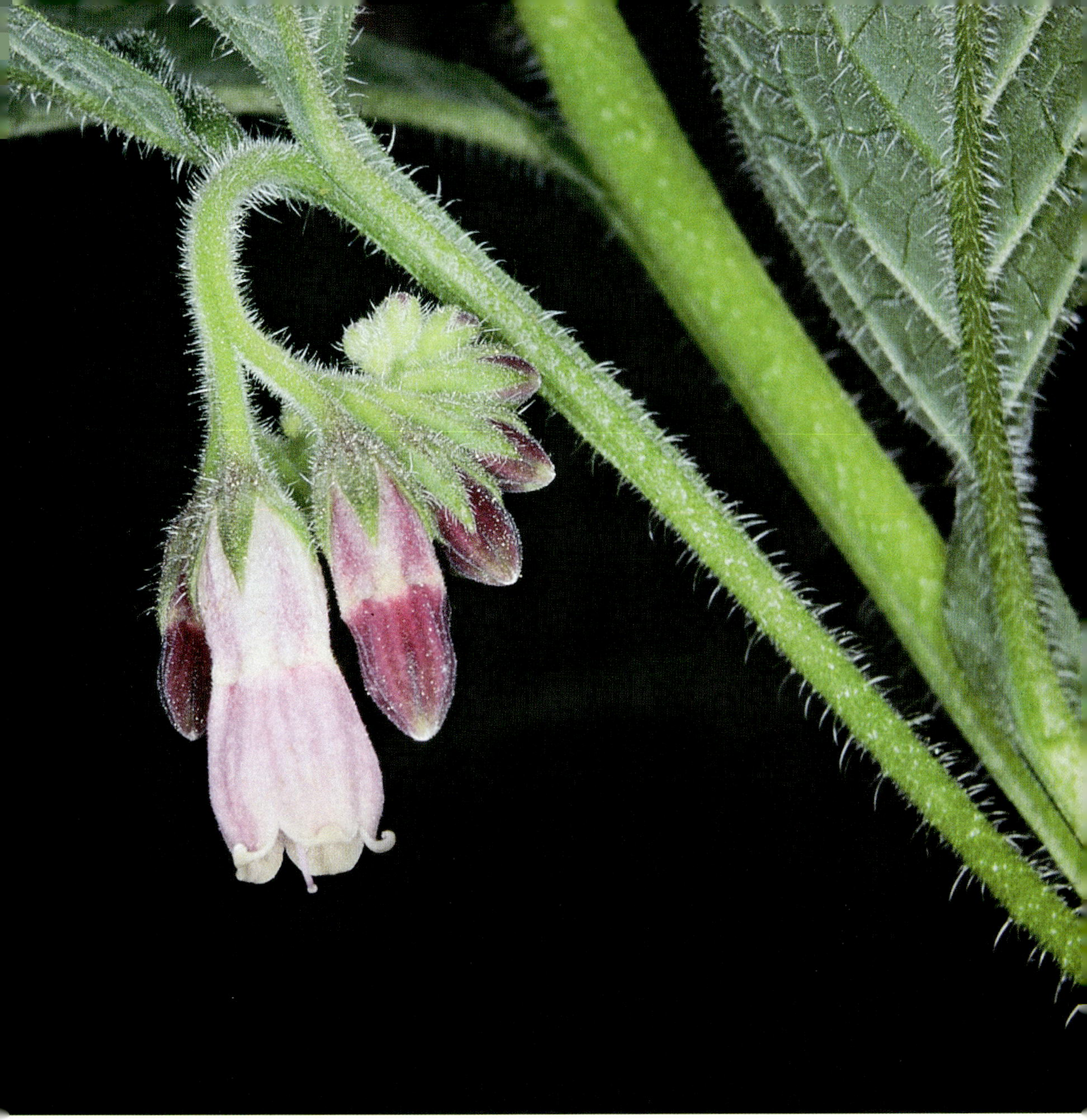

schwerden. Außerdem fördern Beinwellextrakte den Heilungsprozess, indem sie für den schnelleren Wiederaufbau der verletzten Gewebe sorgen. Beinwell wird nur äußerlich in Form von Pflanzenmus *(Kataplasma)* oder als Salbe angewandt. Eine innerliche Anwendung ist wegen der in der Pflanze enthaltenen leberschädigenden *Pyrrolizidin-Alkaloide* nicht anzuraten. Bei einigen industriell hergestellten Salben für die äußerliche Anwendung wird der Gehalt dieser Stoffe durch ein spezielles Extraktionsverfahren auf ein Minimum gesenkt. Eine weitere Möglichkeit besteht in der Selektion und Weitervermehrung von Beinwellsorten, deren Wurzeln diese Stoffe von vornherein kaum oder gar nicht enthalten. Auch Salben, die aus solchen Beinwellvarietäten hergestellt werden, sind heute in der Apotheke erhältlich.

BRENNNESSEL *(Urtica dioica)* Brennnesselgewächse, Urticaceae

- **Verwendeter Pflanzenteil:** Kraut oder Wurzel
- **Wirk- und Inhaltsstoffe:** Flavonoide, Histamin (Kraut), Lectine, Polysaccaride (Wurzel)
- **Anwendung:** Zur Durchspülungstherapie bei Entzündungen der ableitenden Harnwege, rheumatischen Erkrankungen (Kraut) und gutartiger Vergrößerung der Prostata (Wurzel). Das Kraut der Brennnessel wirkt harntreibend, entzündungshemmend und schmerzlindernd, die Wurzel kann lästige Beschwerden beim Wasserlassen lindern.

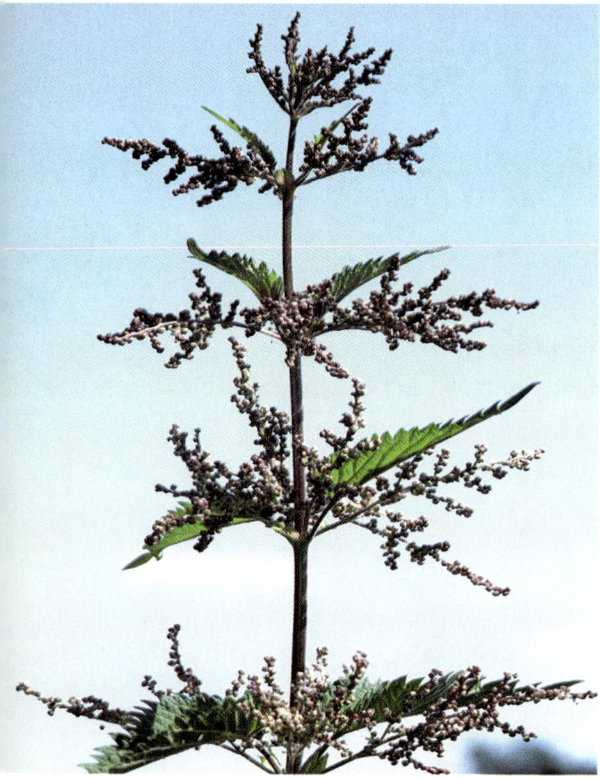

Die Pflanze

An Wegrändern, Wiesen und auf Waldlichtungen wächst die große Brennnessel, die bis zu eineinhalb Meter groß werden kann. Ihre Schwester, die einjährige »Kleine Brennnessel« *(Urtica urens)*, bringt es auf bis zu 50 Zentimeter. Zu erkennen sind beide vor allem an den grob gesägten Blättern, deren Brennhaare einen Stoff enthalten, der bei Berührung mit der Haut ein schmerzhafte Hautreaktionen verursacht. Junge Brennnesseltriebe und -blätter werden in der Küche gern für eine schmackhafte Suppe verwendet.

Heilende Wirkungen

Die oft als lästiges Unkraut verunglimpfte große Brennnessel ist eine Heilpflanze mit langer Tradition. Die oberirdischen Teile finden in der Volksmedizin vielfältige Verwendung: »Zur Erhöhung der Enzymproduktion in der Bauchspeicheldrüse«, als »blutbildendes Mittel«, bei Gallenwegserkrankungen oder auch zur Förderung der Wundheilung. Viele dieser überlieferten Anwendungsgebiete sind jedoch eher kritisch zu betrachten.

Ein aus moderner Sicht anerkanntes Anwendungsgebiet ist neben rheumatischen Beschwerden auch die Durchspülungstherapie bei entzündlichen Erkrankungen der ableitenden Harnwege. Brennnesselkraut kann auch erfolgreich zur Ausschwemmung und Vorbeugung von Nierengrieß eingesetzt werden. Die ausgeprägt entzündungshemmende und schmerzlindernde Wirkung von Brennnesselkraut bei der Behandlung rheuma-

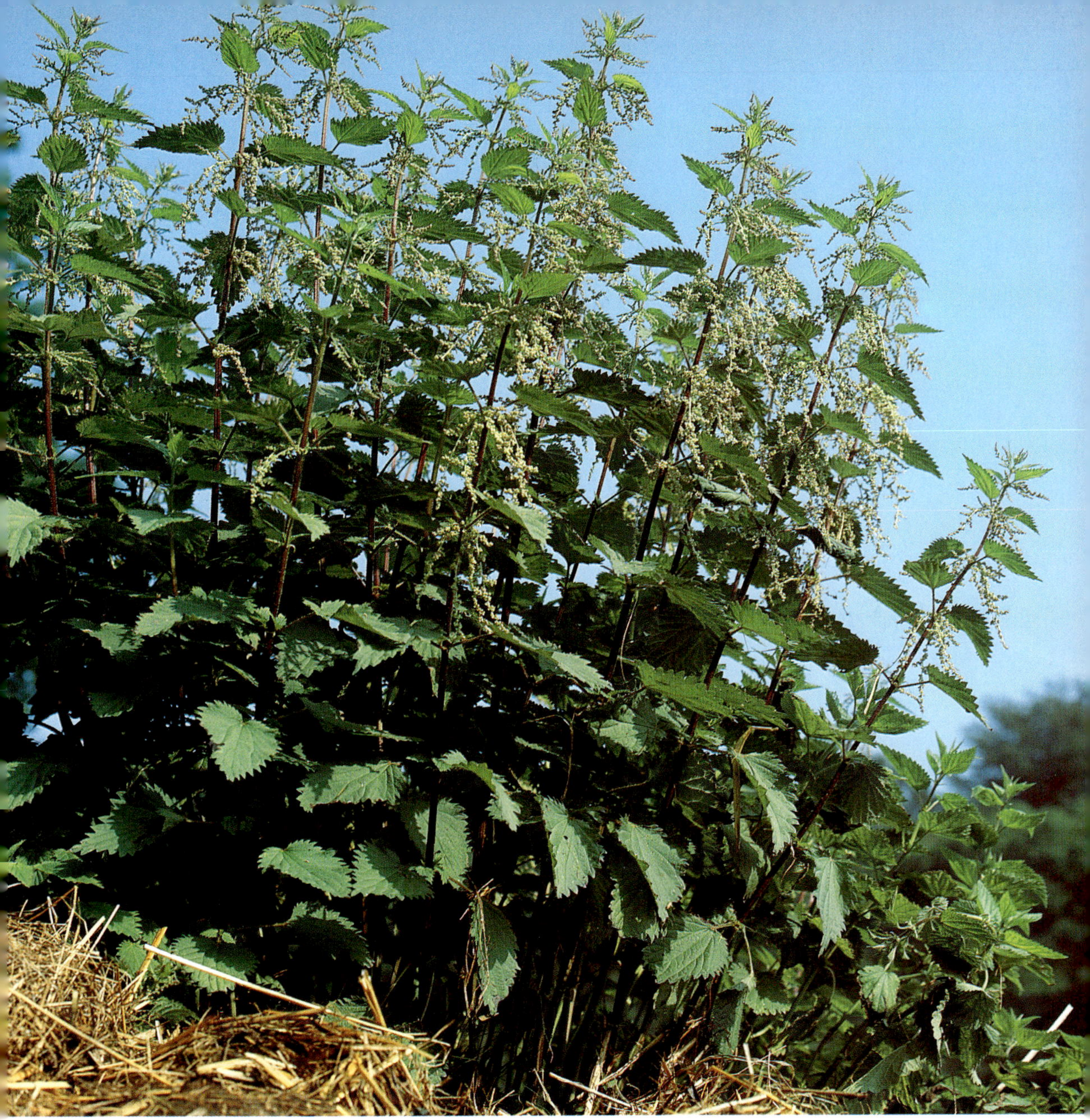

tisch bedingter Muskel- und Gelenkbeschwerden ist durch wissenschaftliche Studien gut belegt. Hierfür sind allerdings ausreichend hoch dosierte Extrakte aus der Apotheke erforderlich.

Zubereitungen aus den *Wurzeln* der Brennnessel hingegen zeigen eine günstige Wirkung bei »Prostataleiden«, die mit Beschwerden beim Wasserlassen einhergehen. Auch dies belegen zahlreiche sorgfältig durchgeführte klinisch-experimentelle Untersuchungen. Gutartige Schwellungen der Prostata, die die Harnröhre einengen und lästige Symptome wie nächtlichen Harndrang, Schmerzen beim Wasserlassen oder »Nachträufeln« verursachen, können zurückgehen oder ihr Entstehen kann verzögert werden. Wichtig vor dem Einsatz von Extrakten aus Brennnesselwurzel ist die genaue Diagnose der Erkrankung durch einen Facharzt.

EICHE *(Quercus robur)* Buchengewächse, Fagaceae

- **Verwendeter Pflanzenteil:** Rinde
- **Wirk- und Inhaltsstoffe:** Gerbstoffe
- **Anwendungen:** schlecht heilende oberflächliche Wunden, Hämorrhoiden, Entzündungen des Zahnfleisches. Die Gerbstoffe der Eiche wirken zusammenziehend und hemmen Bakterien.
- **Hinweis:** Die Anwendung von Bädern und Umschlägen mit Eichenrindensud sollte wegen ihrer austrocknenden Wirkung nicht länger als ein bis zwei Wochen erfolgen.

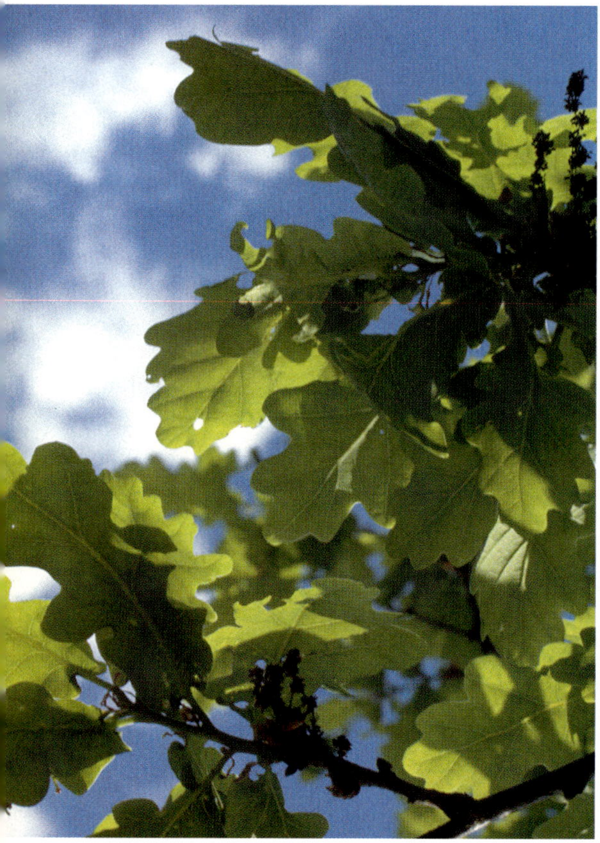

Die Pflanze

»Königin der Bäume« – so wird die in fast ganz Europa heimische Stieleiche genannt. Bis zu 45 Meter hoch und über 1000 Jahre alt kann dieser stattliche Baum werden.

Von der nahe verwandten Traubeneiche *(Quercus petraea)* unterscheidet sie sich unter anderem dadurch, dass ihre Früchte (Eicheln) an langen Stielen hängen.

Heilende Wirkungen

Beide Eichenarten nehmen eine wichtige Stellung in unserem traditionellen Arzneipflanzenschatz ein. Zubereitungen aus der silbrig-glänzenden Rinde junger Zweige, die noch nicht von einer Borke ummantelt sind (so genannte »Spiegelrinde«), gelten auch heute noch als ein ausgesprochen beliebtes und gut verträgliches Mittel zur Behandlung entzündlicher Hauterkrankungen.

Neben den großen Mengen an Gerbstoffen verdankt die junge Eichenrinde auch den in ihr enthaltenen entzündungshemmenden *Flavonoiden* ihre bekannten Heilwirkungen. Die Rinde älterer, bereits verborkter Zweige oder Stämme weist hingegen einen deutlich geringeren Gehalt an diesen heilkräftigen Stoffen auf und wird deshalb von den Arzneibüchern als minderwertig abgelehnt.

Oberflächliche Wunden, Hämorrhoiden, Geschwüre, Frostbeulen und nässende Ekzeme sind bevorzugte Anwendungsgebiete von Bädern und Umschlägen mit Eichenrindensud. Wegen der austrocknenden Wirkung sollte die Dauer der Anwendung aber ein bis zwei Wochen nicht überschreiten. Eichenbäder gelten übrigens auch bei übermäßigem Fußschweiß als sehr hilfreich.

Ein aus junger Eichenrinde bereiteter Tee kann innerlich gegen Durchfall eingenommen werden; wegen seines unangenehmen Geschmacks und seiner zuweilen auch magenreizenden Effekte wird er in der Humanmedizin heute nur noch selten verwendet. In der Tiermedizin, unter anderem bei Pferden, gilt die Eichenrinde nach wie vor als eines der besten Durchfallmittel. Zu Mundspülungen bei Zahnfleischentzündungen ist Eichenrindentee hingegen auch beim Menschen durchaus empfehlenswert.

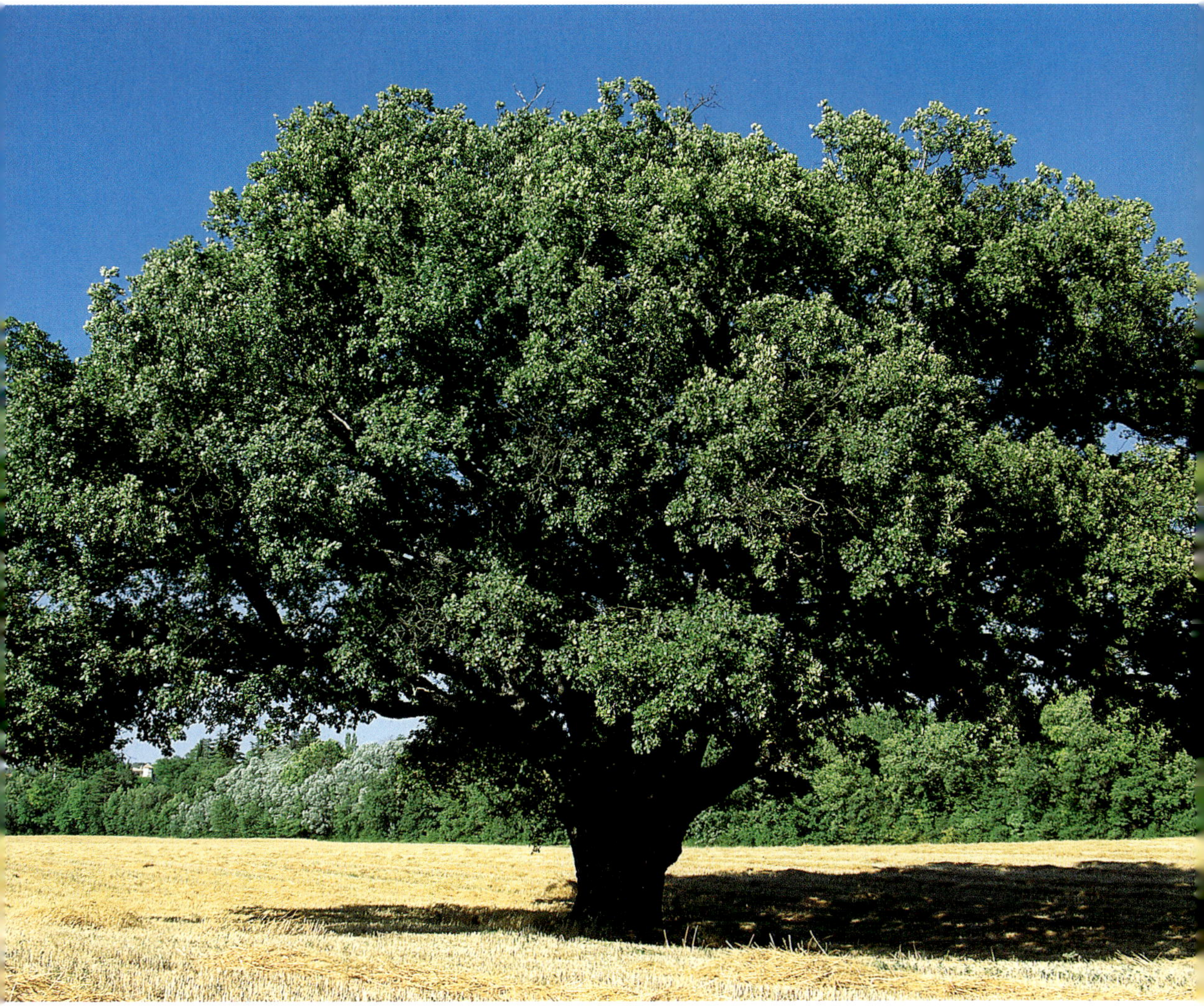

Enzian *(Gentiana lutea)* Enziangewächse, Gentianaceae

- **Verwendeter Pflanzenteil:** Wurzel
- **Wirk- und Inhaltsstoffe:** Bitterstoffe
- **Anwendungen:** Verdauungsstörungen, Appetitlosigkeit, Reizmagen. Die Wurzel des gelben Enzians ist das bitterste aller Bittermittel. Über die Anregung der »Bitter-Rezeptoren« auf der Zunge wird die Produktion von Verdauungssäften gesteigert.

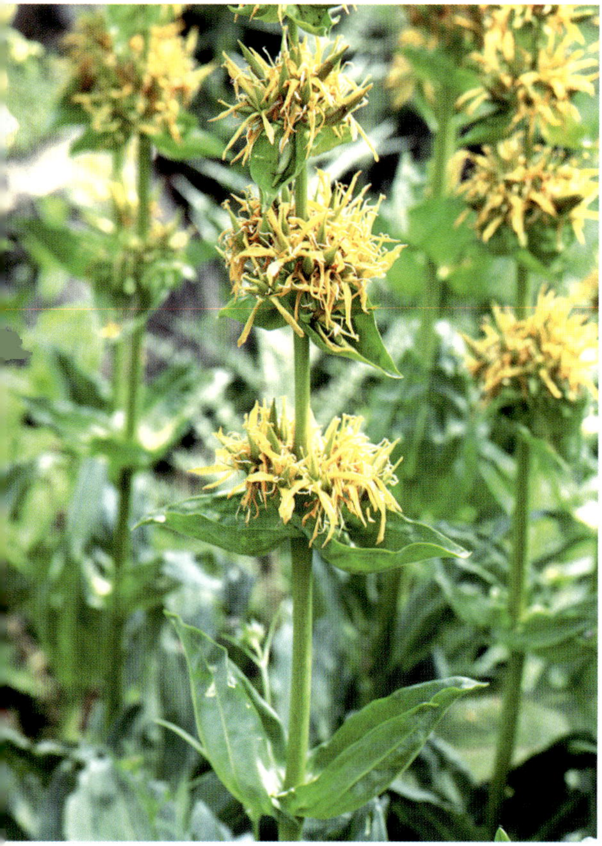

Die Pflanze

Der Gelbe Enzian wächst vorwiegend auf Wiesen der höheren Gebirge. Die unter strengem Naturschutz stehende prächtige Staude, die erst nach 4–6 Jahren zur Blüte kommt, kann bis zu 50 Jahre alt werden. Ihre zu Heilzwecken verwendete Wurzel wird nicht selten mehrere Kilogramm schwer. Den Aussagen Dioskurides' zufolge soll der Illyrerkönig Gentius als erster ihre heilsamen Eigenschaften bei Appetitlosigkeit und Verdauungsbeschwerden erkannt haben. Ihm zu Ehren erhielt diese altbewährte Heilpflanze ihren botanischen Namen.

Heilende Wirkungen

Das bekannte Sprichwort »Was bitter dem Mund, ist dem Magen gesund« findet im Enzian seine Bestätigung. Die in Enzianzubereitungen enthaltenen Bitterstoffe (bis zu zwei Prozent) wirken anregend auf den Fluss von Speichel- und Magensaft, verstärken die Magen-Darm-Bewegungen und fördern so auf natürliche Weise eine bessere Verdauung der Speisen.

Vor allem denjenigen kann damit geholfen werden, die nicht genügend Magensaft produzieren und dadurch unter Beschwerden wie »Magendruck«, Völlegefühl, Blähungen und Aufstoßen leiden. Häufig sind dies ältere Patienten.

Bei Magen- und Zwölffingerdarmgeschwüren dürfen enzianhaltige Zubereitungen allerdings nicht eingenommen werden, weil diese über eine Förderung der Säureausschüttung eine zusätzliche Reizung der Magenschleimhaut verursachen.

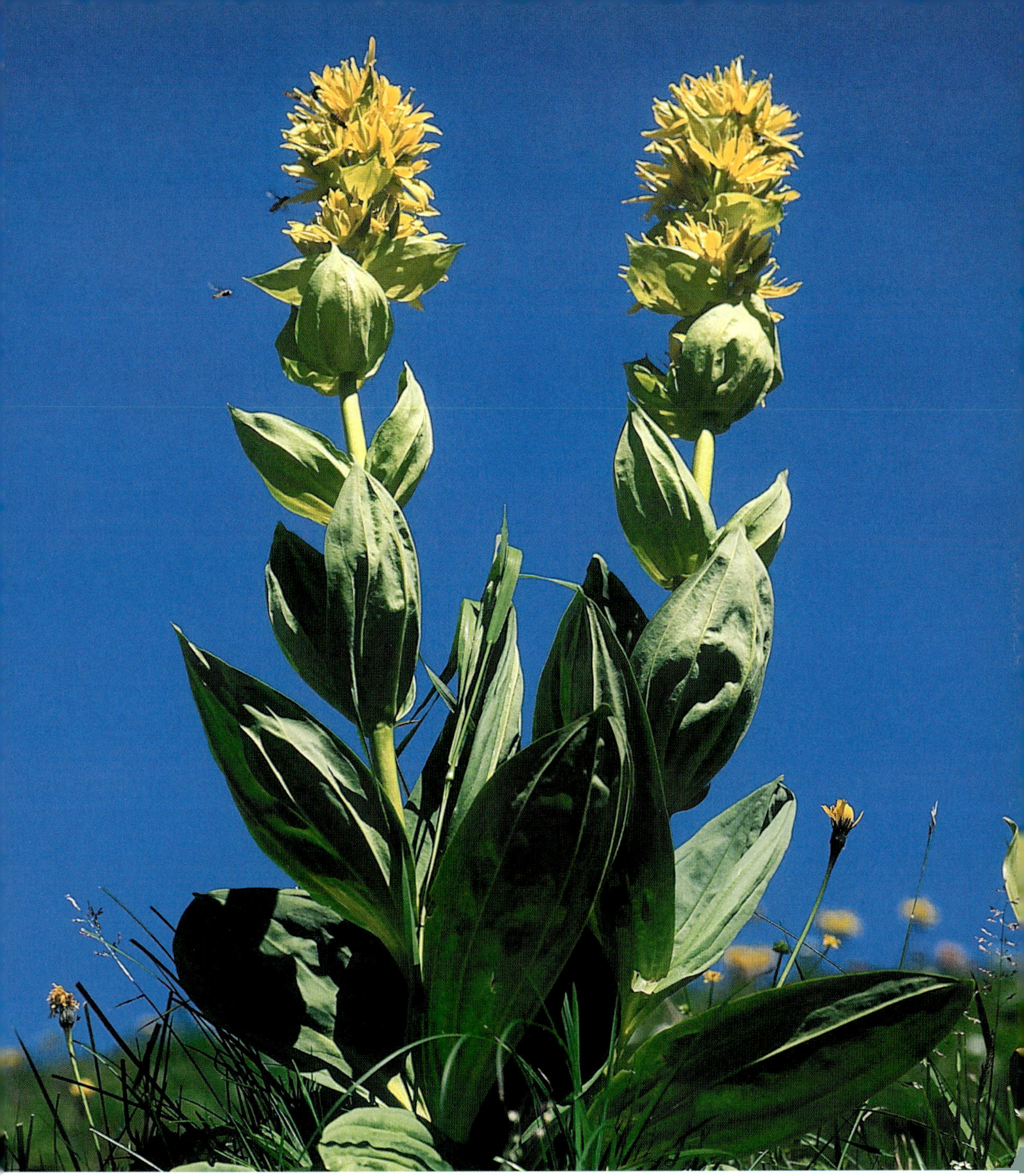

Die ansonsten sehr gut verträgliche, im Volkmund auch als »Bitterwurz« bezeichnete Heilpflanze findet nicht nur als Tee, sondern auch in Form von Extrakten (Kapseln) und Tinkturen Verwendung. Der beliebte Enzianschnaps enthält nur wenig Bitterstoffe. Grundlage für seine Herstellung ist der hohe Gehalt an *Gentianose*, eines speziellen Zuckers in der Enzianwurzel. Die Gentianose wird zu Alkohol vergoren, der dann durch Destillation angereichert wird.

EUKALYPTUS *(Eucalyptus globulus)* Myrtengewächse, Myrtaceae

- **Verwendeter Pflanzenteil:** Blätter
- **Wirk- und Inhaltsstoffe:** ätherisches Öl, Gerbstoffe, Triterpene
- **Anwendung:** Erkältungskrankheiten, entzündliche Erkrankungen der Atemwege (Bronchitis und festsitzender Husten), Muskel- und Weichteilrheuma. Eukalyptusöl wird zur Inhalation verwendet; isoliertes Eucalyptol (Cineol) in Kapseln oder Eukalyptusbäder lindern zuverlässig die Beschwerden.

Die Pflanze

Eucalyptus globulus stammt, wie alle Eukalyptusarten, aus Australien und Tasmanien. In Australien sind Eukalyptusblätter die wichtigste Nahrung der Koalas. Dabei sind die Tiere auf wenige der über 600 Eukalyptusarten spezialisiert. Aufgrund seines enormen Wasserbedarfs wird der in seiner Heimat bis zu 70 Meter hoch wachsende Baum unter anderem in Südamerika häufig zur Trockenlegung von Sümpfen kultiviert. Wenn in warmen Erdregionen Sümpfe verschwinden, verliert die Anophelesmücke, die die Malaria überträgt, ihr Brutgebiet und verschwindet ebenfalls. Der Eukalyptusbaum wird daher auch als Fieberbaum bezeichnet: mit seiner medizinischen Anwendung hat das freilich nichts zu tun.

Heilende Wirkungen

Das ätherische Eukalyptusöl hat vielseitige und gut erforschte Heileigenschaften. Besonders häu-

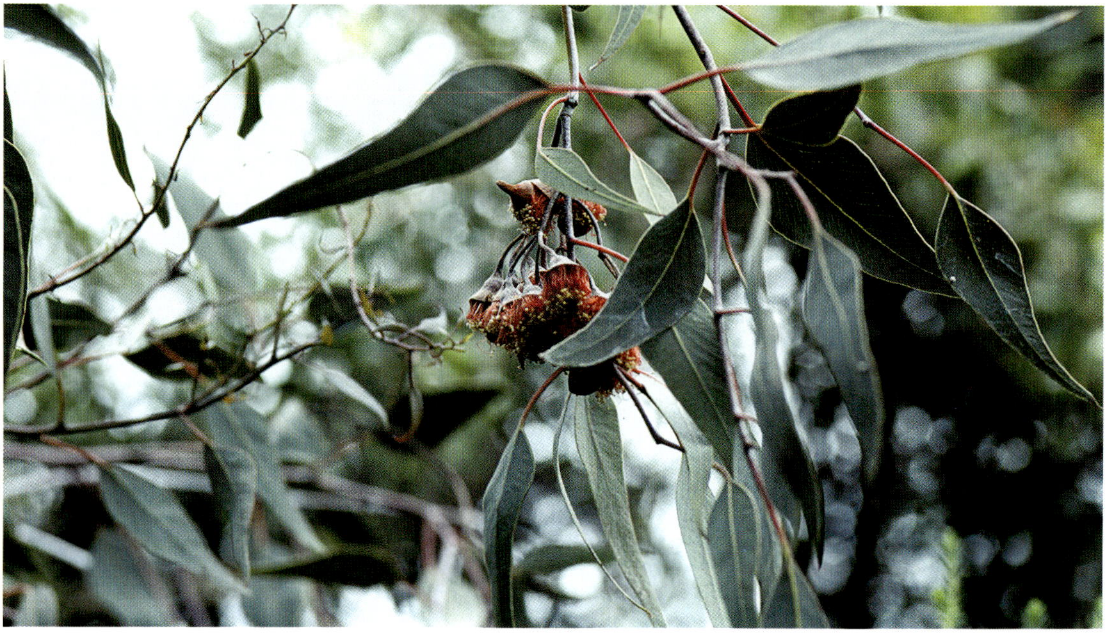

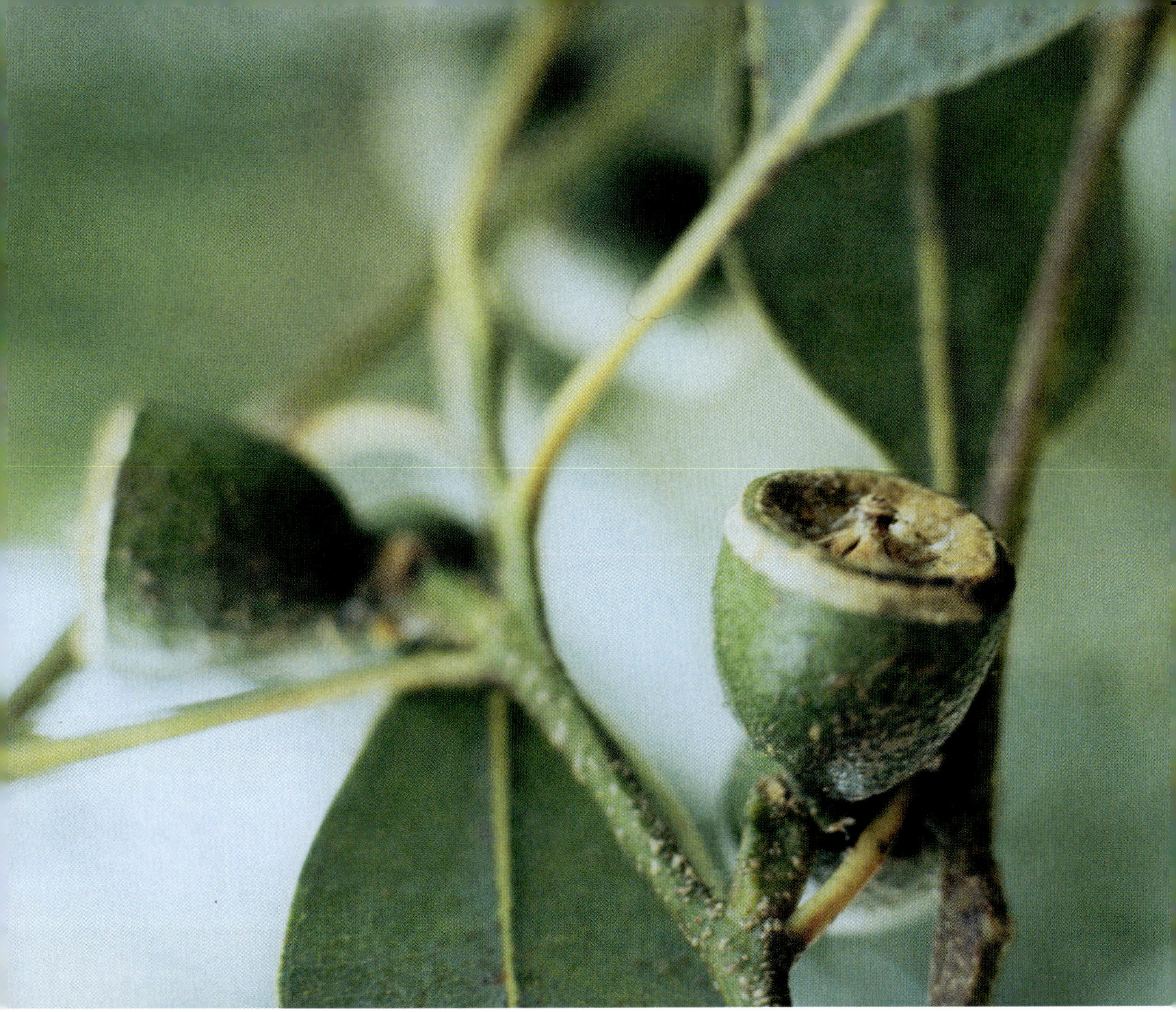

fig werden seine lindernden Wirkungen bei akuten und chronischen Atemwegserkrankungen genutzt. Eine Inhalation mit Eukalyptusöl löst festsitzenden Schleim, fördert das Abhusten und lässt entzündete Nasen- und Bronchialschleimhäute abschwellen. Das Atmen wird spürbar leichter. Ausschlaggebend für die Wirkung ist der Hauptbestandteil des ätherischen Öls, das *Cineol*, ein sehr gut verträglicher Naturstoff mit ausgeprägt entzündungshemmender Wirkung. Aus dem Eukalyptusöl isoliert, sind Fertigarzneimittel mit reinem Cineol auch in Form von Kapseln oder Balsam in der Apotheke erhältlich. Ein Vorteil beim Einsatz des isolierten Cineols: Im Gegensatz zur Anwendung des gesamten, komplex zusammengesetzten ätherischen Öles, ist eine deutlich bessere Verträglichkeit gegeben. Vor allem bei chronischen Atemwegserkrankungen, insbesondere bei Sinusitis (Entzündung der Nasennebenhöhlen) und chronischer Bronchitis, hat sich der Einsatz von Cineol in vielen Fällen bewährt.

Bei Erkältung, grippalem Infekt sowie bei Muskel- und Weichteilrheuma leisten Eukalyptusbäder hervorragende Dienste. Das ätherische Öl wird dabei inhaliert und kann gleichzeitig durch die Haut aufgenommen werden. Die lindernde Wirkung bei schmerzenden Muskeln und Sehnen kommt durch die Förderung der Durchblutung und die Aktivierung der Wärmerezeptoren in der Haut zustande.

FENCHEL *(Foeniculum vulgare)* Doldenblütler, Apiaceae

- **Verwendeter Pflanzenteil:** Früchte
- **Wirk- und Inhaltsstoffe:** ätherisches Öl
- **Anwendung:** Bronchitis und festsitzender Husten, Verdauungsstörungen mit Blähungen und krampfartigen Schmerzen, Förderung der Milchbildung während der Stillzeit. Ein Fencheltee oder ein wohlschmeckender Hustensaft mit dem ätherischen Öl dieser Arzneipflanze hilft Jung und Alt.
- **Achtung:** Im Mörser gestoßene Fenchelfrüchte sollten innerhalb von einer Woche verbraucht werden!

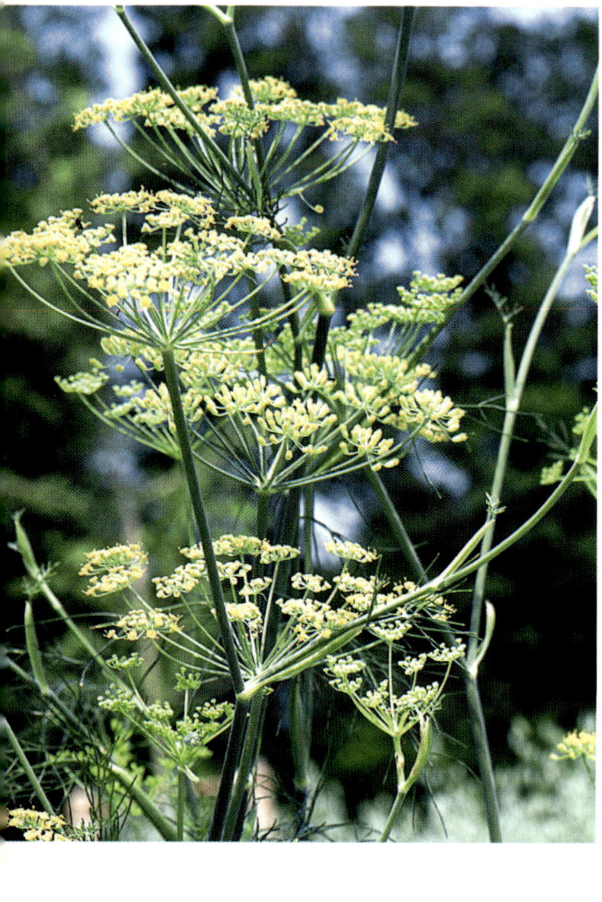

Die Pflanze

Die Heimat des Fenchels ist vor allem der Mittelmeerraum, aber auch darüber hinaus kommt er in den gemäßigten Klimazonen mehrerer Erdteile vor. Er wächst ein bis zwei Meter hoch, sein charakteristisches Kennzeichen sind seine in Dolden geordneten kleinen gelben Blüten.

Heilende Wirkungen

Über Wirkung, Anwendung, die vermutlich wirksamen Inhaltsstoffe und über die richtige Anwendungsform vieler Arzneipflanzen wird unter Wissenschaftlern zum Teil leidenschaftlich gestritten. Vielleicht hört und liest man vom Fenchel deshalb so wenig, weil sein unschätzbarer Wert bei der Behandlung verschiedener Erkrankungen völlig außer Frage steht. Die Früchte des attraktiven Doldenblütlers, genauer gesagt: deren wohlriechendes und schmackhaftes ätherisches Öl, helfen täglich Hunderttausenden von Menschen, die von Verdauungsstörungen geplagt werden. Ein Fencheltee oder eine Kombination von Fenchel zum Beispiel mit Anis und Kümmel sind die am schnellsten wirkenden Mittel gegen Völlegefühl, Blähungen und krampfartige Schmerzen, die durch mangelnden Fluss der Verdauungssäfte ausgelöst werden. Besonders Säuglinge, deren Verdauungssystem sich erst langsam an die Nahrungsaufnahme gewöhnt, würden, wären sie der Sprache mächtig, gewiss ein Loblied auf den Fenchel singen.

Ein weiteres wichtiges Anwendungsgebiet für Fenchel ist der typische Husten mit festsitzendem Schleim, wie er die meisten Menschen in der kal-

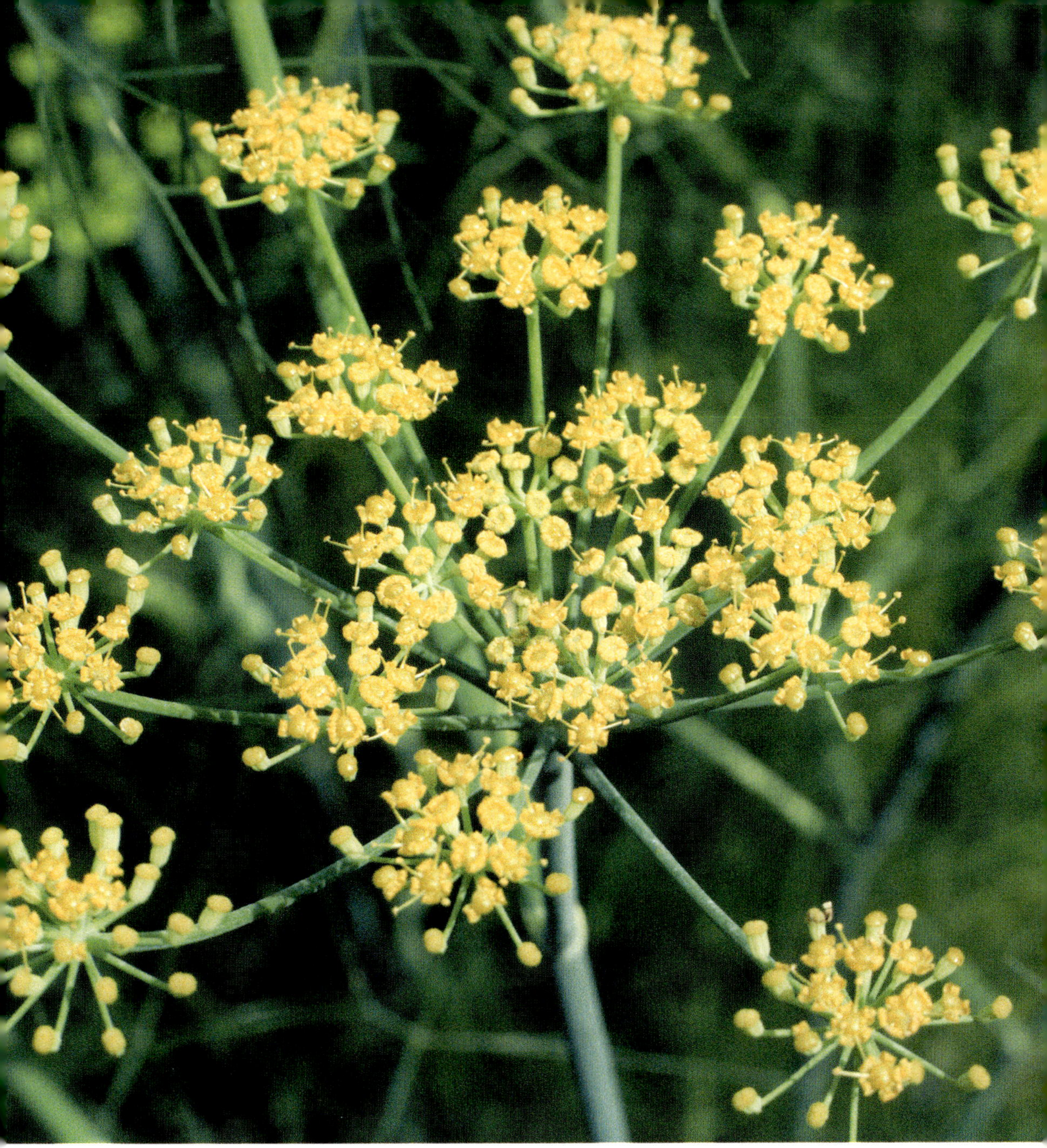

ten Jahreszeit befällt. Besonders bei Kindern wird der Fenchel, hier häufig auch in Form von Hustensäften, gern verabreicht.

Das leicht süßlich schmeckende ätherische Öl sorgt für eine Kombination verschiedener Heilungseffekte: Fenchel wirkt krampflösend und blähungstreibend, fördert die Verdauung, löst den Bronchialschleim und erleichtert das Abhusten. Um bei der Teebereitung möglichst viel ätherisches Öl aus den Früchten zu gewinnen, wird der Fenchel in der Apotheke vor der Abgabe im Teemörser leicht gestoßen. Die Früchte sollten dann in einem verschlossenen Behältnis bewahrt und innerhalb von einer Woche verbraucht werden.

GINKGO *(Ginkgo biloba)* Fächerbaumgewächse, Ginkgaceae

- **Verwendeter Pflanzenteil:** Blätter
- **Wirk- und Inhaltsstoffe:** Flavonoide, Biflavonoide, Proanthocyanidine, Terpene
- **Anwendung:** Gedächtnisstörungen und Schwindel. Ginkgo fördert die Durchblutung des Gehirns und schützt die Nervenzellen.

Die Pflanze

Der altehrwürdige Ginkgo, wegen seiner fächerförmigen Blätter auch »Fächerbaum« genannt, könnte getrost als »Urvater« all unserer Heilpflanzen bezeichnet werden; Botaniker beschreiben ihn angesichts seiner Jahrmillionen währenden Stammesgeschichte gar als »lebendes Fossil«.

Die Ursprünge des Ginkgobaums lassen sich in der Tat über 250 Millionen Jahre zurückverfolgen, bis in eine Zeit also, in der noch die Dinosaurier über die Erde herrschten. Seit jener Zeit überlebte der Ginkgo alle Erdkatastrophen und Klimaveränderungen in entlegenen Bergwäldern im Osten und Westen Chinas. Heute ist er aufgrund seines attraktiven Äußeren und nicht zuletzt wegen seiner Widerstandsfähigkeit ein überall beliebter Zierbaum.

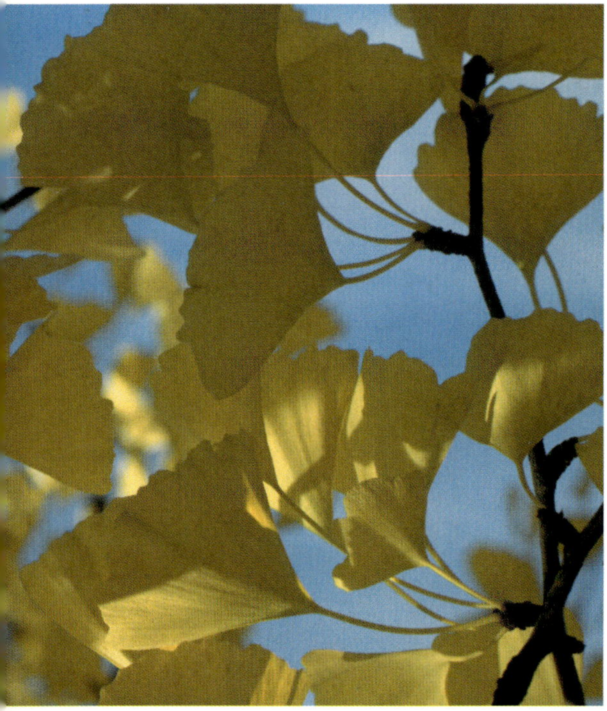

Heilende Wirkungen

Dem Arzt, Apotheker und Botaniker Dr. Willmar Schwabe (1907–1983) haben wir die Einführung der heilkräftigen Wirkstoffe des Ginkgoblatts in unsere moderne Medizin zu verdanken.

Die Wirksamkeit moderner Extrakte aus Ginkgoblättern gilt heute als wissenschaftlich gesichert. In einer großen Anzahl klinischer Studien konnte eine Förderung der Durchblutung von Hauptarterien und Randgefäßen nachgewiesen werden. Außerdem wurde festgestellt, dass Arzneimittel aus Ginkgoextrakten einen schützenden Effekt auf die Gehirnzellen ausüben. Ginkgo-Arzneien werden daher bei Hirnleistungsstörungen aufgrund mangelnder Durchblutung und bei bestimmten Formen des Schwindels angewandt.

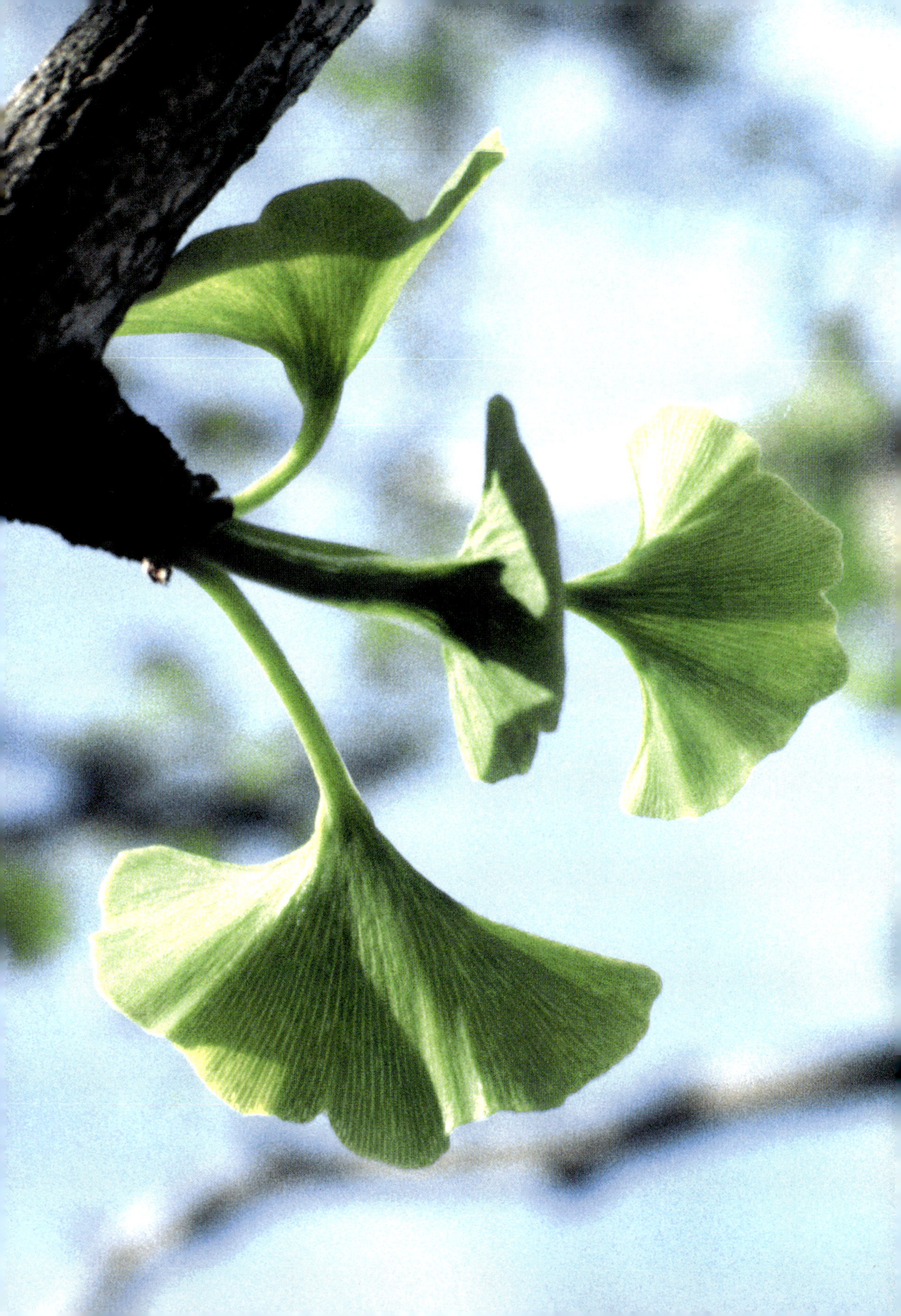

GOLDRUTE *(Solidago virgaurea)* Korbblütler, Asteraceae

- **Verwendeter Pflanzenteil:** Kraut
- **Wirk- und Inhaltsstoffe:** Flavonoide, Saponine, Diterpene
- **Anwendung:** Entzündungen der ableitenden Harnwege, chronische Reizblase, Nierengrieß, Harnsteine. Das Kraut der Goldrute wirkt entzündungshemmend, krampflösend und harntreibend zugleich.

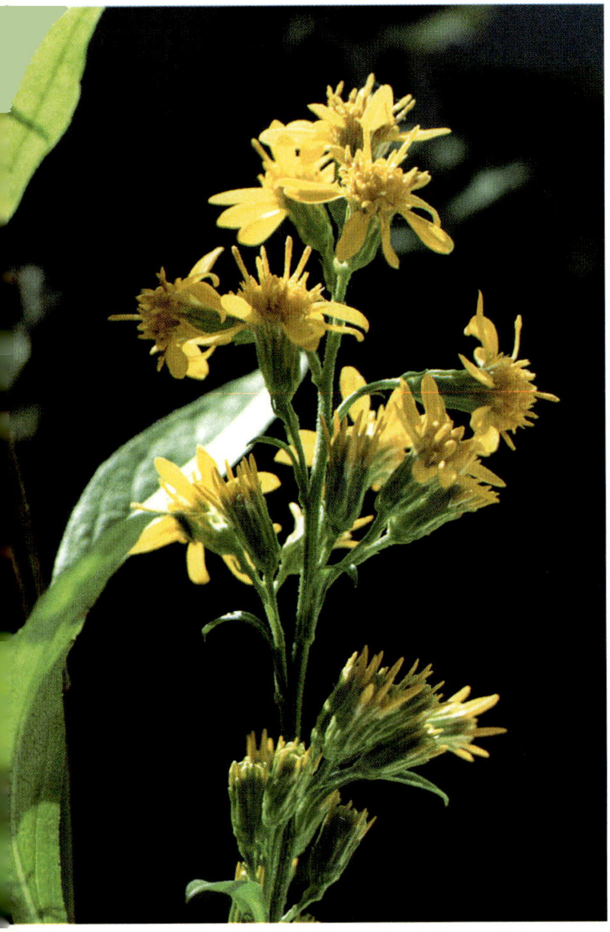

Die Pflanze

Die echte Goldrute, die bis zu einem Meter hoch werden kann, wächst als Staude auf trockenen Waldböden und in Gebüschen und ist durch goldgelbe Blütenkörbchen charakterisiert. Bisweilen wird sie auch als »Goldraute« bezeichnet.

Heilende Wirkungen

Seit dem Mittelalter wird das heimische Goldrutenkraut, ähnlich wie die Kamillenblüten, äußerlich bei Wunden und entzündlichen Hauterkrankungen sowie innerlich bei Verdauungsstörungen genutzt. Die Verwendung bei Entzündungen der Harnwege und bei chronischer Reizblase, den heute wichtigsten Einsatzfeldern der Pflanze, geht auf den italienischen Arzt Arnold von Villanova (1240–1311) zurück. Seine Ausführungen über die Wirkung der Goldrute sind ein historisch interessantes Beispiel für die exakte schriftliche Weitergabe der Erfahrungsheilkunde im späten Mittelalter. Villanovas Beobachtungen sind in den letzten Jahrzehnten durch die moderne Arzneipflanzenforschung erklärbar gemacht und bestätigt worden.

Drei in der Pflanze kombinierte Wirkprinzipien machen die Goldrute zu einem hochwirksamen und besonders sinnvollen Mittel gegen Harnwegsentzündungen: Goldrutenextrakte wirken krampflösend, entzündungshemmend und durchspülend.

Bei Harnwegsinfektionen kann sich die Zahl bakteriellen Erreger in Blase und Harnröhre innerhalb weniger Stunden verzehnfachen. Typisch für diese Erkrankung ist daher auch das plötzliche Einsetzen der Symptome wie schmerzhaftes Brennen und krampfartige Beschwerden beim Wasserlassen. Die zum Teil heftigen Schmerzen vereiteln häufig eine ausreichende Durchspülung, die wichtigste Voraussetzung, um Bakterien und ihre giftigen Stoffwechselprodukte auszutreiben. Der hochdosierte Einsatz von Goldrutenpräparaten ermöglicht durch schnelle Besserung der Symptome beim Wasserlassen eine schmerzfreie Durchspülung und damit den raschen Rückgang der Infektion. Bei konsequentem Einsatz der Goldrute kann bei vielen unkomplizierten Harnwegsinfektionen auf den Einsatz von Antibiotika verzichtet werden.

Auch die aus dem nordamerikanischen Raum eingewanderten Goldrutenarten, die Riesengoldrute *(Solidago gigantea)* und die Kanadische Goldrute *(Solidago canadensis)*, haben harntreibende Eigenschaften. Die entzündungshemmenden und krampflösenden Wirkungen sind bei ihnen allerdings weitaus schwächer ausgeprägt als bei der Echten Goldrute *(Solidago virgaurea)*.

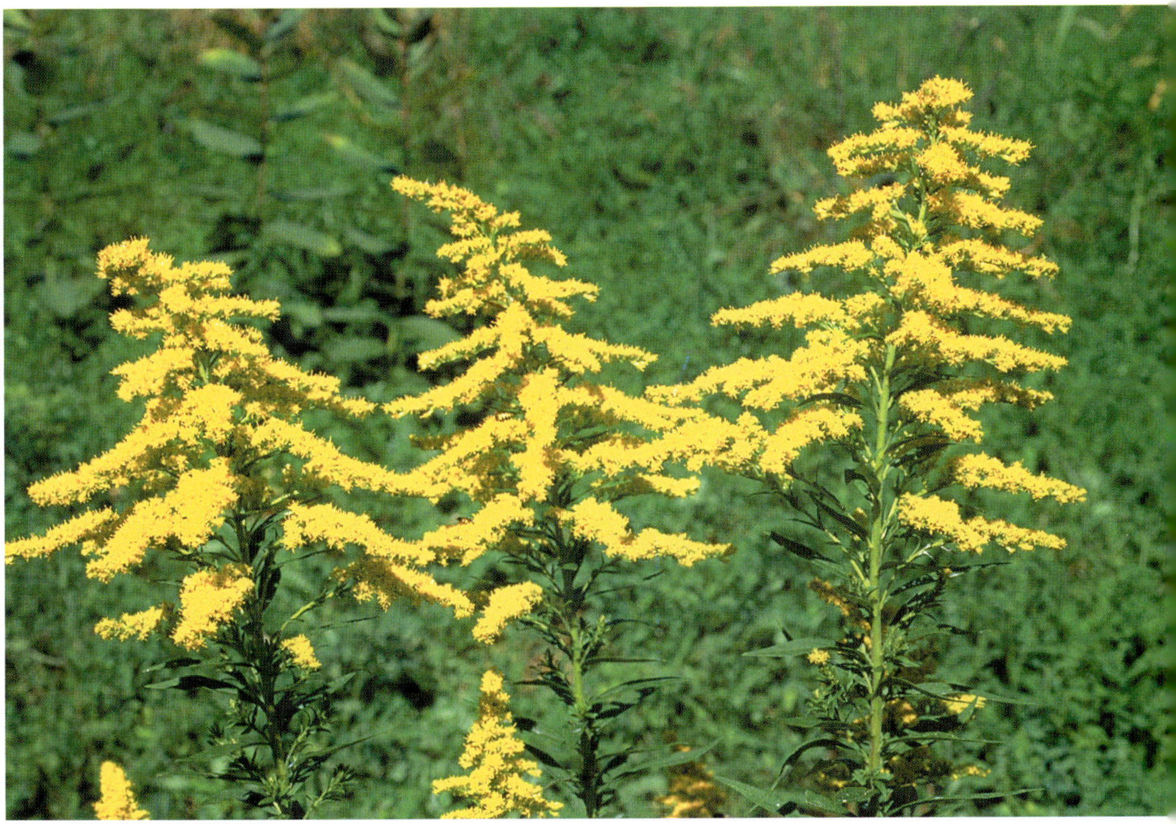

HOPFEN *(Humulus lupulus)* Hanfgewächse, Cannabaceae

- **Verwendeter Pflanzenteil:** Blüten
- **Wirk- und Inhaltsstoffe**: Bittersäuren, ätherisches Öl, Gerbstoffe, Flavonoide, Phloroglucinole
- **Anwendung:** Unruhe, Spannungszustände, Schlafstörungen. Hopfen wirkt entspannend und fördert einen ruhigen Schlaf. Hopfenextrakte werden häufig mit Baldrian kombiniert.

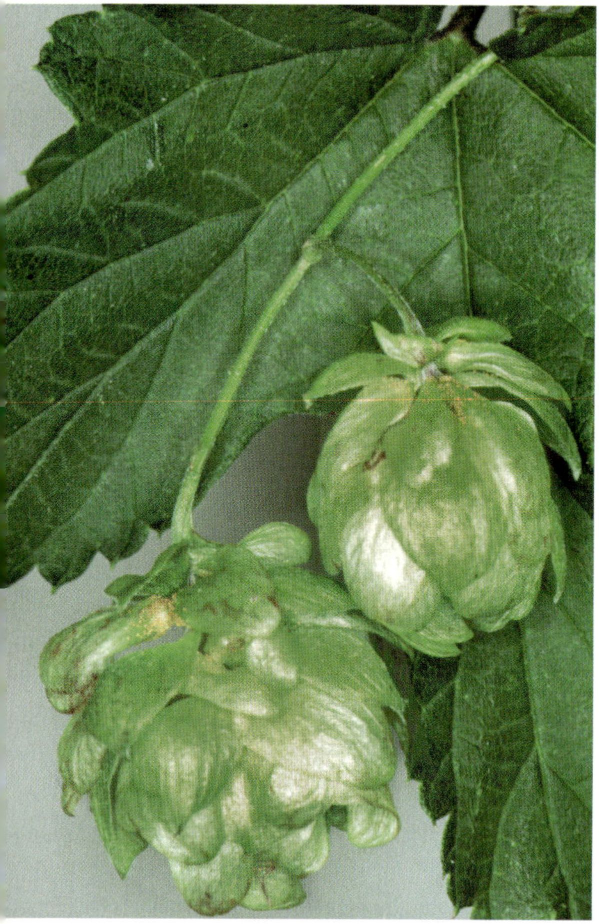

Die Pflanze

Beim Gemeinen Hopfen handelt es sich um ein drei bis sechs Meter Länge erreichendes Schlinggewächs. Während die meisten Kletter- und Schlingpflanzen in Deutschland Linkswinder sind, handelt es sich beim Hopfen um einen ausgesprochenen Rechtsdreher. Der Namensteil *»lupulus«* (von lateinisch lupus = Wolf) deutet bereits auf seine enorme Kraft hin, die ihm in seinem Verbreitungsgebiet eine dominierende Rolle zuteil werden lässt: Gehölze, die der Hopfen als »Kletterhilfe« nutzt, werden zum Teil vollständig überwuchert.

In bestimmten Gegenden Süddeutschlands, vor allem in der Hallertau und in der Bodenseeregion, wird Hopfen in großem Maßstab angebaut. Die auffälligen Stützgerüste aus Holz und Draht prägen dort das Erscheinungsbild ganzer Landschaften. Doch dient er hier nicht nur medizinischen Zwecken: Für die hohe Kunst des Bierbrauens – »Hopfen und Malz, Gott erhalt's!« – ist Hopfen unverzichtbar. Durch ihn gewinnt das Bier sein angenehmes Aroma und den charakteristischen Geschmack. Außerdem kann es durch bestimmte Inhaltsstoffe des Hopfens haltbarer gemacht werden.

Heilende Wirkungen

Um die beruhigende *(sedierende)* und schlaffördernde Wirkung der Hopfenzapfen wussten schon die Ärzte des Mittelalters. Eine genaue Kenntnis der hierfür verantwortlichen Inhaltsstoffe ist uns gleichwohl auch die moderne Wissenschaft noch schuldig geblieben. Es ist allerdings bekannt,

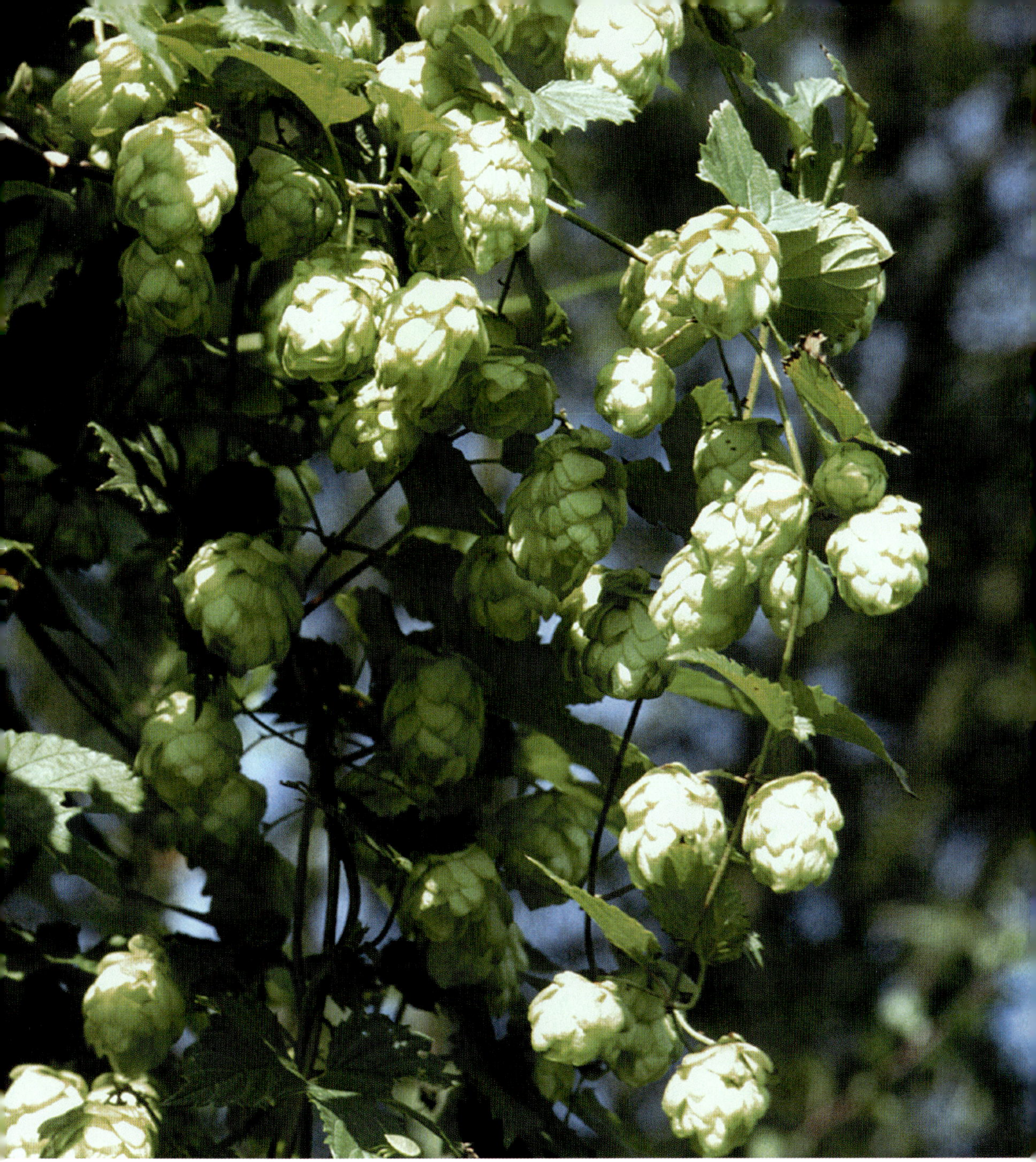

dass während der Hopfenlagerung aus den Bitterstoffen *(Humulon* und *Lupulon)* ein Produkt mit sedierenden Eigenschaften entsteht. Möglicherweise entstehen solche Stoffe auch bei der Einnahme hopfenhaltiger Arzneimittel. Hier ist weitere Forschung unerlässlich, denn je mehr Wissen wir uns aneignen, je besser wir eine Heilpflanze kennen lernen, desto gezielter können wir sie auch einsetzen.

Kombinationen von Hopfen mit anderen beruhigend wirkenden Heilkräutern gelten als empfehlenswert.

Johanniskraut *(Hypericum perforatum)*

Johanniskrautgewächse, Hypericaceae

- **Verwendeter Pflanzenteil:** Kraut (innerlich), Blüten (äußerlich)
- **Wirk- und Inhaltsstoffe:** Hypericine, Hyperforine, Flavonoide
- **Anwendung:** nervöse Unruhe, depressive Verstimmung, Wechseljahresbeschwerden. Johanniskraut wirkt stimmungsaufhellend, steigert die Motivation und fördert durch seine spannungslösenden Eigenschaften einen ruhigen Schlaf. Äußerlich angewandt hilft ein mit Olivenöl hergestellter Johanniskraut-Auszug (Rotöl) bei Prellungen, Quetschungen und Verstauchungen, entzündeten Brustwarzen und Verbrennungen ersten Grades.

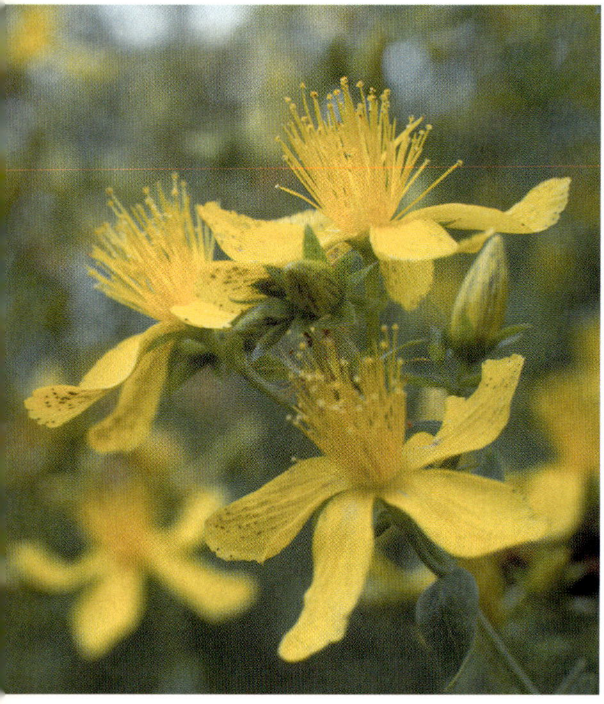

Die Pflanze

Das Johanniskraut, auch Tüpfel-Hartheu genannt, ist eine in ganz Europa verbreitete Arzneipflanze, deren Verehrung bis zu den frühen Anfängen des Christentums zurückreicht. Am 24. Juni, dem Geburtstag Johannis des Täufers, steht sie in voller Blüte. Ihm haben die Christen diese Pflanze geweiht.

Andere volkstümliche Bezeichnungen wie »Hexenkraut« oder »Teufelsflucht« lassen auf die mittelalterliche Verwendung schließen. Bei den »Einstichen« auf den Blättern (»Tüpfel-Hartheu«!), die man bei einer Betrachtung aus der Nähe gut erkennen kann, handelt es sich um durchscheinende Ölbehälter. Einer Sage zufolge gibt es eine andere Erklärung: Über die Macht des geheiligten Krautes gegen böse Geister erzürnt, soll der Teufel die Blätter zerstochen haben …

Heilende Wirkungen

Schon in einem Kräuterbuch aus dem 17. Jahrhundert wird die Heilwirkung bei Menschen, die vom Dämon der Schwermut befallen waren, beschrieben: »Johanniskraut hilft gegen den Schwindel und gegen die fürchterlichen melancholischen Gedanken«.

Über kaum eine Arzneipflanze ist in den letzten Jahrzehnten so viel geforscht worden wie über das Johanniskraut. Die stimmungsaufhellenden, stimmungsausgleichenden und motivationsfördernden Wirkungen konnten in modernen klinischen Studien mit insgesamt mehreren zehntau-

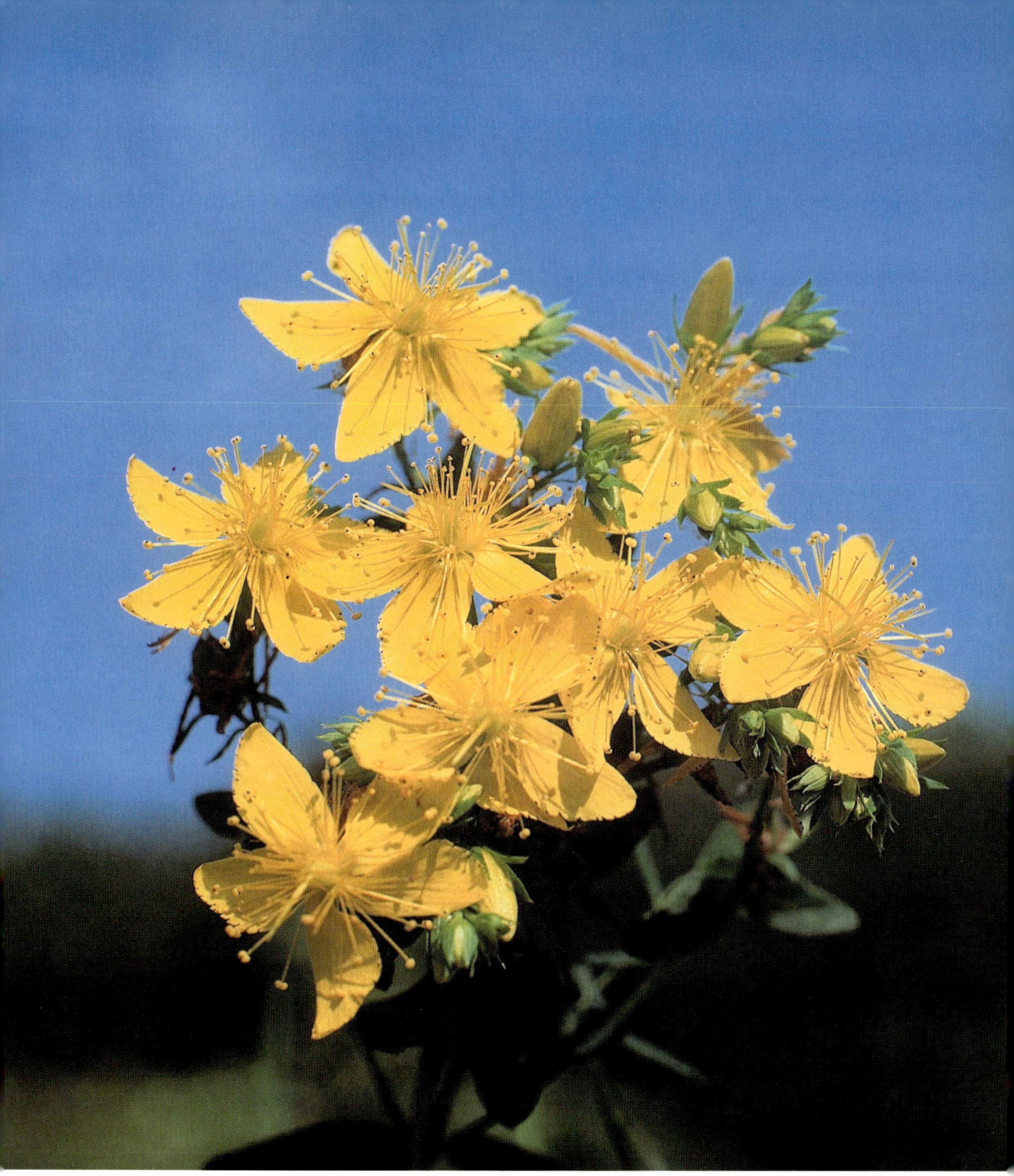

send Teilnehmern belegt werden. Anerkannte Anwendungsgebiete sind heute deshalb neben nervöser Unruhe vor allem leichte bis mittelschwere depressive Verstimmungszustände.
Setzt man einen Ansatz von Johanniskrautblüten mit Olivenöl über einige Wochen dem Licht aus, entsteht das so genannte Rotöl. Seine entzündungshemmende Wirkung wird traditionell bei Prellungen, Quetschungen und Verstauchungen sowie bei Verbrennungen ersten Grades genutzt.

KAMILLE *(Matricaria recutita)* Korbblütler, Asteraceae

- **Verwendeter Pflanzenteil:** Blüten
- **Wirk- und Inhaltsstoffe:** ätherisches Öl, Polyacetylene, Flavonoide, Sesquiterpenlactone, Schleimstoffe
- **Anwendung:** Erkältungskrankheiten, Entzündungen im Mund- und Rachenraum, Verdauungsbeschwerden, entzündliche Magen-Darm-Erkrankungen, schlecht heilende Wunden und entzündliche Hauterkrankungen. Innerlich wie äußerlich angewandt, ob als Tee oder zur Inhalation, ob als Bad oder zu Pinselungen – überall entfaltet die Kamille ihre heilenden Wirkungen.

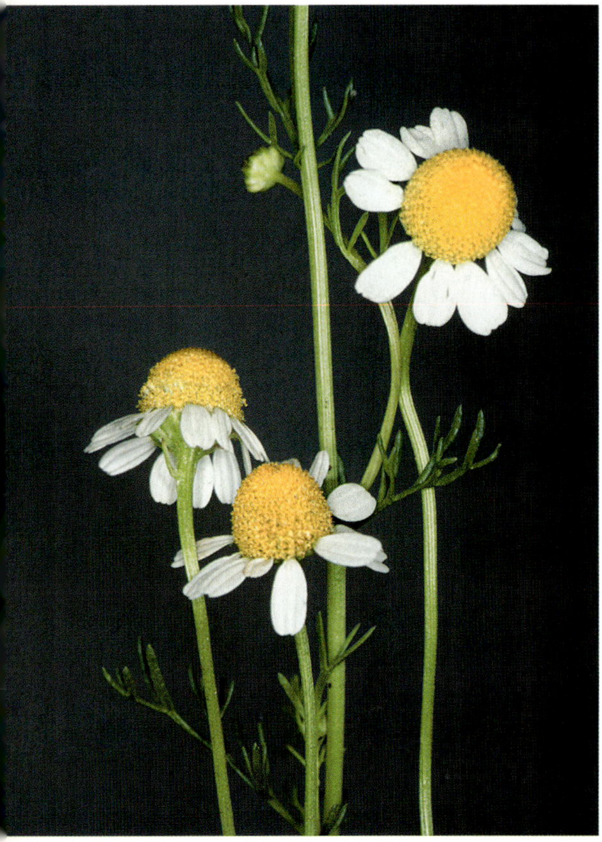

Die Pflanze

An Wegrändern, Böschungen und auf Äckern findet man die bis zu 50 Zentimeter hohe echte Kamille. Zwischen Mai und Juni bringt das einjährige Kraut zahlreiche Blütenköpfchen mit weißen Zungen- und gelben Röhrenblüten hervor. Dicht gepackt stehen Sie auf einem gewölbten und hohlen Blütenboden: keine andere Kamillenart zeigt dieses Charakteristikum.

Die Kamille nimmt seit der frühen Antike im Arzneischatz der Volksheilkunde eine Vorrangstellung ein. Kamille-Zubereitungen erfuhren auch in dem von Dioskurides verfassten Werk *»De materia medica«* (1. Jahrhundert n. Chr.) eine hohe Wertschätzung als Arzneimittel. Im alten Ägypten wurde die Kamille gar als »Blume des Sonnengottes« verehrt. Sie ist eine unserer vielseitigsten Arzneipflanzen.

Heilende Wirkungen

In einem alten Kräuterbuch von 1551 heißt es: »die gantz gemein Chamill ist der Doktor Recipe eins, dann ohn diese Blum konnen sie nit vil außrichten ...«

Die meisten der aus frühen Zeiten überlieferten Anwendungsgebiete besitzen bis in die heutigen Tage ihre Gültigkeit.

Zubereitungen aus Kamillenblüten sind wie kaum eine andere pflanzliche Arznei mit modernsten Methoden untersucht worden. Die medizinisch anerkannten Verwendungsmöglichkeiten sind vielfältig: Ihr erfolgreicher Einsatz als Tee oder verdünntes Konzentrat zur Behandlung von Ma-

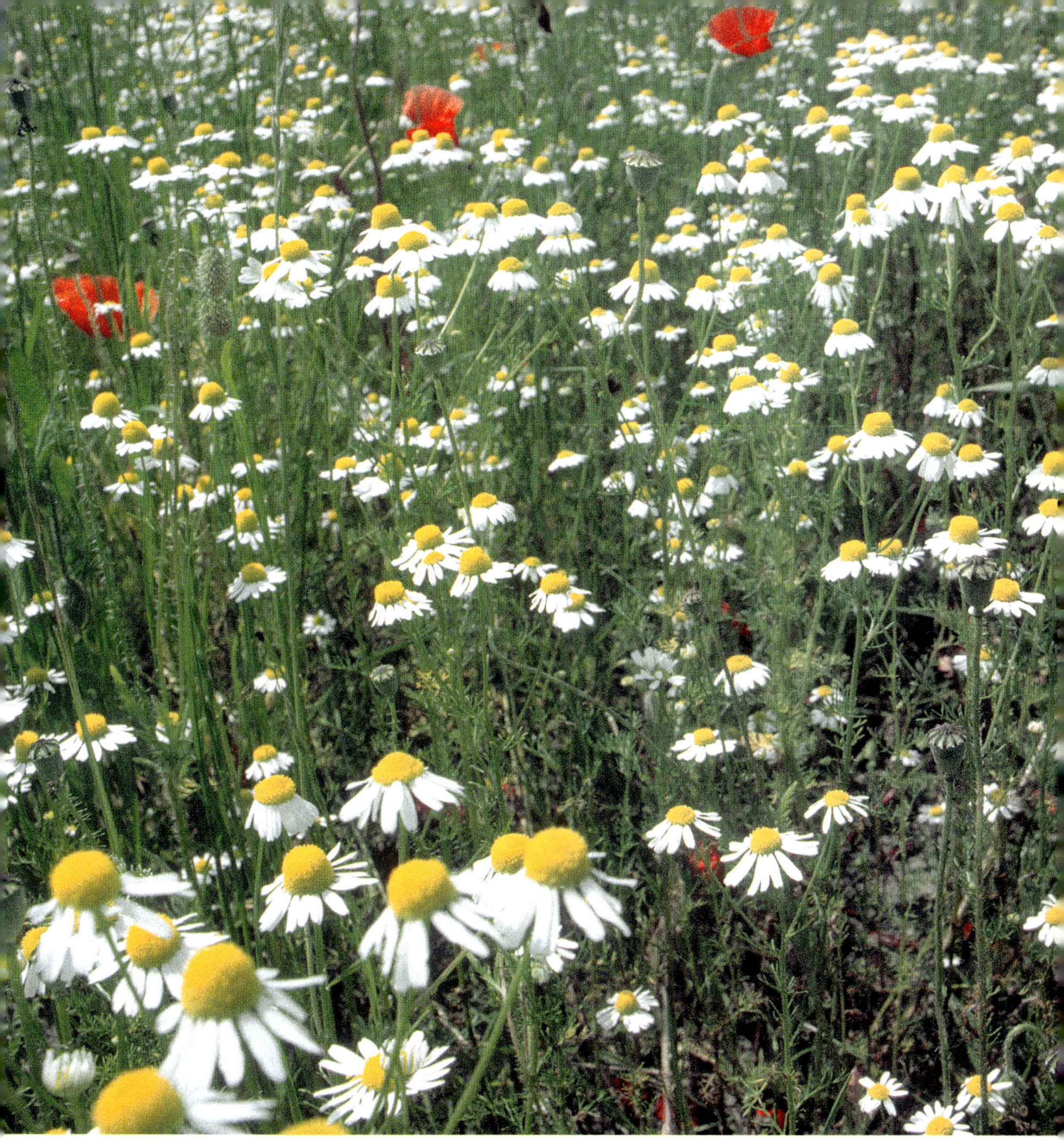

gen- und Darmerkrankungen ist den entzündungshemmenden und krampflösend-schmerzlindernden Eigenschaften zu verdanken. Zusätzlich wirken Kamillen-Zubereitungen antibakteriell und fördern die Wundheilung. Sie gelten daher in der äußerlichen Anwendung – oft auch in Form eines Umschlags oder einer Salbe – als hervorragendes Mittel bei Entzündungen der Haut und der Schleimhäute sowie der Mundhöhle und des Zahnfleisches.

Gut untersucht ist auch die heilende Wirkung bei entzündlichen Erkrankungen und Reizzuständen der Luftwege. Hier haben sich neben Gurgellösungen vor allem Inhalationen bewährt; Kamillebäder lindern manche Beschwerden bei Erkältungskrankheiten.

Knoblauch *(Allium sativum)* Lauchgewächse, Alliaceae

- **Verwendeter Pflanzenteil:** Zwiebel
- **Wirk- und Inhaltsstoffe:** organische Schwefelverbindungen, Lauchöle (Alliin)
- **Anwendung:** erhöhte Blutfettwerte, Durchblutungsstörungen, Vorbeugung altersbedingter Gefäßerkrankungen. Knoblauch hilft, sowohl den Cholesterinspiegel als auch den Blutdruck zu senken, er verbessert die Fließfähigkeit des Blutes und entlastet dadurch Herz und Kreislauf.
- **Hinweis:** Das Erhitzen des Knoblauchs bei der Zubereitung warmer Speisen zerstört die heilenden Inhaltsstoffe größtenteils. Roher Knoblauch und schonend hergestellte Knoblauch-Präparate enthalten die Wirkstoffe.

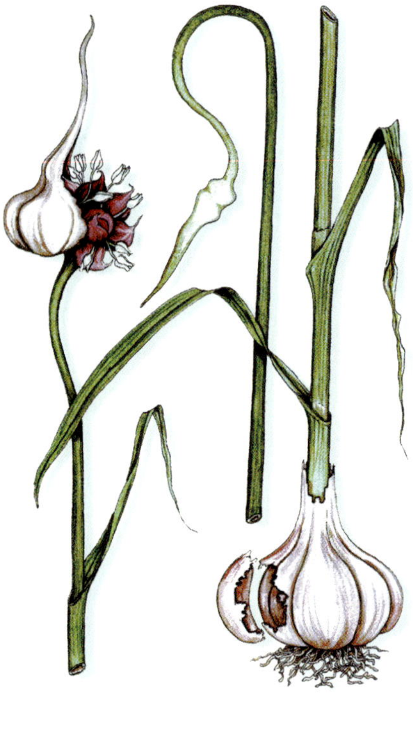

Die Pflanze

Die Knoblauchpflanze wird etwa 30 Zentimeter bis 1 Meter hoch und blüht bis zum August. Sie gehört zur großen Gruppe der Liliengewächse. Nahe Verwandte sind die Hauszwiebel *(Allium cepa)* und der Bärlauch *(Allium ursinum)*. Medizinische Nutzung finden die Sprosszwiebeln, die im Gegensatz zur Hauszwiebel aus mehreren »Zehen« zusammengesetzt sind.

Heilende Wirkungen

Die Wirksamkeit des Knoblauchs bei der Senkung erhöhter Triglyceridwerte und zur Vorbeugung altersbedingter Gefäßwandveränderungen konnte im Zuge intensiver Forschung bestätigt werden. Ebenso ist nachgewiesen, dass Knoblauch den Cholesterinspiegel und auch den Blutdruck senken kann. Durch seine gefäßerweiternden Eigenschaften verbessert er die Fließfähigkeit des Blutes und hilft so, Herz und Kreislauf zu entlasten.

Es ist allerdings eine ausreichend hohe Menge an aufgenommenem Knoblauch nötig, damit sich diese gesundheitsfördernden Wirkungen entfalten können.

Das Erhitzen von Knoblauchzehen, etwa bei der Zubereitung warmer Speisen in der Küche oder auch bei einer nicht sorgfältigen Gewinnung von Knoblauchextrakten, zerstört die für die heilsame Wirkung verantwortlichen Stoffe zum größten Teil. Roh verspeister Knoblauch oder aber entsprechend sorgsam hergestellte Knoblauchprodukte hingegen enthalten die Wirkstoffe in unveränderter Form. Die Produktion eines qualitativ hochwertigen Präparats muss sehr schonend erfolgen, da die Inhaltsstoffe, allen voran das Alliin, aus dem mit Hilfe eines pflanzeneigenen Enyms *(Alliinase)* der eigentliche Wirkstoff Allicin freigesetzt wird, sehr empfindlich sind. Die meisten erhältlichen Knoblauchpräparate werden so hergestellt, dass Alliin und Alliinase erhalten bleiben und nach Einnahme wirksames Allicin freisetzen.

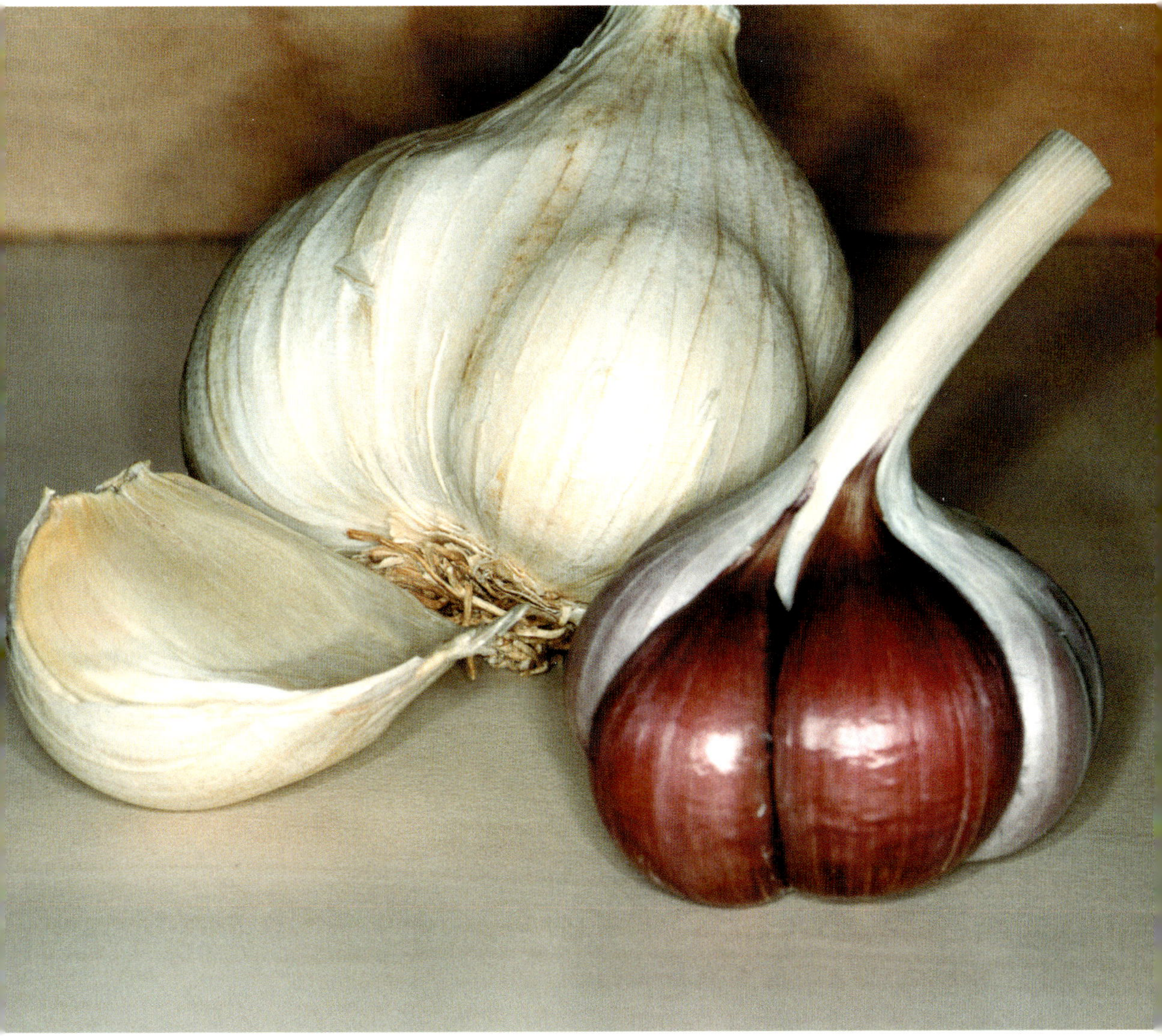

MELISSE *(Melissa officinalis)* Lippenblütler, Lamiaceae

- **Verwendeter Pflanzenteil:** Blätter
- **Wirk- und Inhaltsstoffe:** ätherisches Öl, Phenolcarbonsäuren
- **Anwendung:** Unruhe, Spannungszustände, Einschlafstörungen, nervöse Magen-Darm-Beschwerden, Lippenbläschen.

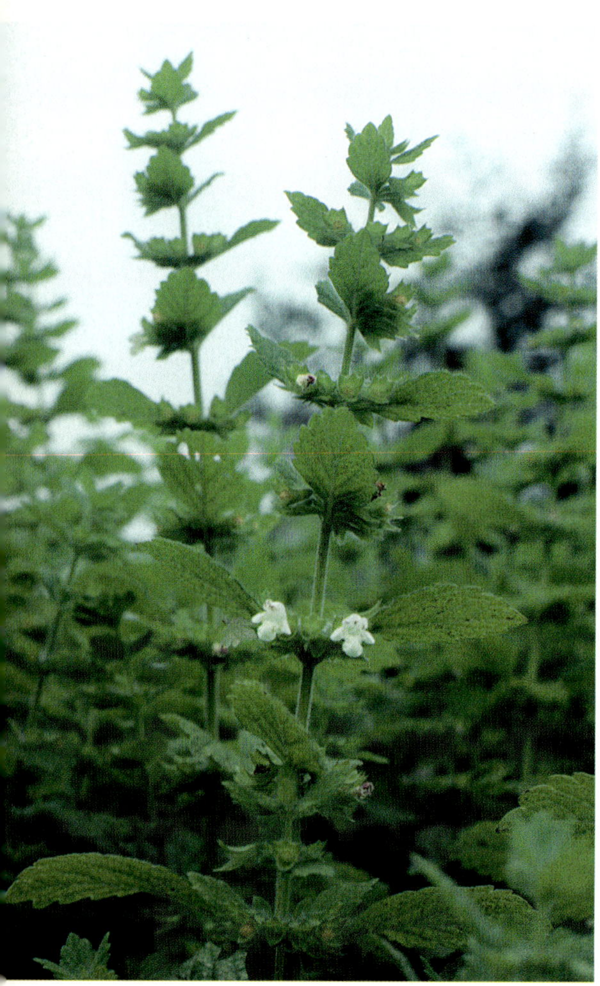

Die Pflanze

Bereits bei den Ärzten der Antike genoss die Melisse ein hohes Ansehen. Sichtlich beeindruckt zeigten sich auch zahlreiche Kräuterbuch-Autoren des Mittelalters. In keinem Klostergarten durfte die Melisse fehlen. Der berühmte Arzt Paracelsus (1493–1541) bezeichnete sie gar als »Gold der Medizin«. Er brachte der Pflanze ein besonderes Maß an Wertschätzung entgegen: »Melisse ist von allen Dingen, die die Erde hervorbringt, das beste Kräutlein für das Herz«. Seit Jahrhunderten nutzen die Menschen die vielseitigen Wirkungen der Melisse, in der Wissenschaft als »Melissa officinalis« bezeichnet. Sie ist auch einer der wichtigsten Bestandteile des nach ihr benannten, von der Klosterfrau Maria Clementine Martin zu Beginn des 19. Jahrhunderts begründeten Bedeutung der Naturarznei »Melissengeist«.
Als ursprüngliche Heimat der Melisse, die 30–90 Zentimeter hoch wächst und sich durch ihre kleinen weißen Lippenblüten, vor allem aber durch die nach Zitrone duftenden Blätter auszeichnet, gelten die östlichen Mittelmeergebiete.

Heilende Wirkungen

Arabische Ärzte haben die Melisse wegen ihrer krampflösenden und beruhigenden Wirkung bei Angstzuständen, nervös bedingten Kopfschmerzen und Herzproblemen eingesetzt.
In der heutigen Zeit sind auch nervöse Unruhezustände und Einschlafstörungen anerkannte Anwendungsgebiete der Arzneipflanze. Auch bei nervösen Magen-Darm-Beschwerden ist die Me-

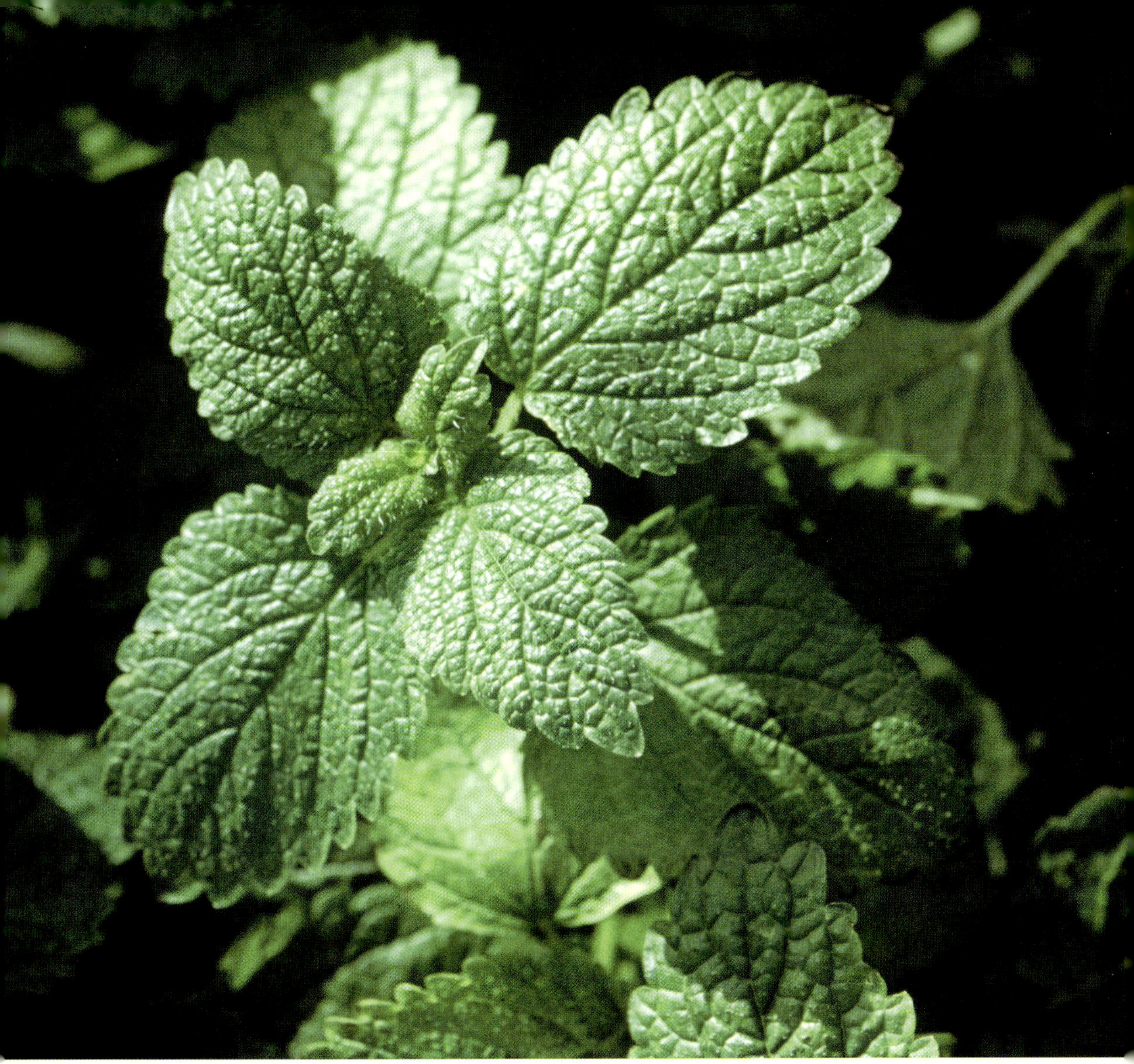

lisse ein altbewährtes Naturheilmittel. Hier macht man sich ihre antibakteriellen und entkrampfenden Eigenschaften zunutze.

Verantwortlich für diese Wirkungen ist das in den Blättern vorkommende ätherische Öl. Eine besonders wirkstoffreiche Melissenform stellt die »Kloster-Melisse« dar. Sie stammt aus streng kontrolliertem Anbau und enthält deutlich mehr ätherisches Öl als die gewöhnliche Melisse.

Melissenextrakt werden auch in Form einer Creme als bewährtes Heilmittel gegen Lippen-Herpes eingesetzt. Der heilende Effekt ist hierbei vor allem auf die so genannten »Labiatengerbstoffe« *(Phenolcarbonsäuren)* zurückzuführen.

Der Melissengeist

Die Herstellung des Melissengeistes nach dem speziellen Destillationsverfahren der Klosterfrau Maria Clementine Martin erfordert viel Zeit und besondere Kenntnisse. Die sorgsam getrockneten Heilpflanzen, neben der Kloster-Melisse zwölf weitere sich in ihrer Wirkung sinnvoll ergänzende Pflanzenextrakte, werden zunächst sorgfältig

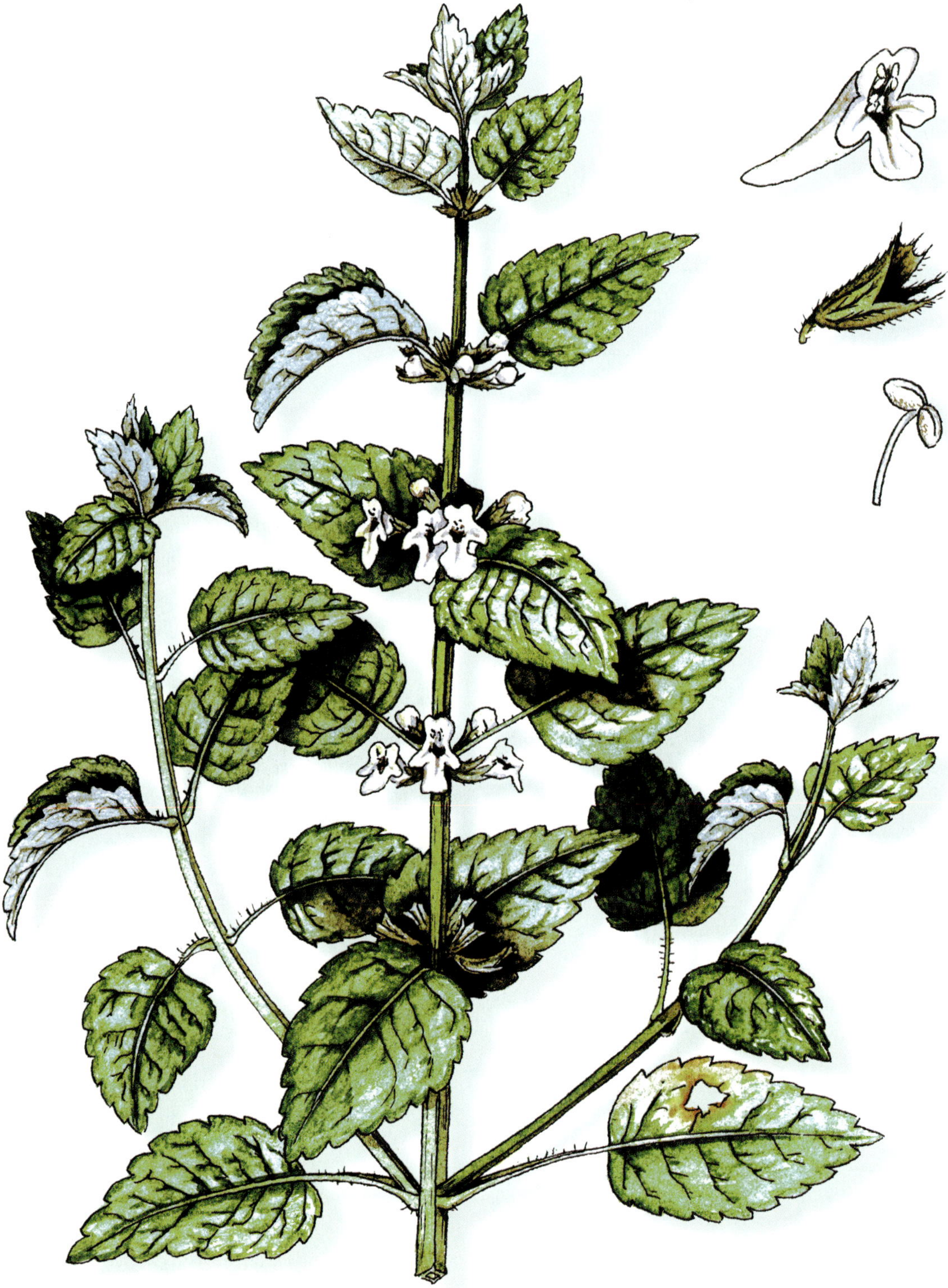

Traditionelle Naturarznei im Focus der Wissenschaft

Die alte klösterliche, von Generation zu Generation übermittelte und damals noch streng geheim gehaltene Melissengeist-Rezeptur wurde 1826 von der Klosterfrau Maria Clementine Martin erstmals in größerem Umfang hergestellt und damit großen Teilen der Bevölkerung zu medizinischen Zwecken verfügbar gemacht. Heute hat das intensiv nach den ätherischen Melissenölen duftende Heilpflanzen-Destillat seinen festen Platz in fast jedem dritten deutschen Haushalt. Moderne Untersuchungen machten aus dem »bewährten Hausmittel« ein weithin in seiner Wirksamkeit anerkanntes, sehr gut verträgliches Arzneimittel zur Behandlung unterschiedlichster Beschwerden. So ist unter anderem bekannt, dass dieser destillierte Melissengeist den Erregern einer Erkältung gezielt entgegenwirkt und zudem die Grundlage für einen entspannten, die körpereigenen Abwehrkräfte aktivierenden Schlaf schafft. Neben Erkältungen und Schlafproblemen erlauben die hochkonzentrierten ätherischen Öle auch eine effektive Behandlung von Verdauungsstörungen, insbesondere nach fetthaltigen Mahrzeiten. Auch bei den typischen Beschwerden der Wetterfühligkeit gilt aufgrund von Studien namhafter Institutionen der echt-destillierte Melissengeist heute als ein Mittel der Wahl.

zerkleinert und sofort mit medizinischem Alkohol versetzt, gründlich vermischt und dann vorsichtig erwärmt. Die entstehende Lösung der medizinisch wertvollen ätherischen Öle wird schonend verdampft, der aufsteigende »Destillationsdampf« anschließend über ein spezielles Abkühlsystem an anderer Stelle in der Apparatur wieder verflüssigt (»kondensiert«). Das Ergebnis – der so genannte »Melissengeist« – ist ein flüssiges, hochkonzentriertes, angenehm duftendes Ätherisch-Öl-Destillat. Nur in rein medizinischem Alkohol gelöst bewahren die kostbaren ätherischen Öle auch dauerhaft ihre heilkräftige Wirkung.

Mit moderner Technik ist es heute möglich, den Gehalt an ätherischen Ölen genau zu steuern und somit für eine stets gleichbleibende (»standardisierte«) Arzneiqualität mit stets gleicher und daher zuverlässiger Wirkung zu sorgen.

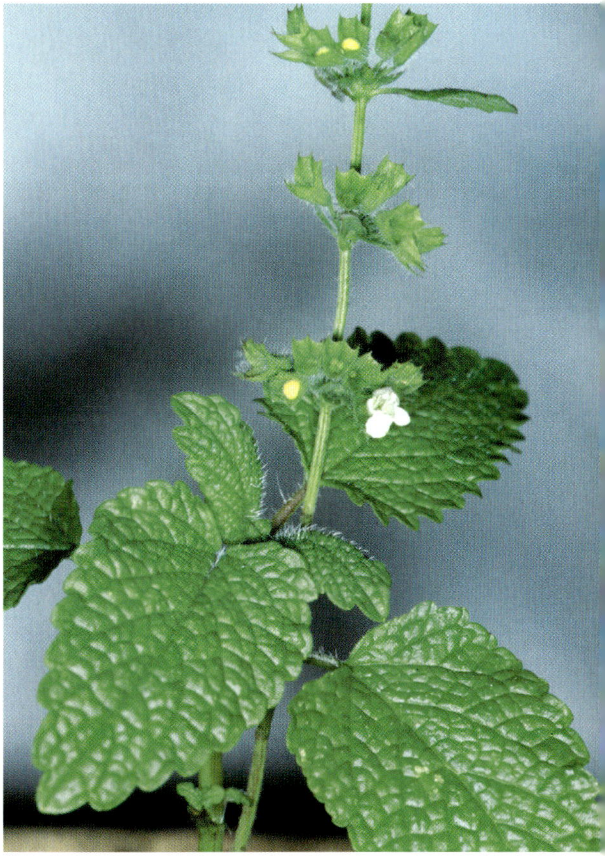

MÖNCHSPFEFFER *(Vitex agnus-castus)* Eisenkrautgewächse, Verbenaceae

- **Verwendeter Pflanzenteil:** Früchte
- **Wirk- und Inhaltsstoffe:** Iridoidglykoside, Flavonoide, wenig ätherisches Öl
- **Anwendung:** krampfartige Schmerzen und depressive Verstimmungen vor und während der Regel, zu starke Monatsblutungen, Spannungsgefühl in den Brüsten, Rhythmusstörungen der Regelblutung. Extrakte aus Mönchspfefferfrüchten senken den Spiegel des Hormons Prolaktin und ermöglichen damit die ursächliche Behandlung der Beschwerden beim prämenstruellen Syndrom. Bei starken Beschwerden sollte ein Arzt aufgesucht werden, um eine organische Erkrankung auszuschließen!

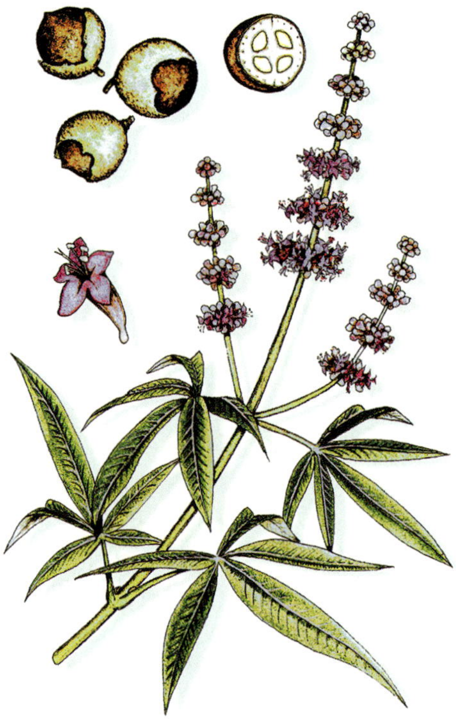

Die Pflanze

Die scharf schmeckenden Steinbeeren (»Keuschlammfrüchte«) des an den Ufern des Mittelmeeres beheimateten, bis zu fünf Meter hohen Strauches nutzen die Mönche seit dem Mittelalter als Pfefferersatz (daher der Name der Pflanze), aber auch zur Dämpfung sexueller Begierden.

Heilende Wirkungen

Das heutige, wissenschaftlich überprüfte Anwendungsgebiet standardisierter Mönchspfefferextrakte ist ein völlig anderes:

In den Keuschlammfrüchten enthaltene Wirkstoffe aus der Gruppe der *Iridiode* und der *Diterpene* senken bei Frauen mit körperlichen und psychischen Beschwerden vor den »Tagen« effektiv den Spiegel des Hormons *Prolaktin*. Nach einer Entbindung ist dieser im Gehirn produzierte Stoff für die Milchbildung zuständig. Wird er zur Unzeit in zu großer Menge ausgeschüttet, kann er die typischen Beschwerden des prämenstruellen Syndroms (PMS) mit verursachen: Spannungsgefühl in den Brüsten, Gereiztheit, depressive Verstimmungen, Kreislauf- und Verdauungsstörungen, meist gefolgt von starken Monatsblutungen, die mit krampfartigen Schmerzen einhergehen.

Die Beschwerden beim PMS werden häufig gar nicht oder mit schmerz- und krampflösenden Mitteln lediglich symptomatisch behandelt. Der gezielte, kurmäßige Einsatz von Mönchspfefferextrakten stellt eine gut verträgliche ursächliche Behandlungsmethode dar, deren eindrucksvolle Erfolge in vielen klinischen Studien belegt sind.

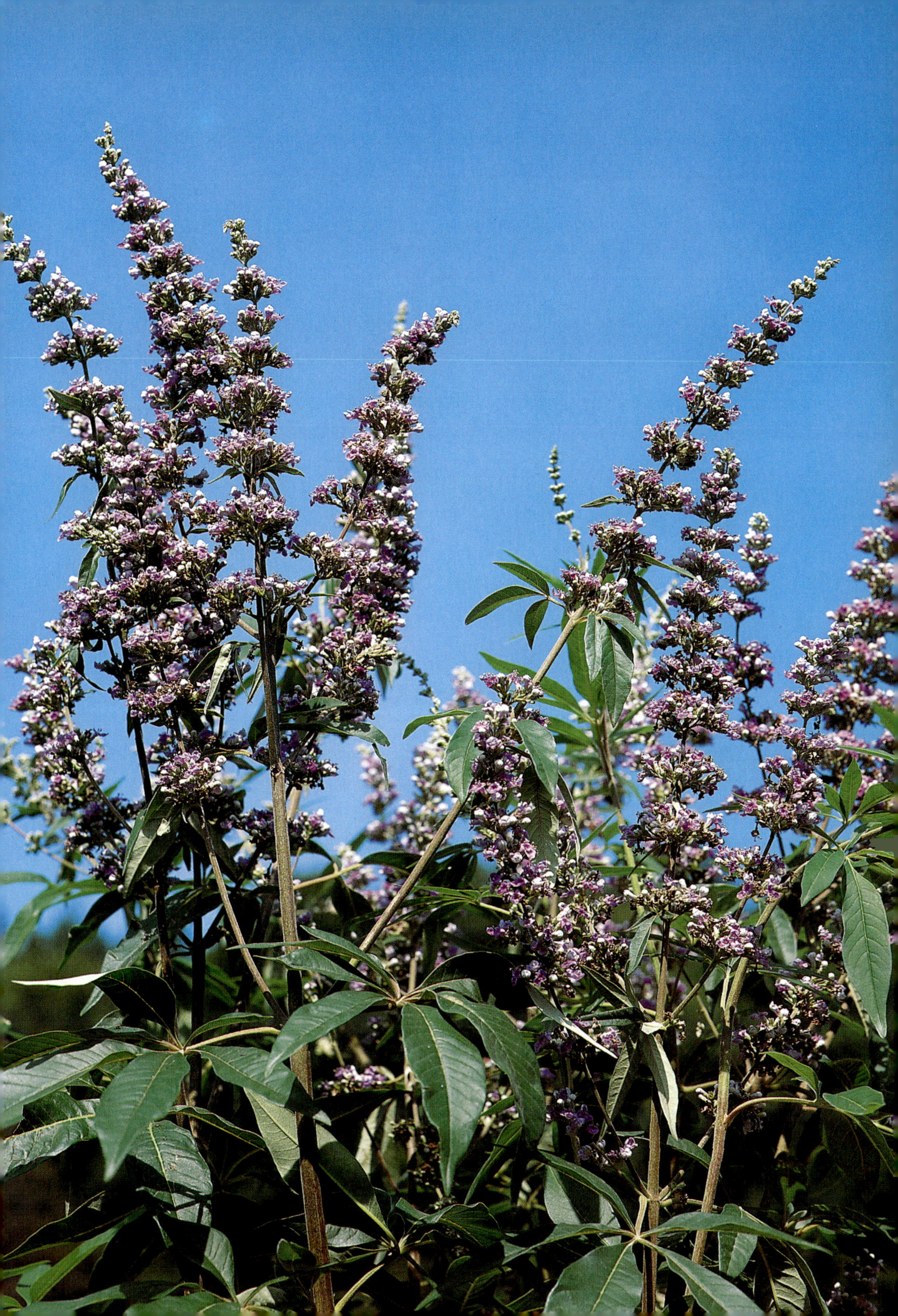

NACHTKERZE *(Oenothera biennis)* Nachtkerzengewächse, Onagraceae

- **Verwendeter Pflanzenteil:** Fettes Öl der Samen
- **Wirk- und Inhaltsstoffe:** Fettsäuren (Gamma-Linolensäuren)
- **Anwendung:** Neurodermitis, prämenstruelles Syndrom, Beschwerden in den Wechseljahren. Das fette Öl der Nachtkerzensamen ist reich an Gamma-Linolensäuren, die das Immun- und Hormonsystem günstig beeinflussen können.

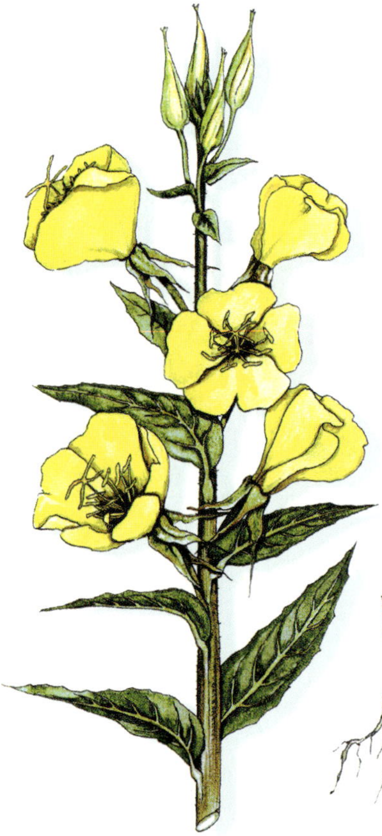

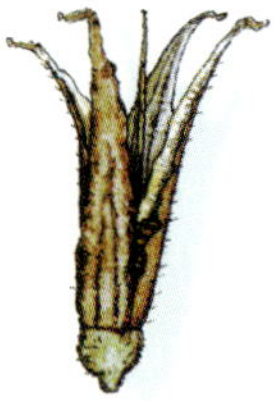

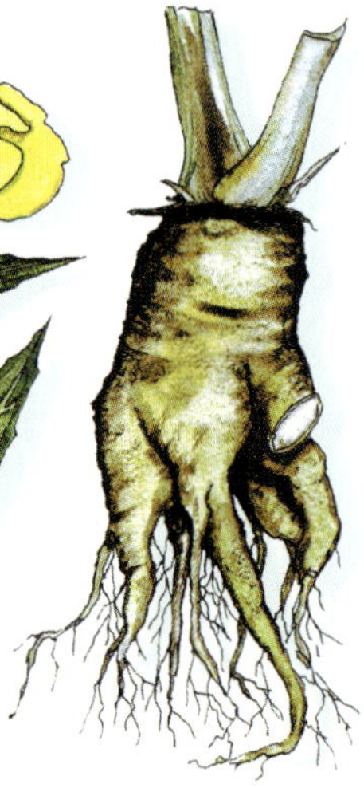

Die Pflanze

Die Nachtkerze war, schon lange bevor sie die Aufmerksamkeit der modernen Wissenschaft erregte, fester Bestandteil des Arzneischatzes nordamerikanischer Indianer. Sie stand dort als »Geheimmittel für Kraft, Vitalität und Gesundheit« in hohem Ansehen.

Erst vor etwa 200 Jahren gelangte die Nachtkerze nach Europa. Sie wird einen ein bis zwei Meter hoch und trägt gelbe Blüten. Das aus ihren Samen gewonnene fette Öl weist einen bemerkenswert hohen Gehalt an den im Pflanzenreich seltenen Gamma-Linolensäuren auf.

Heilende Wirkungen

Bei der Behandlung der Neurodermitis konnten mit der kurmäßigen Einnahme von Nachtkerzensamenöl Erfolge erzielt werden. Man nimmt an, dass die typischen Symptome wie Schuppung, Rötung und Juckreiz bei Neurodermitis-Patienten auf einen Mangel an eben dieser Fettsäure zurückzuführen sind.

Der Gamma-Linolensäure kommt als Ausgangspunkt lebenswichtiger Abläufe *(Biosynthesen)* im menschlichen Stoffwechselgeschehen eine sehr große Bedeutung zu. Sie sollte deshalb als Nahrungsbestandteil in ausreichend großer Menge aufgenommen werden. Dies gilt nicht nur für Menschen, die unter Neurodermitis leiden!

Eine Ergänzung der täglichen Kost mit Nachtkerzensamenöl ist auch – wie aus mehreren Untersuchungen hervorgeht – bei anderen Krankheiten und Beschwerden, die mit einem Mangel an so genannten »essentiellen Fettsäuren« in Verbindung gebracht werden, erfolgversprechend. So konnte beispielsweise eine Senkung des Cholesterinspiegels beobachtet werden.

Auch die körperlichen und psychischen Symptome des prämenstruellen Syndroms und Beschwerden in den Wechseljahren sollen recht gut auf eine Behandlung mit Nachtkerzenöl ansprechen.

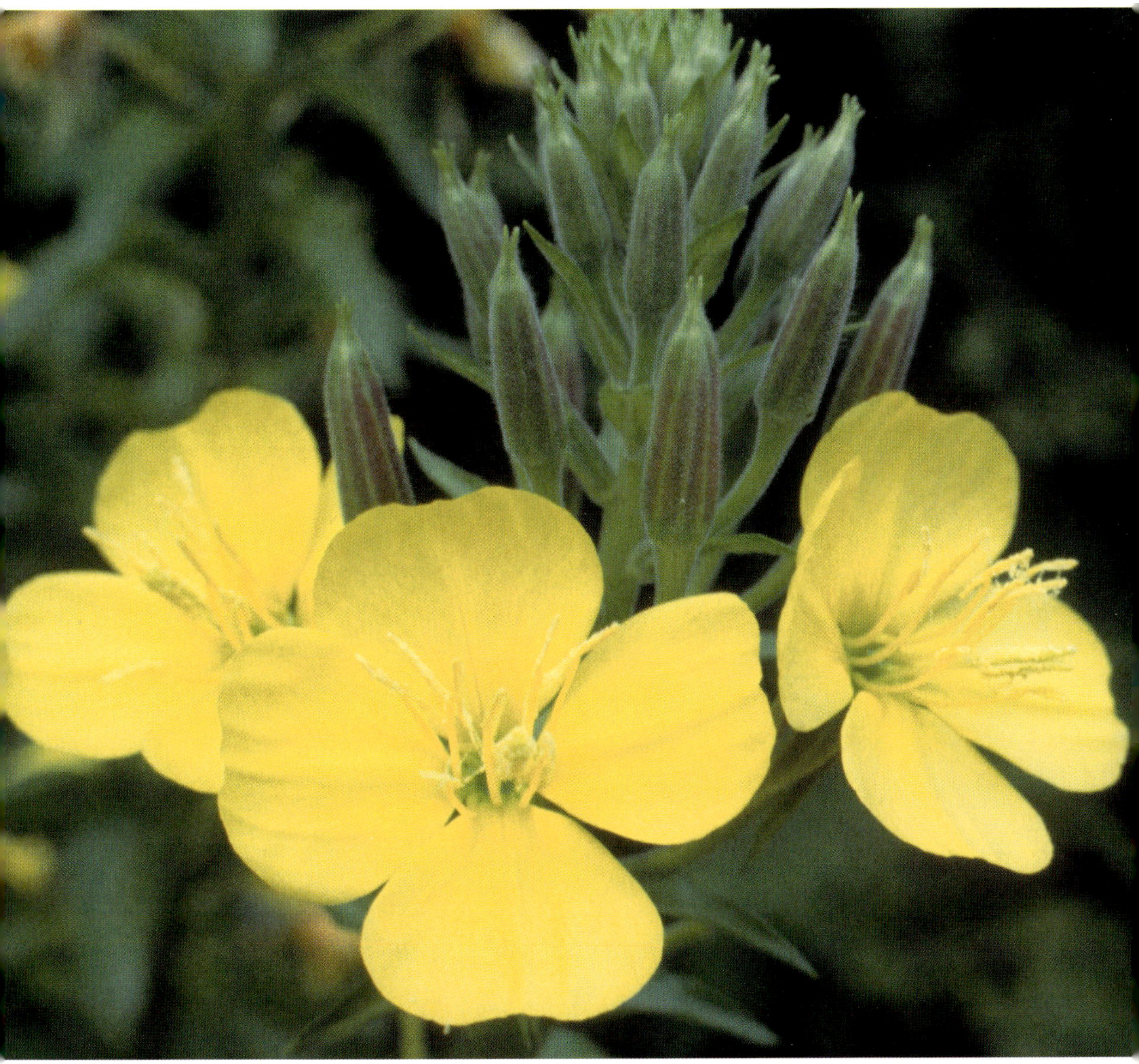

Passionsblume *(Passiflora incarnata)*

Passionsblumengewächse, Passifloraceae

- **Verwendeter Pflanzenteil:** Kraut
- **Wirk- und Inhaltsstoffe:** Flavonoide, ätherisches Öl
- **Anwendung:** Unruhe, Spannungszustände, Einschlafstörungen. Das Kraut der Passionsblume findet sich in vielen Tees und Fertigarzneimitteln mit beruhigender Wirkung; zumeist in Kombination mit Baldrian, Hopfen oder Melisse.

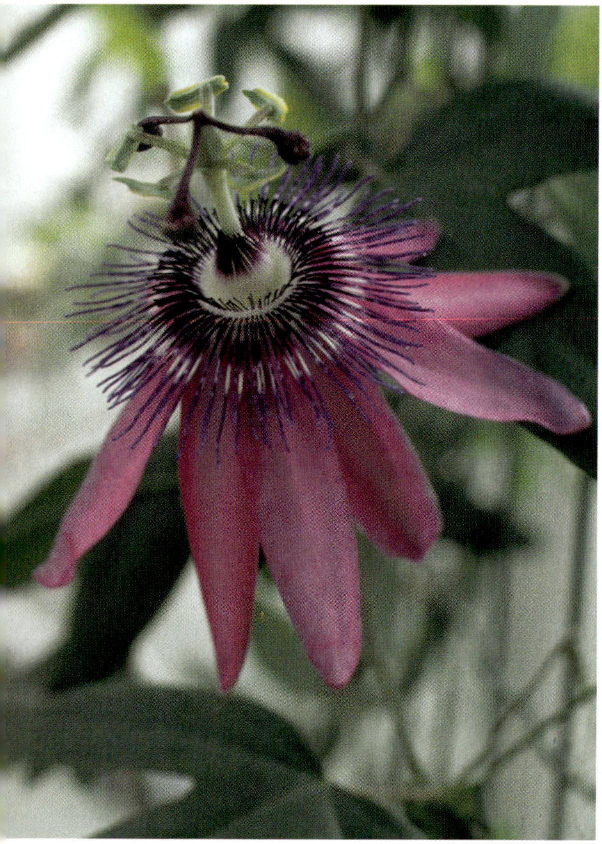

Die Pflanze

Vor 500 Jahren haben die Spanier die Passionsblumen aus Mittelamerika mitgebracht. Seitdem haben sich einige Arten im Mittelmeerraum ausgebreitet. Der strahlenförmige Kranz aus Kronblättern, der an die Dornenkrone Christi erinnert, sowie die Narben, die sich als Kreuz über der Blüte befinden, haben der rankenden Pflanze ihren Namen gegeben. Ihre eiförmigen Früchte sind bei manchen Arten bis zu 25 Zentimeter groß und werden als schmackhaftes Obst gehandelt.

Heilende Wirkungen

Die traditionell genutzten entspannenden und einschlaffördernden Wirkungen des Passionsblumenkrautes konnten in modernen Untersuchungen bestätigt werden. Immer noch unbekannt sind die dafür verantwortlichen Wirkstoffe der Pflanze.

Passionsblumenkraut wird in vielen Teemischungen und Fertigarzneimitteln mit Baldrianwurzel, Hopfenzapfen oder Melissenblättern kombiniert. In vielen Fällen stellen solche pflanzlichen Kombinationen eine hervorragende Alternative zu chemisch-synthetischen Schlaf- und Beruhigungsmitteln dar, die teilweise mit erheblichen Nebenwirkungen behaftet sind.

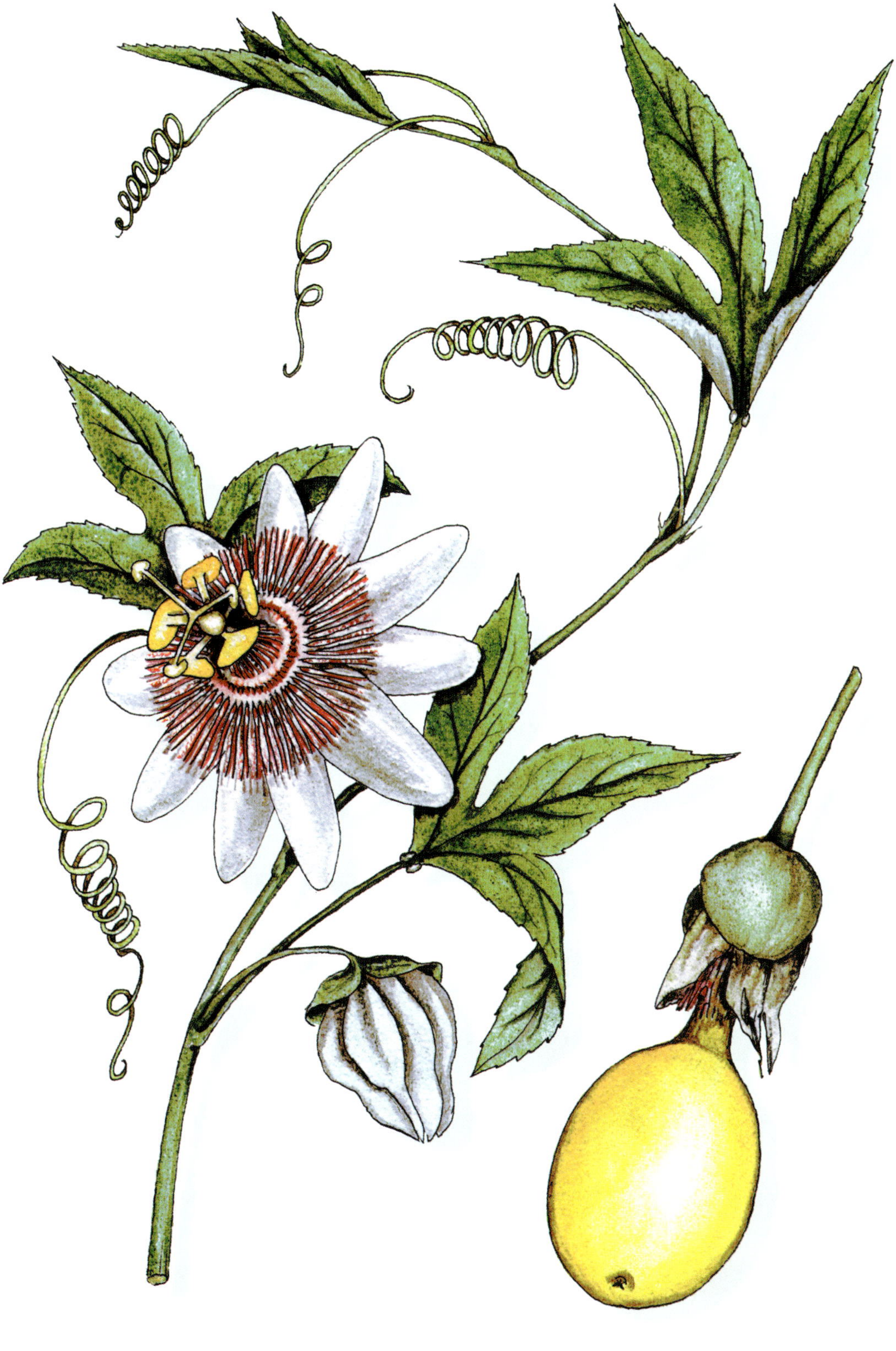

PFEFFERMINZE *(Mentha piperita)* Lippenblütler, Lamiaceae

- **Verwendeter Pflanzenteil:** Blätter
- **Wirk- und Inhaltsstoffe:** ätherisches Öl (Menthol), Phenolcarbonsäuren
- **Anwendung:** Gallenbeschwerden, Verdauungsstörungen, krampfartige Schmerzen im Magen-Darm-Bereich, äußerlich bei Migräne und Spannungskopfschmerz. Die echte Pfefferminze entfaltet vielfältige wohltuende Wirkungen.

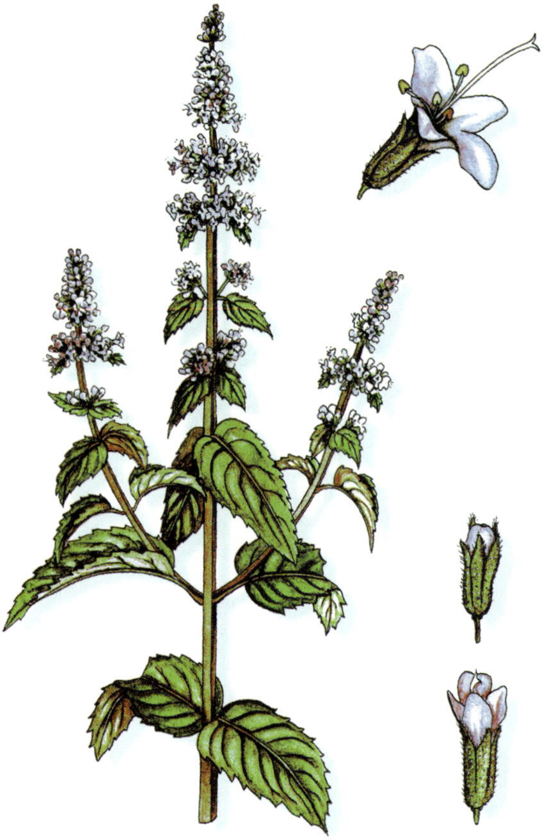

Die Pflanze

Bei der bis zu 80 Zentimeter hohen, echten Pfefferminze, einer wohl jedermann bekannten Arzneipflanze, handelt es sich um eine wirkstoffreiche Kreuzung zwischen Wasserminze und Grüner Minze. Durch die Kreuzung hat die Pflanze die Fähigkeit verloren, sich über Samen zu verbreiten. Dafür vermehrt sie sich ausgezeichnet über kriechende, unterirdische Sprossausläufer.

Heilende Wirkungen

Das traditionelle Anwendungsgebiet der echten Pfefferminze sind krampfartige Magen-Darm-Beschwerden. Als Tee getrunken leisten die Blätter der aromatischen Pflanze mit ihrer krampflösenden, blähungs- und galletreibenden Wirkung hier rasche Hilfe. Das ätherische Pfefferminzöl wird auch zu Inhalationen bei Erkältungskrankheiten angewandt. Kleinkinder sollen allerdings nicht mit Pfefferminzöl inhalieren, da es bei ihnen unter Umständen Bronchialkrämpfe auslösen kann.

Mehr und mehr wird bekannt, dass sich das ätherische Öl der Pfefferminze – äußerlich angewandt – auch als gut verträgliche Behandlungsform bei Spannungskopfschmerz und bei bestimmten Formen der Migräne nutzen lässt. Hierzu wird eine arzneilich aufbereitete zehnprozentige *ethanolische* (alkoholische) Pfefferminzöl-Lösung großflächig auf die schmerzenden Stellen im Bereich von Nacken, Schläfen und Stirn eingerieben. Gerade der so genannte »Kopfschmerz vom Spannungstyp« spricht in leichten und mittelschweren

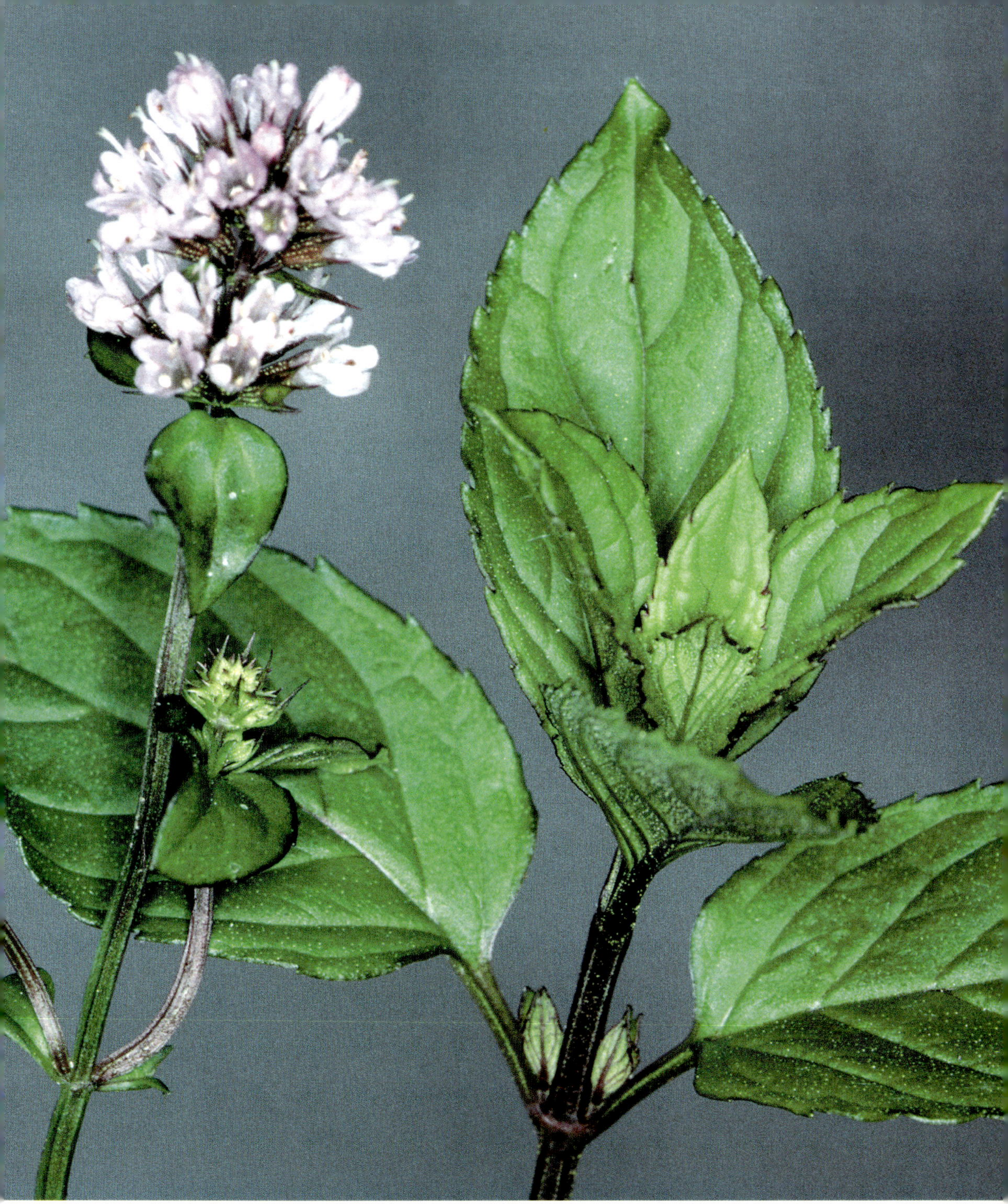

Fällen oft auf eine solche Behandlung mit echter Pfefferminzöl-Lösung an.

Das manchmal als »japanisches Minzöl« bezeichnete ätherische Öl der nahe verwandten »Ackerminze« *(Mentha arvensis)* wird ebenfalls bei Spannungskopfschmerz und bei Erkältungskrankheiten verwendet.

PRIMEL *(Primula veris)* Primelgewächse, Primulaceae

- **Verwendeter Pflanzenteil:** Wurzel
- **Wirk- und Inhaltsstoffe:** Triterpensaponine, Phenylglykoside
- **Anwendung:** Erkältung, Atemwegserkrankungen. Primelwurzel hilft den Bronchialschleim zu lösen und erleichtert das Abhusten.

Die Pflanze

Die Primel, auch als »Schlüsselblume« bekannt, kommt in ganz Europa und Vorderasien vor. Man findet sie vor allem auf sonnigen Wiesen, in lichten Gebüschen und Nadelwäldern. Bereits ab Ende März können erste Primeln entdeckt werden; sie blühen bis in den Mai hinein. Die Blüte ist goldgelb und orange gefleckt, die Blütenkrone glockig geformt. Auffällig ist der blattlose Blütenstengel, den eine drei- bis siebenblütige Dolde abschließt. Die Blätter sind rosettenartig länglich und leicht gerunzelt. Die Pflanzen erreichen eine Höhe von bis zu 30 Zentimetern und treten meist in kleineren Staudengemeinschaften auf.

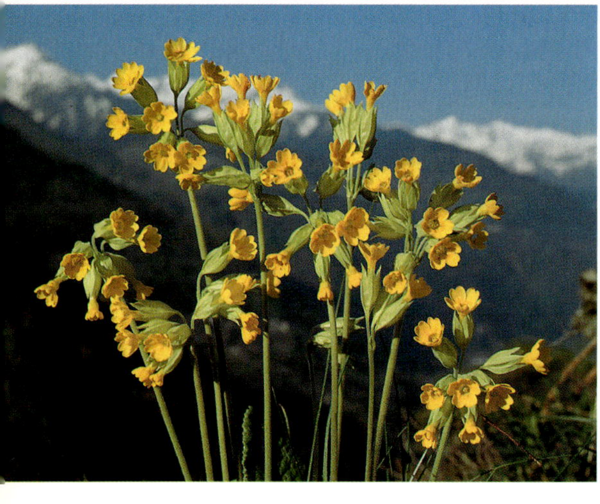

Die Primel steht in Deutschland unter Naturschutz; für ihre Nutzung als pflanzliches Arzneimittel wird sie in großen Mengen aus südlichen Ländern (vor allem aus der Türkei) importiert. Zur Herstellung von Primel-Arzneien werden selten die Blüten, zumeist aber die getrockneten Primelwurzeln verwendet.

Heilende Wirkungen

In Arznei-Zubereitungen findet sich die Primelwurzel häufig in Erkältungstees, weitaus öfter jedoch in Auszügen (z. B. Tinkturen) oder in pflanzlichen Fertigarzneimitteln. In der Volksmedizin kommt sie auch bei Asthma, Gicht und neuralgischen Beschwerden zum Einsatz.

In besonderer Weise haben sich kombinierte Arzneimittel aus Primelwurzel und Thymiankraut bewährt, weil die Wirkstoffe beider Pflanzen sich hervorragend ergänzen. So lässt sich die schleimlösende und entkrampfende Wirkung bei Katarrhen der Atemwege optimal verstärken und durch die zusätzlichen auswurffördernden und antibakteriellen Effekte des Thymians erweitern. Hinzu kommt, dass Primelwurzel sich als Mittel zur Bekämpfung von Viren bewährt hat, während Thymiankraut eine große Anzahl von Bakterien unschädlich macht. Die Kombination von Primelwurzel und Thymiankraut weist damit ein so vielfältiges Spektrum von Wirkungen bei Atemwegserkrankungen auf, wie es von keinem Einzelmittel erreicht werden kann.

Rosskastanie *(Aesculus hippocastanum)*

Rosskastaniengewächse, Hippocastanaceae

- **Verwendeter Pflanzenteil:** Samen
- **Wirk- und Inhaltsstoffe:** Saponine (Aescin)
- **Anwendung:** Beschwerden bei Erkrankungen der Beinvenen, ebenfalls bei Hämorrhoiden. Rosskastanie wirkt entzündungshemmend und abschwellend, und sie lindert die durch Schmerzen, Juckreiz, Schweregefühl und nächtliche Wadenkrämpfe hervorgerufenen Beschwerden.

Die Pflanze

Die Rosskastanie, ein bis zu 25 Meter hoch wachsender, stattlicher Baum mit weißen, rot und gelb gefleckten Blüten und stacheligen Kapselfrüchten, gelangte erst Mitte des 15. Jahrhunderts aus Asien zu uns nach Mittel- und Westeuropa.

Heutzutage ist er selbst aus den Wohngebieten unserer belebten Innenstädte nicht mehr wegzudenken, und die Gemütlichkeit süddeutscher Biergärten ist mit den Schatten spendenden Kastanienbäumen traditionell aufs engste verbunden.

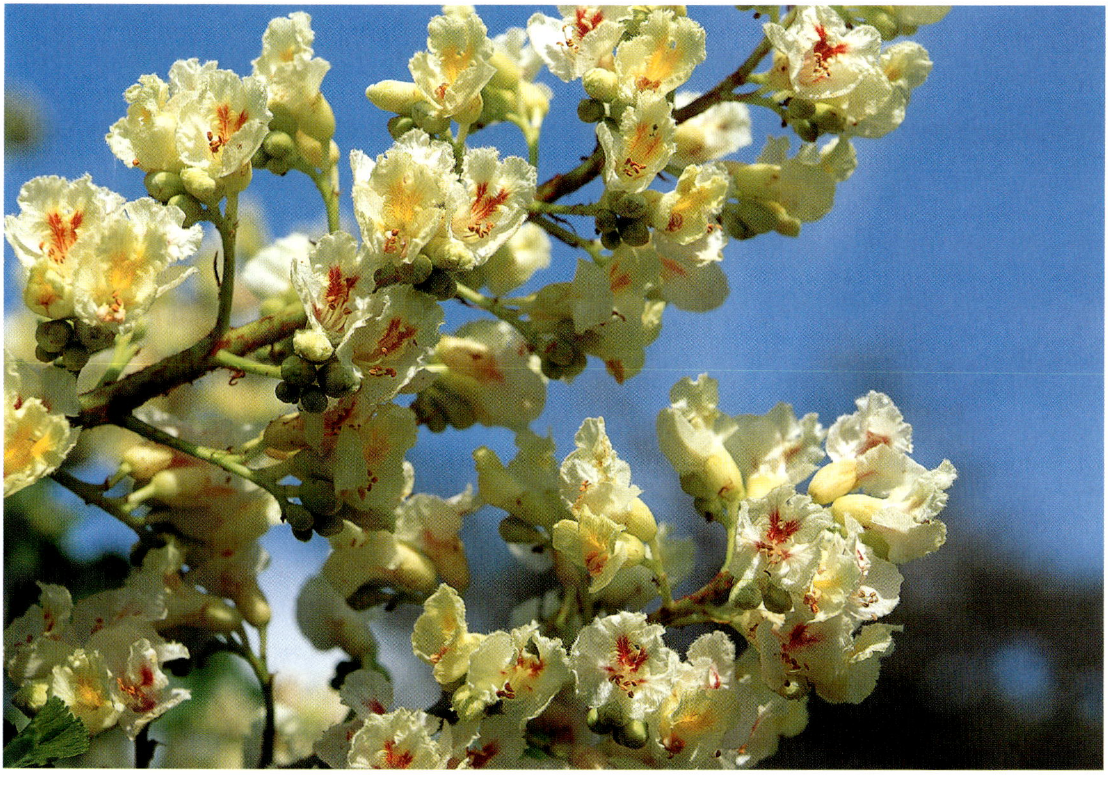

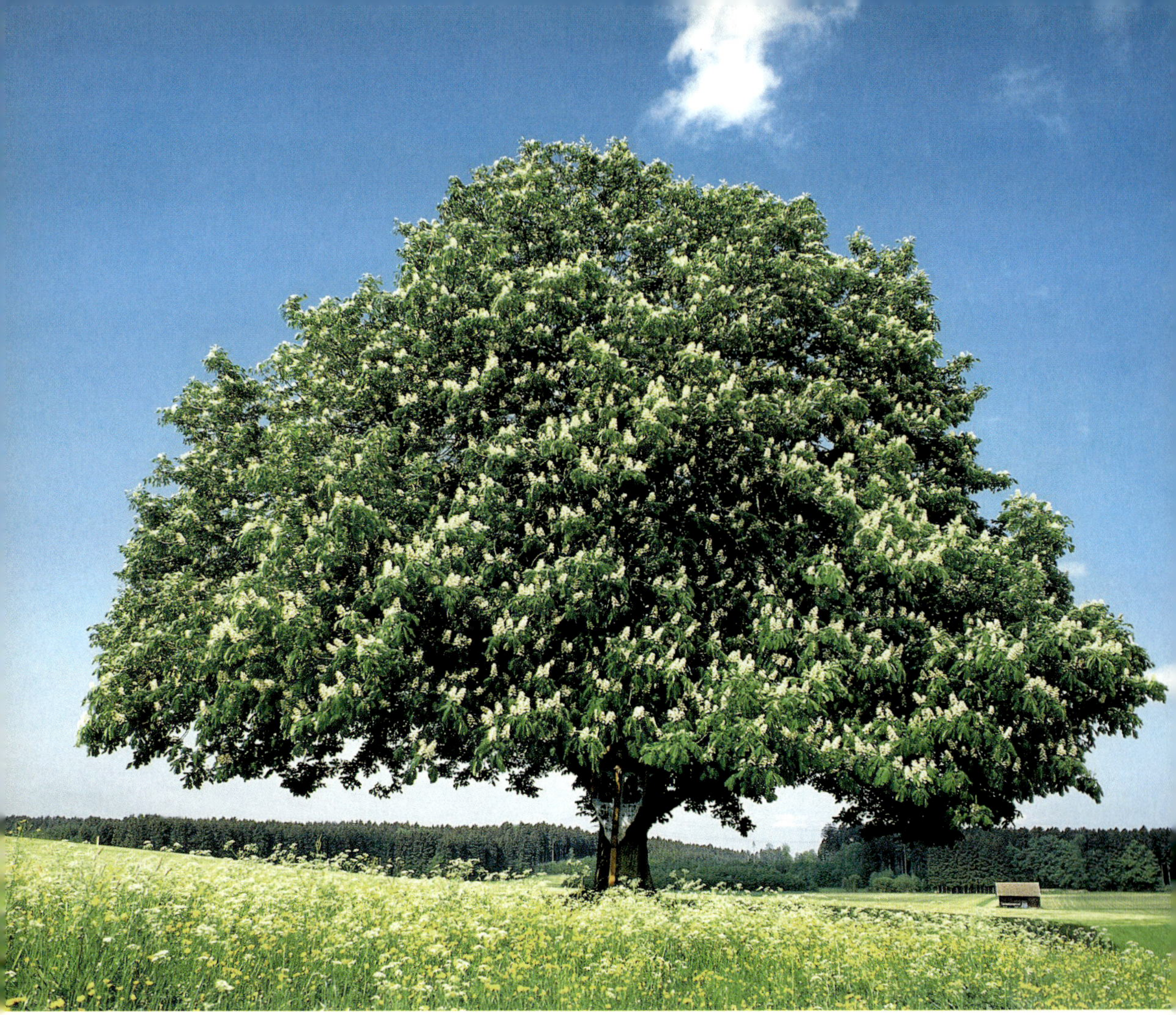

Auch in Parkanlagen und auf Schulhöfen ist dieser Baum häufig anzutreffen.

Heilende Wirkungen

Vor allem ihre rotbraun glänzenden Samen erfahren in der Medizin eine große Wertschätzung und sind seit vielen Jahren Gegenstand konzentrierter wissenschaftlicher Forschung. Ein französischer Arzt soll sie 1898 erstmalig mit Erfolg bei Krampfadern und Hämorrhoiden eingesetzt haben.

Heute weiß man, dass in erster Linie ein komplexes Gemisch aus so genannten *Triterpenglycosiden*, das als *Aescin* bezeichnet wird, für die heilsame Wirkung verantwortlich ist.

Schonend gewonnene Extrakte aus Rosskastaniensamen hemmen nachhaltig Entzündungen, lassen Schwellungen zurückgehen und wirken anregend auf die Tätigkeit der Venen ein, wodurch der Rücktransport des Blutes hin zum Herzen verbessert wird. Rosskastanie wird deshalb – auch innerlich in Form von Tabletten oder Kapseln – bevorzugt zur Behandlung von Venenleiden eingesetzt.

Äußerlich findet das aus den Samen isolierte reine Aescin – in Form von Salben und Gelen – Anwendung. Es wird außer bei Venenerkrankungen auch bei der Behandlung von Prellungen, Verstauchungen und Blutergüssen eingesetzt. Hier gilt eine Kombination mit *Heparin* als sinnvoll.

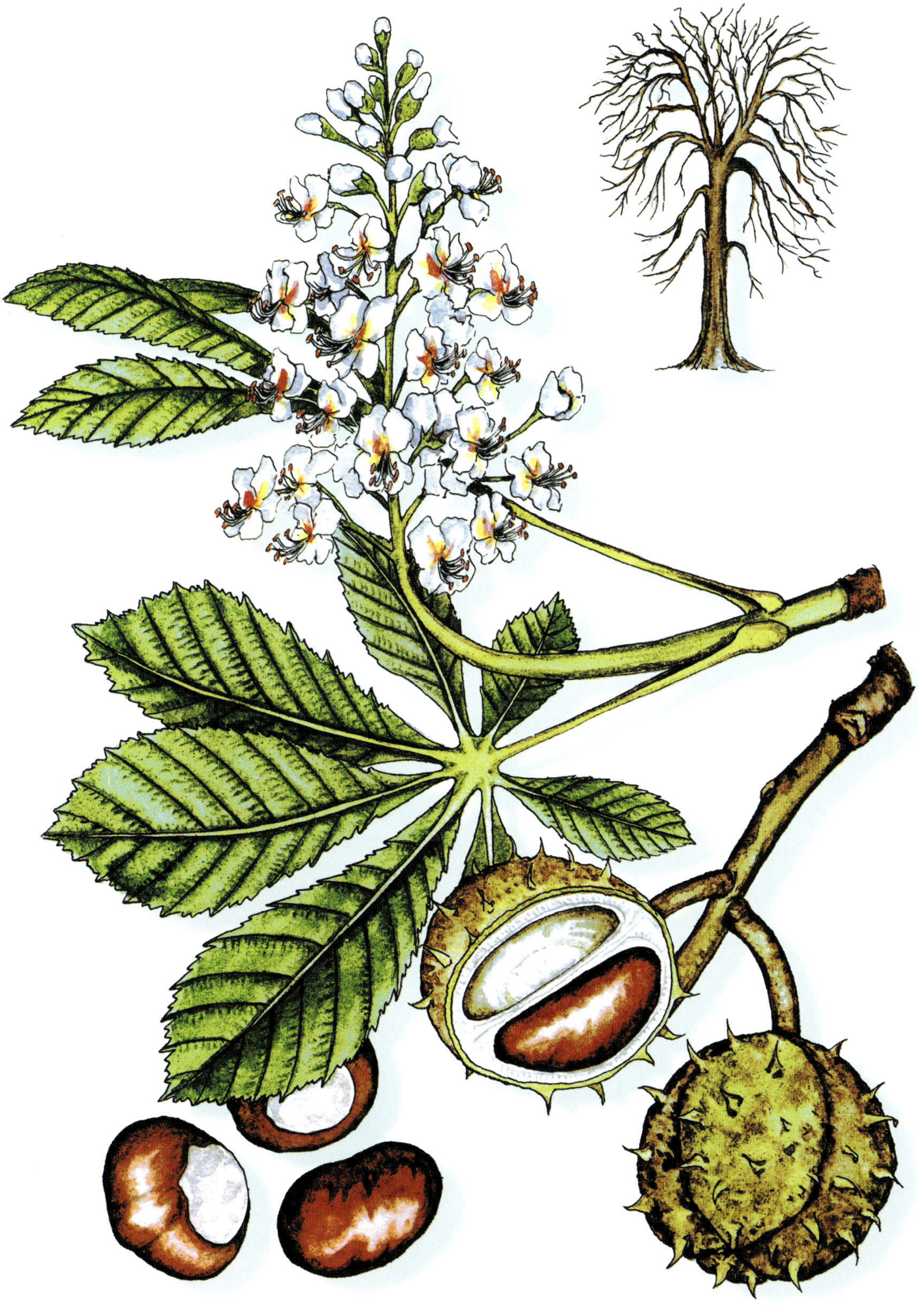

SALBEI *(Salvia officinalis)* Lippenblütler, Lamiaceae

- **Verwendeter Pflanzenteil:** Blätter
- **Wirk- und Inhaltsstoffe:** ätherisches Öl, Phenolcarbonsäuren, Flavonoide
- **Anwendung:** innerlich bei Verdauungsstörungen, äußerlich (Bäder) bei allgemeiner übermäßiger Schweißabsonderung und Fußschweiß. Bei Entzündungen im Mund- und Rachenraum kann ein Tee aus Salbeiblättern, zum Trinken oder Gurgeln, helfen.

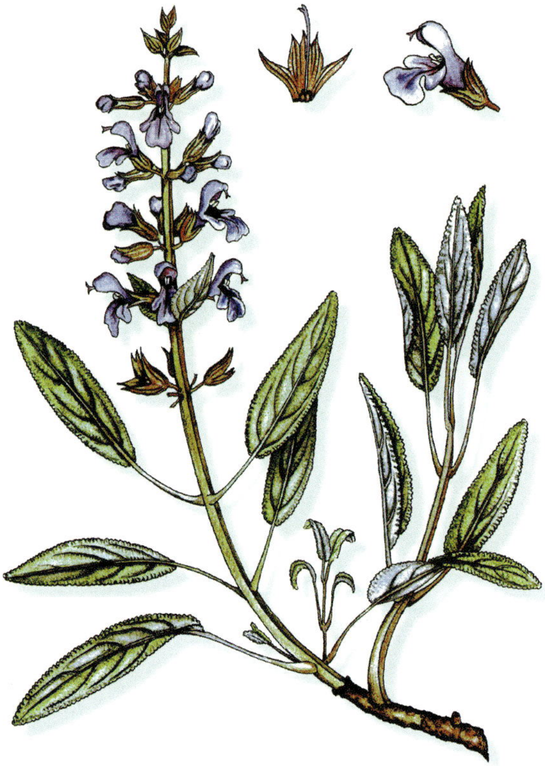

Die Pflanze

Der Echte Salbei, auch Edelsalbei oder Königssalbei genannt, ist im Mittelmeerraum heimisch. Er kann bis zu 75 Zentimeter hoch werden und hat haarige, grünlich-graue Blätter. Seine Blüten, die überwiegend im Juni und im Juli erscheinen, sind violett bis rötlich-blau. Bei uns wird die dekorative Gewürz- und Arzneipflanze gerne in Gärten und Kulturen angebaut. Dem hierzulande häufig vorkommenden Wiesensalbei ist der echte Salbei in Bezug auf Inhaltsstoffe und Heilwirkung weit überlegen. Die beiden Arten dürfen deshalb nicht verwechselt werden!

Heilende Wirkungen

Als Arzneipflanze ist der echte Salbei vielseitig verwendbar. Teezubereitungen aus Salbeiblättern gelten als bewährtes Mittel bei Verdauungsstörungen, Blähungen und Durchfall. Von besonderer Bedeutung ist seine nachweislich gute Wirksamkeit gegen übermäßige Schweißabsonderungen, sowohl innerlich als Tee als auch äußerlich in Form von Abreibungen oder Bädern.

Das in den Blättern enthaltene ätherische Öl hemmt zudem das Wachstum von Bakterien, Pilzen und Viren. Wegen der zusätzlich entzündungshemmenden Eigenschaften dienen Salbei-Zubereitungen auch zu Pinselungen oder Spülungen und zum Gurgeln bei Entzündungen der Mund- und Rachenschleimhaut und der Mandeln. Der Dreilappige Salbei *(Salvia triloba)* mit eher eukalyptusähnlichem Geruch kommt bei diesen Beschwerden ebenfalls zur Anwendung.

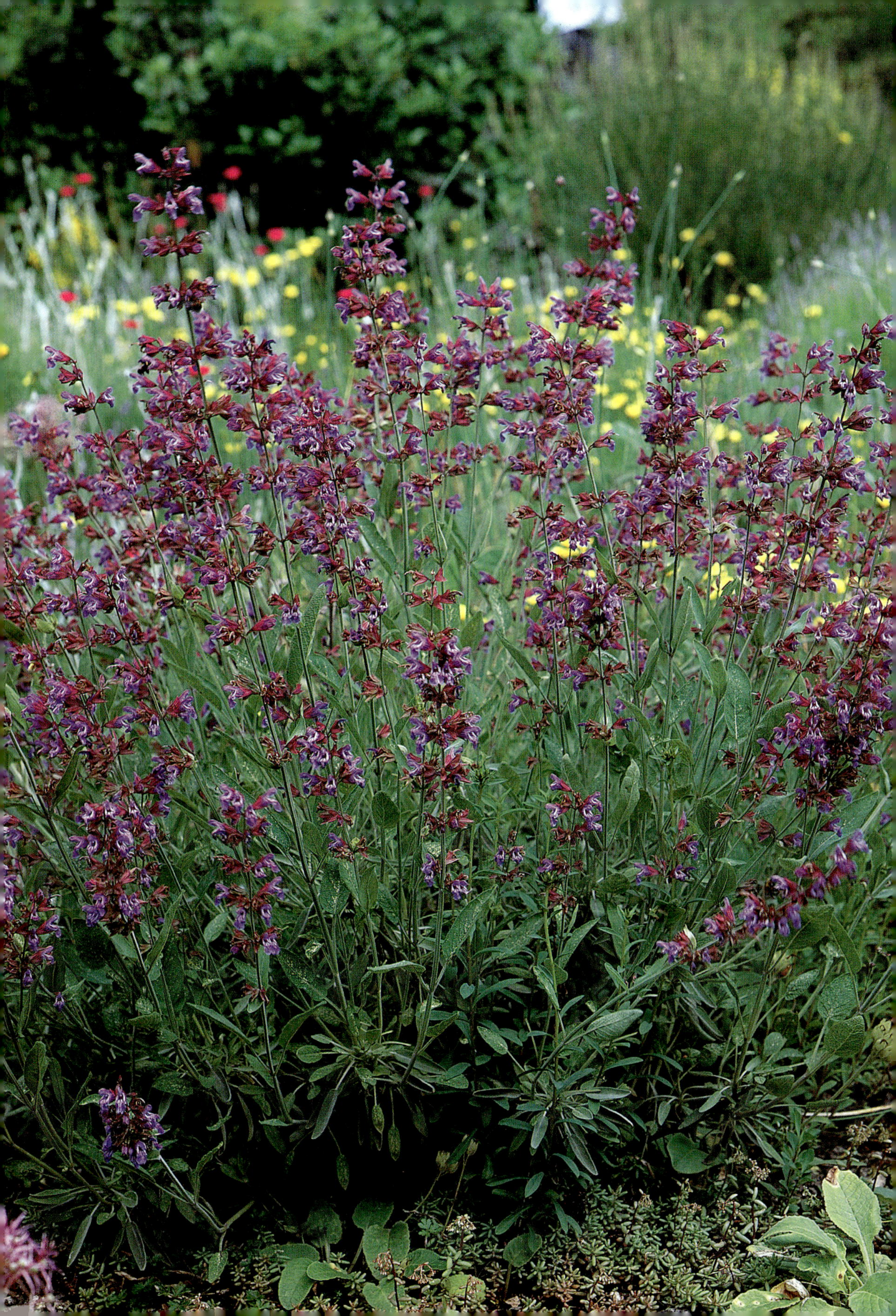

SCHAFGARBE *(Achillea millefolium)* Korbblütengewächse, Asteraceae

- **Verwendeter Pflanzenteil:** Kraut
- **Wirk- und Inhaltsstoffe:** ätherisches Öl, Bitterstoffe, Gerbstoffe, Polyactetylene
- **Anwendung:** Entzündliche Magen-Darm-Erkrankungen, Appetitlosigkeit, Produktions- und Abflussstörungen der Gallenflüssigkeit, krampfartige Menstruationsbeschwerden, Entzündungen der Haut und der Schleimhäute des Mund- und Rachenraumes. Die Schafgarbe ist ähnlich vielfältig in ihren Anwendungsmöglichkeiten wie die Echte Kamille. In mancher Hinsicht hat sie der Kamille sogar noch einiges voraus.

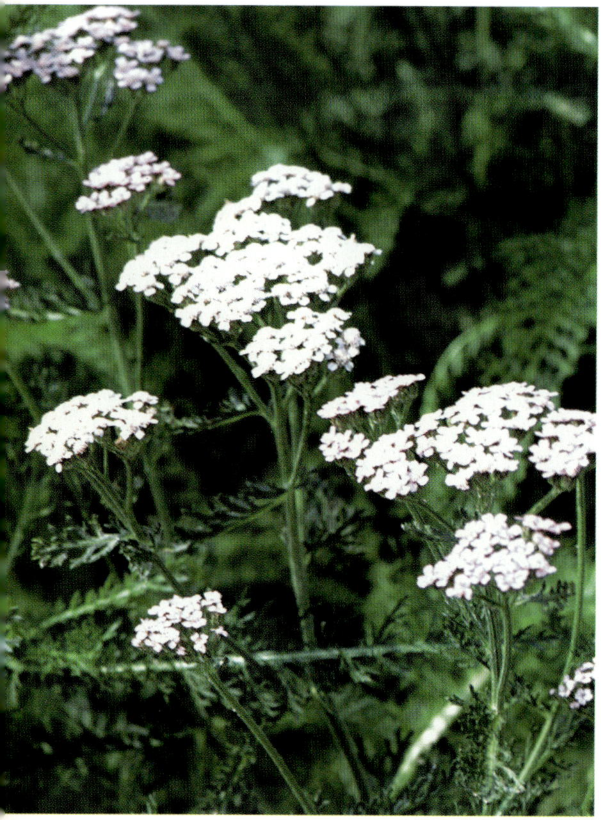

Die Pflanze

Die Schafgarbe ist eine häufige Pflanze der Acker-, Weg- und Wiesenränder. *Achillea millefolium* ist eine Sammelbezeichnung für eine große Gruppe von Schafgarbensorten, die sich besonders in Details bezüglich ihrer tief und mehrfach fiederschnittigen Blätter unterscheiden. Die zahlreichen kleinen Blütenköpfchen stehen in so genannten Trugdolden, d. h. die einzelnen Strahlen der Dolde gehen nicht von einem zentralen Punkt aus.

Die Schafgarbe wurde in Gegenden, in denen wenig echte Kamille zu finden war, früher auch als »Kamille des armen Mannes« bezeichnet.

Heilende Wirkungen

In der Tat verfügt die Schafgarbe über viele Heileigenschaften, die denen der Kamille in nichts nachstehen. Insbesondere in Bezug auf ihre krampflösenden und entzündungshemmenden Wirkungen kann sie als Ersatz in Betracht kommen. Zu Hautumschlägen, Bädern und Salben sowie als Gurgelmittel findet die Schafgarbe äußerliche Anwendung.

Auch in der Frauenheilkunde ist die Schafgarbe seit alters her hoch geschätzt. In Form von Tee oder Sitzbädern kann sie bei krampfartigen Regelbeschwerden sehr effektiv wirken.

Besonders ausgeprägt sind die sind die Wirkungen der Pflanze auf das Leber-Galle-System. Ähnlich wie die Artischocke, regt die Schafgarbe die Bildung der Gallensäuren in der Leber an. Sie sorgt durch ihre krampflösenden, aber nicht läh-

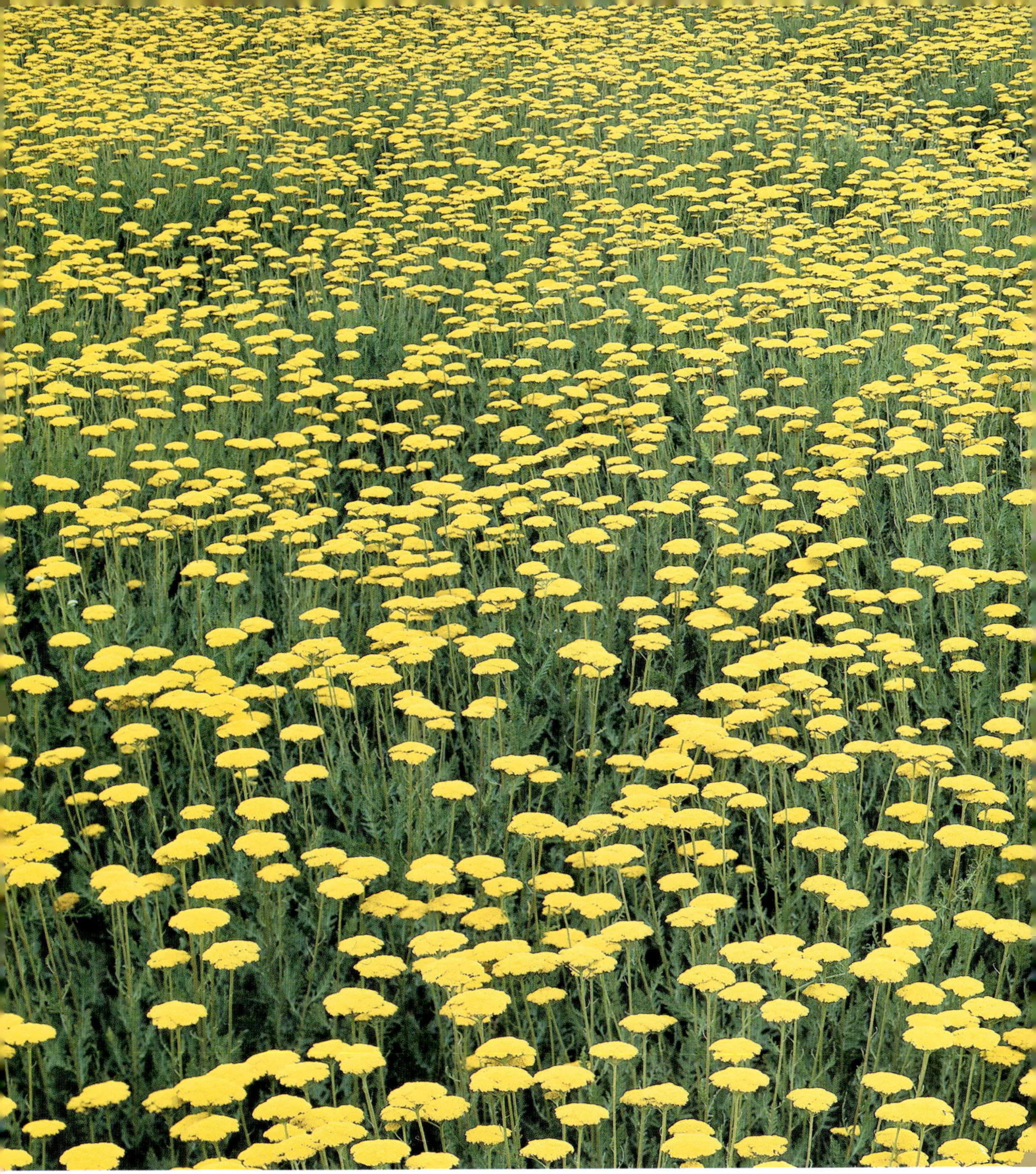

menden Effekte für einen optimalen und rechtzeitigen Abfluss der in der Gallenblase zwischengespeicherten Gallenfüssigkeit in den Dünndarm. Auf diese Weise wird vor allem die Fettverdauung verbessert.

Bei Gallenstau setzte man früher so genannte Leberwickel ein: Tücher, die mit einem heißen, wässrigen Schafgarbenauszug getränkt waren, wurden dazu auf der rechten Bauchseite fixiert.

Bei innerlichem Einsatz überwiegen die entzündungshemmenden, schmerzlindernden Wirkungen der Schafgarbe.

Schöllkraut *(Chelidonium majus)* Mohngewächse, Papaveraceae

- **Verwendeter Pflanzenteil:** Kraut
- **Wirk- und Inhaltsstoffe:** Alkaloide, Flavonoide
- **Anwendung:** innerlich bei Gallenbeschwerden und Magen-Darm-Krämpfen. Schöllkraut entkrampft die Gallenwege und sorgt so für ausreichenden und rechtzeitigen Abfluss der Gallenflüssigkeit in den Dünndarm. Äußerlich soll der gelbe Milchsaft der Pflanze – frisch aufgetupft – Warzen verschwinden lassen.

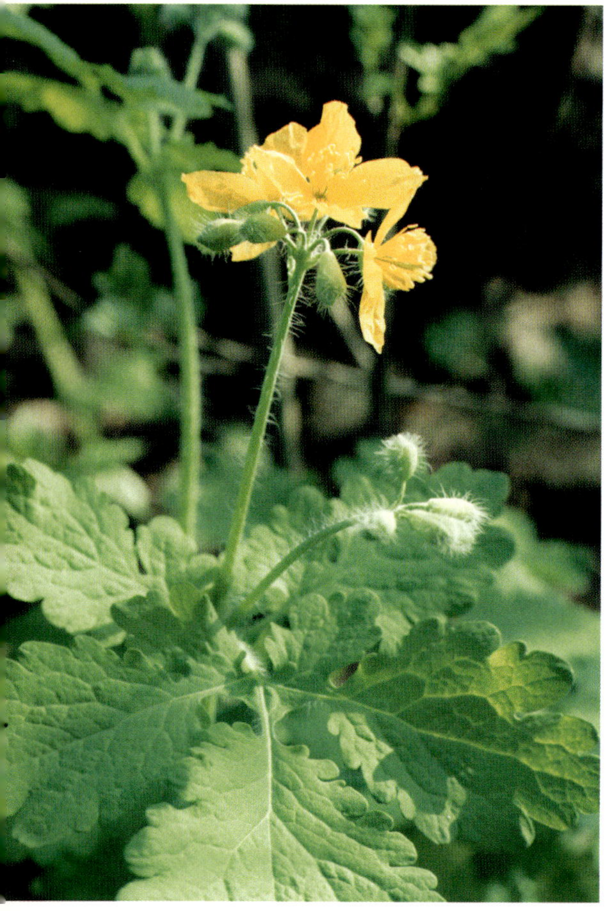

Die Pflanze

Die volkstümliche Bezeichnung Schöllkraut kommt von Schellkraut, und in diesem Wort steckt »Chelidon«, der griechische Begriff für Schwalbe: Der Legende nach legen die Schwalben ihren Jungen Schöllkrautblätter auf die entzündeten Augen.

Das Schöllkraut ist ein bis zu einem Meter hohes Mohngewächs, das an halbschattigen Stellen, z. B. an Wegrändern und Mauern, zu finden ist. Im Frühjahr und im Sommer blüht es in leuchtend gelben Blütendolden. Als Heilpflanze fand es in unseren Breiten zur Zeit des Mittelalters große Verbreitung.

Heilende Wirkungen

Bricht man einen Sprossteil oder ein Blatt des Schöllkrauts, so tritt an den Bruchstellen ein Milchsaft aus, der von den darin enthaltenen *Alkaloiden* orangegelb gefärbt ist. Da auch die Gallenflüssigkeit des Menschen gelb ist, sah die Signaturenlehre den Milchsaft als Zeichen für die Gallewirksamkeit der Pflanze. Tatsächlich sind die gelb gefärbten Alkaloide aus dem Milchsaft für die heute wissenschaftlich belegbaren Wirkungen dieser alten Heilpflanze verantwortlich. Auf die Muskulatur der Galle wirken sie entkrampfend, gleichzeitig fördern sie den Gallenfluss. Schöllkraut ist daher, wie die ähnlich wirkende Artischocke, häufiger Bestandteil von Tees und Fertigarzneimitteln, die bei Gallenbeschwerden Verwendung finden.

Zubereitungen aus dieser Pflanze haben zwar

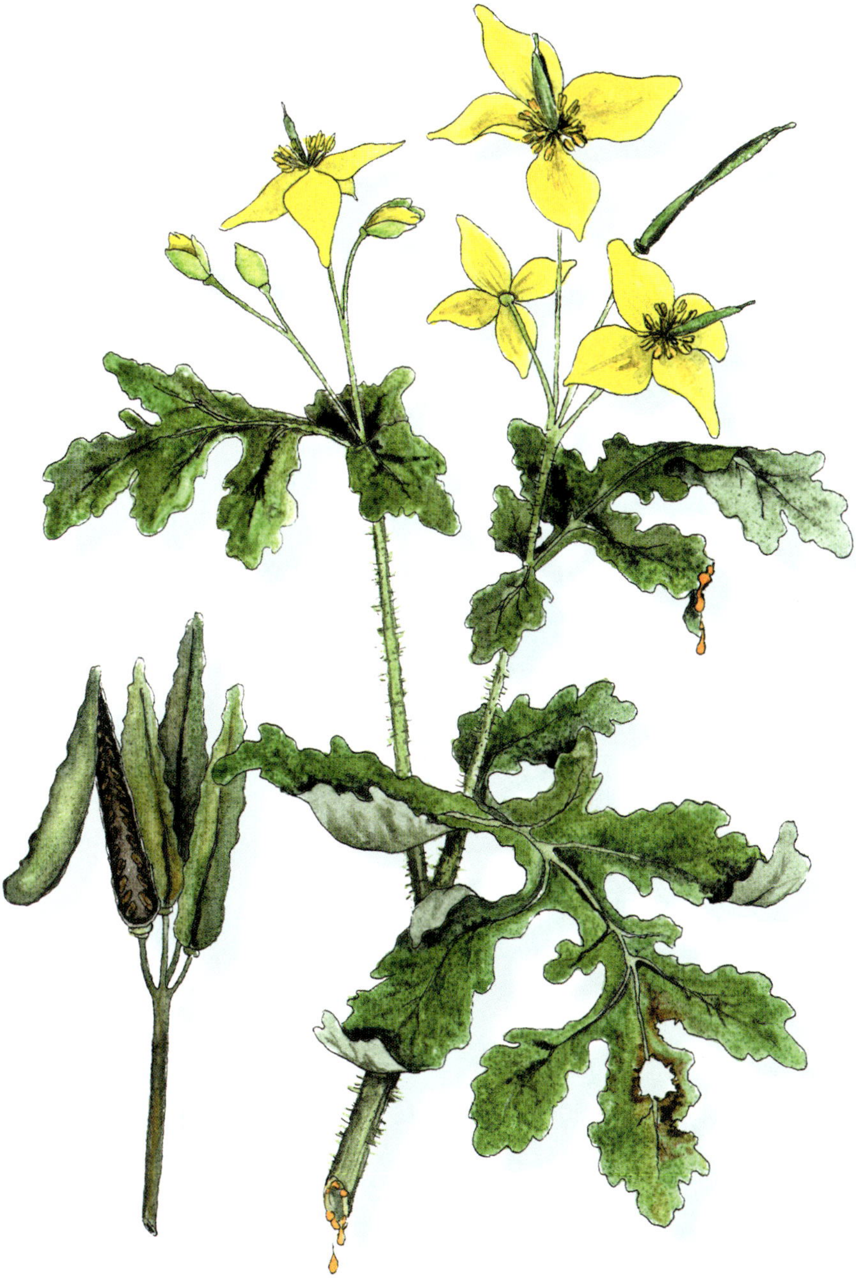

auch eine beruhigende und schmerzlindernde Wirkung, jedoch ist diese weitaus schwächer als die des verwandten Schlafmohns.

In der Volksmedizin wird der frische Milchsaft des Schöllkrauts immer wieder als taugliches Warzenmittel empfohlen. Warzen werden durch Viren verursacht, die an der betroffenen Hautstelle eine beschleunigte Zellteilung und so die Bildung der Warze auslösen. Für einige der im Schöllkraut enthaltenen Alkaloide ist tatsächlich nachgewiesen worden, dass sie Viren abwehren und die Zellteilung hemmen können.

SONNENHUT *(Echinacea purpurea)* Korbblütler, Asteraceae

- **Verwendeter Pflanzenteil:** Kraut und Wurzel
- **Wirk- und Inhaltsstoffe:** Polysaccharide, Kaffeesäurederivate, Alkamide, Polyine
- **Anwendung:** Erkältungskrankheiten, verstärkte Infektanfälligkeit, zur Anregung des Immunsystems. Der rote Sonnenhut steigert die körpereigenen Abwehrkräfte. Rechtzeitig angewandt, werden Schnupfen, Halsentzündungen und Husten häufig »im Keime erstickt«. Äußerlich findet der Sonnenhut Anwendung bei infizierten Wunden.

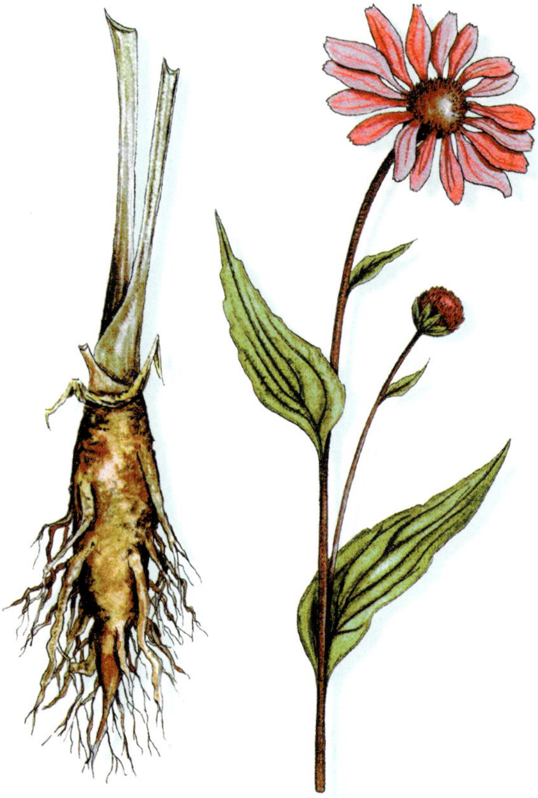

Die Pflanze

Der rote Sonnenhut stammt ursprünglich aus Nordamerika. Längst aber wird die hohe Staude wegen ihrer prächtigen, leuchtend rot-violetten Blütenköpfe, auch gerne in unseren Gärten kultiviert. Im Arzneistamm der Indianer zählt der Sonnenhut zu den wichtigsten Heilpflanzen.

Heilende Wirkungen

Viele der volksmedizinisch überlieferten Anwendungsgebiete fanden in modernen wissenschaftlichen Untersuchungen ihre Bestätigung. Die Verwendung von Sonnenhut zur Vorbeugung und zur unterstützenden Behandlung von Infekten der Atemwege ist wegen der nachgewiesenen Steigerung der körpereigenen Abwehrkräfte aus heutiger Sicht medizinisch anerkannt. Rechtzeitig angewandt, werden Schnupfen, Halsentzündung und Husten häufig »im Keime erstickt«, oder sie verlaufen zumindest milder und klingen rascher ab.

Äußerlich gelten Sonnenhut-Zubereitungen als gut wirksames Mittel zur Behandlung schlecht heilender, oberflächlicher Wunden. Auch eine Wirkung gegen Viren konnte festgestellt werden. Eine Kombination mit anderen die Abwehrkräfte steigernden Arzneien, wie beispielsweise wilder Indigo oder Lebensbaum, ist sinnvoll, da jede dieser Pflanzen ihren eigenen Teil zur Gesamtwirkung auf das Immunsystem beisteuern kann.

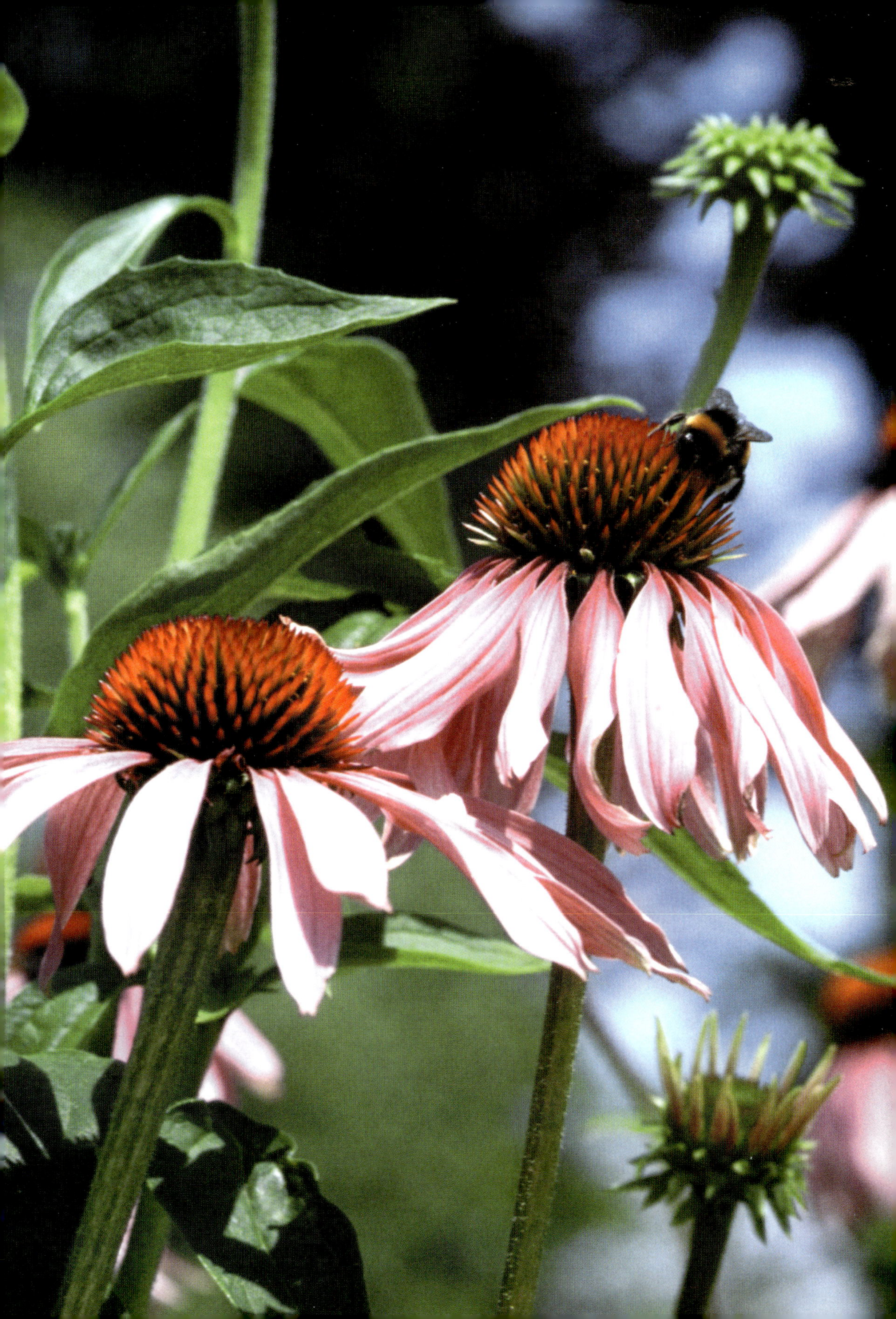

Spitzwegerich *(Plantago lanceolata)* Wegerichgewächse, Plantaginaceae

- **Verwendeter Pflanzenteil:** Kraut
- **Wirk- und Inhaltsstoffe:** Iridoide, Schleimstoffe
- **Anwendung:** innerlich bei trockenem Reizhusten, Krampfhusten, Halsentzündungen und »Kratzen im Hals«. Spitzwegerich schützt entzündete Schleimhäute, entkrampft die gereizten Bronchien und wirkt gegen Bakterien im Mund- und Rachenbereich. Der lästige Hustenreiz verschwindet. Äußerlich bei leichten entzündlichen Hauterkrankungen und Insektenstichen.

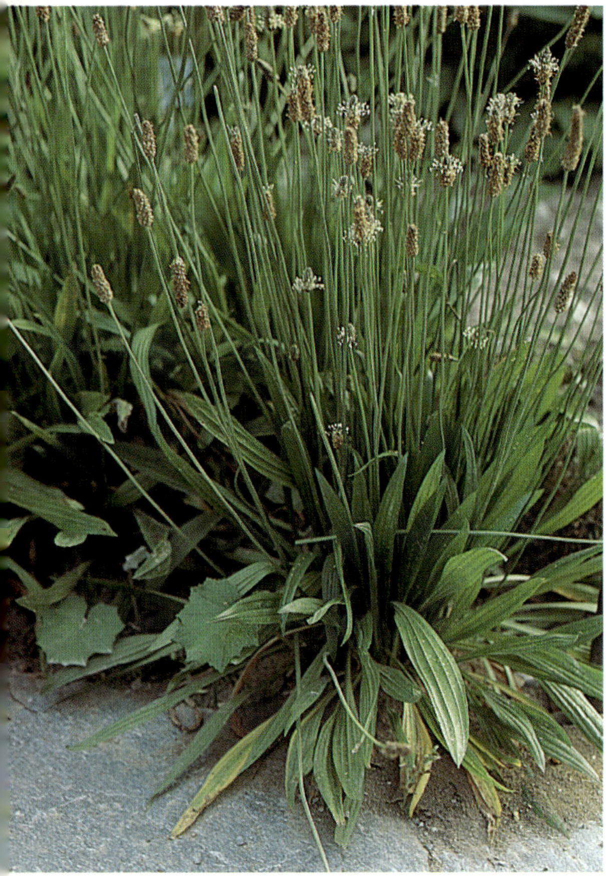

Die Pflanze

Ursprünglich war das Vorkommen dieser sehr verbreiteten, bis zu einen halben Meter hohe Pflanze auf den europäisch-asiatischen Raum beschränkt. Sie fand aber nach der Entdeckung Amerikas mit der Einwanderung europäischer Siedler durch verunreinigtes Saatgut rasch auch Verbreitung in Nordamerika. Treffend werden die typischen Blattrosetten der Wegerichgewächse, aus denen sich eine zylinderförmige Blütenähre erhebt, dort von den Indianern »Fußtritt des weißen Mannes« genannt.

Heilende Wirkungen

Der Spitzwegerich gilt als hervorragende Arzneipflanze zur Linderung von Entzündungen und Infektionen im Mund- und Rachenbereich, bei Katarrhen der Atemwege und damit einhergehenden Hustenbeschwerden.

In der europäischen Volksmedizin als wichtiges Heilkraut hochgeschätzt, nutzte man den Spitzwegerich traditionell bei der Behandlung unterschiedlichster Erkrankungen.

Auch die moderne Medizin erkennt seine heilkräftige Wirkung bei trockenem Reizhusten sowie bei Entzündungen der Mund- und Rachenschleimhaut an. Vor allem die Anwendung bei Kindern wird empfohlen. Die am besten geeignete Verordnungsform stellt der Sirup dar.

Äußerlich wird Spitzwegerichkraut bei leichten entzündlichen Hauterkrankungen verwendet. Es ist auch ein altbewährtes Mittel gegen Insektenstiche. Die frischen, zerriebenen Blätter sollten

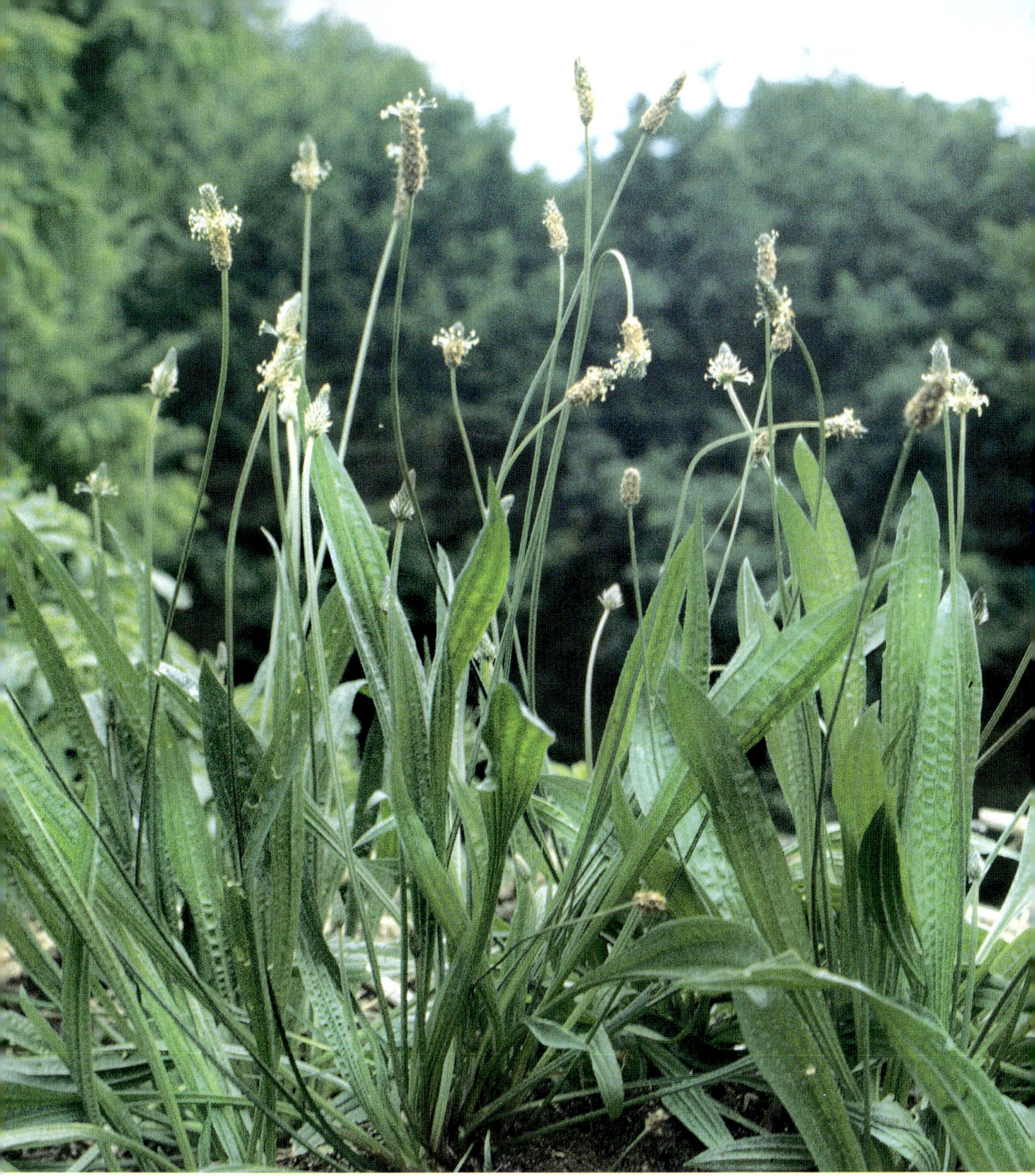

möglichst sofort nach einem Stich aufgetragen werden!
Aus heutiger Sicht sind die anerkannten Heileffekte des Spitzwegerichkrauts im wesentlichen auf das Vorkommen von Schleimstoffen, antibiotisch wirkenden Substanzen *(Aucubin)* sowie Gerbstoffen zurückzuführen. Nicht zuletzt gehört der Spitzwegerich zu den wenigen Pflanzen, die beim Menschen die Produktion von *Interferon* anregen können. Diese Eigenschaft kann sich positiv auf die Abwehrfähigkeit des Organismus gegen Viren in den Luftwegen auswirken.

TEUFELSKRALLE *(Harpagophytum procumbens)* Sesamgewächse, Pedaliaceae

- **Verwendeter Pflanzenteil:** Wurzel
- **Wirk- und Inhaltsstoffe:** Iridoide (Hapagosid), Bitterstoffe, Polysaccharide
- **Anwendung:** Rheuma und Arthrose, rheumatische Schmerzen, aber auch Gallenbeschwerden. Teufelskralle vereint schmerzstillende, entzündungshemmende und abschwellende Eigenschaften. Neben rheumatischen Beschwerden hilft Teufelskrallen-Extrakt auch bei hartnäckigen Rückenschmerzen.

Die Pflanze

Die im südwestlichen Afrika in der Kalahari Namibias beheimatete Teufelskralle, eine auf dem Boden liegende, krautige Pflanze mit leuchtend rot gefärbten Blüten, ist schon seit langer Zeit fester Bestandteil des dortigen Arzneischatzes.

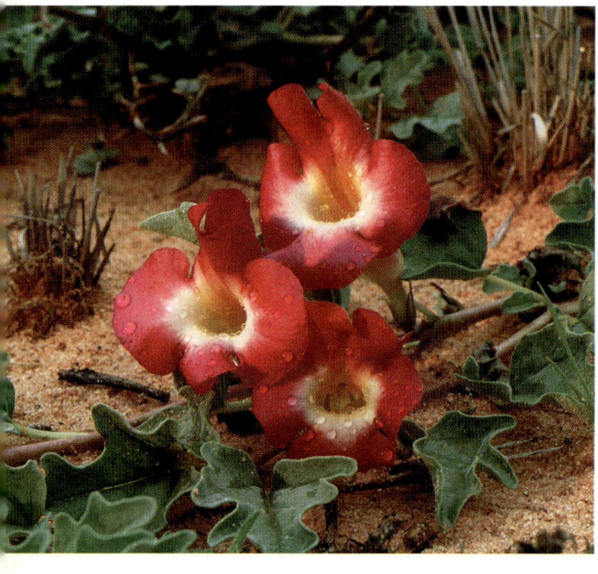

Ihr Name ist auf die kralligen, mit Widerhaken versetzten Früchte zurückzuführen.

Heilende Wirkungen

Arzneilich genutzt werden die sorgsam getrockneten Wurzelknollen, deren heilkräftige Inhaltsstoffe bei sehr guter Verträglichkeit entzündungshemmende, schmerzlindernde und abschwellende Eigenschaften haben.

Zur Behandlung rheumatischer Erkrankungen werden heute wieder vermehrt pflanzliche Arzneien eingesetzt. Gegenüber chemisch-synthetischen Medikamenten sind Arzneimittel auf Pflanzenbasis in der Regel weitaus besser verträglich. Die Teufelskralle gehört zu den bedeutendsten Arzneipflanzen der modernen naturheilkundlichen Rheumatherapie.

Neue wissenschaftliche Untersuchungen bescheinigen der Teufelskralle auch gute Wirkungen bei hartnäckigen Rückenschmerzen, einem der größten Übel unserer Zeit.

Der weltweite Bedarf an Teufelskrallenwurzeln zur Herstellung von Rheumamitteln nimmt ständig zu. Um der drohenden Ausrottung dieser noch immer in der freien Wildnis Südwest-Afrikas gesammelten Arzneipflanze entgegenzuwirken, haben Wissenschaftler ein umfangreiches Forschungsprojekt ins Leben gerufen: Ein biologisch kontrollierter Anbau in Namibia soll das Überleben der Pflanze in freier Wildbahn sichern. Nur der kontrollierte Anbau sichert das Überleben der Pflanzen und sorgt für die erforderliche pharmazeutische Qualität.

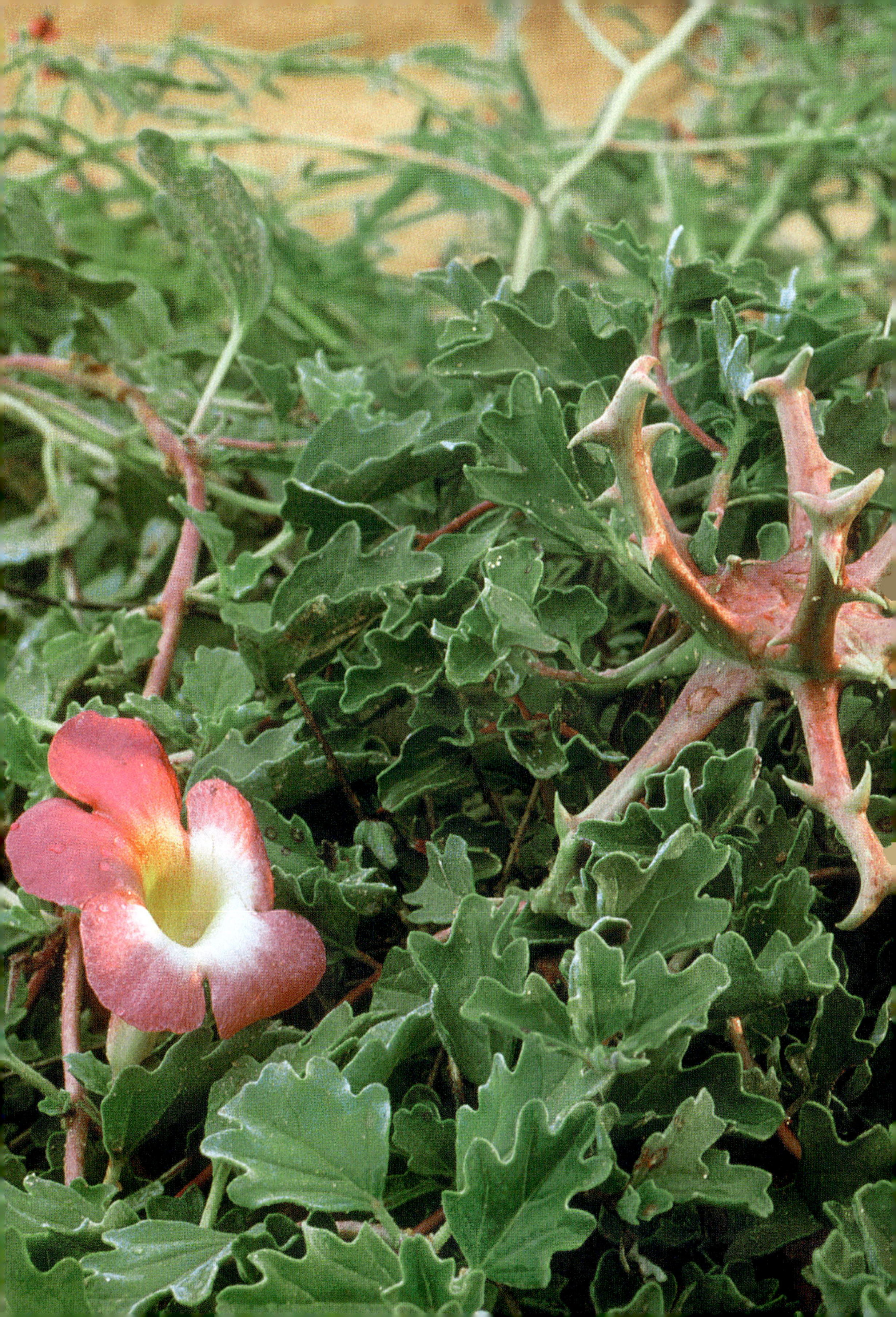

THYMIAN *(Thymus vulgaris)* Lippenblütler, Lamiaceae

- **Verwendeter Pflanzenteil:** Kraut
- **Wirk- und Inhaltsstoffe:** ätherisches Öl (Thymol), Gerbstoffe, Flavonoide, Triterpene
- **Anwendung:** innerlich bei Bronchitis und festsitzendem Husten und Krampfhusten, äußerlich zusätzlich bei Entzündungen im Mund- und Rachenraum. Thymian in Form von Tee, Tropfen, Hustensäften oder als Inhalation löst den Bronchialschleim und erleichtert das Abhusten; zugleich macht er viele Bakterien unschädlich.

Die Pflanze

Der über ganz Europa verbreitete echte Thymian ist ein verästelter Halbstrauch, dessen aufrechte oder liegende Stängel mit zunehmendem Alter verholzen. Er wird 20 bis 40 Zentimeter hoch. Seine stark duftenden Blüten (zwischen Mai und August) können von Weiß über Rosa und Dunkelrot bis Violett in verschiedenen Farben ausgeprägt sein.

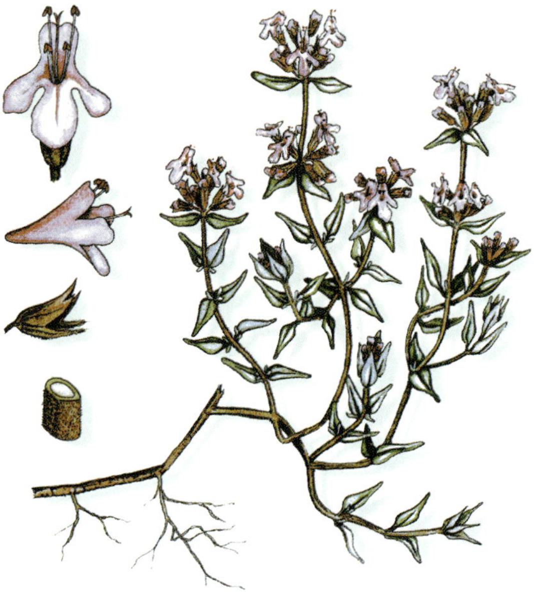

Thymian ist eine Arzneipflanze mit langer Tradition. Bei den Griechen verehrte man ihn als Pflanze der Götter. Räuchermitteln zugesetzt, sollte er Geist und Gemüt anregen. Heute erfreut sich Thymian als Bestandteil vieler Kräuterliköre großer Beliebtheit. Auch als Küchengewürz findet sein Kraut mit dem unverwechselbaren Aroma großen Zuspruch, vor allem in Frankreich.

Heilende Wirkungen

Schriften der antiken Ärzte lassen erkennen, dass Thymian schon damals fester Bestandteil der pflanzlichen Heilkunde war. Bei zahlreichen Erkrankungen fand sein Kraut Verwendung. Plinius griff sogar auf ihn zurück, um Skorpione und Schlangen zu vertreiben.

Im Mittelalter wurde Thymian als wundheilendes und harntreibendes Mittel empfohlen. Darüber hinaus galt er als wirksame Arznei zur Stärkung von Leber, Milz und Magen. Vor allem aber bei Erkrankungen der Atemwege nutzte man die heilsamen Kräfte thymianhaltiger Arzneitees.

Dem ist auch heute noch so. Thymiankraut verfügt – modernen Untersuchungen zufolge – über vier äußerst nützliche Eigenschaften bei Bronchitis, festsitzendem Husten sowie bei Keuch- und Krampfhusten: er wirkt schleimlösend, auswurffördernd, krampflösend und antibakteriell. Ideal

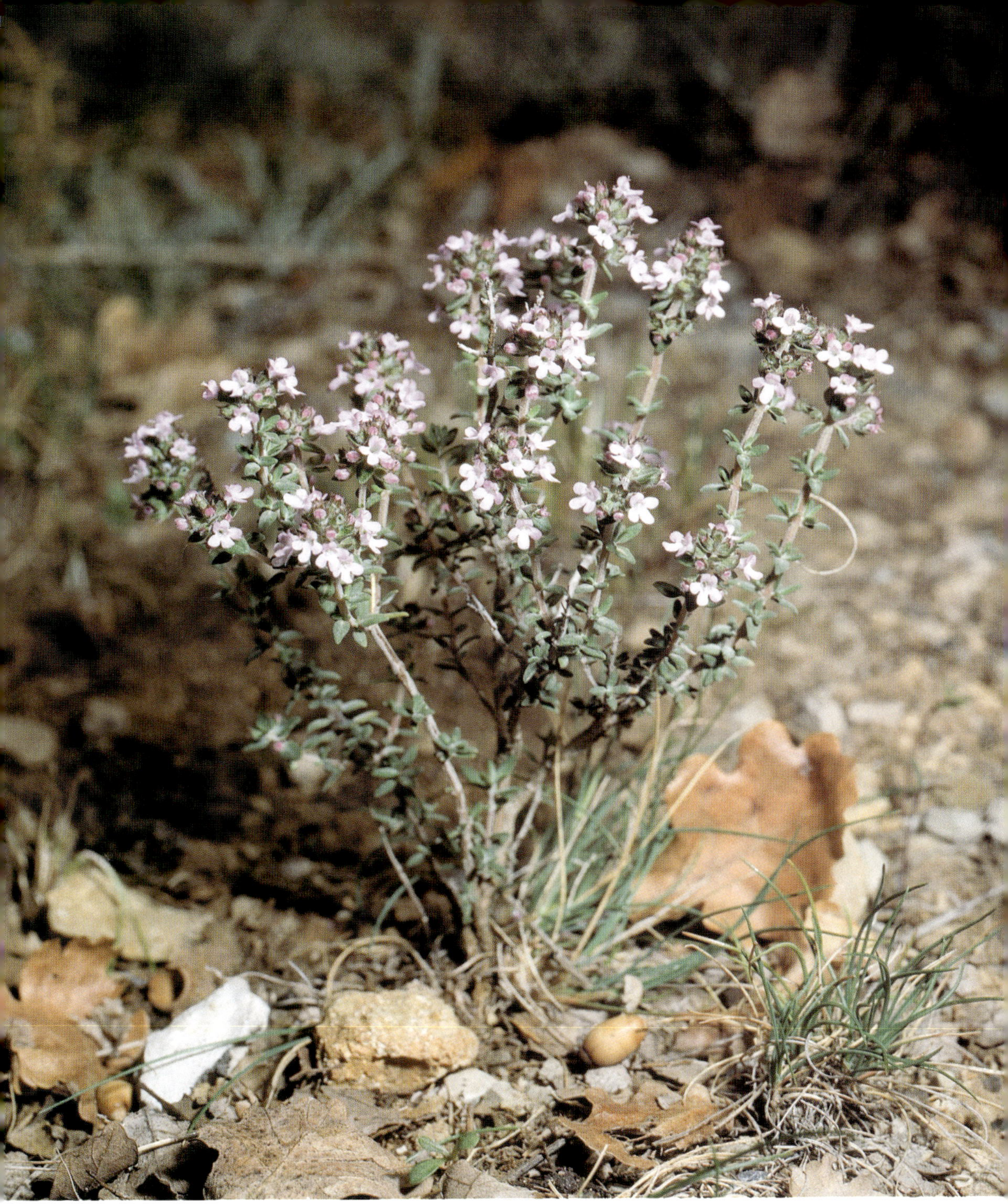

ist die Kombination des Thymians mit der Primelwurzel. Die schleimlösenden, auswurffördernden Wirkungen des Thymians werden optimal ergänzt und verstärkt.

Das ätherische Öl des Thymians wirkt stark keimtötend. Es wird deshalb häufig Mund-, Gurgel- und Rasierwässern als desinfizierender Bestandteil zugesetzt.

TRAUBENSILBERKERZE *(Cimicifuga racemosa)*

Hahnenfußgewächse, Ranunculaceae

- **Verwendeter Pflanzenteil:** Wurzelstock
- **Wirk- und Inhaltsstoffe:** Triterpenglykoside, Harze, Phenolcarbonsäuren
- **Anwendung:** Beschwerden in den Wechseljahren und vor Eintritt der Regelblutung. Traubensilberkerze bringt schonend den weiblichen Hormonhaushalt wieder ins Gleichgewicht: Hitzewallungen, Schweißausbrüche, Nervosität, Stimmungsschwankungen, depressive Verstimmungen und Schlafstörungen im Klimakterium lassen spürbar nach.

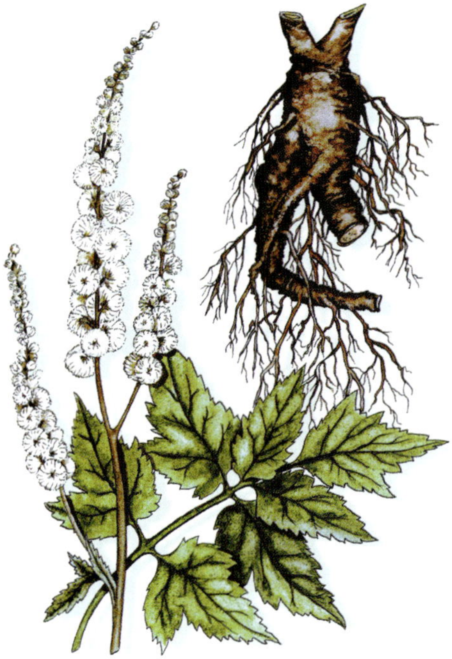

Die Pflanze

Die bis zu zwei Meter große Traubensilberkerze ist in den Wäldern des östlichen Nordamerika beheimatet. Die derben, lederartigen Fruchtkapseln halten sich im Winter an den Stängeln. Wohl wegen des rasselnden Geräusches, das bei Wind entsteht und an eine Klapperschlange erinnert, wird sie auch als »Schlangenwurzel« bezeichnet.

Heilende Wirkungen

Bereits Mitte des 18. Jahrhunderts fand die Traubensilberkerze in der Frauenheilkunde Erwähnung. Durch zahlreiche klinische Studien, die ihre Wirksamkeit belegen, hat sie Eingang in die moderne Medizin gefunden. Extrakte aus ihrem Wurzelstock werden seit vielen Jahren erfolgreich zur Behandlung typischer Beschwerden in den Wechseljahren eingesetzt. Hitzewallungen, Schweißausbrüche, Nervosität, Stimmungsschwankungen oder auch Schlafstörungen lassen spürbar nach. Der volle Effekt zeigt sich bereits nach einigen Wochen.

Die Therapie solch »klimakterischer Beschwerden« mit dem gut verträglichen Extrakt der Traubensilberkerze gilt als eine natürliche Alternative zur Behandlung mit Hormonen. Die Traubensilberkerze enthält keine Hormone, sondern sie führt zu einer verbesserten Balance des komplexen Systems der weiblichen Sexualhormone.

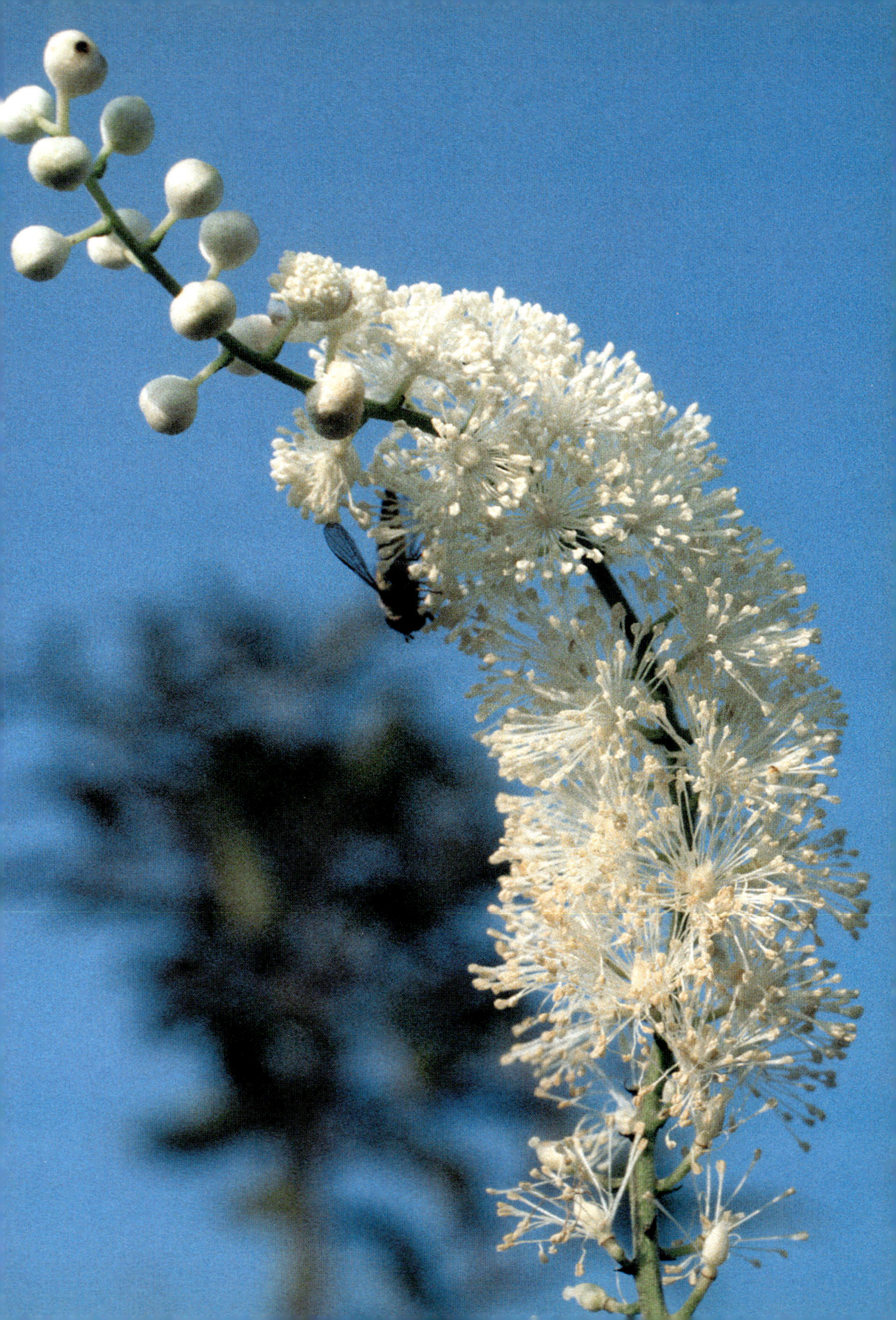

WACHOLDER *(Juniperus communis)* Zypressengewächse, Cupressaceae

- **Verwendeter Pflanzenteil:** Früchte (Beerenzapfen)
- **Wirk- und Inhaltsstoffe:** ätherisches Öl, Gerbstoffe
- **Anwendung:** innerlich bei Entzündungen der ableitenden Harnwege und bei Harngrieß. Nach neuen wissenschaftlichen Erkenntnissen lässt sich Wacholderbeeröl erfolgreich und ohne Reizung der Nieren anwenden. Äußerlich bei Muskel- und Weichteilrheuma.

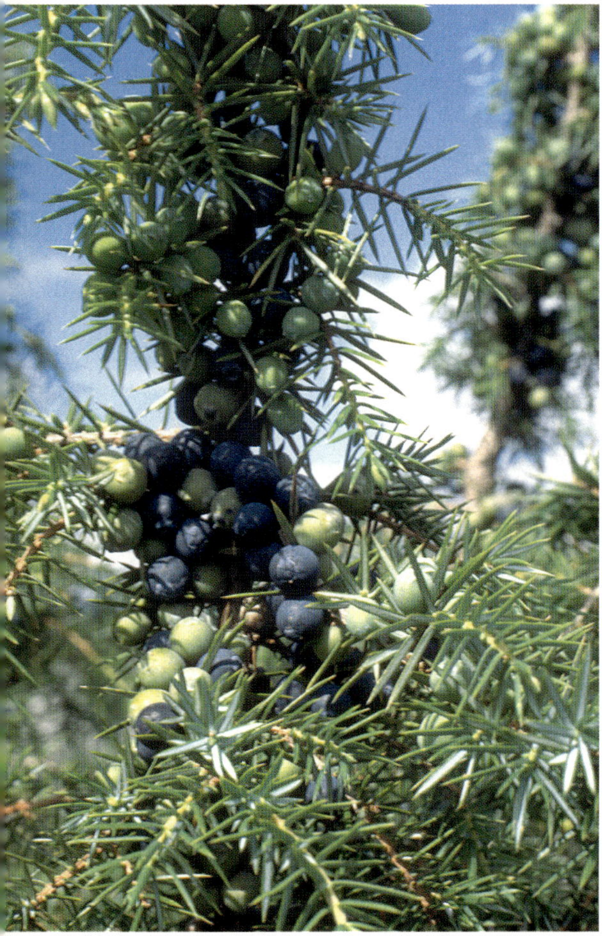

Die Pflanze

Der heimische Wacholder ist ein Zypressengewächs, das bis zu zehn Meter hoch werden kann. Er wächst an Berghängen und in Heidelandschaften. Die blauschwarzen Beerenzapfen, die drei Jahre bis zur Erntereife benötigen, werden seit langem als Gewürz und das aus ihnen gewonnene ätherische Öl als Aromastoff verwendet.

Heilende Wirkungen

Bereits im *»Papyrus Ebers«* (1650 v. Chr.) und später auch in Catos Werk *»De Re Rusticae«* fanden die im Altertum hochgeschätzten Beerenzapfen des Wacholders Erwähnung als maßgebliche Grundlage eines harntreibenden Medizinal-Weines. Auch der bekannte Pfarrer Kneipp empfahl die Einnahme von Wacholderbeeren als harn- und wassertreibendes Mittel.

Zur »Entschlackung und Reinigung der Körpersäfte« riet er, im Frühjahr und im Herbst eine Wacholderbeer-Kur durchzuführen.

Berichte über angeblich nierenschädigende Eigenschaften von Wacholderbeer-Zubereitungen konnten in letzter Zeit durch systematische Forschungen von Professor Schilcher in Berlin widerlegt werden. Bei dessen Untersuchung zahlreicher Wacholder-Handelsöle stellte sich heraus, dass in einigen Zubereitungen neben den Beeren auch Nadel- und Holzanteile mit verwendet wurden; diese enthalten in der Tat nierenreizende Stoffe.

Versuche mit schonend gewonnenem ätherischen Öl der vollreifen Wacholderbeeren ergaben dage-

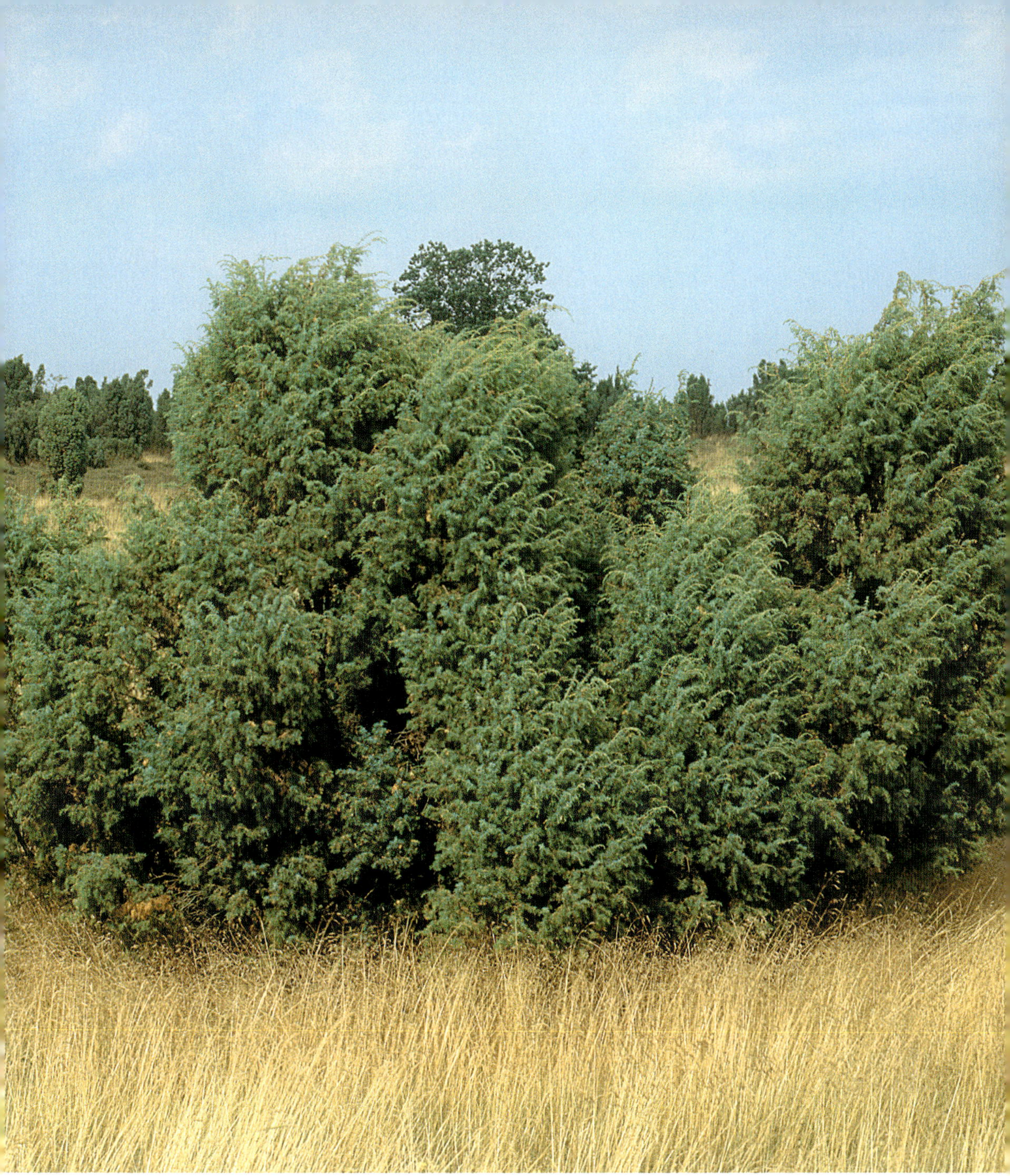

gen folgendes: Reine Beerenöle sind frei von solchen nierenreizenden Substanzen.

Entsprechende Präparate mit der erforderlichen hohen pharmazeutischen Qualität sind nebenwirkungsarm und empfehlen sich als gut wirksame harntreibende Arzneimittel. Wachholderbeeröl wird auch äußerlich bei Muskel- und Weichteilrheuma angewandt. Es fördert die Durchblutung und führt dadurch eine wohltuende Erwärmung herbei.

WEISSDORN *(Crataegus monogyna)* Rosengewächse, Rosaceae

- **Verwendeter Pflanzenteil:** Blätter und Blüten
- **Wirk- und Inhaltsstoffe:** oligomere Procyanidine, Flavonoide
- **Anwendung:** nachlassende Leistungsfähigkeit des Herzens im Alter, unterstützende Behandlung von Bluthochdruck und koronarer Herzkrankheit, leichte Formen von Herzrhythmusstörungen. Weißdorn ist das einzige ungiftige pflanzliche Arzneimittel, dem die moderne Forschung eine sichere Wirksamkeit bei Herzerkrankungen nachgewiesen hat.

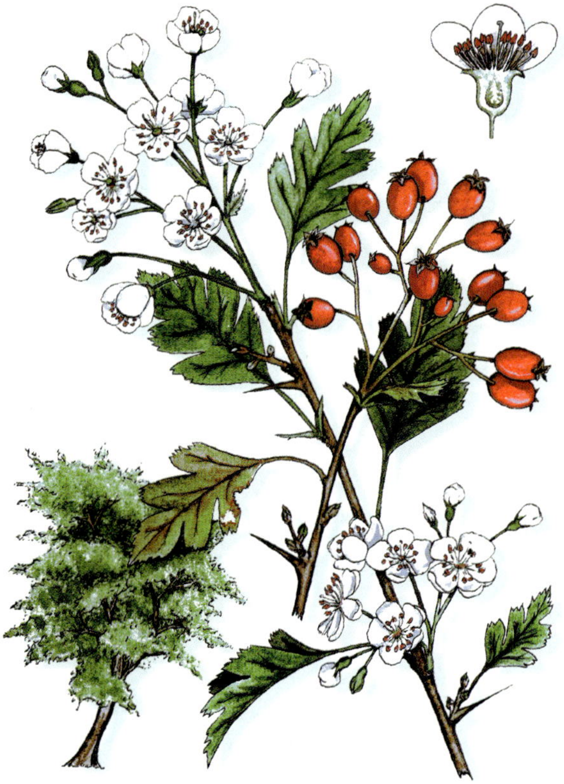

Die Pflanze

Der Weißdorn ist ein hohes Strauchgehölz der Flußauen. Anfang Mai blühen die dornenbewehrten, undurchdringliche Gebüsche bildenden Sträucher in landschaftsprägendem, überschäumendem Weiß. Kurz vor dem Aufblühen werden die Blütenrispen zusammen mit dem ersten Blatt der Zweiges geerntet. Rotblühende Varianten (Rotdorn) sind als Ziersträucher oder kleine Alleebäume beliebt.

Heilende Wirkungen

Die Wirksamkeit vieler in der Volksmedizin empfohlener herzwirksamer Heilpflanzen ist unsicher und umstritten. Weißdornblätter mit Blüten bilden hier gewiss eine Ausnahme. Unter Fachleuten gelten sie als hervorragendes Mittel zur Behandlung nachlassender Leistungsfähigkeit des Herzens, besonders im Alter. Weißdorn kann die Anwendung der nebenwirkungsreichen *Herzglykoside*, die aus Fingerhutarten gewonnen werden, unter Umständen viele Jahre hinauszögern.

Im Gegensatz zu den meisten anderen Arzneipflanzen, die heute aus kontrolliertem Anbau stammen, werden Weißdornblätter mit Blüten immer noch wild gesammelt.

Weißdorn gilt als typischer Vertreter für die Besonderheit der Pflanzenheilkunde. Im Gegensatz zu den einseitigen Wirkungen der chemisch-synthetischen Herzmittel hat der Weißdorn vielseitige Wirkungen: Neben der allgemeinen Förderung der Herzmuskelleistung wird auch die Durchblutung der Herzkranzgefäße *(Koronarien)* deutlich verbessert. Der Herzmuskel erhält so mehr Sauerstoff und Energie. Durch die regelmäßige Einnahme von Weißdorn-Präparaten und -Tee kann ein leicht erhöhter Blutdruck normalisiert werden. Darüber hinaus weisen neuere Untersuchungen darauf hin, dass Weißdorn-Zubereitungen regulierende Effekte auf den Herzrhythmus haben.

Neben der Anwendung als Teezubereitung wird Weißdorn auch häufig in Form angereicherter Extrakte als Kapseln, Tabletten oder alkoholische Lösungen vom Arzt verordnet. Bei nervösen Herzbeschwerden empfiehlt sich die Behandlung mit einer Kombination aus Weißdorn- und Baldriantinktur.

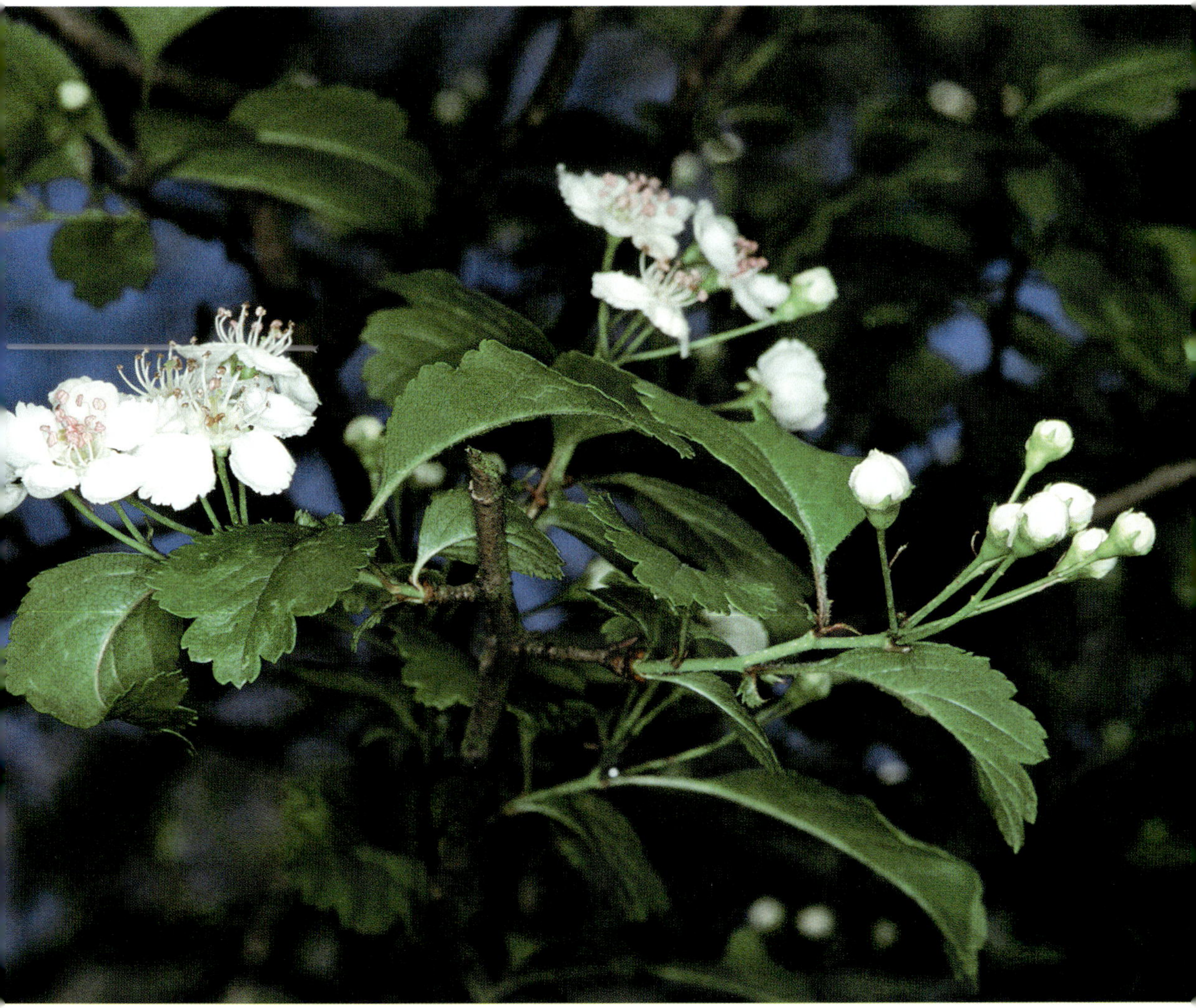

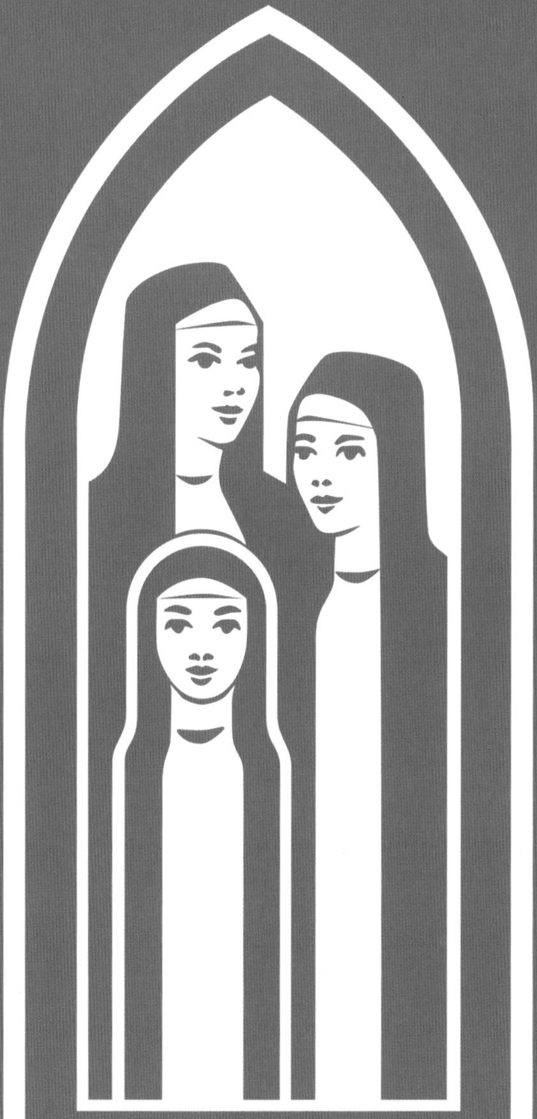

DIE VIELFALT DER ARZNEIPFLANZEN

Die Vielfalt der Arzneipflanzen

Erläuterungen zum Aufbau der Steckbriefe

Auf den folgenden Seiten werden über 200 Arzneipflanzen in Kurzbeschreibungen mit Abbildungen vorgestellt. Alle besprochenen Pflanzen sind in alphabetischer Reihenfolge aufgelistet. Nach Möglichkeit sind sie blühend abgebildet.

Die Piktogramme über den Bildern bezeichnen die gewöhnlich in der Phytotherapie genutzten, zumeist getrockneten Pflanzenteile und ihre Verwendung in Arzneitees oder anderen wässrigen Zubereitungen bzw. in modernen, zumeist höher konzentrierten Anwendungsformen wie Dragees, Kapseln, Tinkturen, Ätherisch-Öl-Destillaten usw. (so genannte Fertigarzneimittel).

In der Rubrik *Wirk- und Inhaltsstoffe* sind solche aufgeführt, von denen erwiesen ist, dass sie mit zur Wirkung beitragen, aber auch solche, von denen das im Rückschluss auf verwandte Pflanzen vermutet werden kann. Im Falle von Arzneipflanzen, bei denen die wirksamen Inhaltsstoffe unbekannt sind, werden Stoffe angegeben, die in bedeutender Menge in den entsprechenden Pflanzenteilen vorkommen bzw. die für die analytischen Vorschriften der Arzneibücher relevant sind.

In erster Linie sind medizinisch-wissenschaftlich belegte *innerliche* und *äußerliche Anwendungen* zu den einzelnen Pflanzen genannt. In den Fällen, in denen wissenschaftliche Untersuchungen fehlen, werden Indikationen aus der medizinischen Erfahrungsheilkunde aufgeführt. Auf die Wiedergabe volksheilkundlicher und homöopathischer Anwendungsbereiche wurde aus Platzgründen im Regelfall verzichtet. Die Angaben erheben daher keinen Anspruch auf Vollständigkeit.

- – Blatt
- – Kraut
- – Wurzel/Wurzelstock
- – Blüte
- – Rinde
- – Frucht/Same
- – Zwiebel
- (F) – Anwendung als Fertigarzneimittel
- (T) – Anwendung als Tee

Ackerminze (F)

Mentha arvensis (Lamiaceae)
Wirk- und Inhaltsstoffe
Ätherisches Öl (Menthol)
Innerliche Anwendung
Verdauungsstörungen
Äußerliche Anwendung
Migränekopfschmerz, Muskel- und Weichteilrheuma

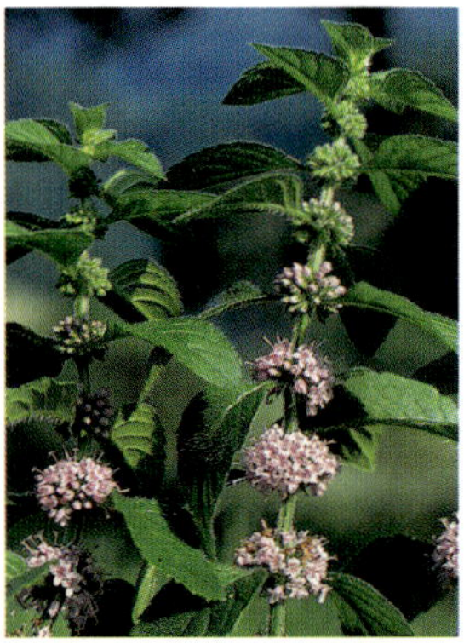

Ackerschachtelhalm (T, F)

Equisetum arvense (Equisetaceae)
Wirk- und Inhaltsstoffe
Mineralische Bestandteile (Kieselsäure), Flavonoide
Innerliche Anwendung
Zur Durchspülungstherapie bei Entzündungen der ableitenden Harnwege

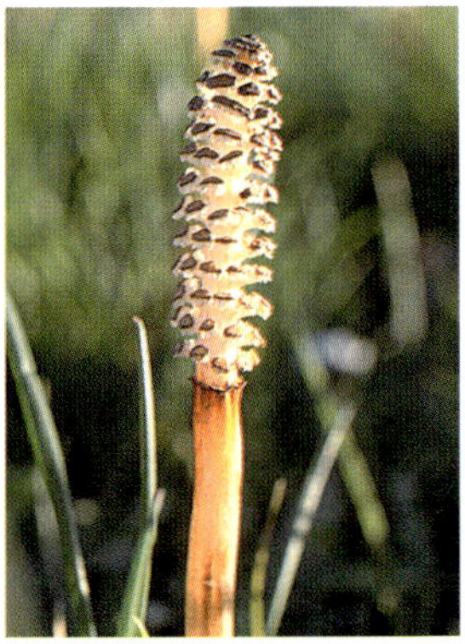

Adonisröschen

Adonis vernalis (Ranunculaceae)
Wirk- und Inhaltsstoffe
Herzwirksame Glykoside
Innerliche Anwendung
Herzinsuffizienz (frühe bis mittlere Stadien)
Hinweis: Giftig, keine Selbstmedikation!

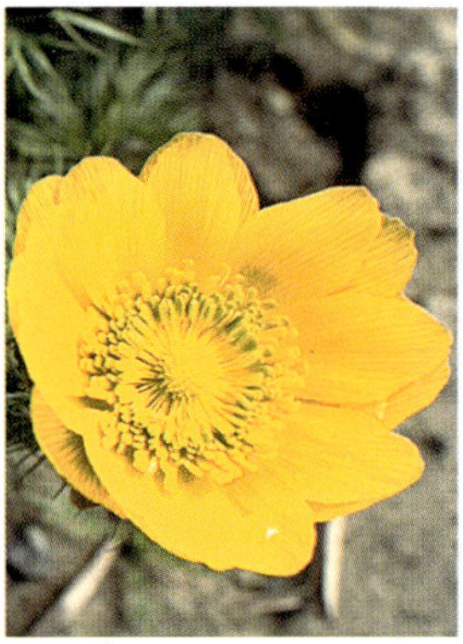

Alant (T, F)

Inula helenium (Asteraceae)
Wirk- und Inhaltsstoffe
Ätherisches Öl, Bitterstoffe, Polyacetylene, Inulin
Innerliche Anwendung
Festsitzender Husten, Bronchitis, Inulin als Zuckeraustauschstoff bei Diäten und Diabetes

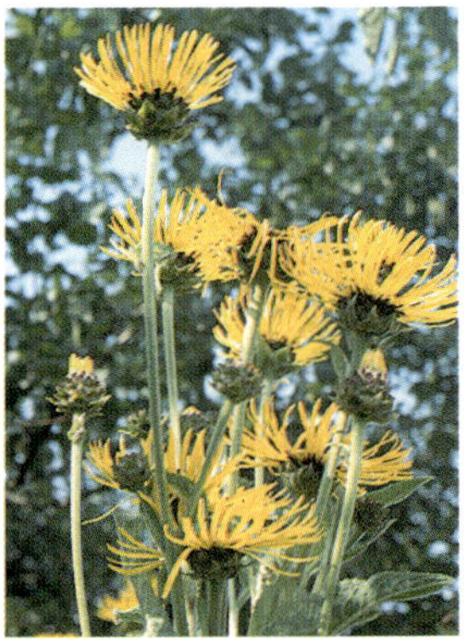

Kap Aloe (F)

Aloe ferox (Asphodelaceae)
Wirk- und Inhaltsstoffe
Anthranoide
Innerliche Anwendung
Verstopfung, Reinigung des Darms vor diagnostischen und operativen Maßnahmen

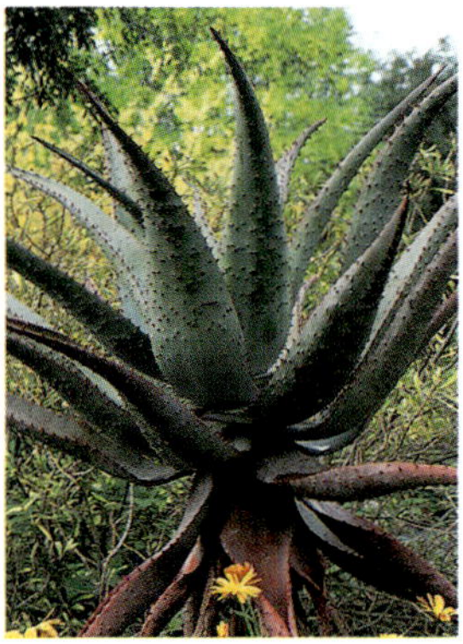

Aloe vera (F)

Aloe vera (Asphodelaceae)
Wirk- und Inhaltsstoffe
Anthranoide, Harze, bittere Glykoside
Äußerliche Anwendung
Als Kosmetikum, bei Hautunreinheiten

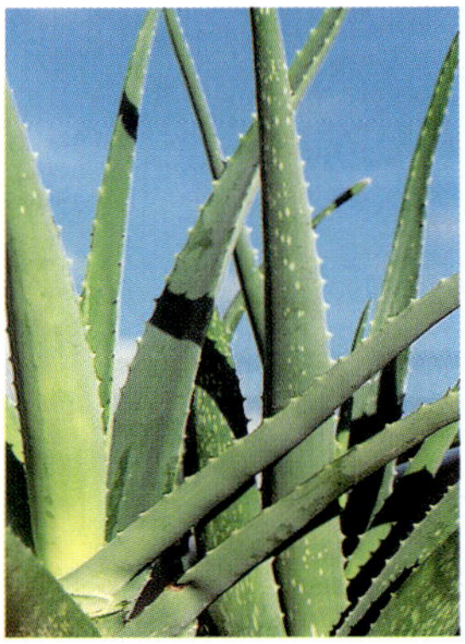

Amerikanischer Faulbaum (F, T)

Rhamnus purshianus
(Rhamnaceae)
Wirk- und Inhaltsstoffe
Anthranoide
Innerliche Anwendung
Verstopfung, Reinigung des Darms vor diagnostischen und operativen Maßnahmen

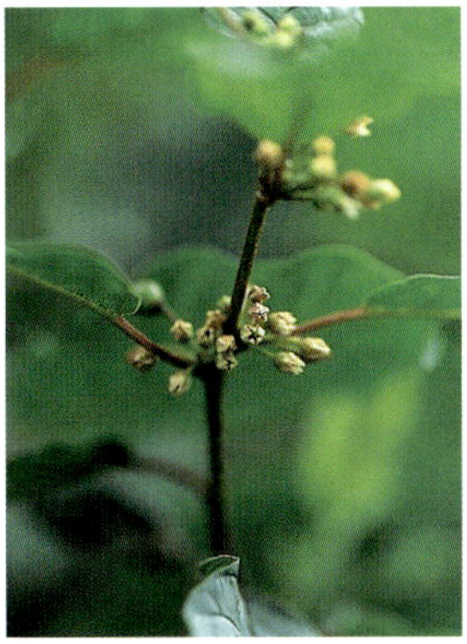

Amerikanischer Schneeballbaum (T)

Viburnum prunifolium
(Caprifoliaceae)
Wirk- und Inhaltsstoffe
Flavonoide, Triterpene, Sterole, Cumarine, Iridoide
Innerliche Anwendung
Krampfartige Schmerzen während der Monatsblutungen

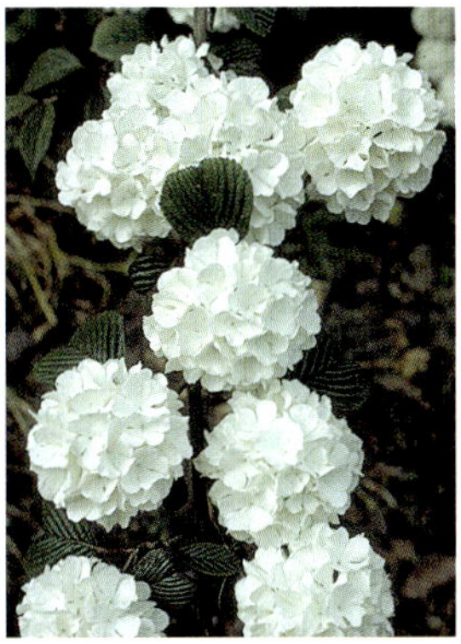

Amerikanisches Wintergrün (F)

Gaultheria procumbens
(Ericaceae)
Wirk- und Inhaltsstoffe
Ätherisches Öl, Salicylsäureester
Äußerliche Anwendung
Muskel- und Weichteilrheuma

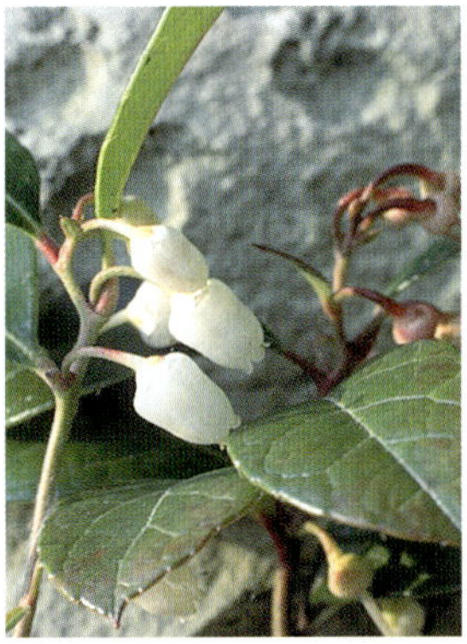

Andorn (T)

Marrubium vulgare
(Lamiaceae)
Wirk- und Inhaltsstoffe
Bitterstoffe, ätherisches Öl, Gerbstoffe
Innerliche Anwendung
Appetitlosigkeit, Verdauungsstörungen, mangelnder Gallenfluß

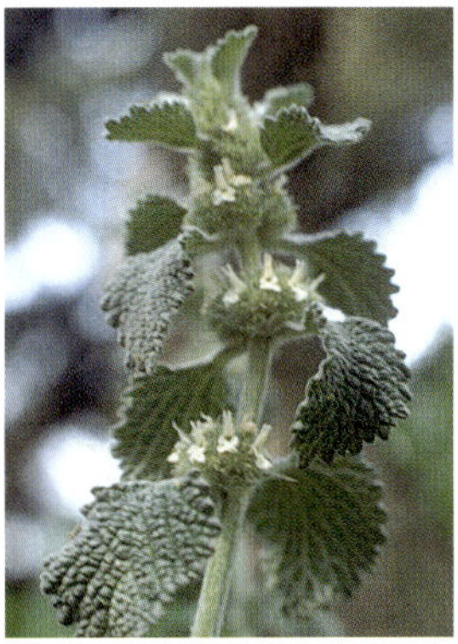

Anis (T, F)

Pimpinella anisum (Apiaceae)
Ätherisches Öl
Innerliche Anwendung
Festsitzender Husten, Bronchitis, Verdauungsstörungen
Äußerliche Anwendung
Festsitzender Husten, Bronchitis (Inhalationen)

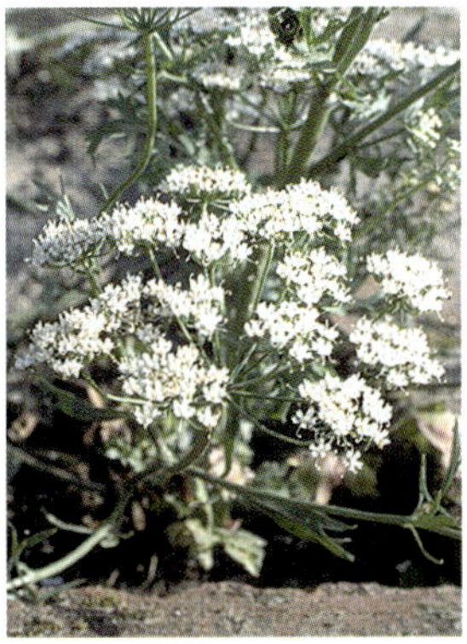

Apothekerrose (T, F)

Rosa gallica (Rosaceae)
Wirk- und Inhaltsstoffe
Gerbstoffe, ätherisches Öl, Anthocyane, Flavonoide
Innerliche Anwendung
Durchfall (aufgrund des Gerbstoffgehaltes)
Äußerliche Anwendung
Zur Parfümierung von medizinischen Salben (aus den Kronblättern destilliertes ätherisches Öl)

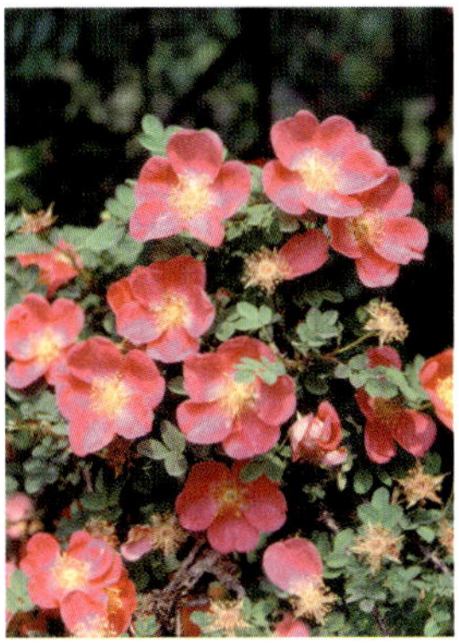

Artischocke (F)

Cynara scolymus (Asteraceae)
Wirk- und Inhaltsstoffe
Coffeoylchinasäuren (Cynarin), Flavonoide, Bitterstoffe
Innerliche Anwendung
Gallenbeschwerden, erhöhte Blutfettwerte, Verdauungsstörungen, erhöhte Belastung der Leber

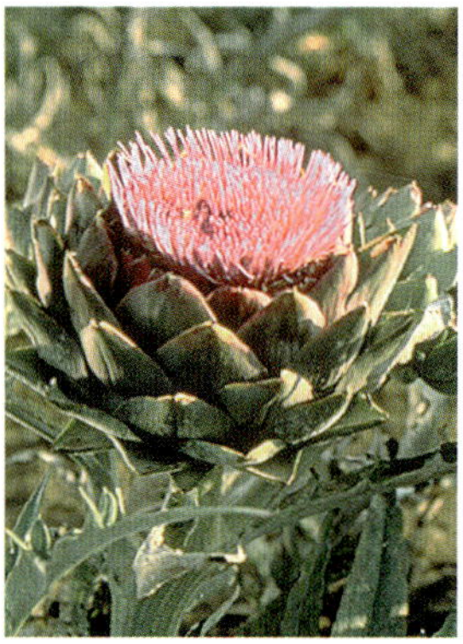

Augentrost (T, F)

Euphrasia rostkoviana (Scrophulariaceae)
Wirk- und Inhaltsstoffe
Iridoide, Lignane, Flavonoide, Gerbstoffe
Äußerliche Anwendung
Bindehautentzündung, Augenschleimfluss
Hinweis: Nur sterile Zubereitungen aus der Apotheke verwenden

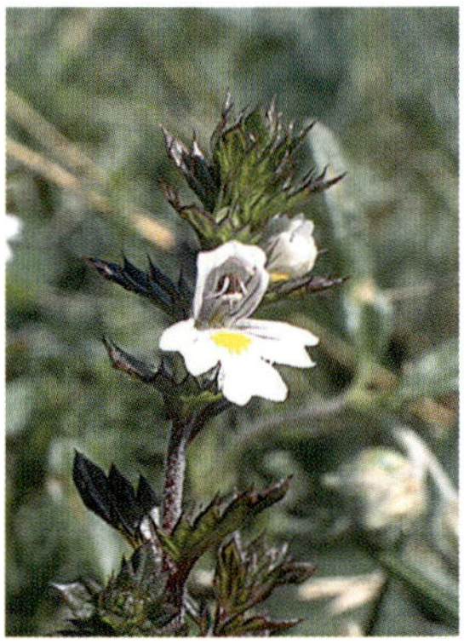

Baldrian (F, T)

Valeriana officinalis (Valerianaceae)
Wirk- und Inhaltsstoffe
Ätherisches Öl, Valepotriate, Lignane
Innerliche Anwendung
Unruhe, Spannungszustände, Einschlafstörungen, Konzentrationsstörungen
Äußerliche Anwendung
Unruhe, Spannungszustände, Einschlafstörungen, Konzentrationsstörungen (Bäder)

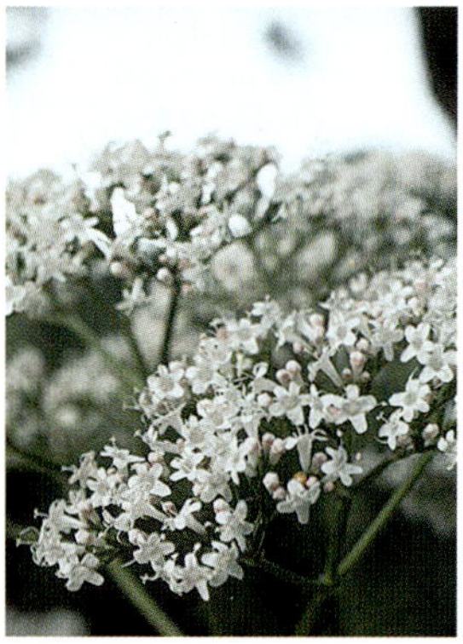

Bärentraube (T, F)

Arctostaphylos uva-ursi (Ericaceae)
Wirk- und Inhaltsstoffe
Phenolglykoside (Arbutin), Gerbstoffe
Innerliche Anwendung
Entzündungen der ableitenden Harnwege
Hinweis: Hohe Dosierung erforderlich: 10 g getrocknete Blätter pro Tag. Tritt nach zwei Tagen keine Besserung ein, ist ein Arzt aufzusuchen!

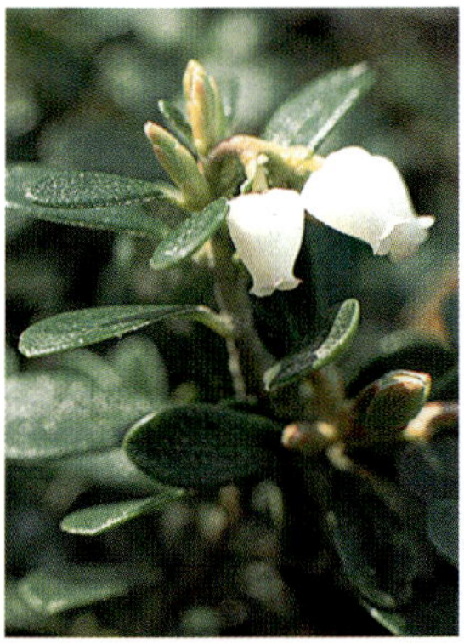

Bärlauch (F, T)

Allium ursinum (Alliaceae)
Wirk- und Inhaltsstoffe
organische Schwefelverbindungen, Lauchöle
Innerliche Anwendung
erhöhte Blutfettwerte, zur Vorbeugung altersbedingter Gefäßerkrankungen

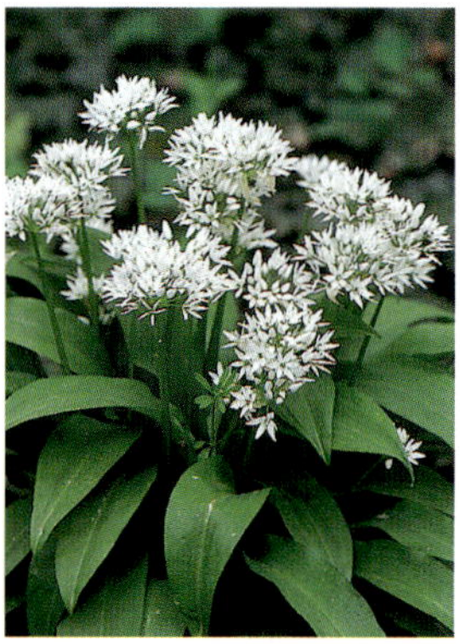

Basilikum r (T)

Ocimum Basilikum (Lamiaceae)
Inhaltsstoffe
Ätherisches Öl, Bitterstoffe
Innerliche Anwendung
Appetitlosigkeit, Verdauungsstörungen

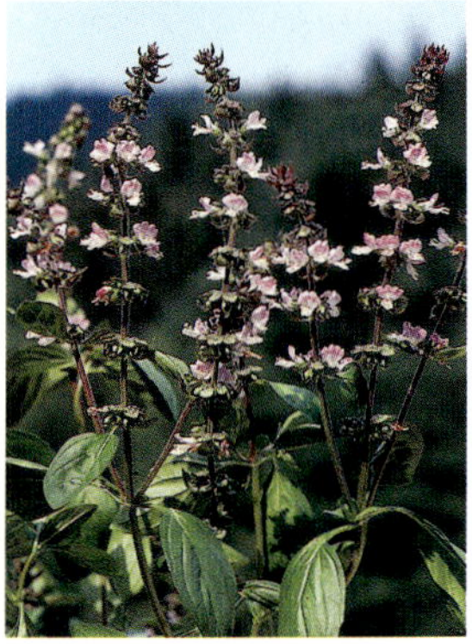

Beifuß (T)

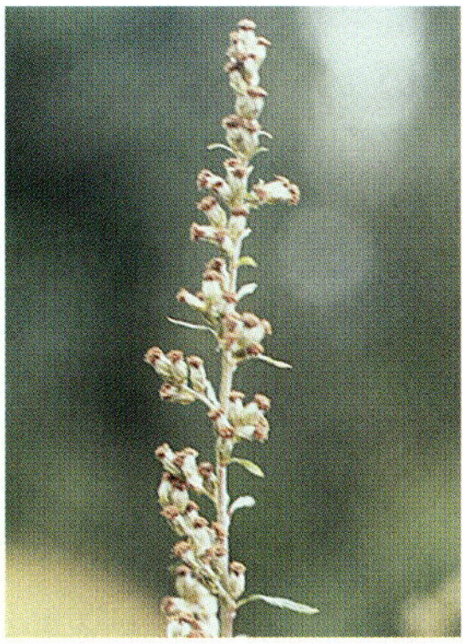

Artemisia vulgare (Asteraceae)

Inhaltsstoffe
Ätherisches Öl, Bitterstoffe

Innerliche Anwendung
Appetitlosigkeit, Verdauungsstörungen, früher als Wurmmittel und in der Frauenheilkunde

Beinwell (T, F)

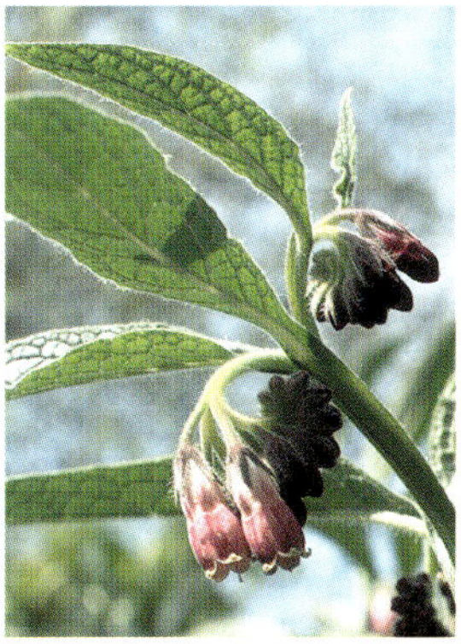

Symphytum officinale (Boraginaceae)

Wirk- und Inhaltsstoffe
Allantoin, Gerbstoffe, Schleimstoffe, Pyrrolizidinalkaloide (giftig!)

Äußerliche Anwendung
Stumpfe Verletzungen (z.B. Sportverletzungen) wie Verstauchungen, Prellungen, Knochenbrüche

Hinweis: Keine innerliche Anwendung!

Berberitze (T, F)

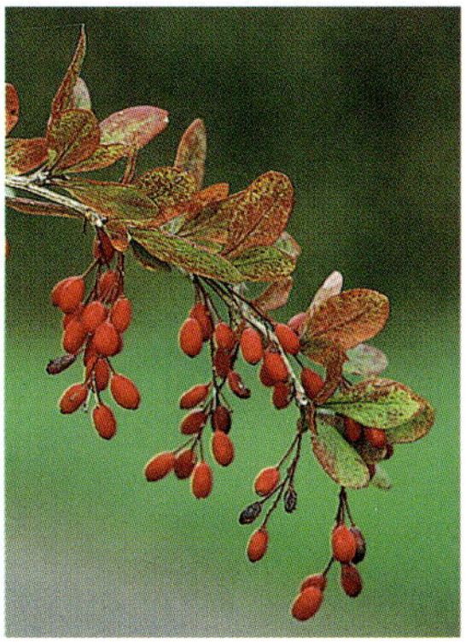

Berberis vulgaris (Berberidaceae)

Inhaltsstoffe
Alkaloide (Berberin)

Äußerliche Anwendung
Augenentzündungen, Seborrhoische Hauterkrankungen (Schuppenflechte)

Innerliche Anwendung
Krampfartige Gallenbeschwerden

Hinweis: Die Wirkungen gelten als nicht ausreichend belegt.

Bergwohlverleih (F)

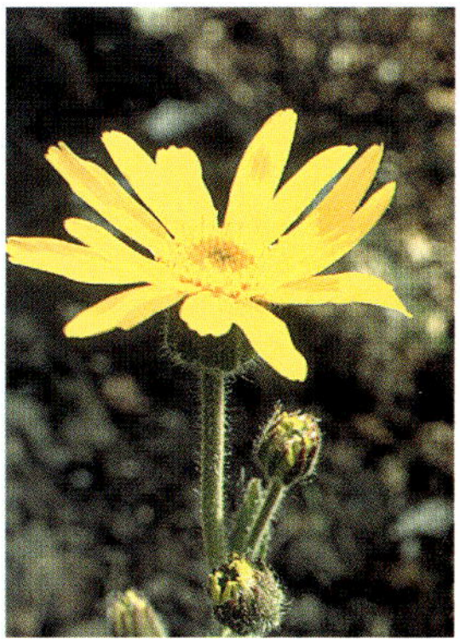

Arnica montana (Asteraceae)

Wirk- und Inhaltsstoffe
Sesquiterpenlactone, ätherisches Öl, Flavonoide

Äußerliche Anwendung
Quetschungen, Prellungen, Verstauchungen, Venenerkrankungen, Muskel- und Gelenkbeschwerden

Hinweis: In manchen Fällen treten Kontaktallergien auf! Keine innerliche Anwendung!

Besenginster (F)

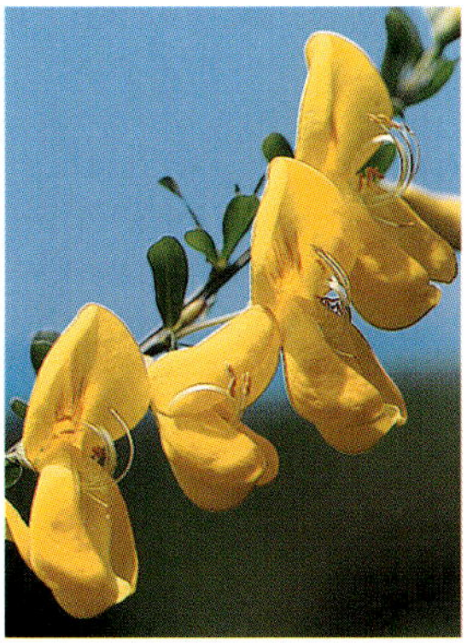

Cytisus scoparius (Fabaceae)

Wirk- und Inhaltsstoffe
Chinolizidin-Alkaloide

Innerliche Anwendung
funktionelle Herzbeschwerden, Kreislaufregulationsstörungen, zu niedriger Blutdruck

Hinweis: Für die Selbstmedikation nur bedingt geeignet! Nicht während der Schwangerschaft anwenden!

Große/Kleine Bibernelle (T, F)

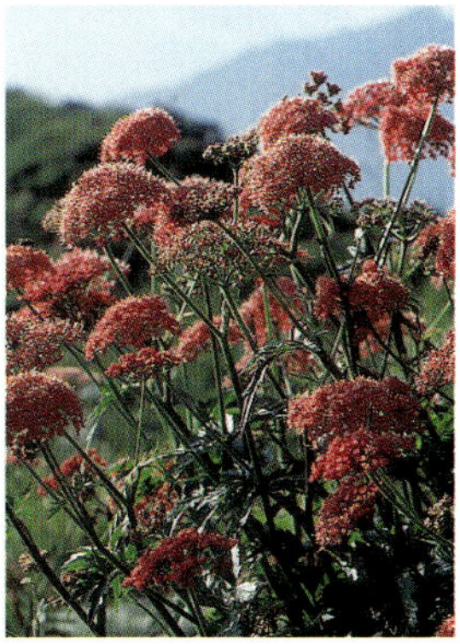

Pimpinella major/Pimpinella saxifraga (Apiaceae)

Wirk- und Inhaltsstoffe
Ätherisches Öl, Cumarine, Polyacetylene, Gerbstoffe

Innerliche Anwendung
Festsitzender Husten, Bronchitis, Verdauungsstörungen

Bilsenkraut (F) Sehr giftig!

Hyoscyamus niger
(Solanaceae)

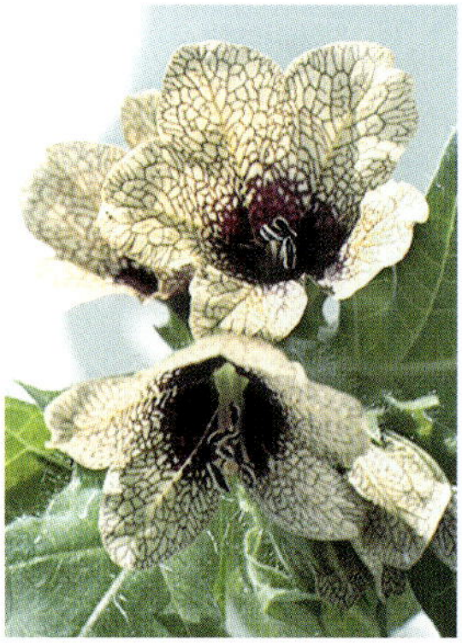

Wirk- und Inhaltsstoffe
Alkaloide (Atropin, Scopolamin)

Innerliche Anwendung
Isoliertes und chem. verändertes Scopolamin bei krampfartigen Beschwerden der Gebärmutter, des Magen-Darm-Traktes und der Bronchien

Hinweis: Sehr giftig, keine Selbstmedikation!

Moorbirke/Hängebirke (T ,F)

Betula pubescens/
Betula pendula (Betulaceae)

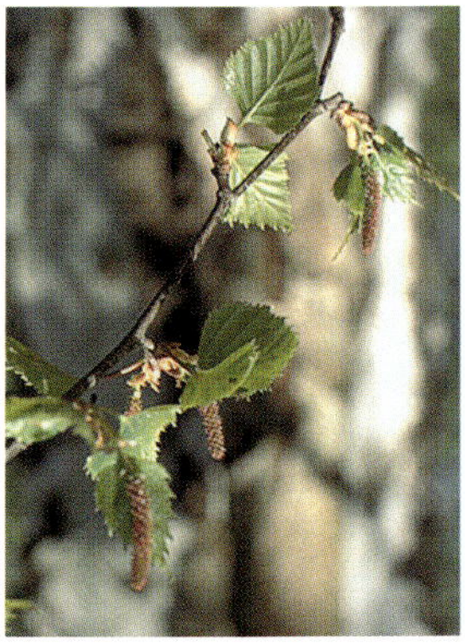

Wirk- und Inhaltsstoffe
Flavonoide, ätherisches Öl, Vitamin C

Innerliche Anwendung
Zur Durchspülungstherapie bei Entzündungen der ableitenden Harnwege und Harngrieß

Bittere Schleifenblume (T, F)

Iberis amara (Brassicaceae)

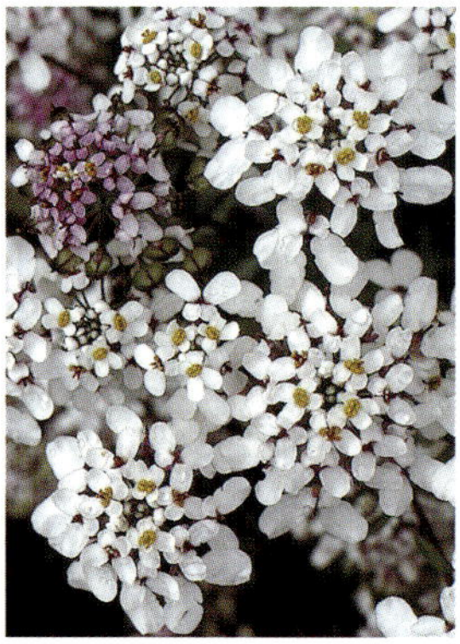

Wirk- und Inhaltsstoffe
Senfölglycoside, Bitterstoffe, Cucurbitacine

Innerliche Anwendung
Appetitlosigkeit, Gallenbeschwerden, Verdauungsstörungen

Bitterklee (T, F)

Menyanthes trifoliata
(Menyanthaceae)

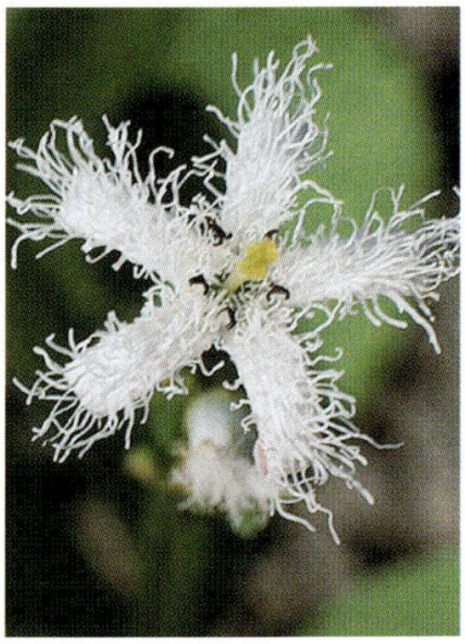

Wirk- und Inhaltsstoffe
Bitterstoffe, Triterpene

Innerliche Anwendung
Appetitlosigkeit, Verdauungsstörungen

Bittersüßer Nachtschatten (Stängel) (F)

Solanum ducamara
(Solanaceae)

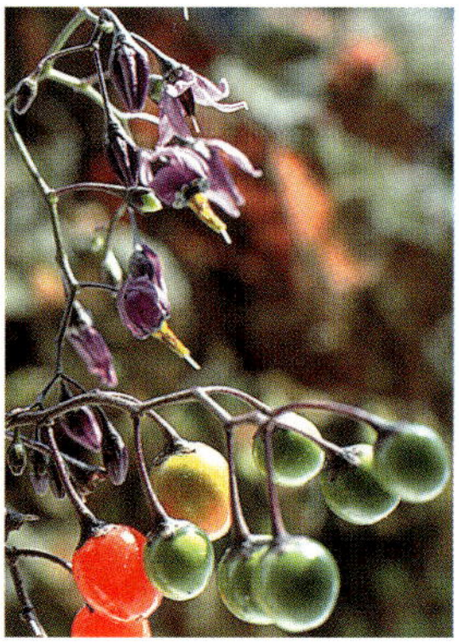

Wirk- und Inhaltsstoffe
Steroidalkaloide

Innerliche Anwendung
Chronisches Ekzem, andere allergische Hautreaktionen

Äußerliche Anwendung
Chronisches Ekzem, andere allergische Hautreaktionen

Hinweis: Giftig! Von der Anwendung eigener Zubereitungen ist abzuraten

Blauer Eisenhut , (F) Sehr giftig!

Aconitum napellus
(Ranunculaceae)

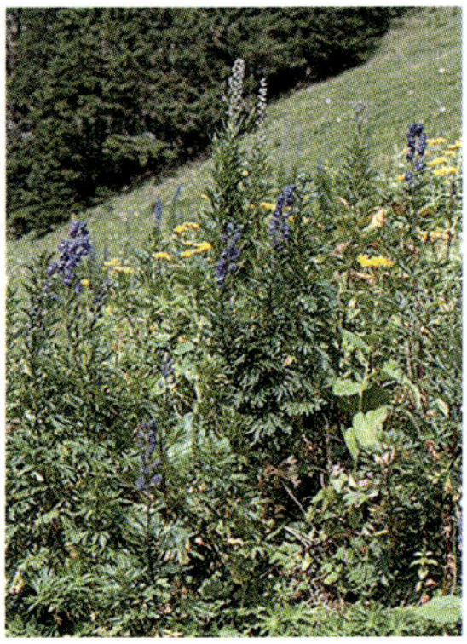

Wirk- und Inhaltsstoffe
Pseudoalkaloide mit Sesquiterpenstruktur (Aconitin)

Innerliche Anwendung
Homöopathische Dilutionen bei Erkältung und Infektionen

Äußerliche Anwendung
Bei Nervenschmerzen

Hinweis: Aconitum ist giftig. Anwendung nur hochverdünnt in der Homöopathie

Blutwurz (T,F)

Potentilla erecta (Rosaceae)
Wirk- und Inhaltsstoffe
Gerbstoffe
Innerliche Anwendung
Durchfall
Äußerliche Anwendung
Entzündungen im Mund- und Rachenraum, schlecht heilende Wunden, Hämorrhoiden

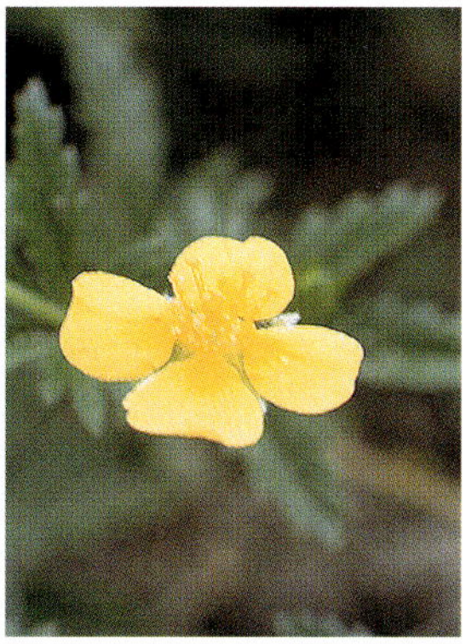

Bockshornklee

Trigonella foenum-graecum (Fabaceae)
Wirk- und Inhaltsstoffe
Quellstoffe, Proteine, fettes Öl, Saponine
Äußerliche Anwendung
Hautverhärtungen, entzündliche Hauterkrankungen, Furunkeln

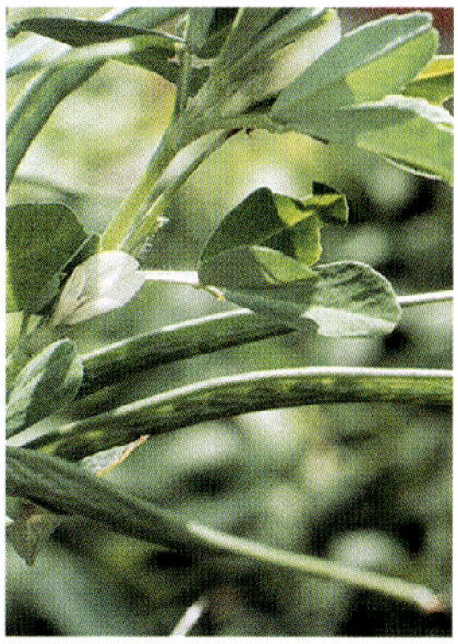

Bohnenkraut , (T)

Satureja montana (Lamiaceae)
Inhaltsstoffe
Ätherisches Öl, Gerbstoffe, Schleimstoffe, Harze
Innerliche Anwendung
Appetitlosigkeit, Verdauungsstörungen, festsitzender Husten, Bronchitis

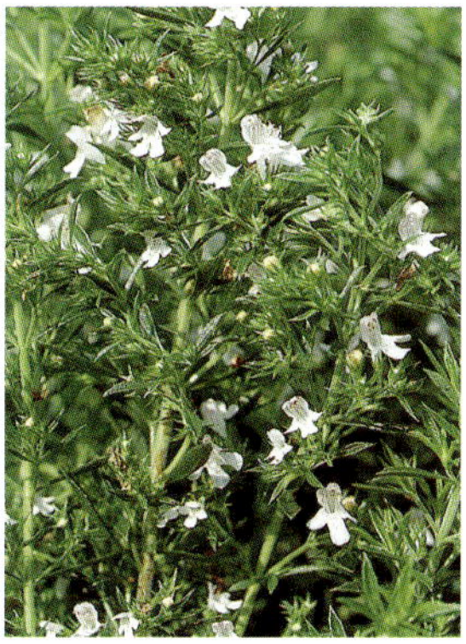

Boldo (T, F)

Peumus boldus (Monimiaceae)
Wirk- und Inhaltsstoffe
Alkaloide (Boldin), ätherisches Öl
Innerliche Anwendung
Mangelnder Gallenfluss, Verdauungsstörungen, zur Durchspülungstherapie bei Entzündungen der ableitenden Harnwege

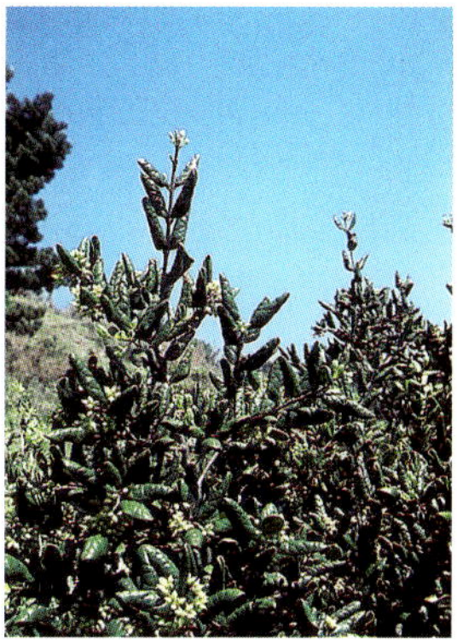

Borretsch (F)

Borago officinalis (Boraginaceae)
Wirk- und Inhaltsstoffe
Fettsäuren (γ-Linolensäuren)
Innerliche Anwendung
Das fette Öl bei chronischem Exem (Neurodermitis)

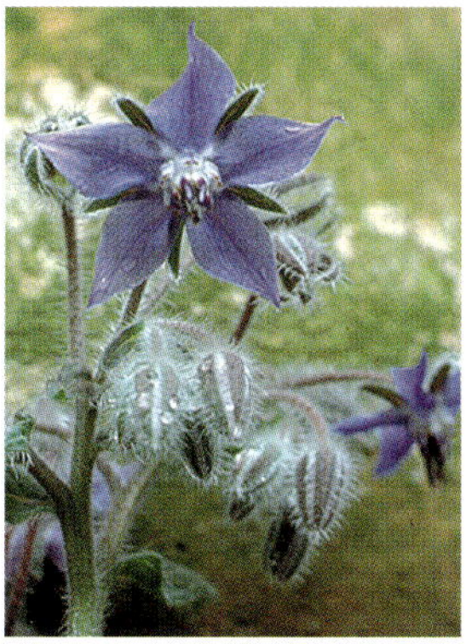

Große/Kleine Brennnessel , (T, F)

Urtica dioica/*Urtica urens* (Urticaceae)
Wirk- und Inhaltsstoffe
Flavonoide, Histamin (Kraut), Lectine, Polysaccaride (Wurzel)
Innerliche Anwendung
Zur Durchspülungstherapie bei Entzündungen der ableitenden Harnwege, rheumatische Erkrankungen (Kraut), gutartige Vergrößerung der Prostata (Wurzel)

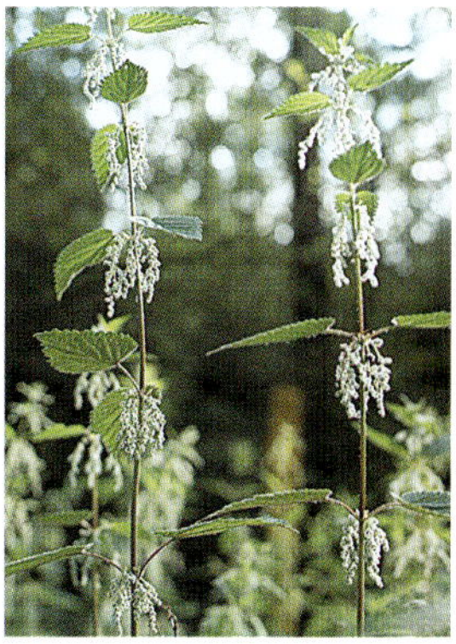

Brombeere (T)

Rubus fruticosus (Rosaceae)

Wirk- und Inhaltsstoffe
Gerbstoffe, Flavonoide

Innerliche Anwendung
unterstützend bei Durchfall

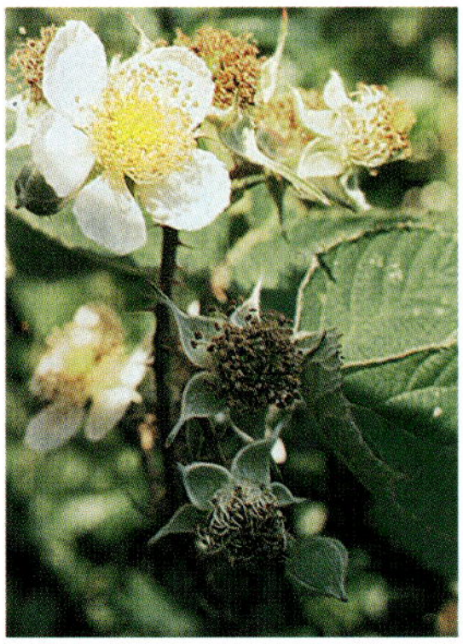

Brunnenkresse (F)

Nasturtium officinale (Brassicaceae)

Wirk- und Inhaltsstoffe
Senfölglykoside, Nitrile, Vitamin C

Innerliche Anwendung
Gallenbeschwerden, festsitzender Husten (frisches Kraut, Presssäfte)

Äußerliche Anwendung
Muskel- und Weichteilrheuma, entzündliche Hauterkrankungen

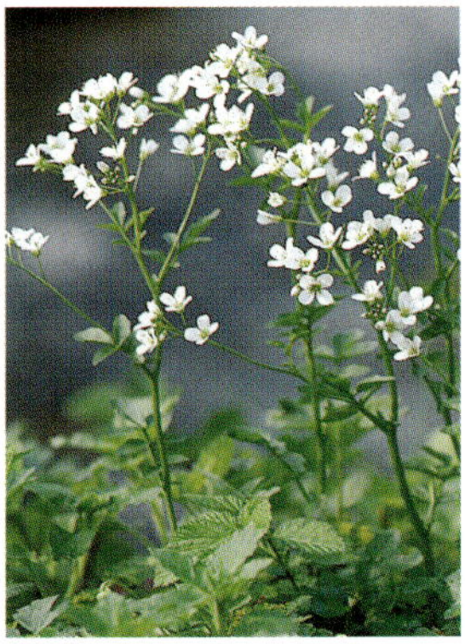

Buchweizen (F, T)

Fagopyrum esculentum (Polygonaceae)

Wirk- und Inhaltsstoffe
Flavonoide

Innerliche Anwendung
Venenleiden

Äußerliche Anwendung
Venenleiden

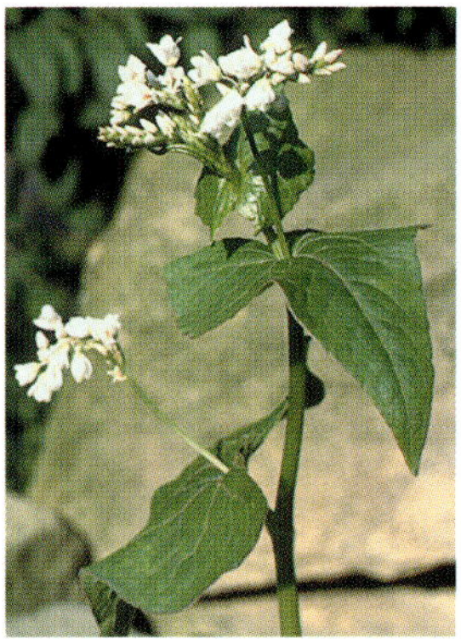

Cayennepfeffer (F)

Capsicum frutescens (Solanaceae)

Wirk- und Inhaltsstoffe
Scharfstoffe (Capsaicin)

Äußerliche Anwendung
Muskel- und Weichteilrheuma, Hexenschuss (Pflaster), Nervenschmerzen

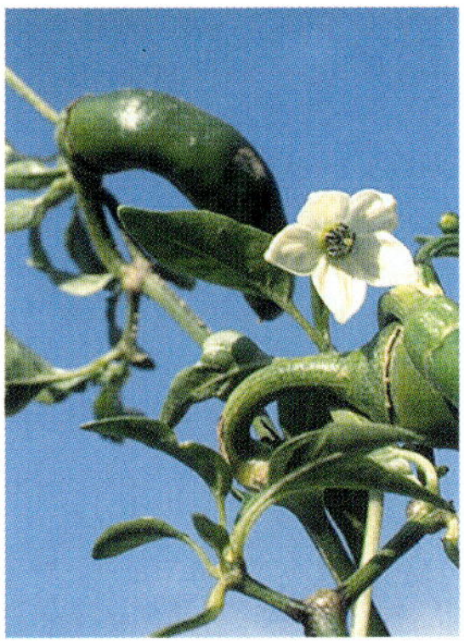

Dornige Hauhechel (T, F)

Ononis spinosa (Fabaceae)

Wirk- und Inhaltsstoffe
Flavonoide, ätherisches Öl

Innerliche Anwendung
Zur Durchspülungstherapie bei Entzündungen der ableitenden Harnwege und Harngries

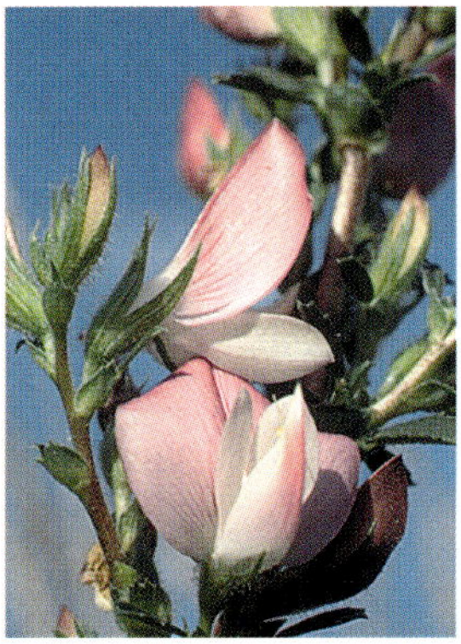

Dreifarbiges Stiefmütterchen (T, F)

Viola tricolor (Violaceae)

Wirk- und Inhaltsstoffe
Salicylsäureester, Flavonoide

Äußerliche Anwendung
Hautunreinheiten, seborrhoische Hauterkrankungen, Milchschorf

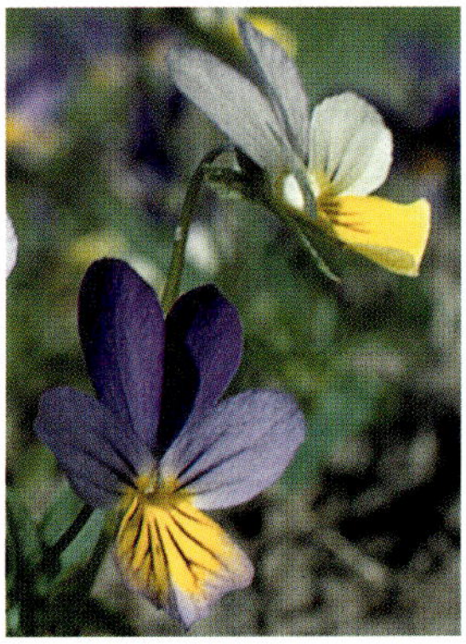

Dreilappiger Salbei

Salvia triloba (Lamiaceae)

Wirk- und Inhaltsstoffe
Ätherisches Öl, Phenolcarbonsäuren, Flavonoide

Innerliche Anwendung
Verdauungsstörungen

Äußerliche Anwendung
Entzündungen im Mund- und Rachenraum, Fußschweiß (Bäder)

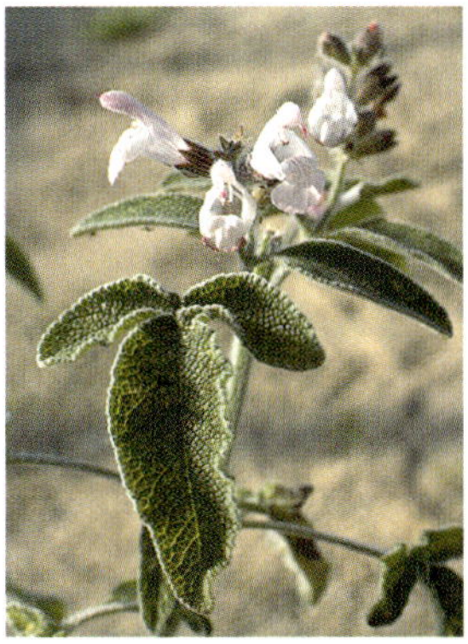

Efeu (T, F)

Hedera helix (Araliaceae)

Wirk- und Inhaltsstoffe
Saponine, Flavonoide, Phenolcarbonsäuren

Innerliche Anwendung
Festsitzender Husten, Bronchitis, Krampfhusten (besonders bei Kindern)

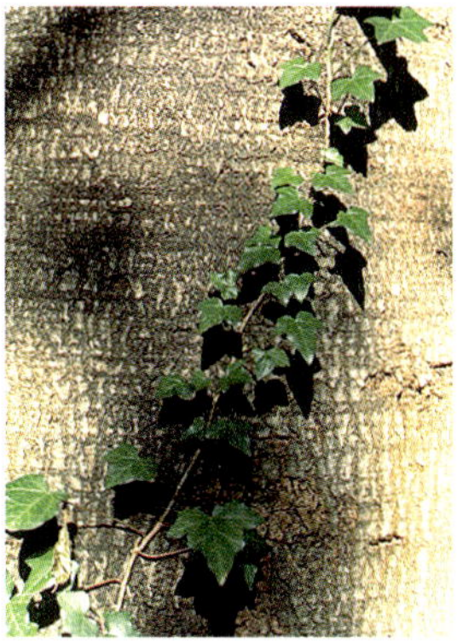

Eibe Sehr giftig! (F)

Taxus baccata (Taxaceae)

Wirk- und Inhaltsstoffe
Pseudoalkaloide (Taxin), Ephedrin, cyanogene Glykoside

Wirkungen oder Anwendungen bei Krebserkrankungen
Aus dem isolierten Taxin wird chemisch-sythetisch das Cytostatikum Paclitaxel hergestellt.

Hinweis: Alle Teile der Eibe sind extrem giftig! Nur rezeptpflichtige Arzneimittel

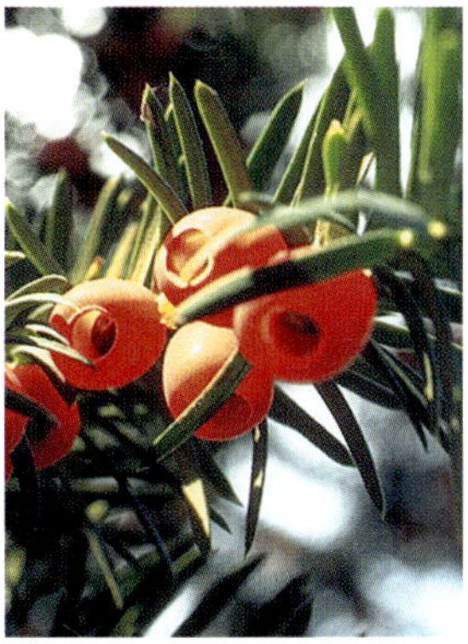

Eibisch (T, F)

Althaea officinalis (Malvaceae)

Wirk- und Inhaltsstoffe
Schleimstoffe

Innerliche Anwendung
entzündliche Magen-Darm-Erkrankungen, trockener Reizhusten

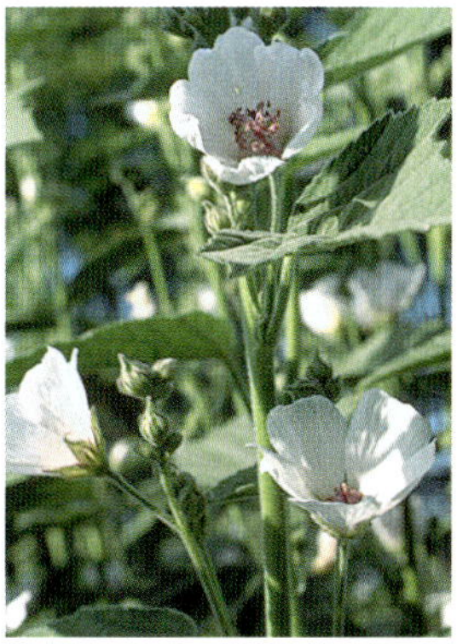

Eisenkraut (T)

Verbena officinalis (Verbenaceae)

Wirk- und Inhaltsstoffe
Iridoide, Gerbstoffe, Schleimstoffe

Innerliche Anwendung
Traditionell bei Magen-Darm-Beschwerden, Appetitlosigkeit, Husten und Bronchitis

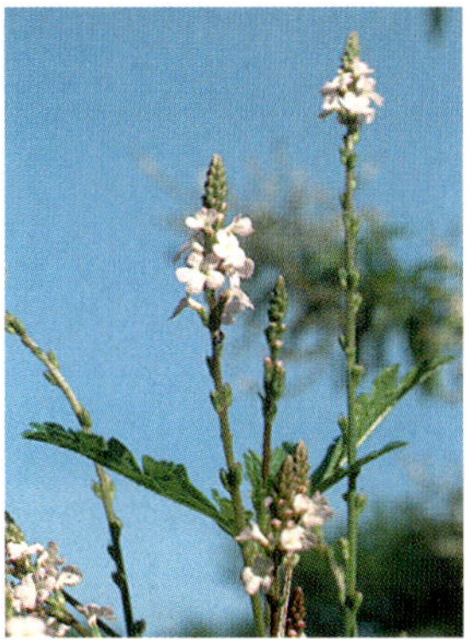

Erdrauch (T, F)

Fumaria officinalis (Fumariaceae)

Wirk- und Inhaltsstoffe
Alkaloide, Schleimstoffe, Cholin

Innerliche Anwendung
Krampfartige Gallenbeschwerden, krankhaft gesteigerter Gallenfluß

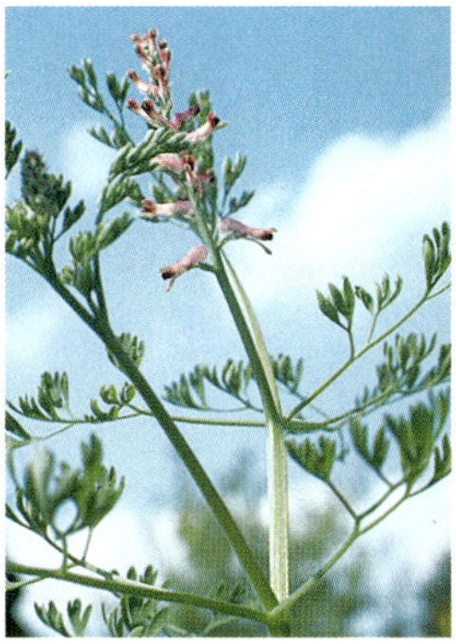

Erzengelwurz (T, F)

Angelica archangelica (Apiaceae)

Wirk- und Inhaltsstoffe
Ätherisches Öl, Bitterstoffe

Innerliche Anwendung
Appetitlosigkeit, Verdauungsstörungen

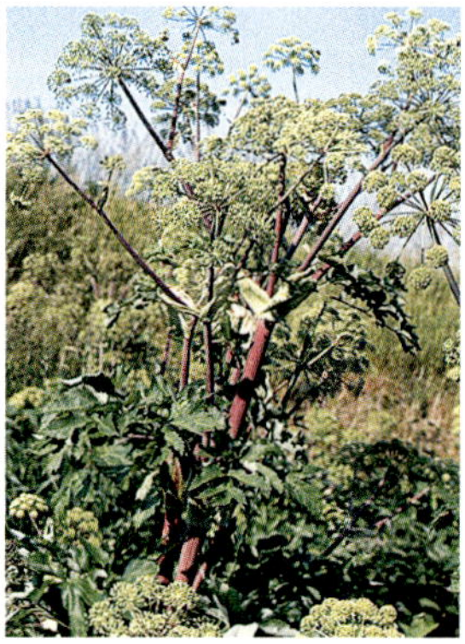

Eukalyptus (T, F)

Eucalyptus globulus (Myrtaceae)

Wirk- und Inhaltsstoffe
Ätherisches Öl, Gerbstoffe, Triterpene

Innerliche Anwendung
Festsitzender Husten, Bronchitis

Äußerliche Anwendung
Festsitzender Husten, Bronchitis (Inhalationen), Muskel- und Weichteilrheuma

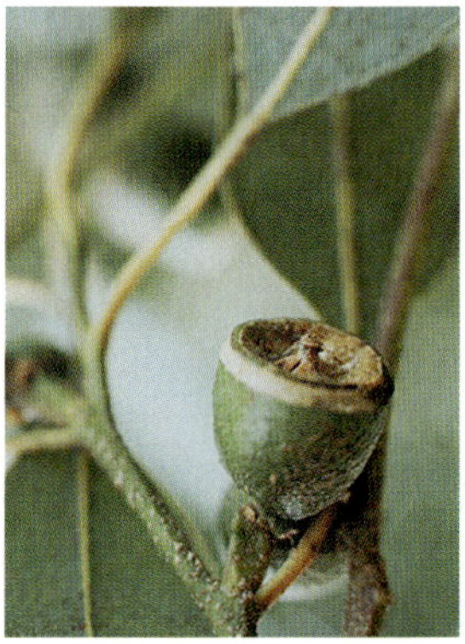

Färberginster (F)

Genista tinctoria (Fabaceae)

Wirk- und Inhaltsstoffe
Flavonoide, Alkaloide

Innerliche Anwendung
Zur Durchspülungstherapie bei Entzündungen der ableitenden Harnwege und Harngrieß

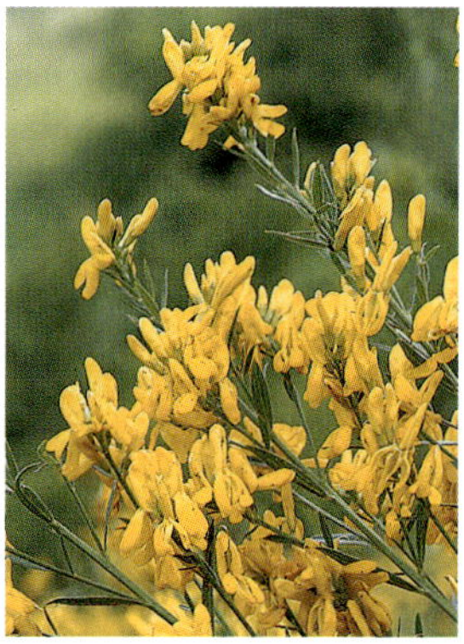

Färberkrapp (F)

Rubia tinctorum (Rubiaceae)

Wirk- und Inhaltsstoffe
Alizarin

Innerliche Anwendung
Bei Blasensteinen

Hinweis: Alizarin in der Färberkrappwurzel führt zum Auflösen von Blasensteinen. Der Stoff hat aber krebserzeugendes Potential. Alle Mittel, die Krappwurzel enthielten sind daher heute außer Handel

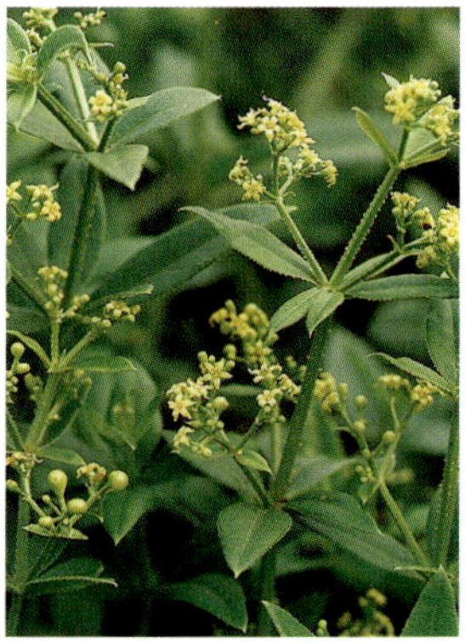

Faulbaum (F, T)

Frangula alnus (Rhamnaceae)

Wirk- und Inhaltsstoffe
Anthranoide

Innerliche Anwendung
Verstopfung, Reinigung des Darms vor diagnostischen und operativen Maßnahmen

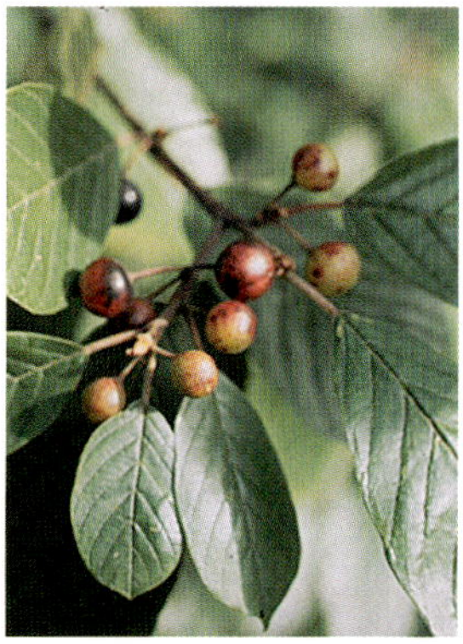

Fenchel (T, F)

Foeniculum vulgare (Apiaceae)

Wirk- und Inhaltsstoffe
Ätherisches Öl

Innerliche Anwendung
Festsitzender Husten, Bronchitis, Verdauungsstörungen, Stillzeit (Förderung der Milchbildung)

Äußerliche Anwendung
Festsitzender Husten, Bronchitis (Inhalationen)

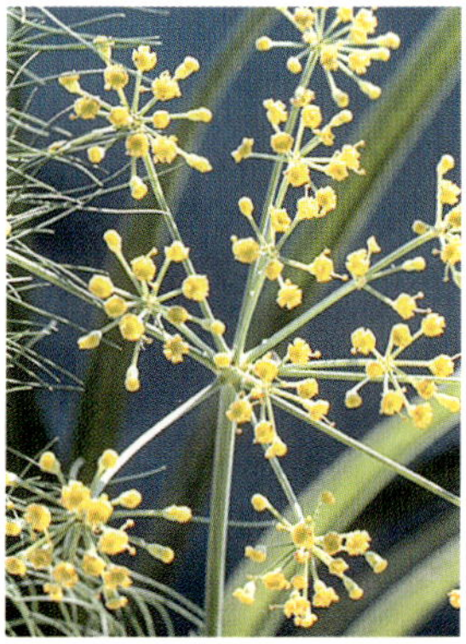

Fichte (F)

Picea abies (Pinaceae)

Wirk- und Inhaltsstoffe

Ätherisches Öl

Äußerliche Anwendung

Zur Inhalation bei Erkältungskrankheiten, Muskel- und Weichteilrheuma

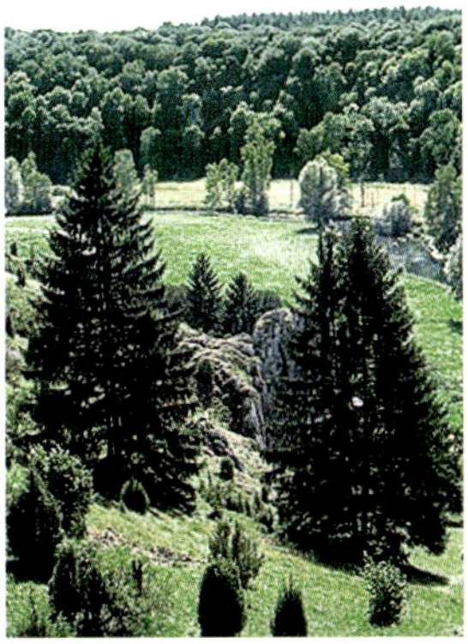

Ind. Flohsamen/Strauchwegerich (F)

Plantago ovata/Plantago afra (Plantaginaceae)

Wirk- und Inhaltsstoffe

Quellstoffe, fettes Öl

Innerliche Anwendung

Verstopfung, zur Stuhlerweichung bei Hämorrhoiden und in der Schwangerschaft

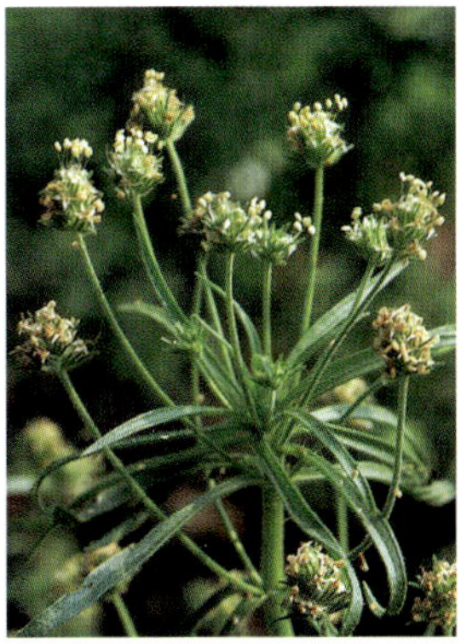

Frauenmantel (T)

Alchemilla vulgaris (Rosaceae)

Wirk- und Inhaltsstoffe

Gerbstoffe, Flavonoide

Innerliche Anwendung

Durchfall

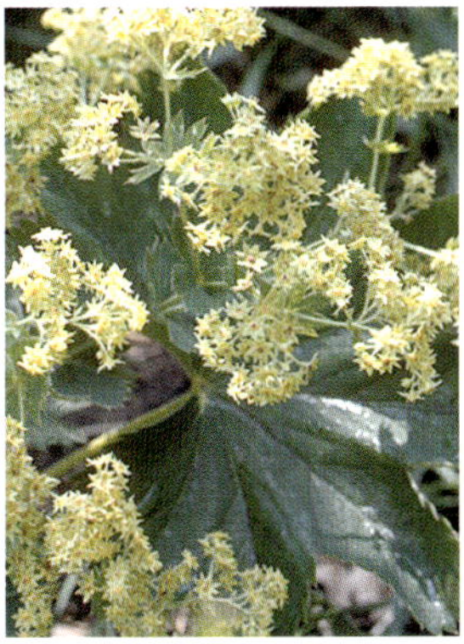

Gänsefingerkraut (T, F)

Potentilla anserina (Rosaceae)

Wirk- und Inhaltsstoffe

Gerbstoffe, Flavonoide, Phenolcarbonsäuren

Innerliche Anwendung

Schmerzhafte Monatsblutungen, Durchfall

Äußerliche Anwendung

Entzündungen im Mund- und Rachenraum, Hämorrhoiden

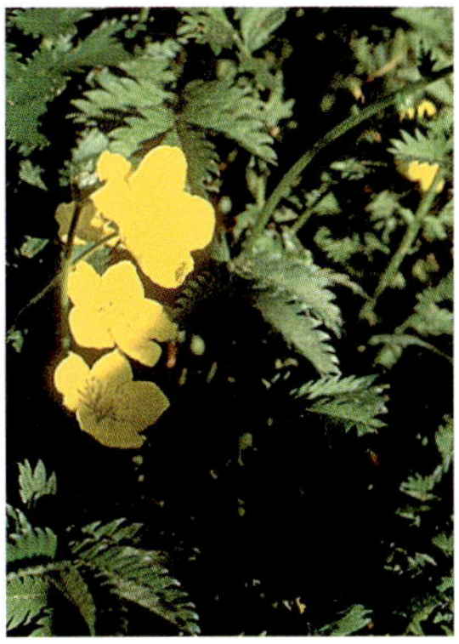

Gartenbohne (T)

Phaseolus vulgaris (Fabaceae)

Wirk- und Inhaltsstoffe

Aminosäuren (Arginin), Kieselsäure, Chromsalze

Innerliche Anwendung

Zur Durchspülungstherapie bei Entzündungen der ableitenden Harnwege

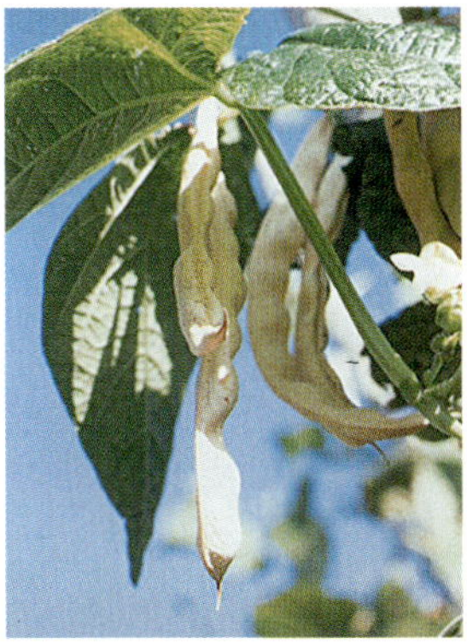

Gelber Enzian (F, T)

Gentiana lutea (Gentianaceae)

Wirk- und Inhaltsstoffe

Bitterstoffe

Innerliche Anwendung

Appetitlosigkeit, Verdauungsstörungen, Reizdarm

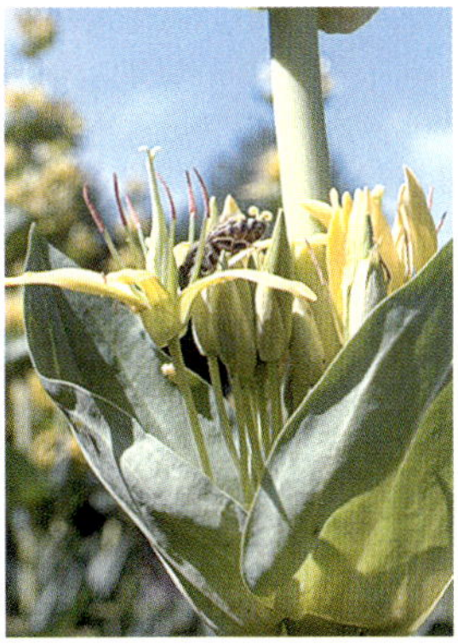

Ginkgo (F)

Ginkgo biloba (Ginkgaceae)

Wirk- und Inhaltsstoffe

Flavonoide, Biflavonoide, Proanthocyanidine, Terpene

Innerliche Anwendung

Hirnleistungsstörungen, Schwindel, Durchblutungsstörungen

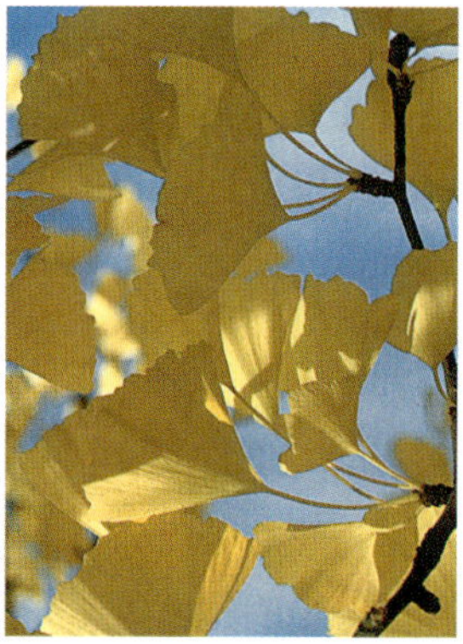

Ginseng (F, T)

Panax ginseng (Araliaceae)

Wirk- und Inhaltsstoffe

Triterpensaponine, Lignane

Innerliche Anwendung

Leistungsschwäche, Kreislaufschwäche, Müdigkeit

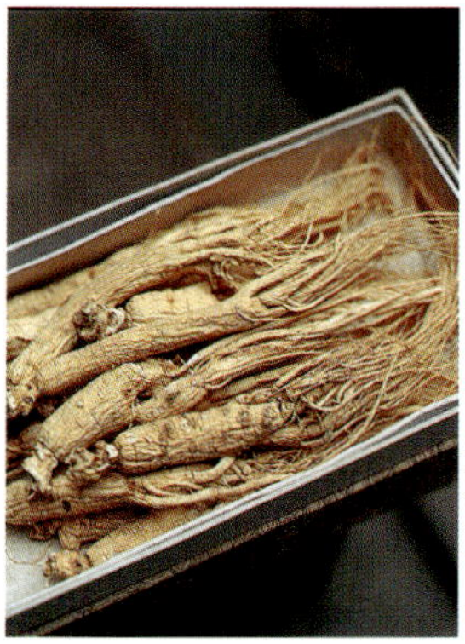

Echte Goldrute (T, F)

Solidago virgaurea (Asteraceae)

Wirk- und Inhaltsstoffe

Flavonoide, Saponine, Diterpene

Innerliche Anwendung

Entzündungen der ableitenden Harnwege, Nierengrieß, Harnsteine

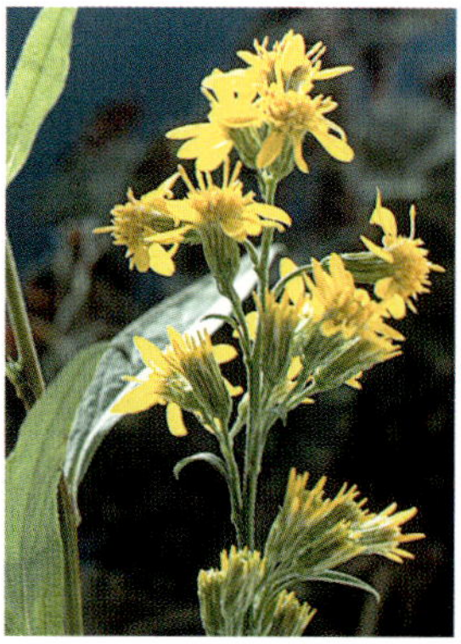

Hafer (T)

Avena sativa (Poaceae)

Wirk- und Inhaltsstoffe

Vitamine (B-Gruppe), Mineralien (Kieselsäure, Zink), Alkaloide

Innerliche Anwendung

Traditionell bei Unruhe, Spannungszuständen, Einschlafstörungen

Äußerliche Anwendung

Traditionell bei entzündlichen und seborrhoischen Hauterkrankungen (Bäder)

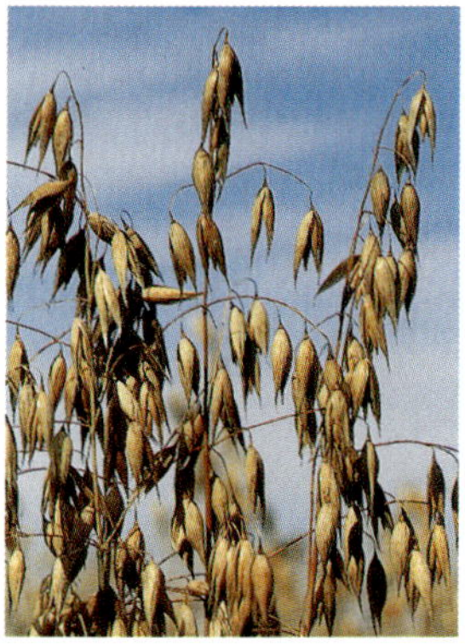

Heidekraut (T)

Caluna vulgaris (Ericaceae)

Wirk- und Inhaltsstoffe

Arbutin, Flavonoide, Gerbstoffe

Innerliche Anwendung

Traditionell bei Entzündungen der ableitenden Harnwege

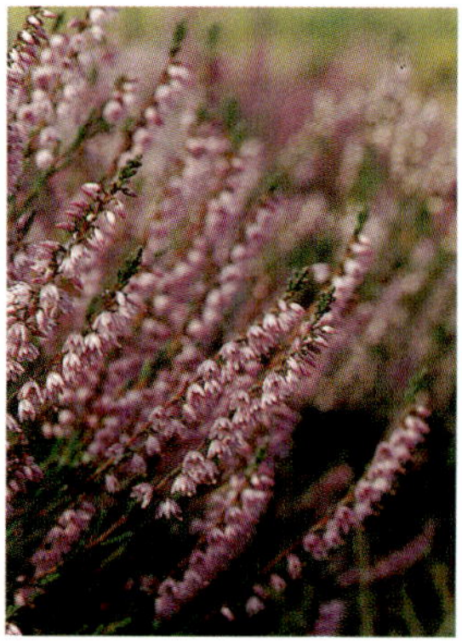

Heidelbeere (T)

Vaccinium myrtillus (Ericaceae)

Wirk- und Inhaltsstoffe

Gerbstoffe, Flavonoide

Innerliche Anwendung

Durchfall

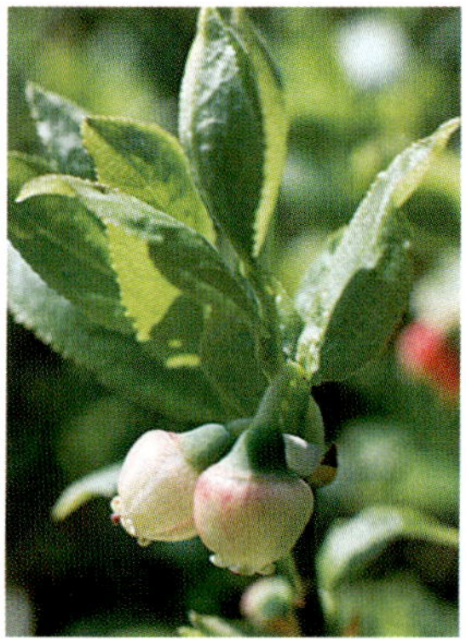

Herbstzeitlose (F) Sehr giftig!

Colchicum autumnale
(Colchicaceae)

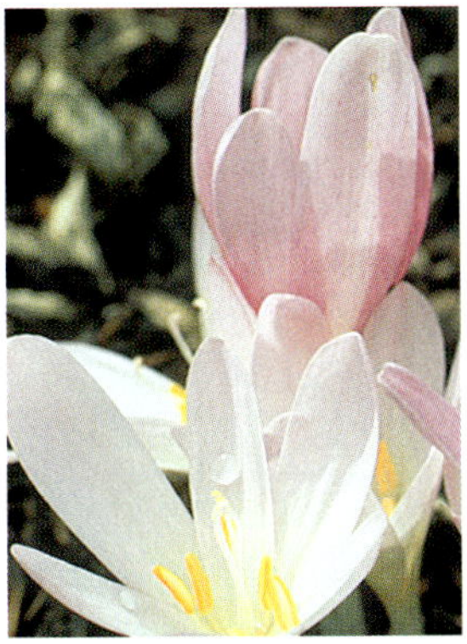

Wirk- und Inhaltsstoffe
Pseudoalkaloid Colchicin
Innerliche Anwendung
Das isolierte Alkaloid Colchicin beim akuten Gichtanfall (hemmt die Vermehrung der entzündungsverursachenden Phagozyten)
Hinweis: Sehr giftig! Keine Selbstmedikation!

Herzgespann (T, F)

Leonurus cardiaca
(Lamiaceae)

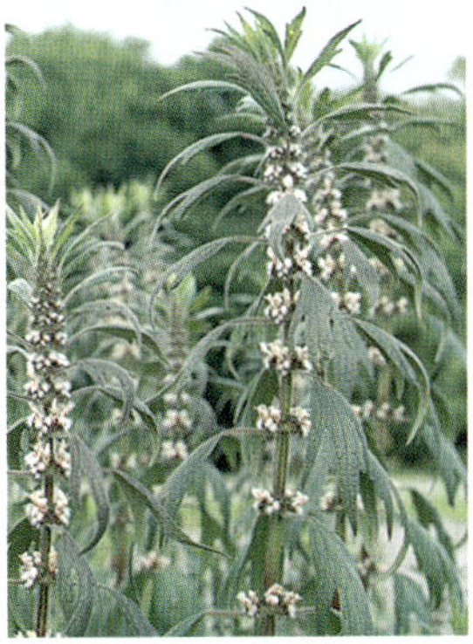

Wirk- und Inhaltsstoffe
Iridoide, Diterpene, wenig ätherisches Öl
Innerliche Anwendung
nervöse Herzbeschwerden auch im Rahmen einer Schilddrüsenüberfunktion

Hirtentäschel (T)

Capsella bursa-pastoris
(Brassicaceae)

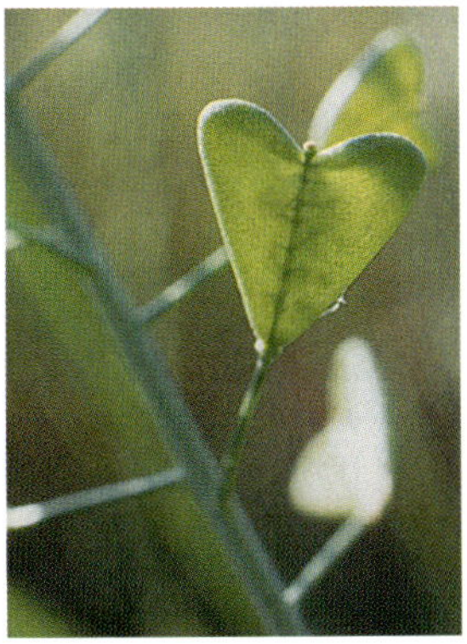

Wirk- und Inhaltsstoffe
Flavonoide, Kaliumsalze
Innerliche Anwendung
zu starke Monatsblutungen
Äußerliche Anwendung
schlecht heilende Wunden (frische Abkochung verwenden!), Nasenbluten

Hopfen (T, F)

Humulus lupulus
(Cannabinaceae)

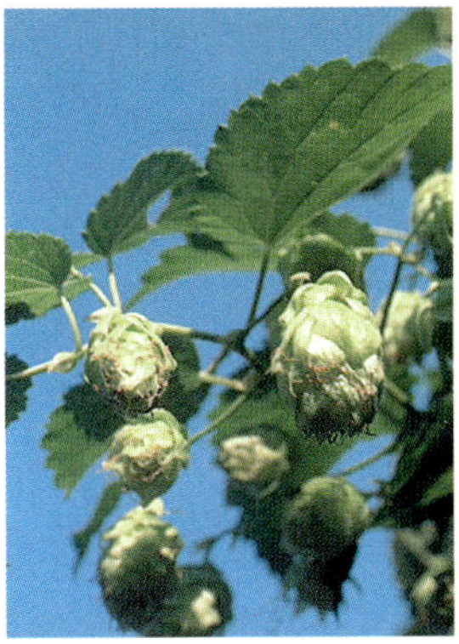

Wirk- und Inhaltsstoffe
Bittersäuren, ätherisches Öl, Gerbstoffe, Flavonoide, Phloroglucinole
Innerliche Anwendung
Unruhe, Spannungszustände, Einschlafstörungen
Äußerliche Anwendung
Unruhe, Spannungszustände, Einschlafstörungen (Bäder)

Huflattich (T)

Tussilago farfara (Asteracee)

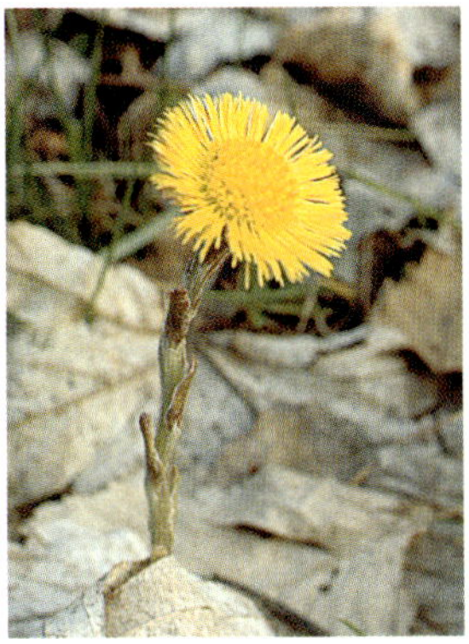

Wirk- und Inhaltsstoffe
Schleimstoffe, Inulin, Gerbstoffe
Innerliche Anwendung
Trockener Reizhusten
Hinweis: Anwendungsbeschränkungen bei innerer Einnahme wegen des Pyrrolizidinalkaloid-Gehalts: 4,5–6 g Droge pro Tag, nicht während Schwangerschaft und Stillzeit!

Hundsrose (T)

Rosa canina (Rosaceae)

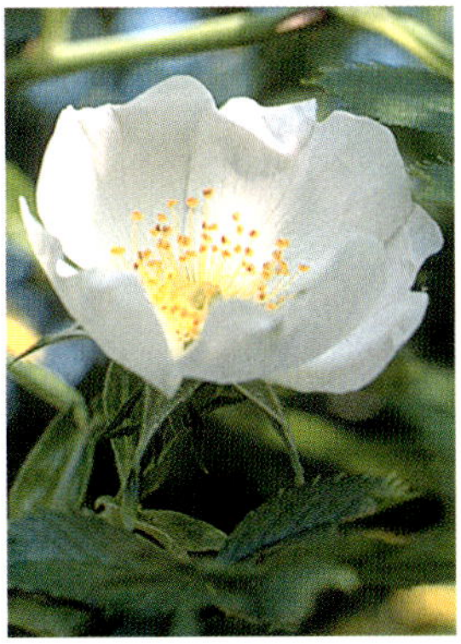

Wirk- und Inhaltsstoffe
Vitamin C, Pektine, Gerbstoffe, Zucker, Fruchtsäuren
Innerliche Anwendung
Unterstützend bei Erkältungskrankheiten

Isländisches Moos (T, F)

Cetraria islandica
(Parmeliaceae)
Wirk- und Inhaltsstoffe
Bittere Flechtensäuren, Polysaccaride
Innerliche Anwendung
Trockener Reizhusten, Festsitzender Husten
Äußerliche Anwendung
Entzündungen im Mund- und Rachenraum, Heiserkeit

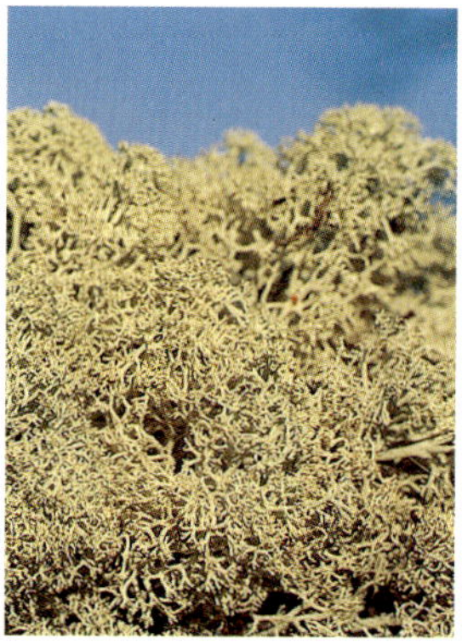

Japanischer Schnurbaum (F)

Sophora japonica (Fabaceae)
Wirk- und Inhaltsstoffe
Flavonoide (Rutin, das chemisch zu Troxerutin umgesetzt wird)
Innerliche Anwendung
Venenleiden (Troxerutin in Fertigarzneimitteln)

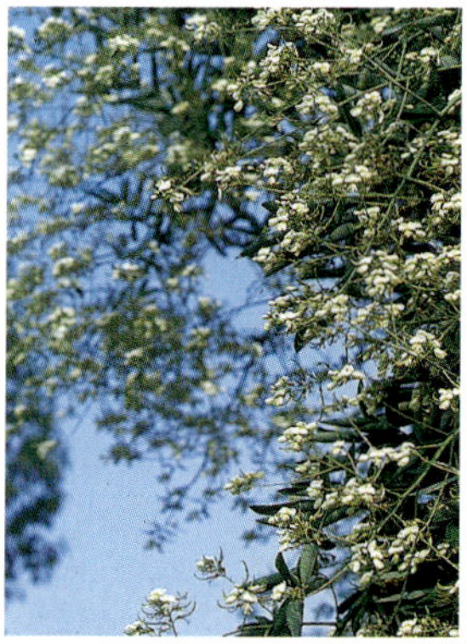

Johanniskraut (F, T)

Hypericum perforatum
(Hypericaceae)
Wirk- und Inhaltsstoffe
Hypericine, Hyperforine, Flavonoide
Innerliche Anwendung: (Kraut)
Leichte bis mittelschwere Depressionen
Äußerliche Anwendung: (Blüte)
Auszug mit Olivenöl (Rotöl) bei stumpfen Verletzungen, Entzündungen und Verbrennungen 1. Grades

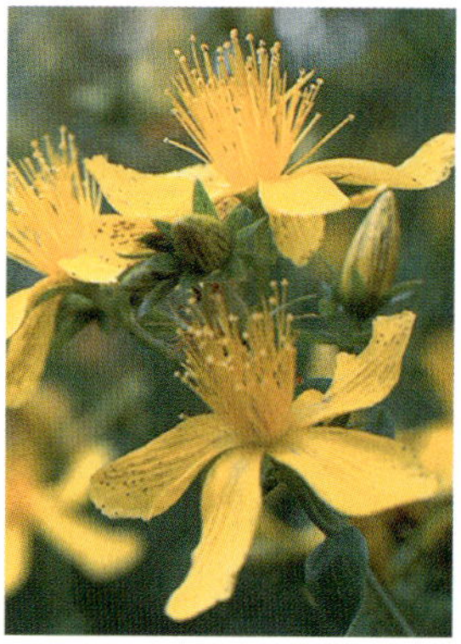

Kaffeestrauch (T, F)

Coffea arabica (Rubiaceae)
Wirk- und Inhaltsstoffe
Coffein, Gerbstoffe, Aromastoffe
Innerliche Anwendung
Müdigkeit, Antriebslosigkeit, Kreislaufschwäche (Kaffeegetränk, isoliertes Coffein)

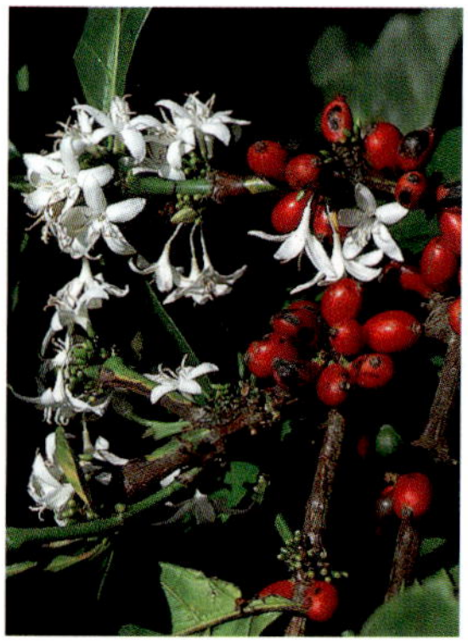

Kalmus (T, F)

Acorus calamus (Araceae)
Wirk- und Inhaltsstoffe
Ätherisches Öl, Bitterstoffe
Innerliche Anwendung
Appetitlosigkeit, Verdauungsstörungen

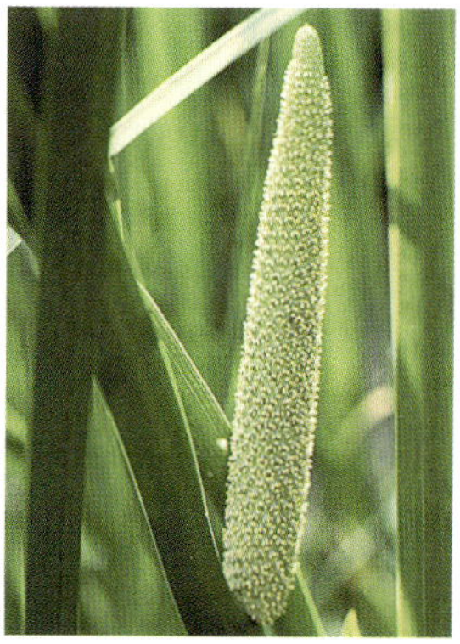

Echte Kamille (T, F)

Matricaria recutita
(Asteraceae)
Wirk- und Inhaltsstoffe
Ätherisches Öl, Polyacetylene, Flavonoide, Sesquiterpenlactone, Schleimstoffe
Äußerliche Anwendung
Schlecht heilende Wunden, entzündliche Haut- und Schleimhauterkrankungen
Innerliche Anwendung
Magen-Darm-Erkrankungen, Menstruationsstörungen

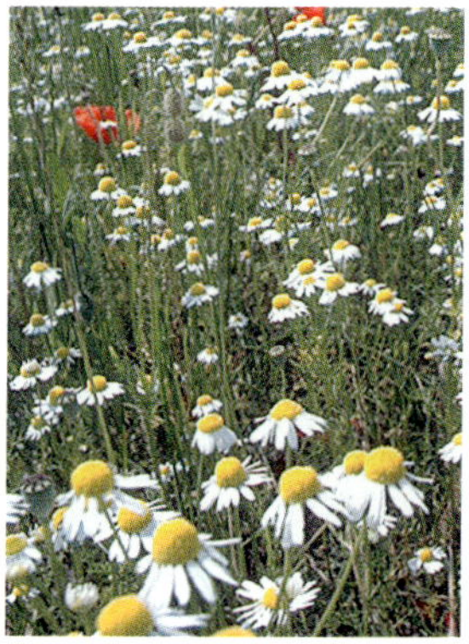

Kampferbaum (F)

Cinnamomum camphora (Lauraceae)

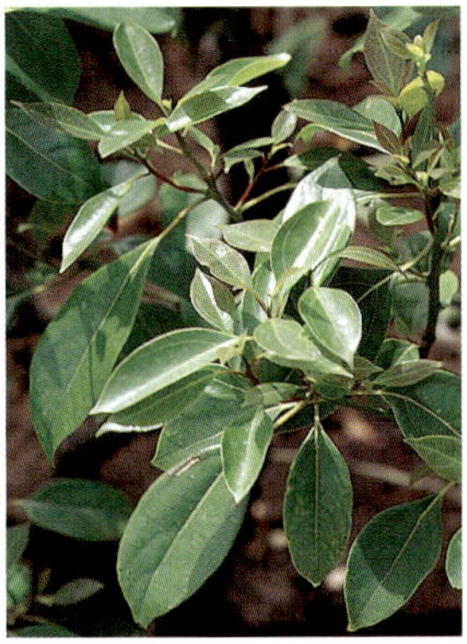

Wirk- und Inhaltsstoffe
Ätherisches Öl mit Campher

Innerliche Anwendung
Herz-Kreislauf-Störungen, zu niedriger Blutdruck (homöopathische Anwendung)

Äußerliche Anwendung
Rheumatische Erkrankungen, Hauterkrankungen

Kanadische Goldrute (T, F)

Solidago canadensis (Asteraceae)

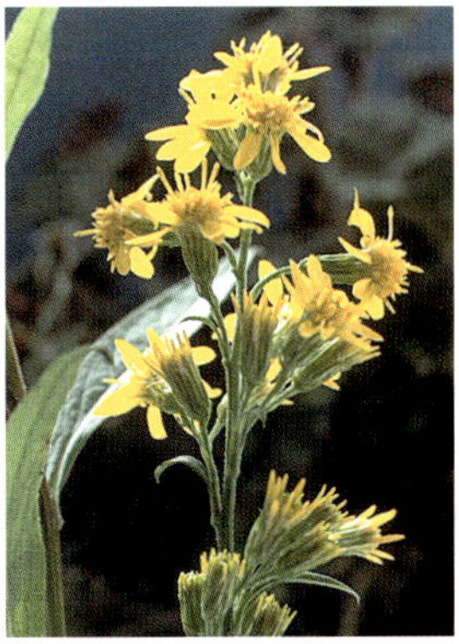

Wirk- und Inhaltsstoffe
Flavonoide, Saponine, Diterpene

Innerliche Anwendung
Zur Durchspülungstherapie bei Entzündungen der ableitenden Harnwege

Kapuzinerkresse (F, T)

Trophaeolum majus (Trophaeolaceae)

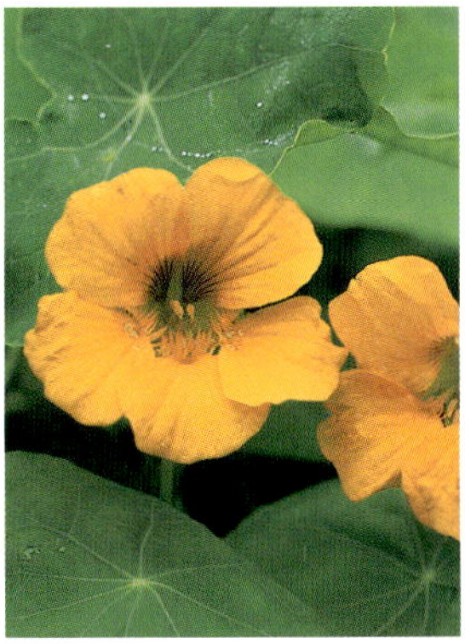

Wirk- und Inhaltsstoffe
Senfölglykoside (Glucotrophaeolin, setzt nach fermentativer Spaltung Benzylsenföl frei)

Innerliche Anwendung
Zur Desinfektion bei Entzündungen der ableitenden Harnwege und der Atemwege

Kardobenediktenkraut (T, F)

Cnicus benedictus (Asteraceae)

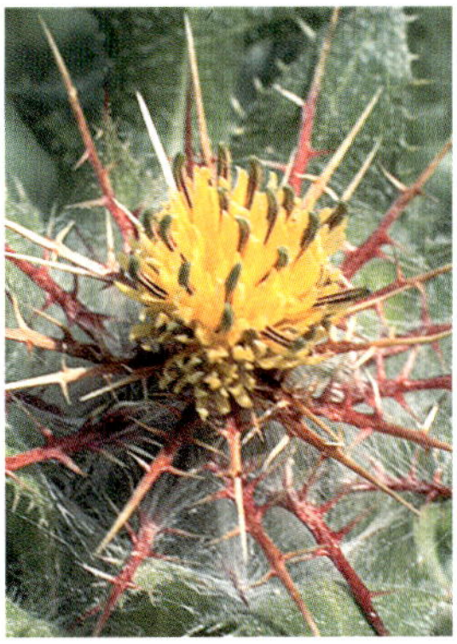

Wirk- und Inhaltsstoffe
Bitterstoffe, ätherisches Öl, Flavonoide

Innerliche Anwendung
Appetitlosigkeit, Verdauungsstörungen

Echte Katzenminze (T)

Nepeta cataria (Lamiaceae)

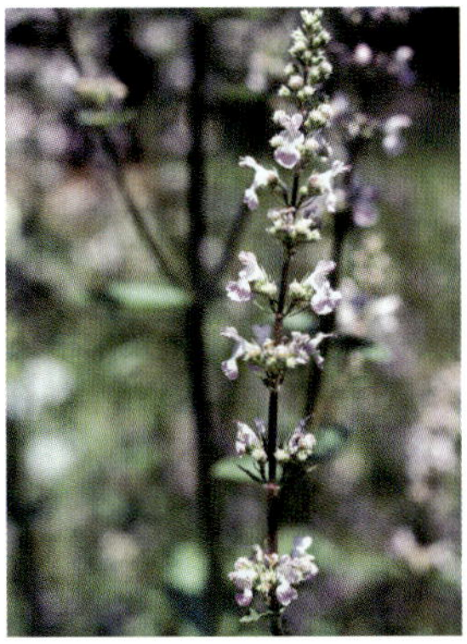

Wirk- und Inhaltsstoffe
Ätherisches Öl, Bitterstoffe

Innerliche Anwendung
Festsitzender Husten, Bronchitis, Krampfhusten

Äußerliche Anwendung
Festsitzender Husten, Bronchitis, Nervosität (Inhalationen und Bäder)

Kleines Immergrün (F)

Vinca minor (Apocynaceae)

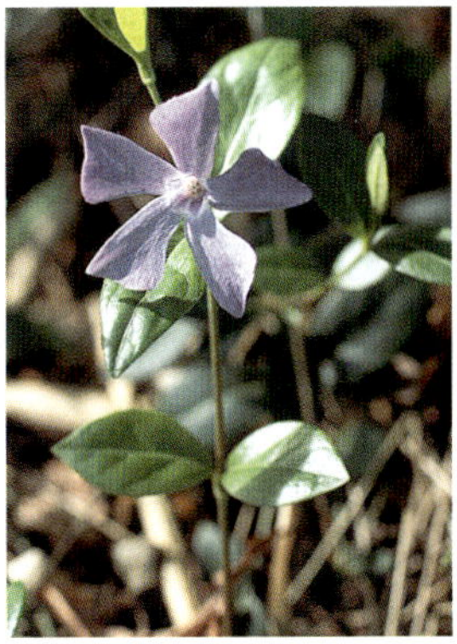

Wirk- und Inhaltsstoffe
Alkaloide (Vincamin)

Innerliche Anwendung
Durchblutungsstörungen des Gehirns

Hinweis: Immergrünpräparate sind nicht mehr im Handel, da bei der Behandlung Nebenwirkungen (Blutbildveränderungen) aufgetreten sind

Große Klette (T, F)

Arctium lappa (Asteraceae)

Wirk- und Inhaltsstoffe

Inulin, Schleime, Polyacetylene, Bitterstoffe

Äußerliche Anwendung

Seborrhoische Hauterkrankungen, Haarausfall (Auszug mit fetten Ölen)

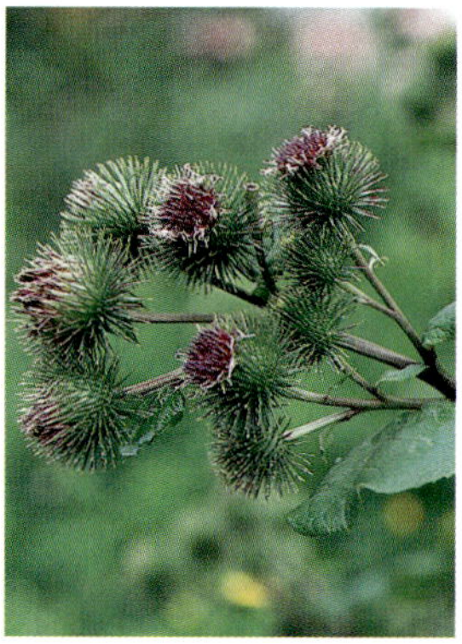

Knoblauch (F)

Allium sativum (Alliaceae)

Wirk- und Inhaltsstoffe

organische Schwefelverbindungen, Lauchöle

Innerliche Anwendung

erhöhte Blutfettwerte, zur Vorbeugung altersbedingter Gefäßerkrankungen

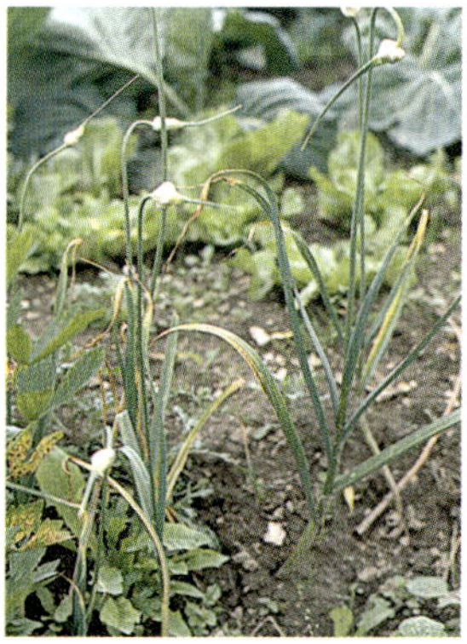

Königskerze/ Filzige Königskerze (T)

Verbascum densiflorum/ Verbascum phlomoides (Scrophulariaceae)

Wirk- und Inhaltsstoffe

Schleimstoffe, Saponine, Iridoide

Innerliche Anwendung

Festsitzender Husten, Bronchitis, trockener Reizhusten

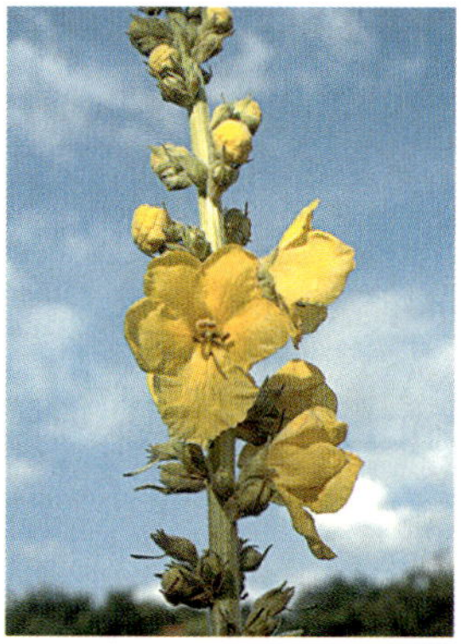

Koriander (T)

Coriandrum sativum (Apiaceae)

Wirk- und Inhaltsstoffe

Ätherisches Öl

Innerliche Anwendung

Verdauungsstörungen

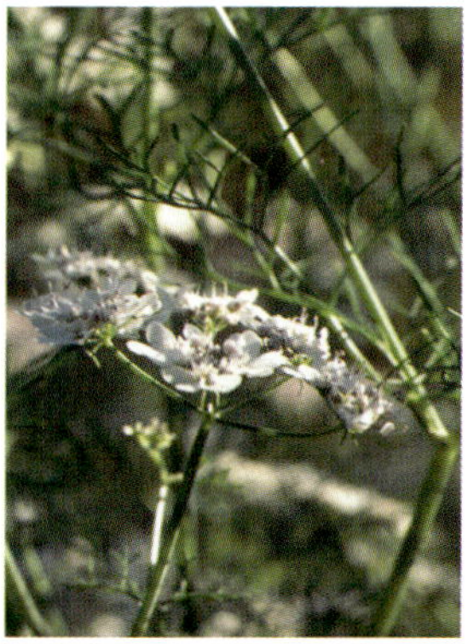

Echter Kreuzdorn (T)

Rhamnus catharticus (Rhamnaceae)

Wirk- und Inhaltsstoffe

Anthranoide

Innerliche Anwendung

Verstopfung, Reinigung des Darms vor diagnostischen und operativen Maßnahmen

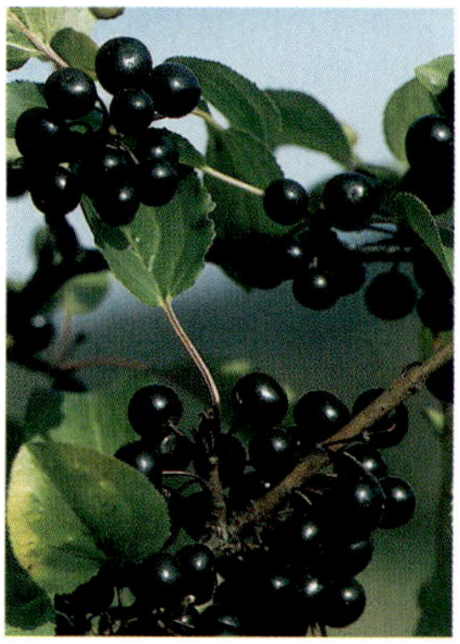

Kümmel (F, T)

Carum carvi (Apiaceae)

Wirk- und Inhaltsstoffe

Ätherisches Öl

Innerliche Anwendung

Appetitlosigkeit, Verdauungsstörungen, Gallenbeschwerden

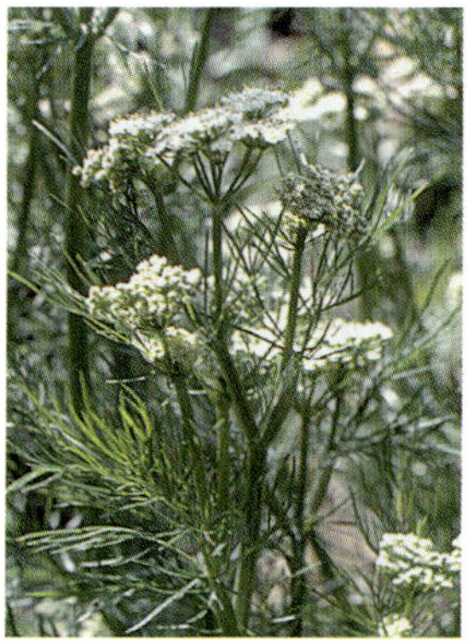

Kürbis (F)

Cucurbita pepo
(Cucurbitaceae)
Wirk- und Inhaltsstoffe
Sterole, Spurenelemente
Innerliche Anwendung
gutartige Vergrößerung der Prostata, Reizblase

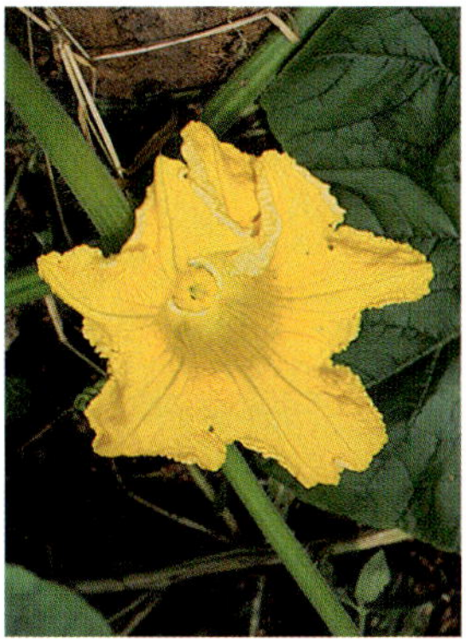

Kurkuma (F, T)

Curcuma longa
(Zingiberaceae)
Wirk- und Inhaltsstoffe
Ätherisches Öl, Bitterstoffe, Curcumine (gelbe Farbstoffe)
Innerliche Anwendung
Gallenbeschwerden, Verdauungsstörungen, Reizdarm, Appetitlosigkeit

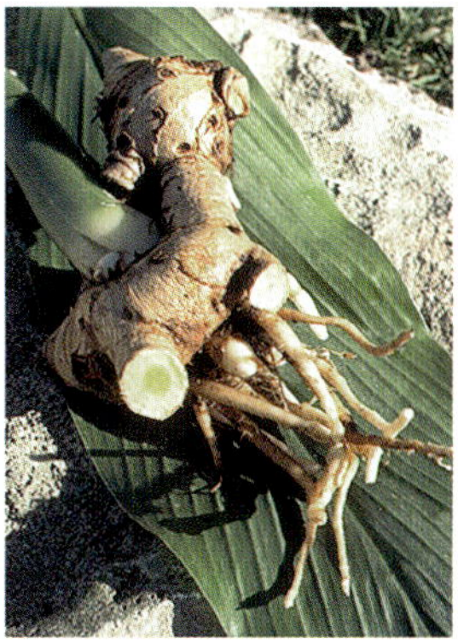

Latschenkiefer (F)

Pinus mugo (Pinaceae)
Wirk- und Inhaltsstoffe
Ätherisches Öl
Äußerliche Anwendung
Zur Inhalation bei Erkältungskrankheiten, Muskel- und Weichteilrheuma

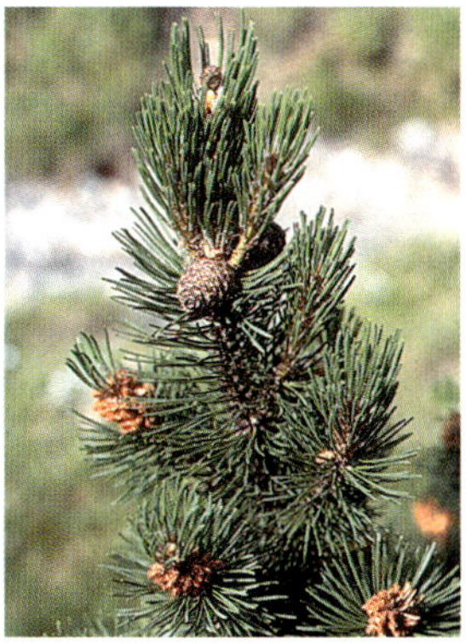

Lavendel (T, F)

Lavandula angustifolia
(Lamiaceae)
Wirk- und Inhaltsstoffe
Ätherisches Öl
Innerliche Anwendung
Gallenbeschwerden, Verdauungsstörungen, Unruhe, Spannungszustände
Äußerliche Anwendung
Unruhe, Spannungszustände (Bäder)

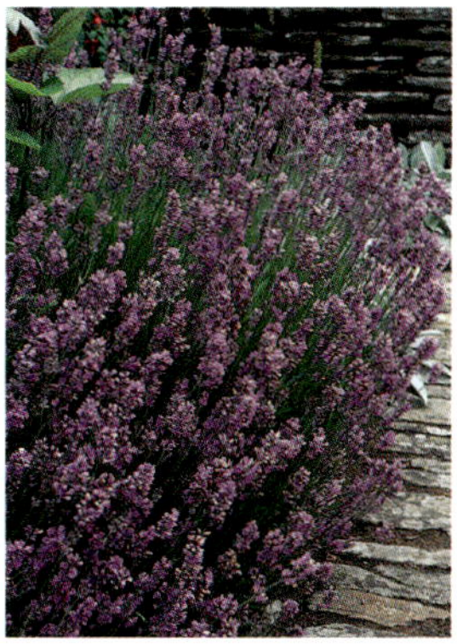

Lebensbaum (F)

Thuja occidentalis
(Cupressaceae)
Wirk- und Inhaltsstoffe
Polysaccharide, Glykoproteine, ätherisches Öl
Innerliche Anwendung
Atemwegsinfektionen, unterstützend bei anderen Infektionen

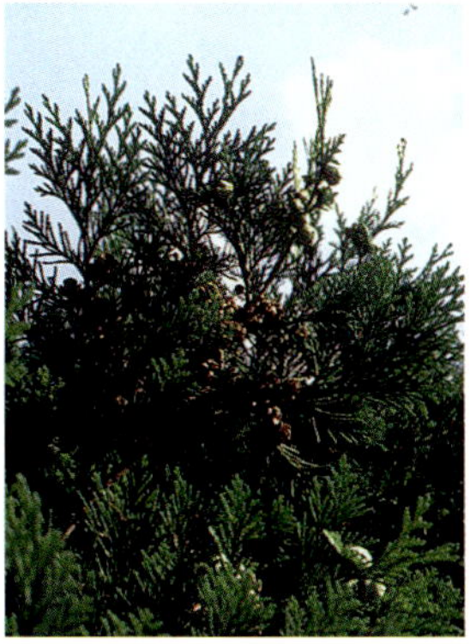

Lein (F)

Linum usitatissimum
(Linaceae)
Wirk- und Inhaltsstoffe
Ballaststoffe, Quellstoffe, fettes Öl, cyanogene Glykoside
Innerliche Anwendung
Verstopfung, zur Stuhlerweichung bei Hämorrhoiden und in der Schwangerschaft, entzündliche Magen-Darm-Erkrankungen

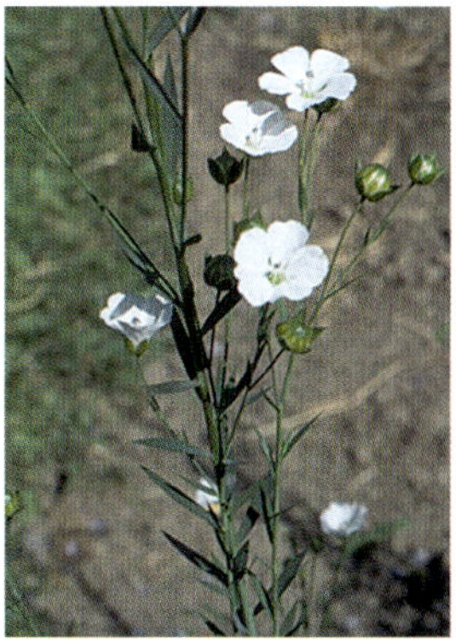

Liebstöckel (T)

Levisticum officinale
(Apiaceae)

Wirk- und Inhaltsstoffe
Ätherisches Öl (Butylphtalid), Cumarine

Innerliche Anwendung
Zur Durchspülungstherapie bei Entzündungen der ableitenden Harnwege und Harngries

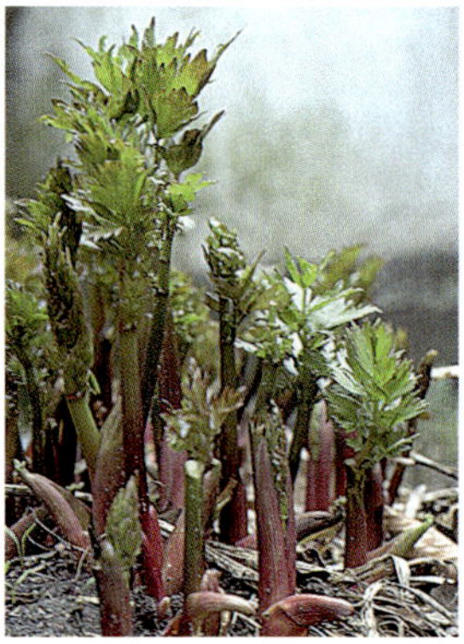

Winterlinde/Sommerlinde (T)

Tilia cordata/Tilia platyphyllos
(Tiliaceae)

Wirk- und Inhaltsstoffe
Flavonoide, Schleime

Innerliche Anwendung
Fieberhafte Erkältungskrankheiten, bei denen eine Schwitzkur erwünscht ist

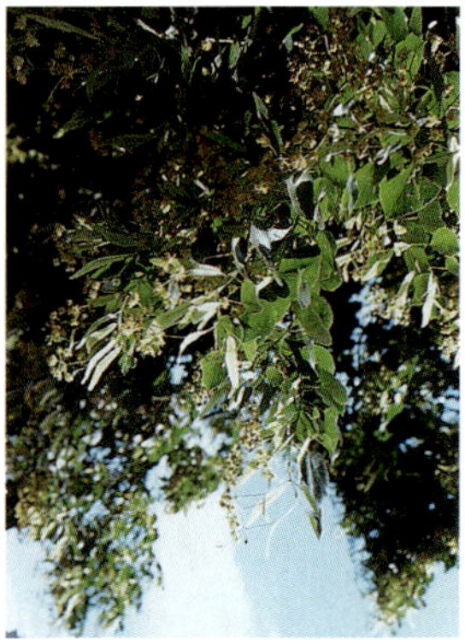

Löwenzahn , (T, F)

Taraxacum officinale
(Asteraceae)

Wirk- und Inhaltsstoffe
Bitterstoffe, Flavonoide, Sterole, Mineralstoffe (viel Kalzium)

Innerliche Anwendung
Appetitlosigkeit, Verdauungsstörungen, Gallenbeschwerden, Entzündungen der ableitenden Harnwege

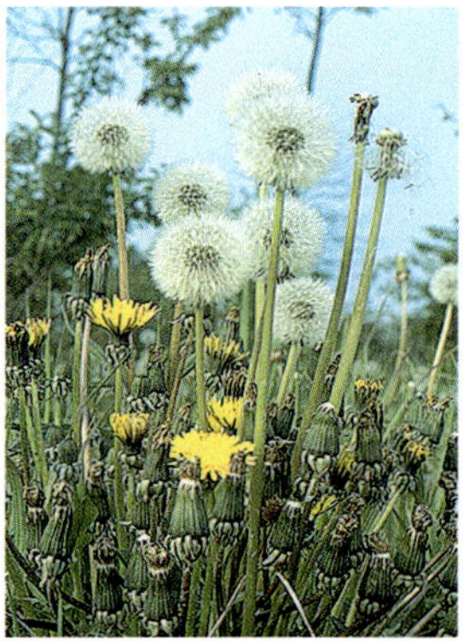

Lungenkraut (T, F)

Pulmonaria officinalis
(Boraginaceae)

Wirk- und Inhaltsstoffe
Schleimstoffe, Flavonoide, Allantoin, Kieselsäure

Innerliche Anwendung
Trockener Reizhusten, früher bei der Lungentuberkulose

Hinweis Die Verwendung der Pflanze bei Lungentuberkulose geht auf die Signaturenlehre. Der Wirkbeweis fehlt.

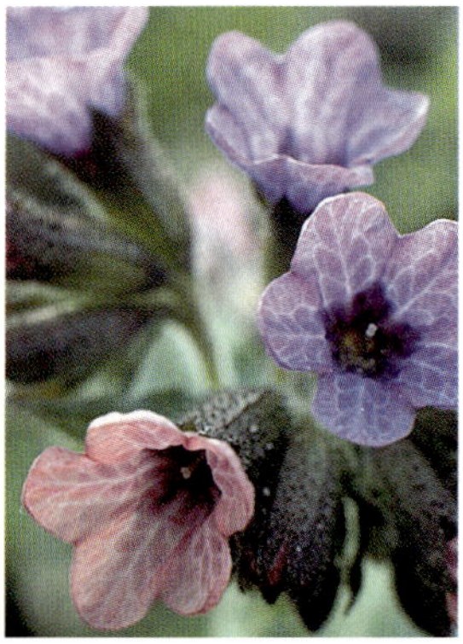

Mädesüß (T)

Filipendula ulmaria (Rosaceae)

Wirk- und Inhaltsstoffe
Flavonoide, Salicylsäurevorstufen

Innerliche Anwendung
Fieberhafte Erkältungskrankheiten, unterstützend bei rheumatischen Schmerzen

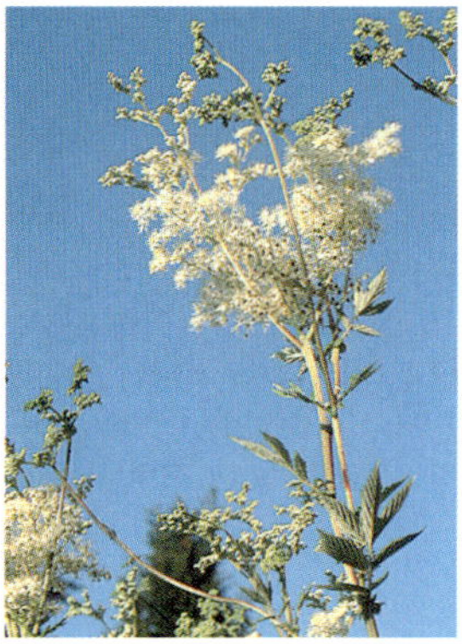

Mahonie (F)

Mahonia aquifolium
(Berberidaceae)

Wirk- und Inhaltsstoffe
Alkaloide (Berberin)

Äußerliche Anwendung
Schuppenflechte (Psoriasis)

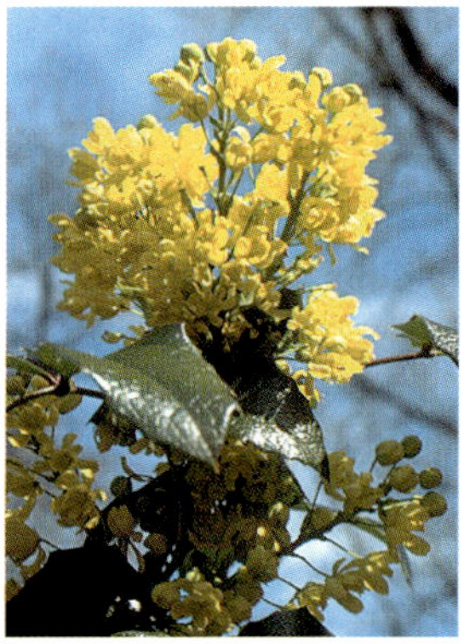

Maiglöckchen (F)

Convallaria majalis
(Convallariaceae)
Wirk- und Inhaltsstoffe
Herzwirksame Glykoside, Steroidsaponine
Innerliche Anwendung
Herzinsuffizienz (frühe und mittlere Stadien)
Hinweis: Giftig, keine Selbstmedikation!

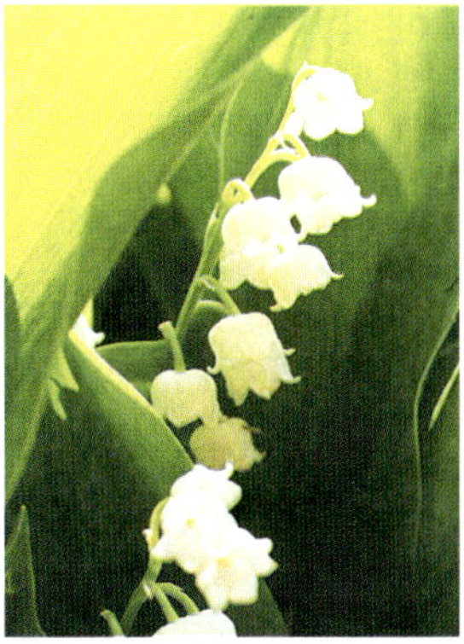

Majoran (T, F)

Origanum majorana
(Lamiaceae)
Wirk- und Inhaltsstoffe
Ätherisches Öl, Phenolcarbonsäuren
Äußerliche Anwendung
Schupfen (Nasensalbe)
Innerliche Anwendung
Verdauungsstörungen

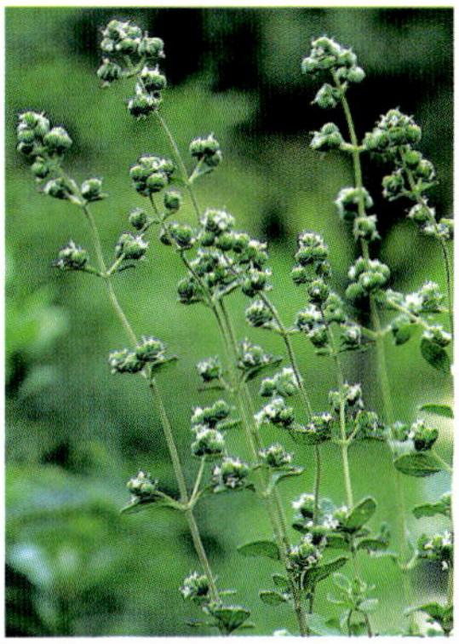

Mariendistel (F)

Silybum marianum
(Asteraceae)
Wirk- und Inhaltsstoffe
Flavonoide (Silymarin)
Innerliche Anwendung
Toxische Leberschäden, zur unterstützenden Behandlung bei chronisch-entzündlichen Lebererkrankungen und Leberzirrhose, isolierte Inhaltstoffe bei Knollenblätterpilzvergiftung

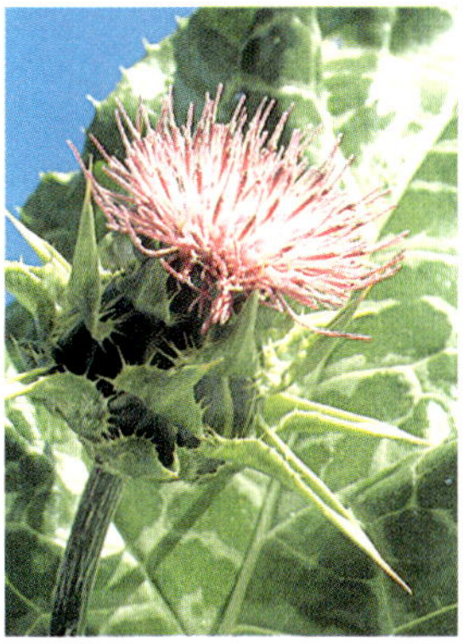

Mate (T)

Ilex paraguaiensis
(Aquifoliaceae)
Wirk- und Inhaltsstoffe
Coffein
Innerliche Anwendung
Leistungsschwäche, Müdigkeit
Hinweis: Matetee wird als Schlankheitsmittel angeboten. Coffein kann aufgrund seiner anregenden Wirkung das Hungergefühl eindämmen.

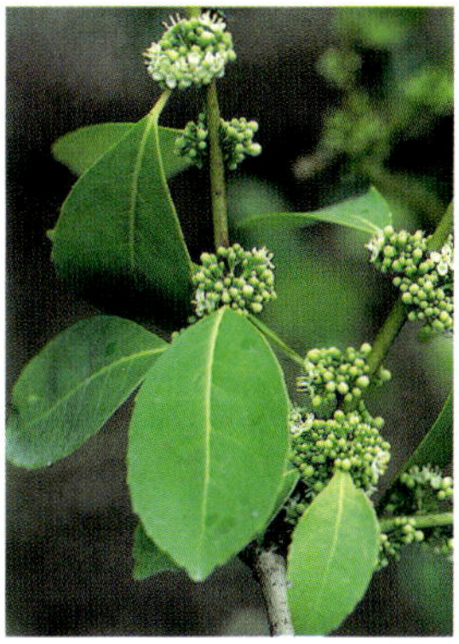

Meerrettich

Armoracia rusticana
(Brassicaceae)
Wirk- und Inhaltsstoffe
Senfölglucoside, Senföle
Innerliche Anwendung
Entzündungen der ableitenden Harnwege, Lähmungen der Gallenwege
Äußerliche Anwendung
Muskel- und Weichteilrheuma

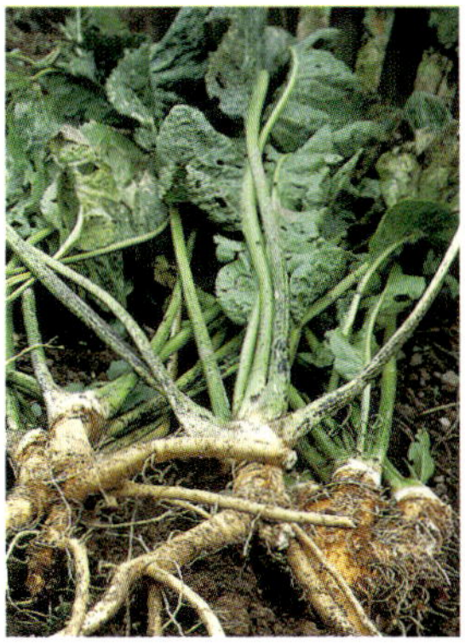

Meerträubchen (T, F)

Ephedra sinica (Ephedraceae)
Wirk- und Inhaltsstoffe
Protoalkaloide (Ephedrin)
Innerliche Anwendung
Kreislaufschwäche, zu niedriger Blutdruck, Schnupfen (heute zumeist das isolierte oder synthetisch hergestellte Ephedrin)
Hinweis: Bei Überdosierung kann es zu Nebenwirkungen auf Herz und Kreislauf kommen!

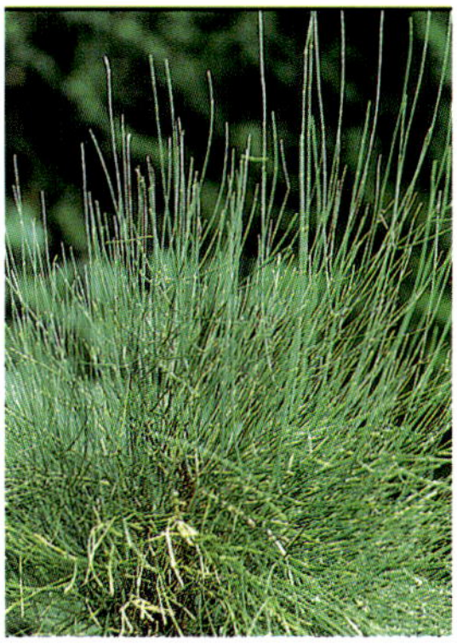

Meerzwiebel (F)

Urginea maritima
(Hyacinthaceae)
Wirk- und Inhaltsstoffe
Herzwirksame Glykoside
Innerliche Anwendung
Herzinsuffizienz (frühe bis mittlere Stadien)
Hinweis: Giftig, keine Selbstmedikation!

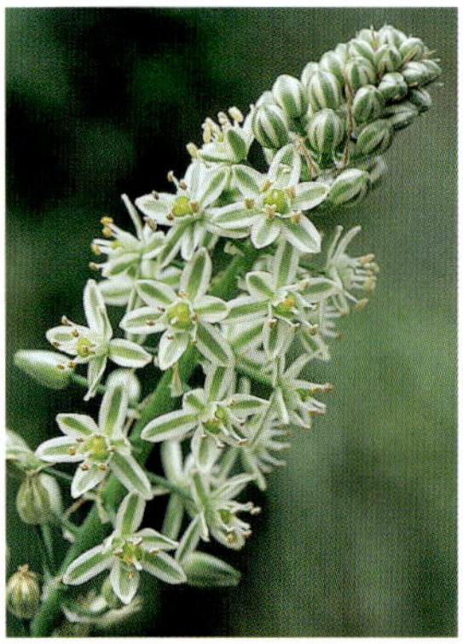

Melisse (T, F)

Melissa officinalis
(Lamiaceae)
Wirk- und Inhaltsstoffe
Ätherisches Öl, Phenolcarbonsäuren
Innerliche Anwendung
nervöse Magen-Darm-Störungen, Unruhe, Spannungszustände, Einschlafstörungen
Äußerliche Anwendung
Lippenherpes (Salbe), Unruhe, Spannungszustände, Einschlafstörungen (Bäder)

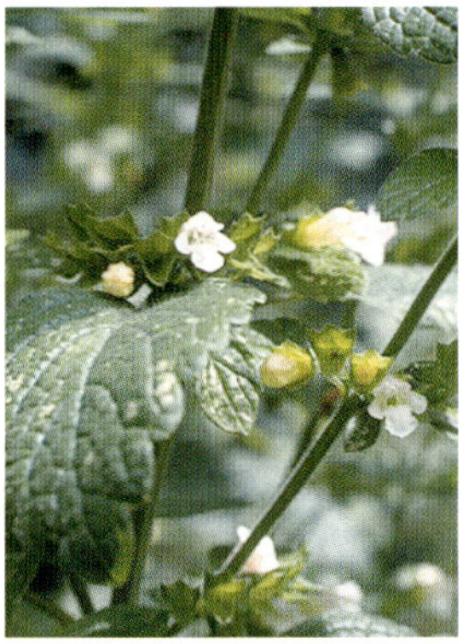

Mistel (F, T)

Viscum album (Loranthaceae)
Wirk- und Inhaltsstoffe
Lectine (Viscotoxin), Cholin, Acetylcholin, Histamin
Innerliche Anwendung
In der Volksmedizin bei zu hohem Blutdruck
Wirkungen oder Anwendungen bei Krebserkrankungen
Auf Lectine standardisierte Auszüge werden intravenös bei verschiedenen Krebserkrankungen angewandt.

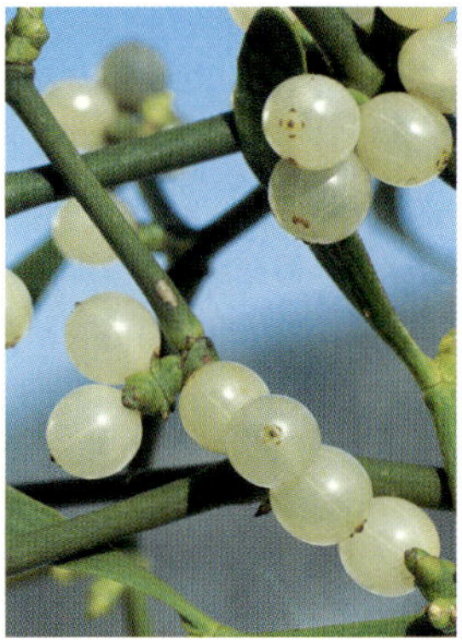

Mönchspfeffer (F)

Vitex agnus-castus
(Verbenaceae)
Wirk- und Inhaltsstoffe
Iridoidglykoside, Flavonoide, wenig ätherisches Öl
Innerliche Anwendung
krampfartige Schmerzen während der Monatsblutung, prämenstruelles Syndrom (PMS)

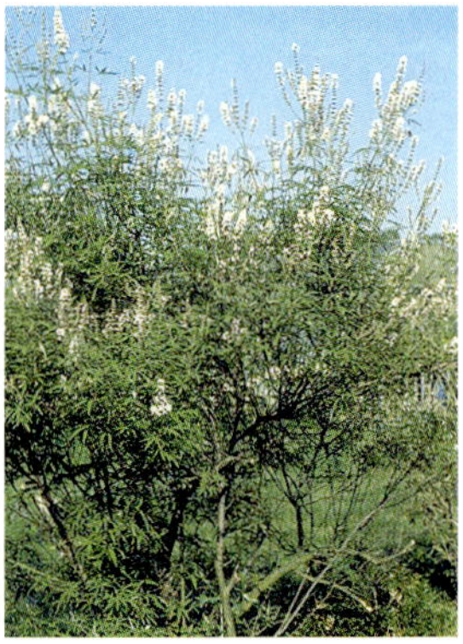

Myrrhe (F)

Commiphora molmol
(Burseraceae)
Wirk- und Inhaltsstoffe
Ätherisches Öl, Harze, Schleime, Gummen
Äußerliche Anwendung
Entzündungen im Mund- und Rachenraum, Furunkeln (Myrrhentinktur)

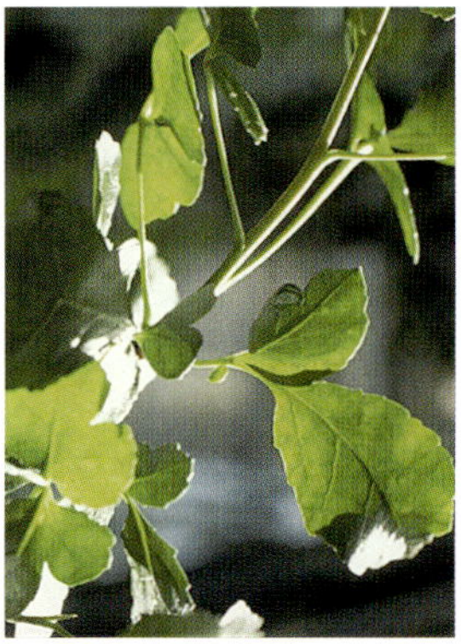

Nachtkerze (F)

Oenothera biennis
(Onagraceae)
Wirk- und Inhaltsstoffe
Fettsäuren (γ-Linolensäuren)
Innerliche Anwendung
Das fette Öl bei Beschwerden in den Wechseljahren und bei chronischem Ekzem (Neurodermitis)

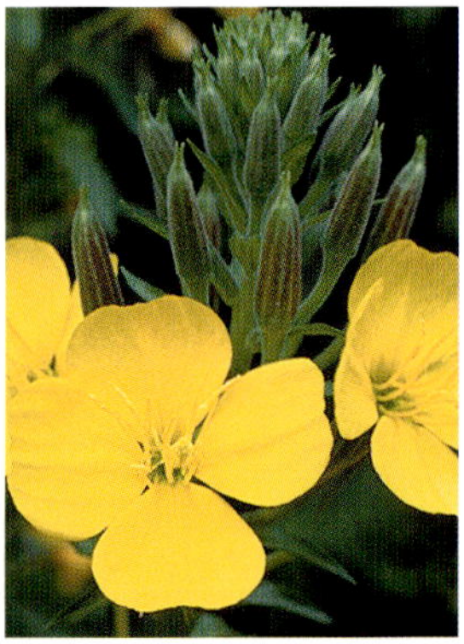

Nelkenwurz (T)

Geum urbanum (Rosaceae)

Wirk- und Inhaltsstoffe
Gerbstoffe, ätherisches Öl (Nelkengeruch)

Äußerliche Anwendung
Heiserkeit, Entzündungen im Mund und Rachenraum (Gurgelmittel), schlecht heilende Wunden

Innerliche Anwendung
Durchfall

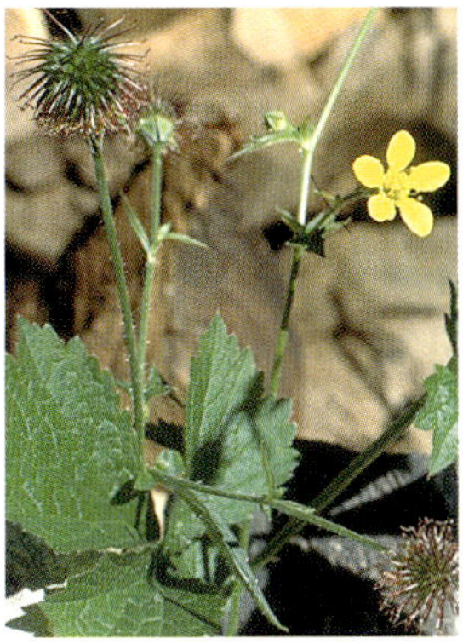

Odermennig (T)

Agrimonia eupatoria (Rosaceae)

Wirk- und Inhaltsstoffe
Gerbstoffe, Flavonoide

Innerliche Anwendung
Durchfall

Äußerliche Anwendung
Heiserkeit (Gurgelmittel), schlecht heilende Wunden

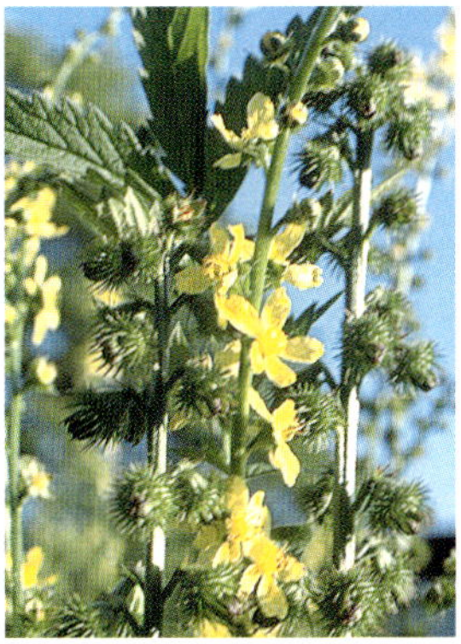

Ölbaum (F)

Olea europaea (Oleaceae)

Wirk- und Inhaltsstoffe
Fettes Öl für u.a. pharmazeutische Zwecke (Frucht), Iridoide (Blätter)

Innerliche Anwendung
Erhöhter Blutdruck

Äußerliche Anwendung
Olivenöl als Grundstoff für äußerlich angewandte Zubereitungen

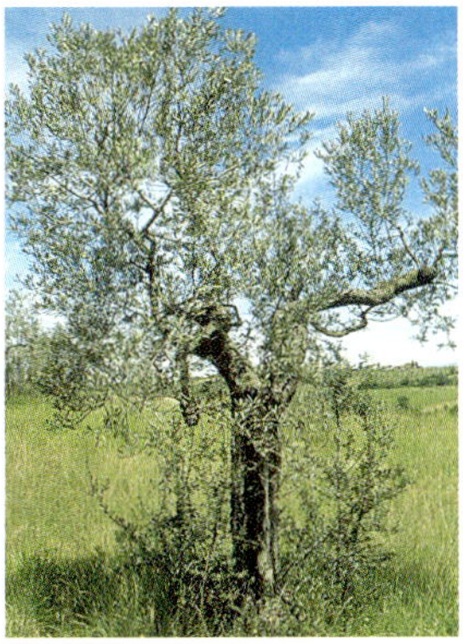

Oleander (F)

Nerium oleander (Apocynaceae)

Wirk- und Inhaltsstoffe
Herzwirksame Glykoside

Innerliche Anwendung
Herzinsuffizienz, Kreislaufregulationsstörungen (isolierte Herzglykoside)

Hinweis: Sehr giftig, keine Selbstmedikation!

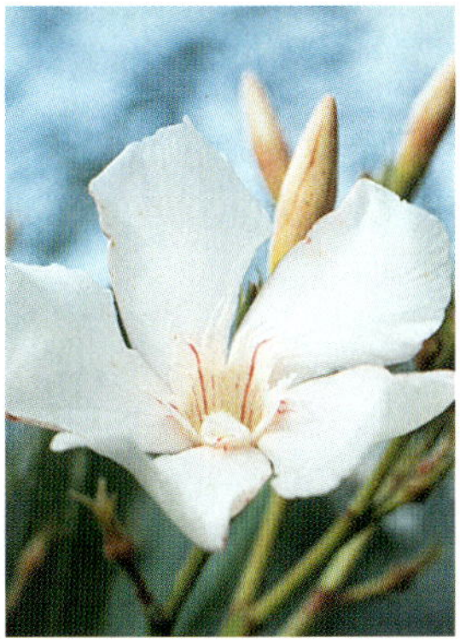

Oregano (T)

Origanum vulgare (Lamiaceae)

Wirk- und Inhaltsstoffe
Ätherisches Öl, Phenolcarbonsäuren

Innerliche Anwendung
Verdauungsstörungen

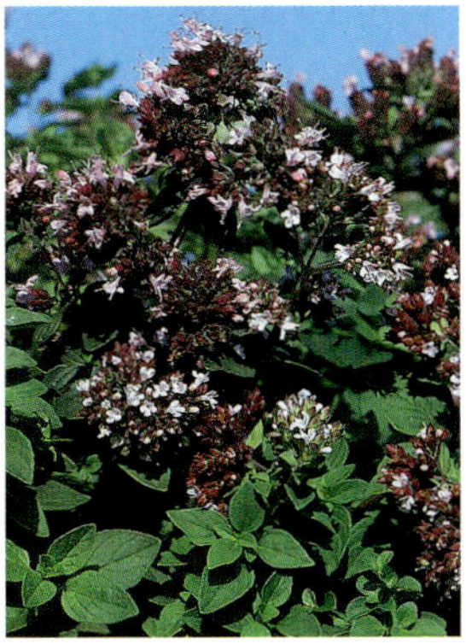

Orthosiphon (T, F)

Orthosiphon aristatus (Lamiaceae)

Wirk- und Inhaltsstoffe
Ätherisches Öl, Phenolcarbonsäuren, Flavonoide

Innerliche Anwendung
Zur Durchspülungstherapie bei Entzündungen der ableitenden Harnwege und Harngries

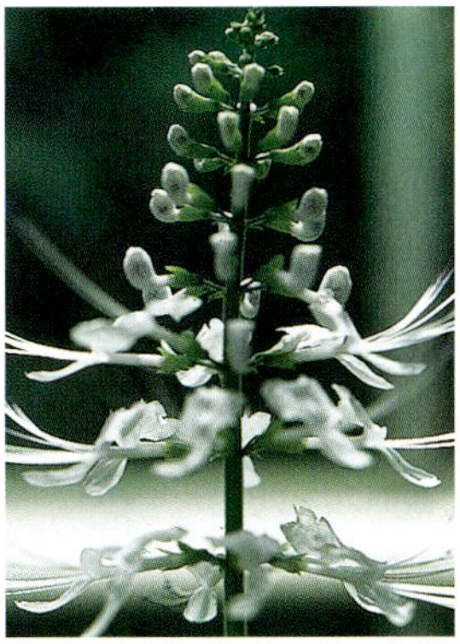

Pappel (Blattknospen) (T, F)

Populus nigra (Salicaceae)

Wirk- und Inhaltsstoffe
Salicylsäurevorstufen, Gerbstoffe, ätherisches Öl, Harze

Äußerliche Anwendung
Muskel- und Weichteilrheuma

Innerliche Anwendung
Fieberhafte Erkältungskrankheiten, chronische rheumatische und andere Schmerzen

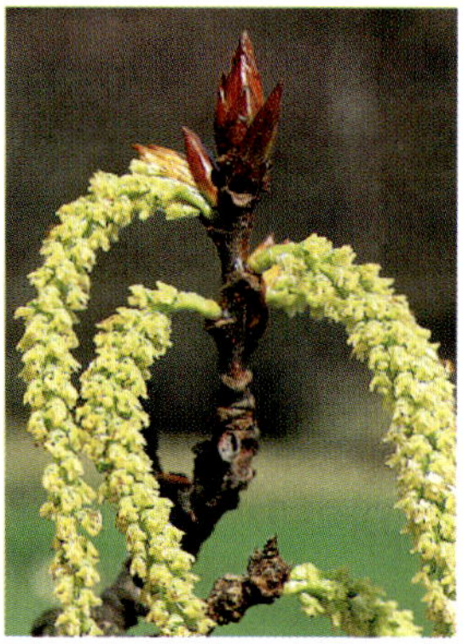

Passionsblume (T, F)

Passiflora incarnata (Passifloraceae)

Wirk- und Inhaltsstoffe
Flavonoide, ätherisches Öl

Innerliche Anwendung
Unruhe, Spannungszustände, Einschlafstörungen

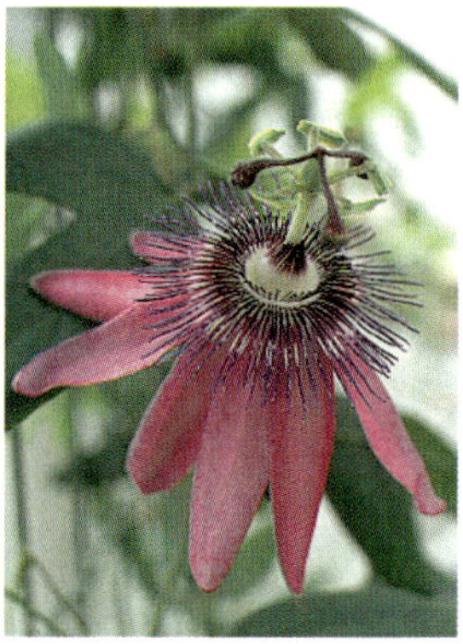

Pestwurz , (F)

Petasites hybridus (Asteraceae)

Wirk- und Inhaltsstoffe
Ester von Sesquiterpenalkoholen, Gerbstoffe

Innerliche Anwendung
Schmerzen im Bereich der ableitenden Harnwege, Spannungskopfschmerz, Magen-Darm-Krämpfe

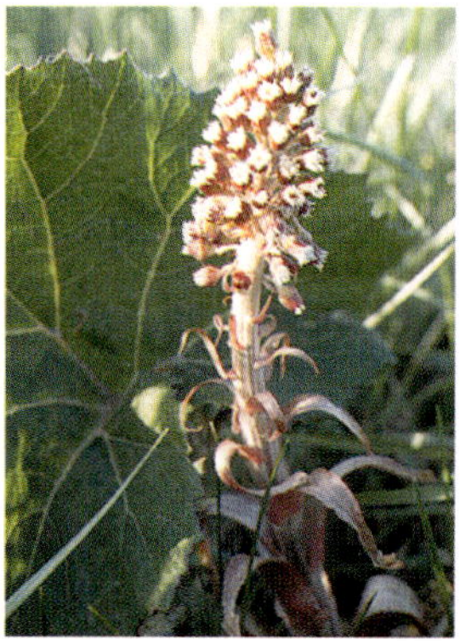

Petersilie (T)

Petroselinum crispum (Apiaceae)

Wirk- und Inhaltsstoffe
Ätherisches Öl, Furanocumarine, Flavonoide

Innerliche Anwendung
Entzündungen der ableitenden Harnwege

Hinweis: Übermäßiger Gebrauch kann zu Krämpfen der Gebärmuttermuskulatur führen (nicht in der Schwangerschaft anwenden!)

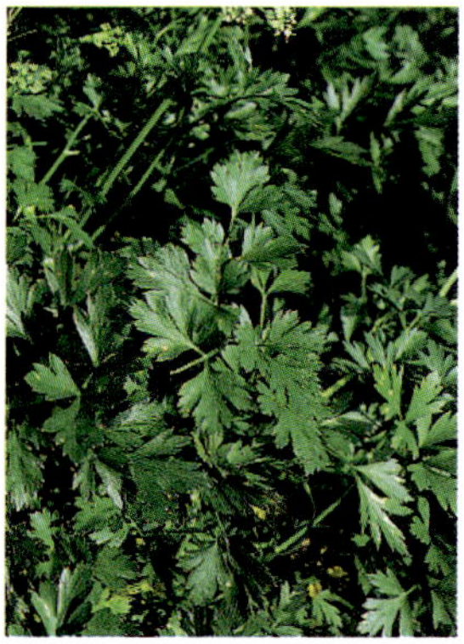

Pfefferminze (T, F)

Mentha piperita (Lamiaceae)

Wirk- und Inhaltsstoffe
ätherisches Öl (Menthol), Phenolcarbonsäuren

Innerliche Anwendung
Gallenbeschwerden, Verdauungsstörungen

Äußerliche Anwendung
Migräne- und Spannungskopfschmerzen

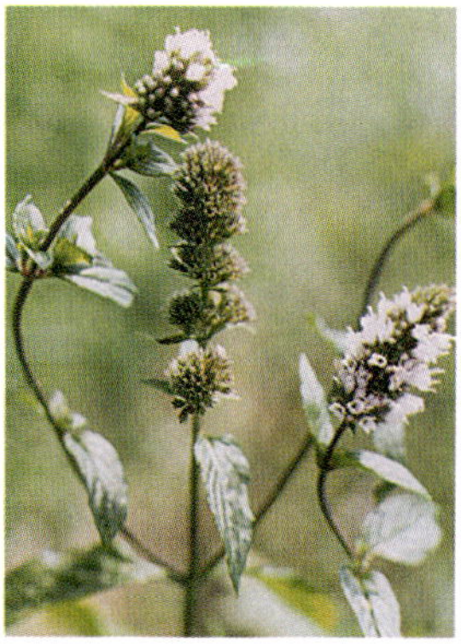

Pomeranze (T)

Citrus aurantium (Rutaceae)

Wirk- und Inhaltsstoffe
Ätherisches Öl, Bitterstoffe vom Flavonoidtyp

Innerliche Anwendung
Verdauungsstörungen, Appetitlosigkeit

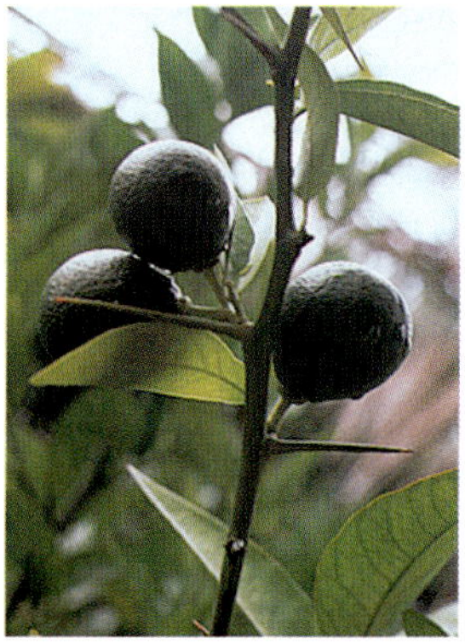

Purpursonnenhut (F)

Echinacea purpurea (Asteraceae)

Wirk- und Inhaltsstoffe
Polysaccharide, Kaffeesäurederivate, Alkamide, Polyine

Innerliche Anwendung
Zur Stimulation der Immunabwehr bei Atemwegsinfektionen, unterstützend bei anderen Infektionen

Äußerliche Anwendung
Infizierte Wunden

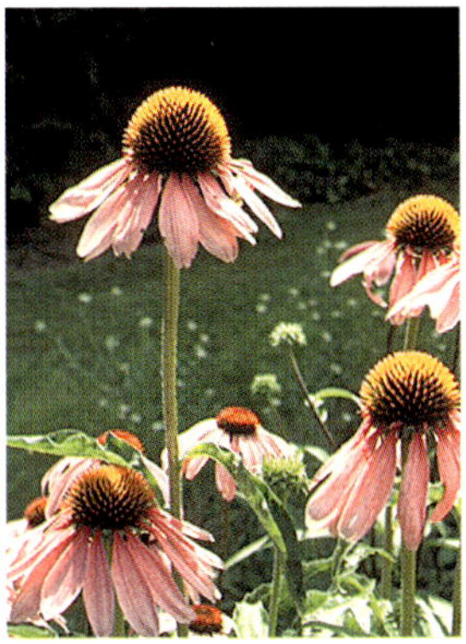

Purpurweide (T, F)

Salix purpurea (Salicaceae)

Wirk- und Inhaltsstoffe
Salicylsäurevorstufen, Gerbstoffe

Innerliche Anwendung
Fieberhafte Erkältungskrankheiten, rheumatische und andere Schmerzen

Äußerliche Anwendung
Muskel- und Weichteilrheuma

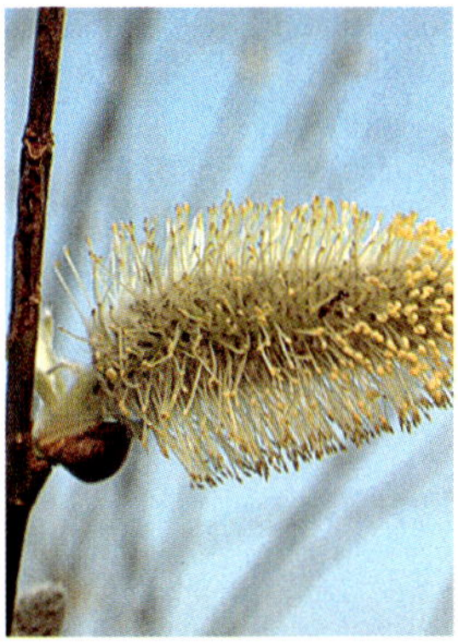

Quecke (T, F)

Agropyron repens (Poaceae)

Wirk- und Inhaltsstoffe
Kohlenhydrate, Schleimstoffe, wenig ätherisches Öl

Innerliche Anwendung
Bronchitis, festsitzender Husten. Zur Durchspülungstherapie bei Entzündungen der ableitenden Harnwege

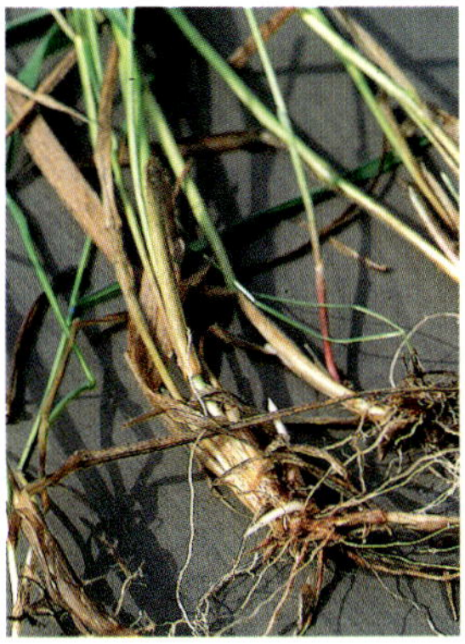

Quendel (T)

Thymus serpyllum (Lamiaceae)

Wirk- und Inhaltsstoffe
Ätherisches Öl, Gerbstoffe, Bitterstoffe

Innerliche Anwendung
Festsitzender Husten, Bronchitis, Krampfhusten

Äußerliche Anwendung
Festsitzender Husten, Bronchitis (Inhalationen)

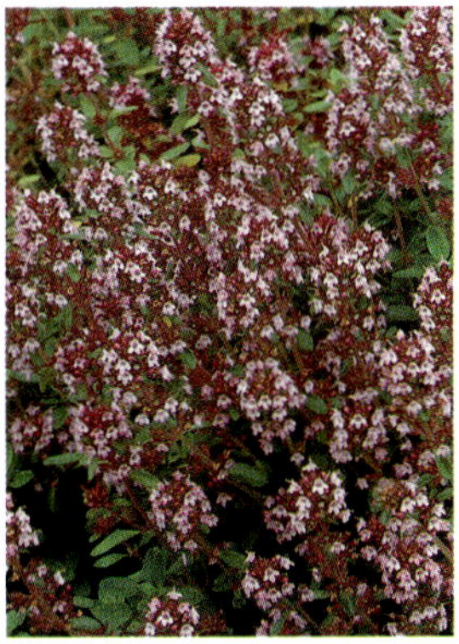

Rhabarber (T, F)

Rheum officinale (Polygonaceae)

Wirk- und Inhaltsstoffe
Anthranoide, Gerbstoffe

Innerliche Anwendung
Verstopfung, Reinigung des Darms vor diagnostischen und operativen Maßnahmen

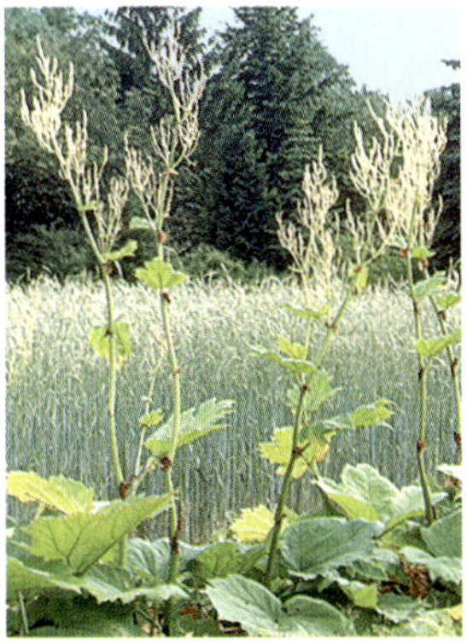

Ringelblume (T, F)

Calendula officinalis (Asteraceae)

Wirk- und Inhaltsstoffe
Ätherisches Öl, Flavonoide, Triterpene, Carotinoide

Äußerliche Anwendung
Entzündliche Hauterkrankungen, Windeldermatitis, Hautunreinheiten

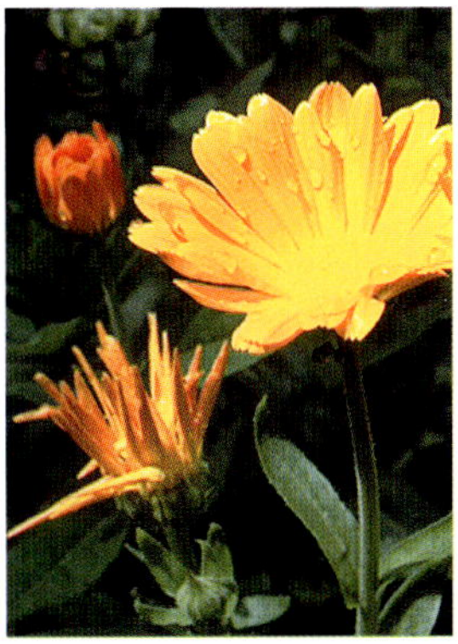

Rizinus

Rizinus communis
(Euphorbiaceae)
Wirk- und Inhaltsstoffe
Hydroxyfettsäuren, Lectine
Innerliche Anwendung
Verstopfung (fettes Öl)

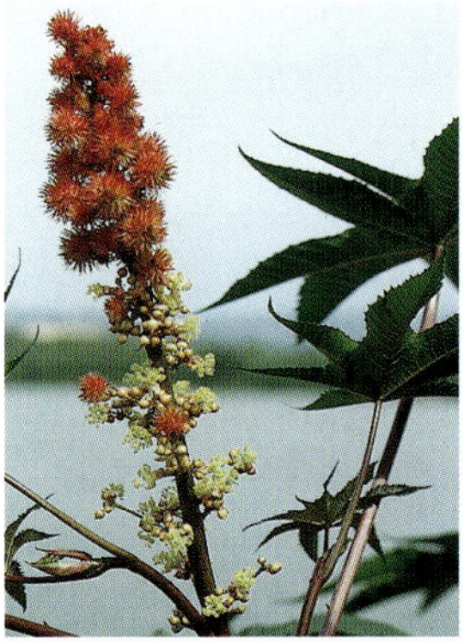

Römische Kamille (T)

Chamaemelum nobile
(Asteraceae)
Wirk- und Inhaltsstoffe
Ätherisches Öl, Flavonoide, Polyacetylene
Innerliche Anwendung
Verdauungsstörungen, krampfartige Schmerzen während der Monatsblutung
Äußerliche Anwendung
Entzündungen im Mund- und Rachenraum, Hauterkrankungen

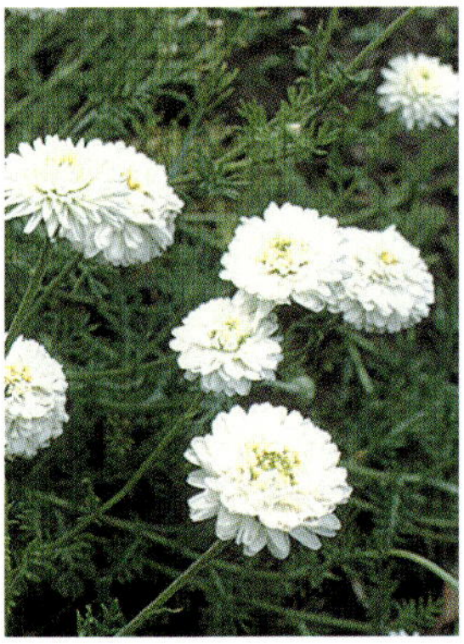

Rosmarin (T, F)

Rosmarinus officinalis
(Lamiaceae)
Wirk- und Inhaltsstoffe
Ätherisches Öl, Phenolcarbonsäuren
Innerliche Anwendung
Krampfartige Gallenbeschwerden, Verdauungsstörungen, Appetitlosigkeit
Äußerliche Anwendung
Muskel- und Weichteilrheuma, Kreislaufschwäche (Bäder), Hauterkrankungen

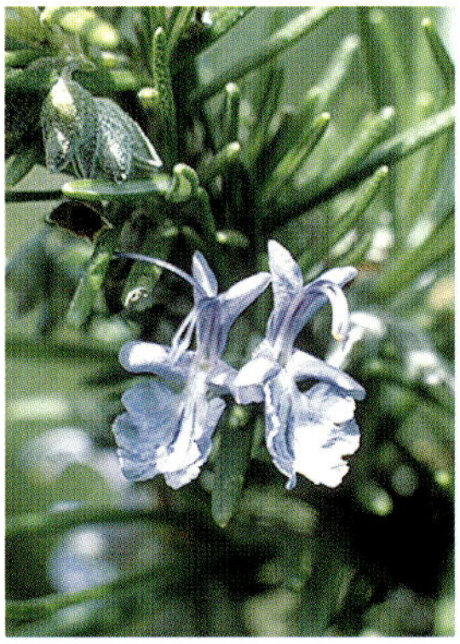

Rosskastanie (F)

Aesculus hippocastanum
(Hippocastanaceae)
Wirk- und Inhaltsstoffe
Saponine (Aescin)
Innerliche Anwendung
Venenleiden
Äußerliche Anwendung
Venenleiden, Hämorrhoiden

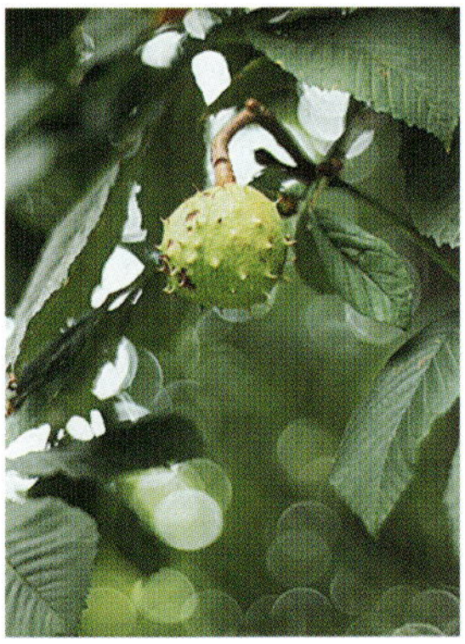

Rote Rübe

Beta vulgaris
(Chenopodiaceae)
Wirk- und Inhaltsstoffe
Farbstoff Betanin, Betacyane, Saponine, Allantoin
Innerliche Anwendung
In der Volksmedizin als allgemeines Stärkungsmittel, zur Stärkung der Abwehr gegen Infektionskrankheiten.

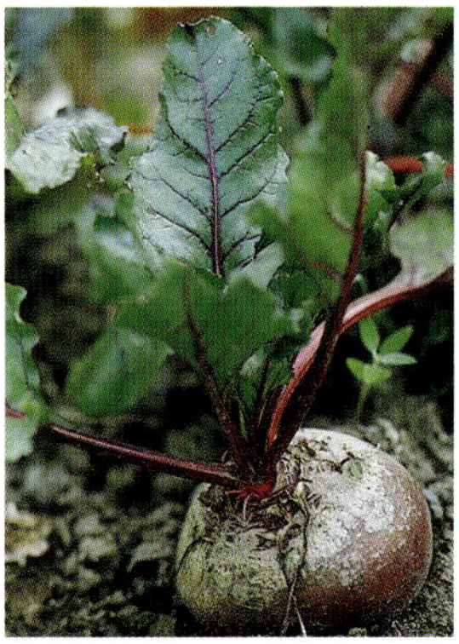

Roter Fingerhut (F) Sehr giftig!

Digitalis purpurea
(Scrophulariaceae)
Wirk- und Inhaltsstoffe
Herzwirksame Glykoside (Digitoxin, Digoxin)
Innerliche Anwendung
Herzinsuffizienz (isolierte Herzglykoside)
Hinweis: Sehr giftig, keine Selbstmedikation!

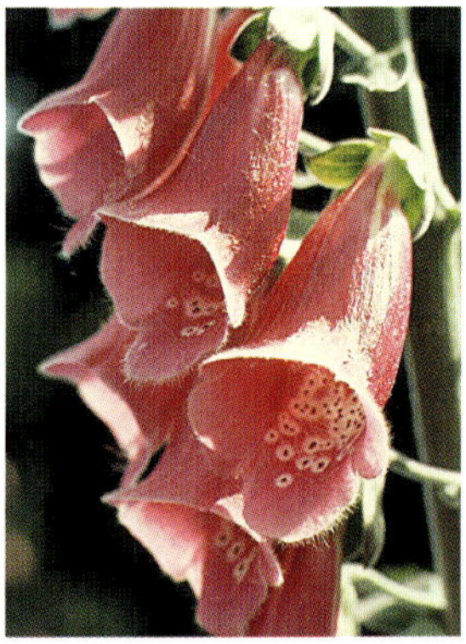

Rote Spornblume (F, T)

Centranthus ruber (Valerianaceae)

Wirk- und Inhaltsstoffe
Ätherisches Öl, Valepotriate

Innerliche Anwendung
Unruhe, Spannungszustände, Einschlafstörungen

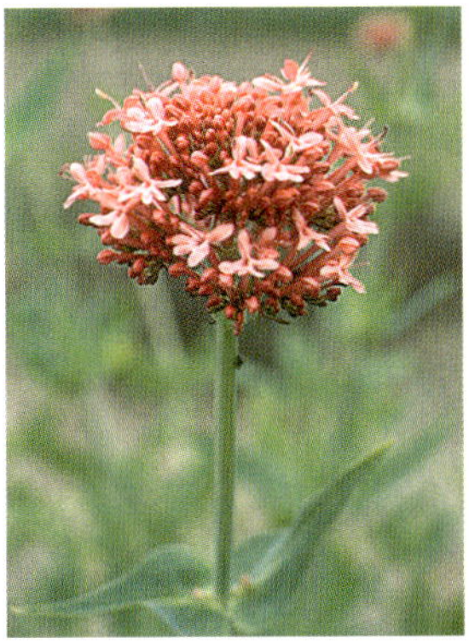

Sägepalme (F)

Sabal serrulata (Arecaceae)

Wirk- und Inhaltsstoffe
Sterole, Polysaccaride, Gerbstoffe, Flavonoide

Innerliche Anwendung
gutartige Vergrößerung der Prostata

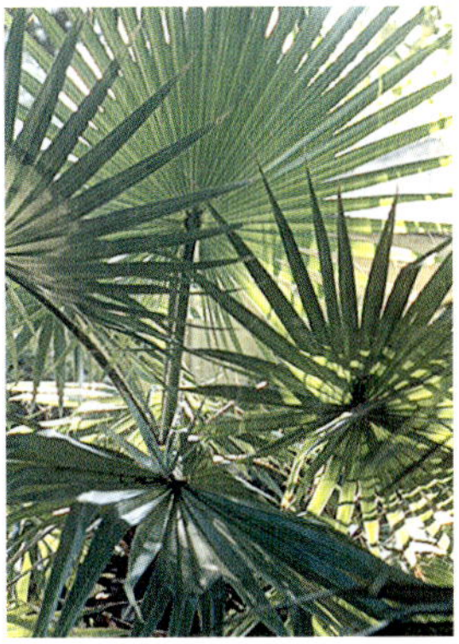

Echter Salbei (T, F)

Salvia officinalis (Lamiaceae)

Wirk- und Inhaltsstoffe
Ätherisches Öl, Phenolcarbonsäuren, Flavonoide

Innerliche Anwendung
Verdauungsstörungen, übermäßige Schweißabsonderung

Äußerliche Anwendung
Entzündungen im Mund- und Rachenraum, Fußschweiß (Bäder)

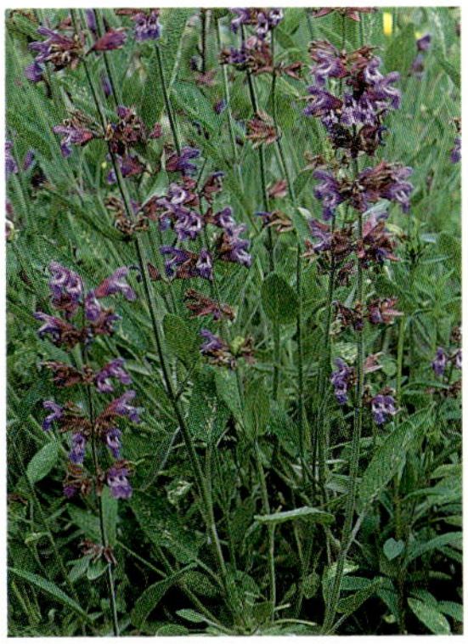

Sanddorn

Hippophae rhamnoides (Elaegnaceae)

Wirk- und Inhaltsstoffe
Vitamin C, Provitamin A, Vitamine der B-Gruppe

Innerliche Anwendung
Unterstützend bei Erkältungskrankheiten

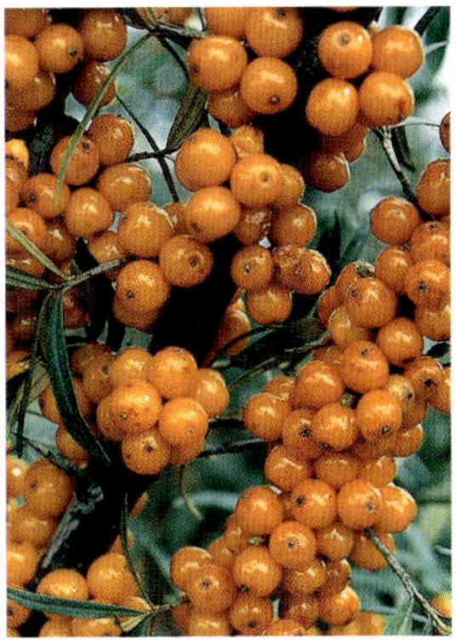

Sandstrohblume (T)

Helichrysum arenarium (Asteraceae)

Wirk- und Inhaltsstoffe
Flavonoide, ätherisches Öl

Innerliche Anwendung
krampfartige Gallenbeschwerden, Verdauungsstörungen

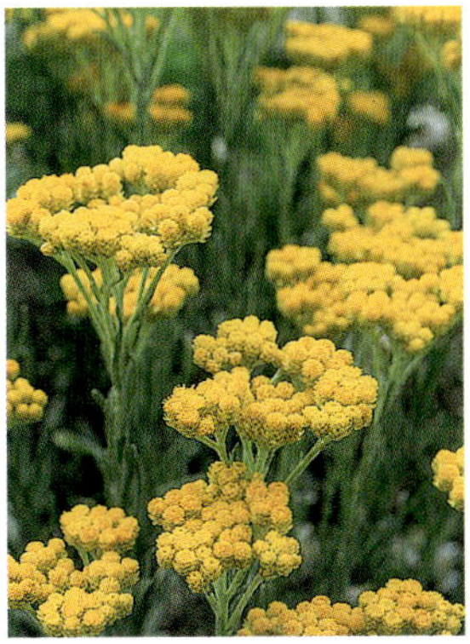

Sarsaparilla (T)

Smilax regelii (Liliaceae)

Wirk- und Inhaltsstoffe
Saponine, Sitosterin

Innerliche Anwendung
Schuppenflechte (Psoriasis)

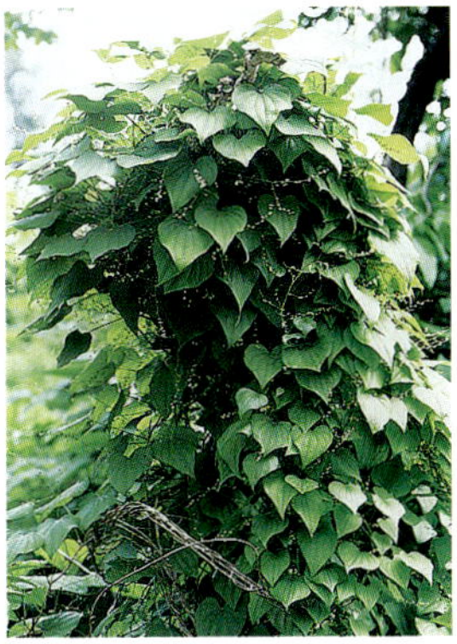

Schafgarbe (T, F)

Achillea millefolium
(Asteraceae)
Wirk- und Inhaltsstoffe
Ätherisches Öl, Bitterstoffe, Flavonoide, Polyacetylene
Innerliche Anwendung
Appetitlosigkeit, Gastritis, Gallenbeschwerden
Äußerliche Anwendung
Haut- und Schleimhautbeschwerden, Menstruationsbeschwerden (Sitzbäder)

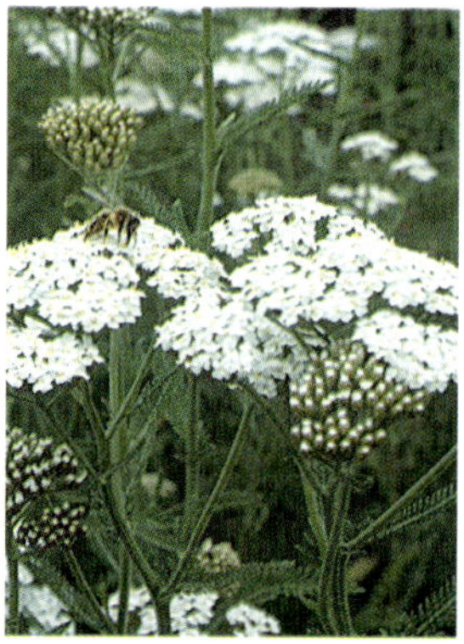

Schlafmohn (F) Sehr giftig!

Papaver somniferum
(Papaveraceae)
Wirk- und Inhaltsstoffe
Alkaloide (Morphin, Codein)
Innerliche Anwendung
Starke Schmerzen (Morphin) oder bei Husten (Codein)
Hinweis: Giftig! Opium sowie Morphin verursachen bei Überdosierung Vergiftung und erzeugen bei Missbrauch Sucht!

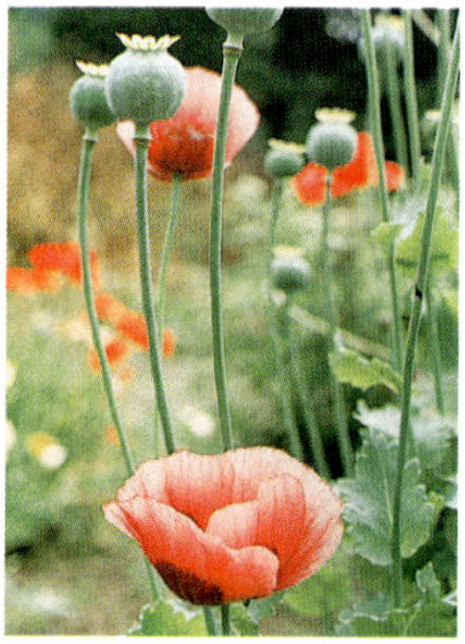

Wiesen-/Echte Schlüsselblume (T, F)

Primula elatior/Primula veris
(Primulaceae)
Wirk- und Inhaltsstoffe
Saponine
Innerliche Anwendung
Festsitzender Husten, Bronchitis

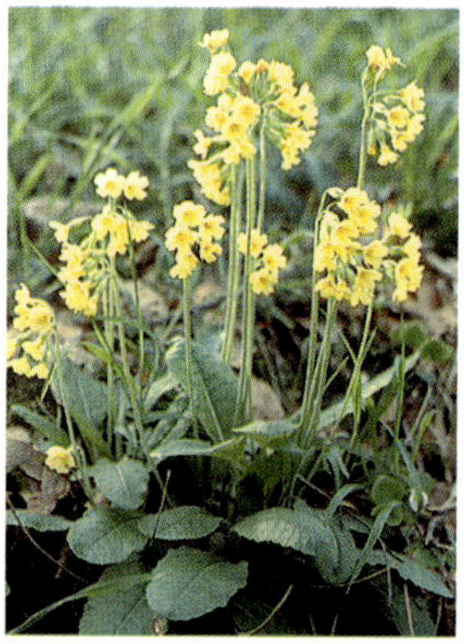

Schöllkraut (F, T)

Chelidonium majus
(Papaveraceae)
Wirk- und Inhaltsstoffe
Alkaloide, Flavonoide
Innerliche Anwendung
Gallenbeschwerden, Magen-Darm-Krämpfe
Äußerliche Anwendung
Warzen (frischer gelber Milchsaft)

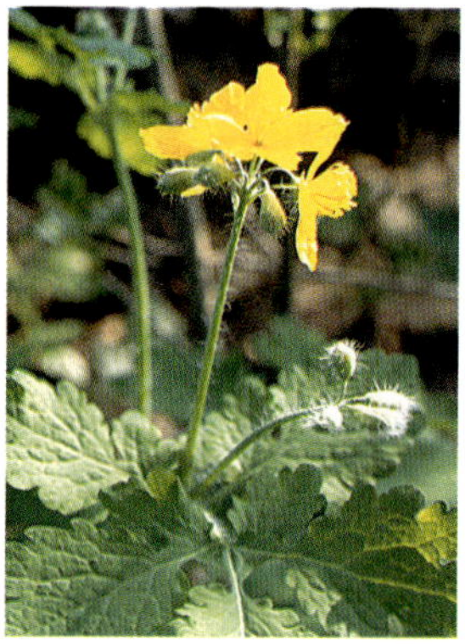

Schwarze Nießwurz giftig!

Helleborus niger
(Ranunculaceae)
Wirk- und Inhaltsstoffe
Herzwirksame Glykoside
Innerliche Anwendung
Herzinsuffizienz (frühe bis mittlere Stadien)
Hinweis: Giftig, keine Selbstmedikation!

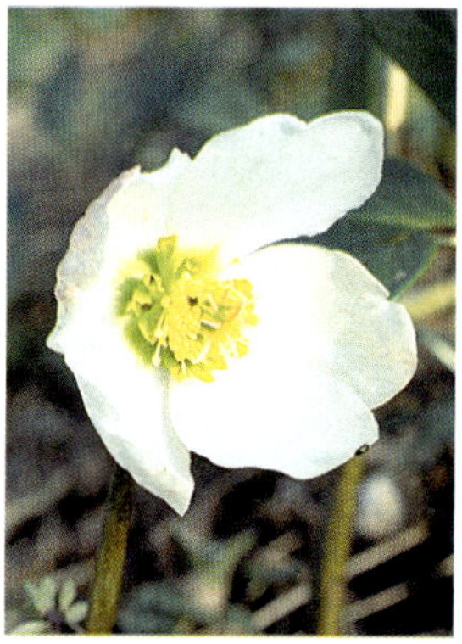

Schwarzer Holunder (T)

Sambucus nigra
(Caprifoliaceae)
Wirk- und Inhaltsstoffe
Flavonoide, ätherisches Öl
Innerliche Anwendung
Fieberhafte Erkältungskrankheiten, bei denen eine Schwitzkur erwünscht ist

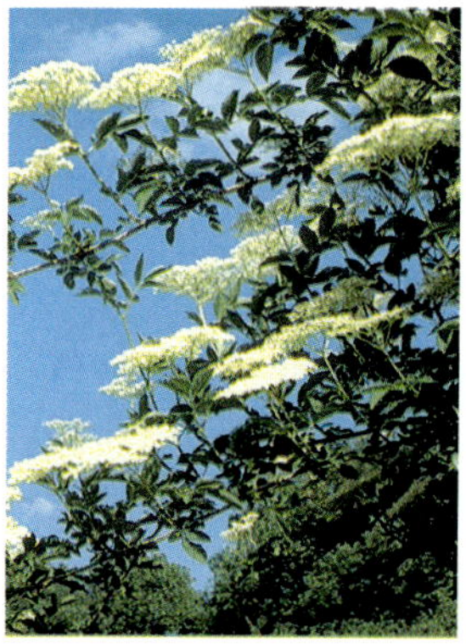

Schwarzer Senf

Brassica nigra (Brassicaceae)
Wirk- und Inhaltsstoffe
Senfölglucoside, Senföle
Innerliche Anwendung:
Erkältungskrankheiten
Äußerliche Anwendung
Muskel- und Weichteilrheuma, Kopfschmerzen, Frostschäden

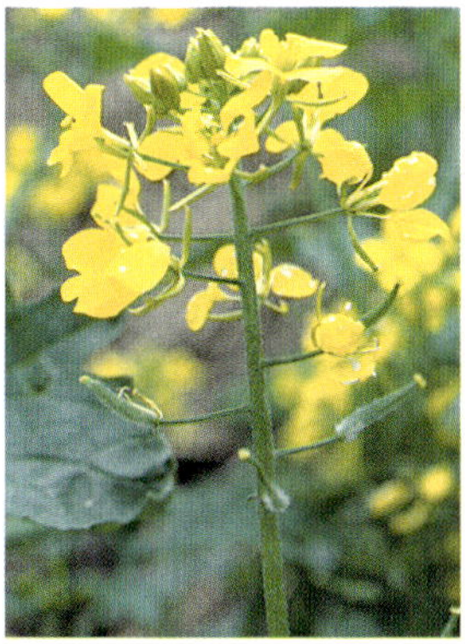

Schwarzer Winterrettich

Raphanus sativus (Brassicaceae)
Wirk- und Inhaltsstoffe
Senfölglucoside, Senföle
Innerliche Anwendung
Lähmungen der Gallenwege, Verdauungsstörungen
Äußerliche Anwendung
Muskel- und Weichteilrheuma

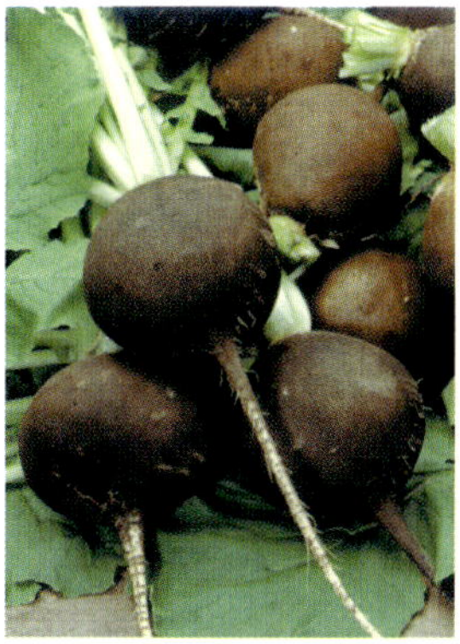

Seifenkraut (T, F)

Saponaria officinalis (Caryopyllaceae)
Wirk- und Inhaltsstoffe
Saponine
Innerliche Anwendung
Festsitzender Husten, Bronchitis

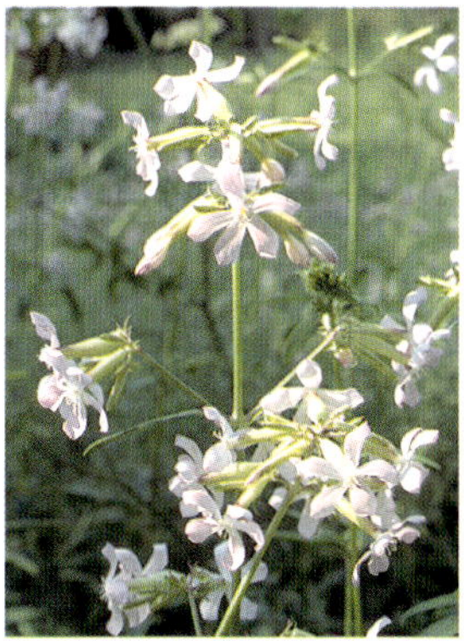

Senna (F, T)

Cassia angustifolia / Cassia senna (Caesalpiniaceae)
Wirk- und Inhaltsstoffe
Anthranoide
Innerliche Anwendung
Verstopfung, Reinigung des Darms vor diagnostischen und operativen Maßnahmen

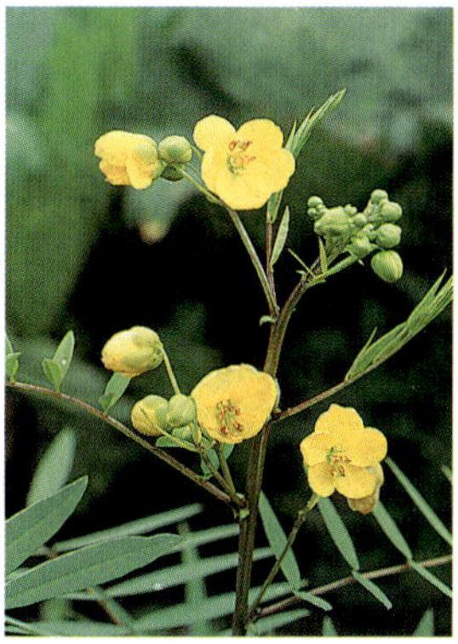

Sonnentau (F, T)

Drosera anglica (Droseraceae)
Wirk- und Inhaltsstoffe
Naphthochinone, Flavonoide, Schleimstoffe
Innerliche Anwendung
Trockener Reizhusten, Krampfhusten (besonders bei Kindern), Bronchitis

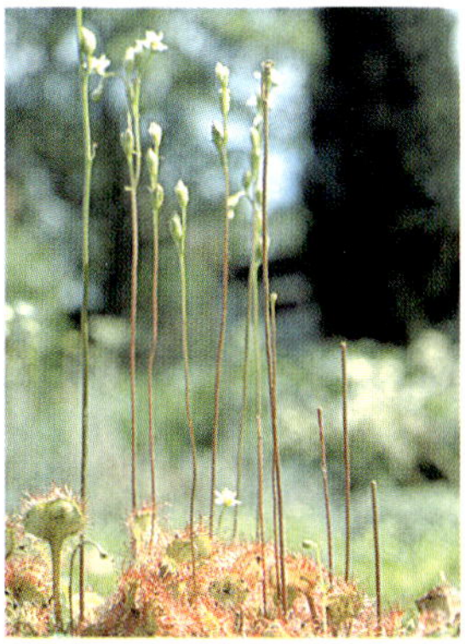

Spargel (F)

Asparagus officinalis (Asparagaceae)
Wirk- und Inhaltsstoffe
Asparagin, Saponine, Flavonoide, Mineralstoffe
Innerliche Anwendung
Zur Durchspülungstherapie bei Entzündungen der ableitenden Harnwege und Harngries

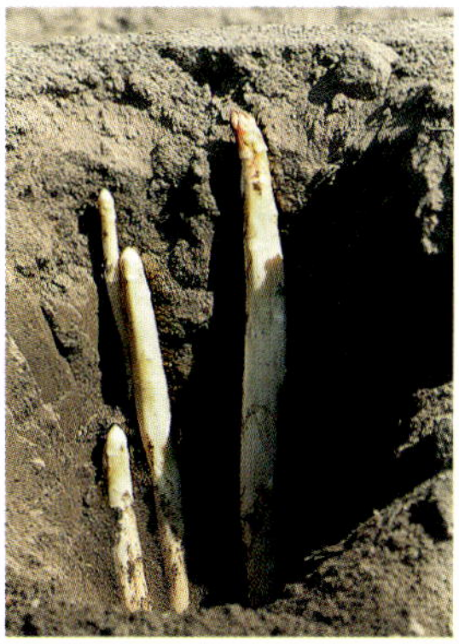

Spitzwegerich (T, F)

Plantago lanceolata
(Plantaginaceae)

Wirk- und Inhaltsstoffe
Iridoide, Schleimstoffe

Innerliche Anwendung
Trockener Reizhusten, Krampfhusten

Äußerliche Anwendung
Entzündungen im Mund- und Rachenraum, Insektenstiche, Hauterkrankungen

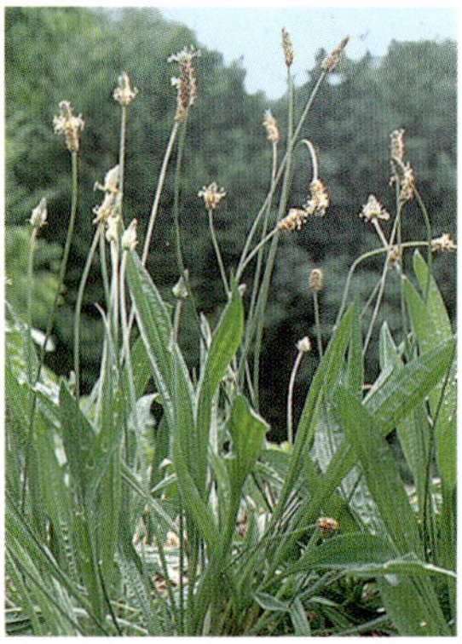

Stechapfel (F) sehr giftig!

Datura stramonium
(Solanaceae)

Wirk- und Inhaltsstoffe
Alkaloide (Atropin, Scopolamin)

Innerliche Anwendung
Isoliertes und chem. verändertes Scopolamin bei krampfartigen Beschwerden der Gebärmutter, des Magen-Darm-Traktes und der Bronchien

Hinweis: Sehr giftig, keine Selbstmedikation!

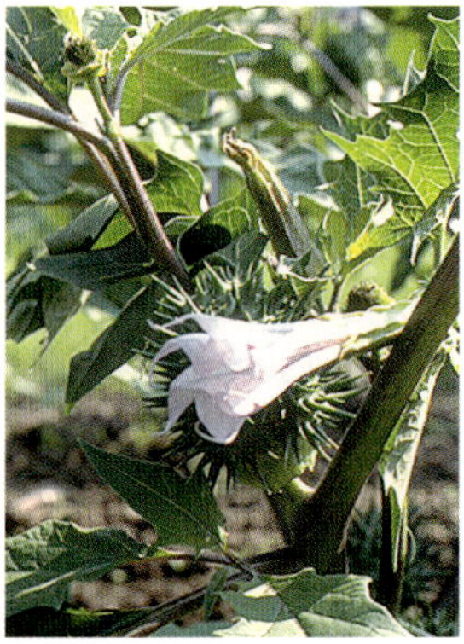

Stechender Mäusedorn (F)

Ruscus aculeatus
(Asparagaceae)

Wirk- und Inhaltsstoffe
Saponine

Innerliche Anwendung
Venenleiden

Äußerliche Anwendung
Venenleiden, Hämorroiden

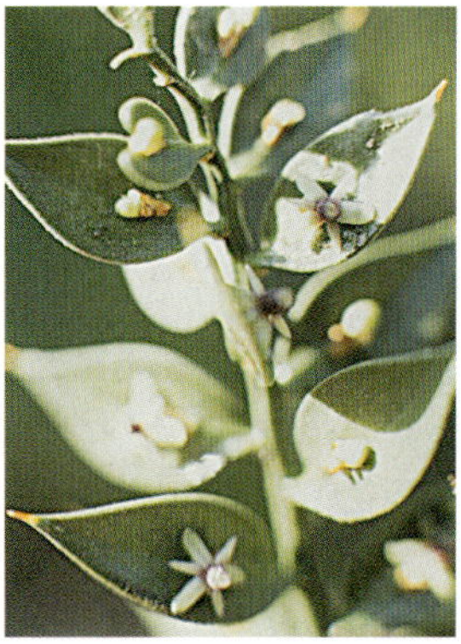

Steinklee (, T)

Melilotus officinalis
(Fabaceae)

Wirk- und Inhaltsstoffe
Cumarine, Flavonoide

Innerliche Anwendung
Venenleiden

Äußerliche Anwendung
Venenleiden

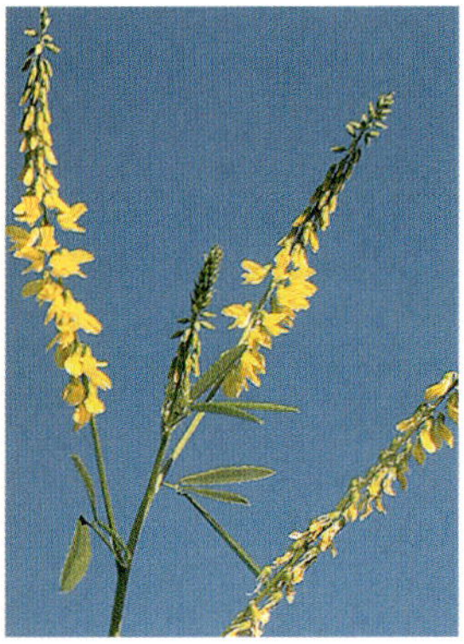

Stieleiche (T)

Quercus robur (Fagaceae)

Wirk- und Inhaltsstoffe
Gerbstoffe

Äußerliche Anwendung
Schlecht heilende Wunden, Hämorrhoiden (Teil- und Sitzbäder)

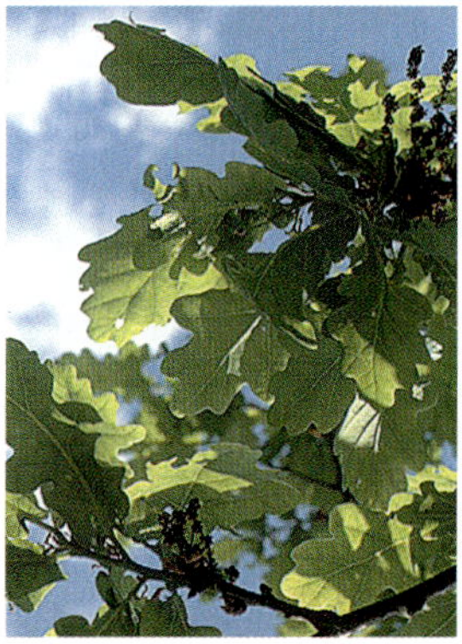

Stockrose (T)

Alcea rosea (Malvaceae)

Wirk- und Inhaltsstoffe
Schleimstoffe

Innerliche Anwendung
entzündliche Magen-Darm-Erkrankungen, trockener Reizhusten

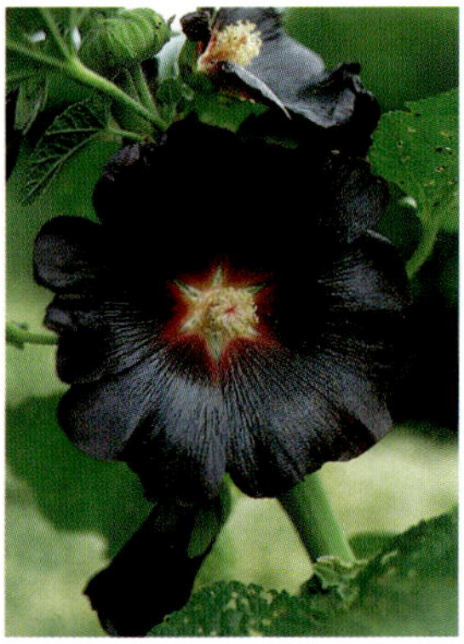

Süße Mandel (F)

Prunus dulcis (Rosaceae)

Wirk- und Inhaltsstoffe

Fettes Öl, Schleime, Enzyme, Cholin, Asparagin, Vitamin C

Äußerliche Anwendung

Seborrhoische Hauterkrankungen (Bäder), Hautunreinheiten, zur Pflege trockener Haut

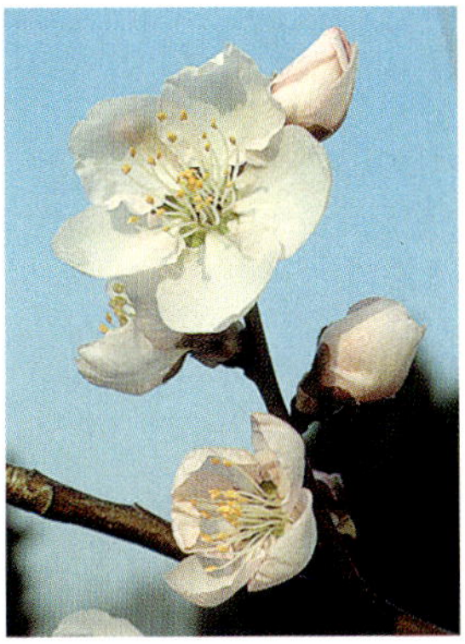

Süßholz (F, T)

Glycyrrhiza glabra (Fabaceae)

Wirk- und Inhaltsstoffe

Saponine, Flavonoide

Innerliche Anwendung

entzündliche Magen-Darm-Erkrankungen, festsitzender Husten, Bronchitis

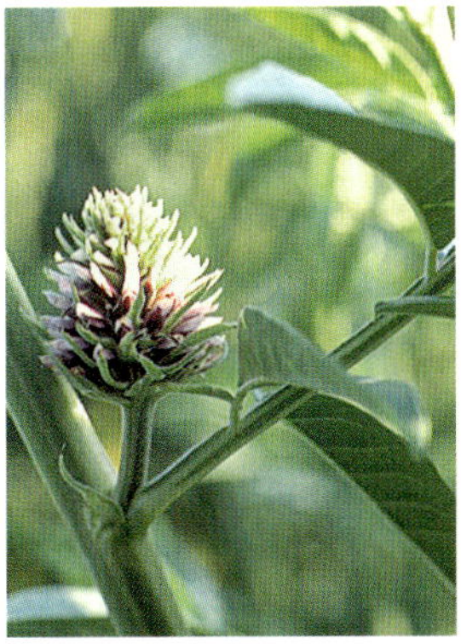

Taigawurzel (F)

Eleutherococcus senticosus (Araliaceae)

Wirk- und Inhaltsstoffe

Triterpensaponine, Eleutheroside, Lignane

Innerliche Anwendung

Leistungsschwäche, Kreislaufschwäche, Müdigkeit

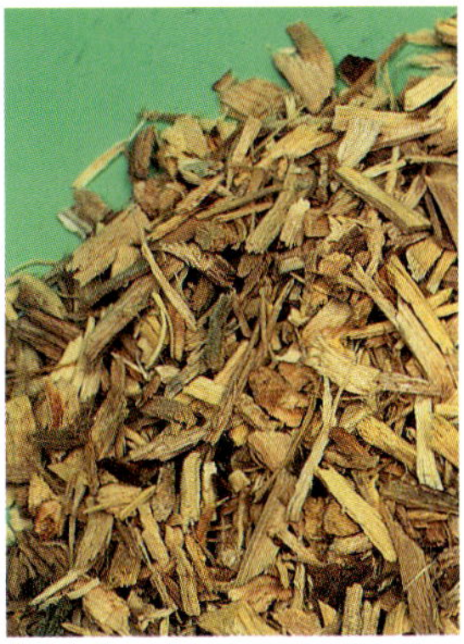

Tausendgüldenkraut (T, F)

Centaurium minus (Gentianaceae)

Wirk- und Inhaltsstoffe

Bitterstoffe

Innerliche Anwendung

Appetitlosigkeit, Verdauungsstörungen

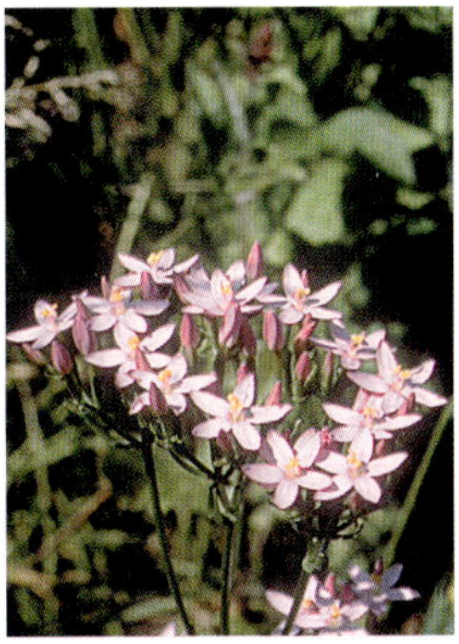

Teestrauch (T)

Camelia sinensis (Teaceae)

Wirk- und Inhaltsstoffe

Coffein, Gerbstoffe, Flavonoide

Innerliche Anwendung

Schwarzer (fermentierter) Tee bei Durchfall, grüner (unfermentierter) Tee zur unterstützenden und vorbeugenden Behandlung von Herz-Kreislauf-Erkrankungen

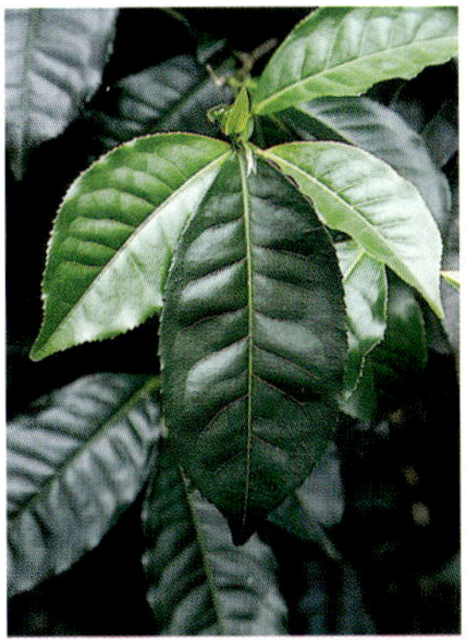

Südafrikanische Teufelskralle (F, T)

Harpagophytum procumbens (Pedaliaceae)

Wirk- und Inhaltsstoffe

Iridiode (Hapagosid), Bitterstoffe, Polysaccaride

Innerliche Anwendung

Rheumatische Erkrankungen, rheumatische Schmerzen, Gallenbeschwerden

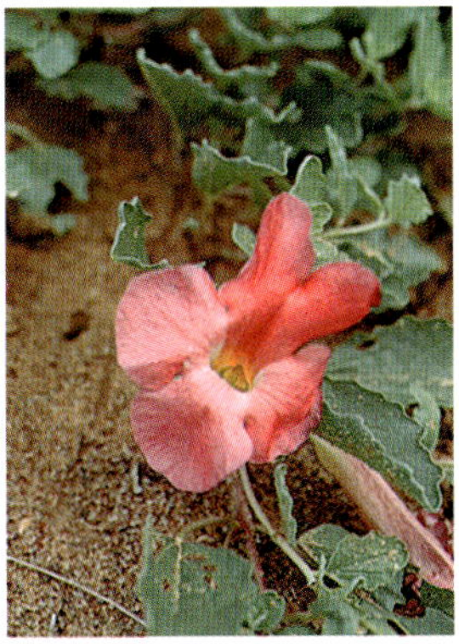

Thymian (T, F)

Thymus vulgaris (Lamiaceae)

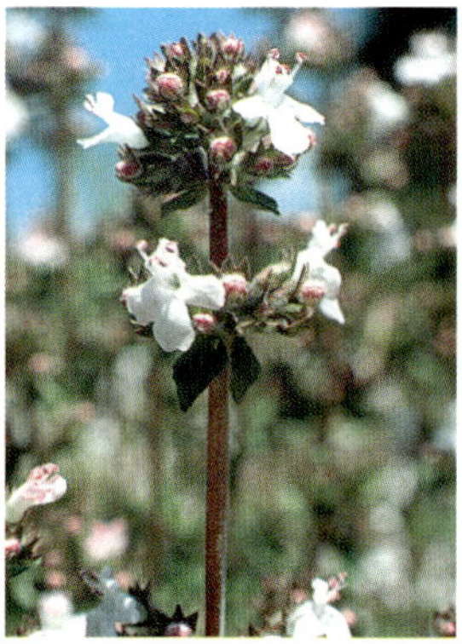

Wirk- und Inhaltsstoffe
Ätherisches Öl (Thymol), Gerbstoffe, Flavonoide, Triterpene

Innerliche Anwendung
Festsitzender Husten, Bronchitis, Krampfhusten

Äußerliche Anwendung
Entzündungen im Mund- und Rachenraum, Hauterkrankungen, festsitzender Husten, Bronchitis, Krampfhusten (Inhalationen)

Tollkirsche , (F) giftig!

Atropa belladonna (Solanaceae)

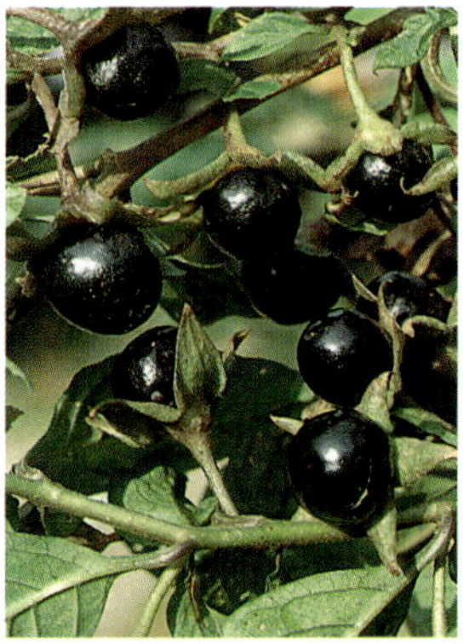

Wirk- und Inhaltsstoffe
Alkaloide (Atropin, Scopolamin)

Innerliche Anwendung
Notfallmittel bei drohendem Herzstillstand, häufig verwendetes Mittel in der Homöopathie

Äußerliche Anwendung
In der Augenheilkunde

Traubensilberkerze (F)

Cimicifuga racemosa (Ranunculaceae)

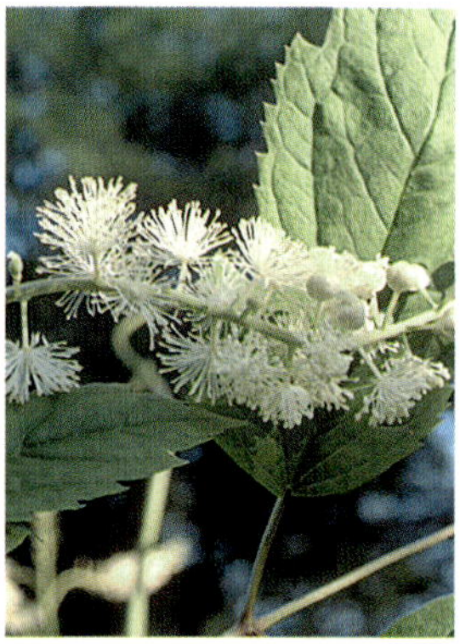

Wirk- und Inhaltsstoffe
Triterpenglykoside, Harze, Phenolcarbonsäuren

Innerliche Anwendung
Beschwerden in den Wechseljahren, Beschwerden vor Eintritt der Regelblutung

Uzara (F)

Xysmalobium undulatum (Asclepiadaceae)

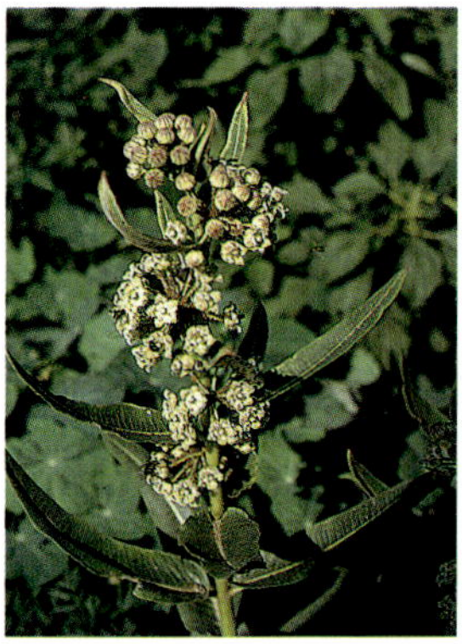

Wirk- und Inhaltsstoffe
Stereoidlykoside

Innerliche Anwendung
Durchfall

Vogelknöterich (T, F)

Polygonum aviculare (Polygonaceae)

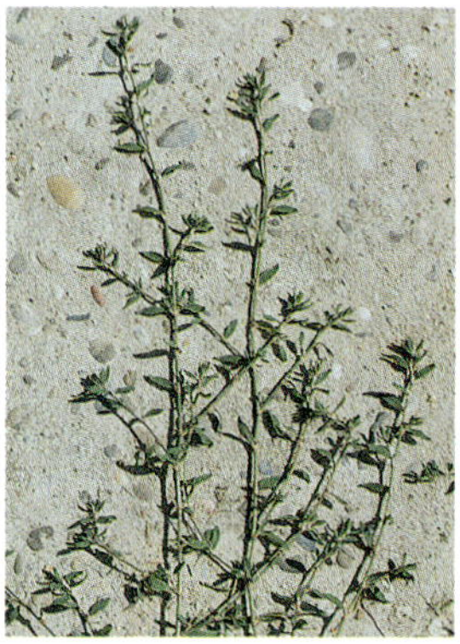

Wirk- und Inhaltsstoffe
Flavonoide, Schleimstoffe, Phenolcarbonsäuren

Innerliche Anwendung
Festsitzender Husten und Bronchitis

Äußerliche Anwendung
Entzündungen im Mund- und Rachenraum

Wacholder (F)

Juniperus communis (Cupressaceae)

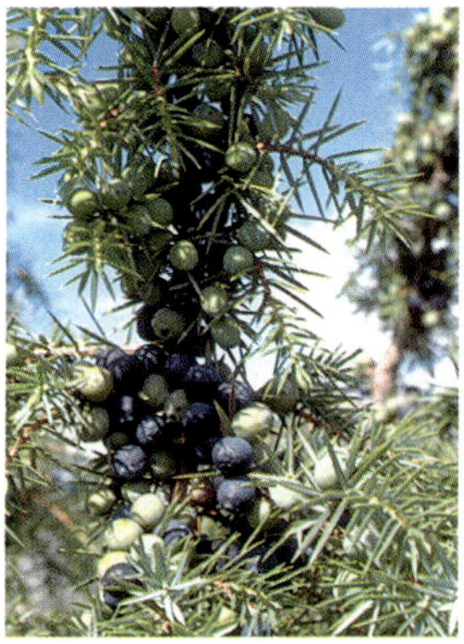

Wirk- und Inhaltsstoffe
Ätherisches Öl, Gerbstoffe

Innerliche Anwendung
Zur Durchspülungstherapie bei Entzündungen der ableitenden Harnwege und Harngrieß

Äußerliche Anwendung
Muskel- und Weichteilrheuma

Walderdbeere (T)

Fragaria vesca (Rosaceae)

Wirk- und Inhaltsstoffe
Gerbstoffe, wenig ätherisches Öl

Innerliche Anwendung
unterstützend bei Durchfall

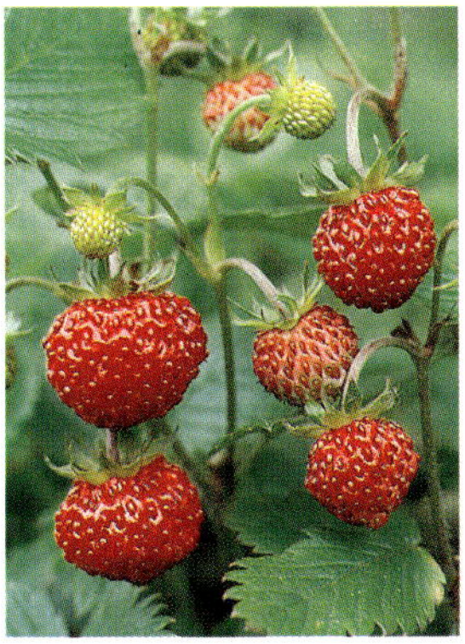

Waldmeister (T)

Galium odoratum (Rubiaceae)

Wirk- und Inhaltsstoffe
Cumarine

Innerliche Anwendung
Venenleiden, Durchblutungsstörungen

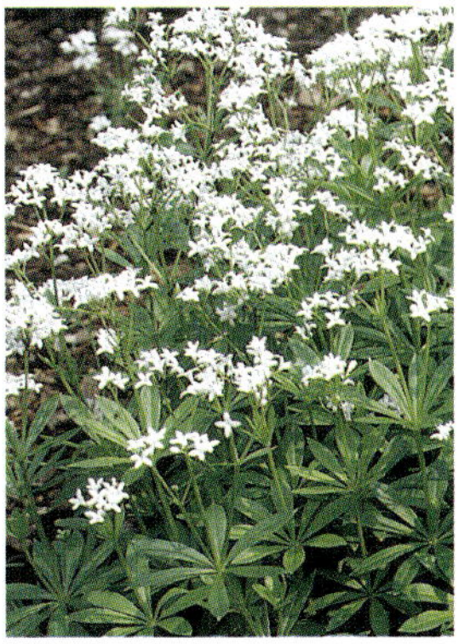

Wasserdost (Wasserhanf) (T)

Eupatorium cannabinum (Asteraceae)

Wirk- und Inhaltsstoffe
Polysaccharide, Glykoproteine

Innerliche Anwendung
Atemwegsinfektionen, unterstützend bei anderen Infektionen

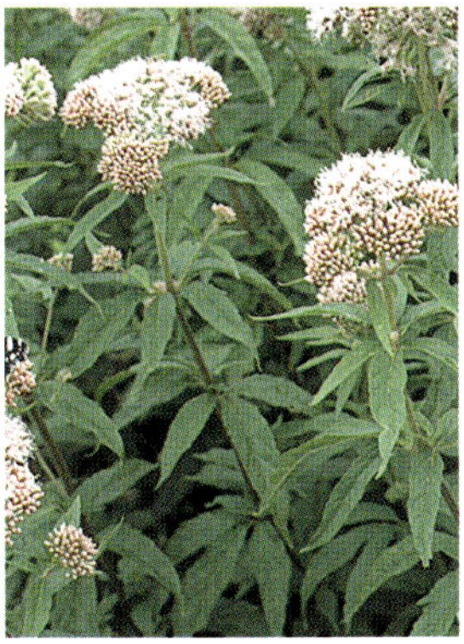

Wegwarte (T)

Cichorium intybus (Asteraceae)

Wirk- und Inhaltsstoffe
Bitterstoffe, Gerbstoffe, Kohlenhydrate (Inulin)

Innerliche Anwendung
Appetitlosigkeit, mangelnder Gallenfluß, Verdauungsstörungen

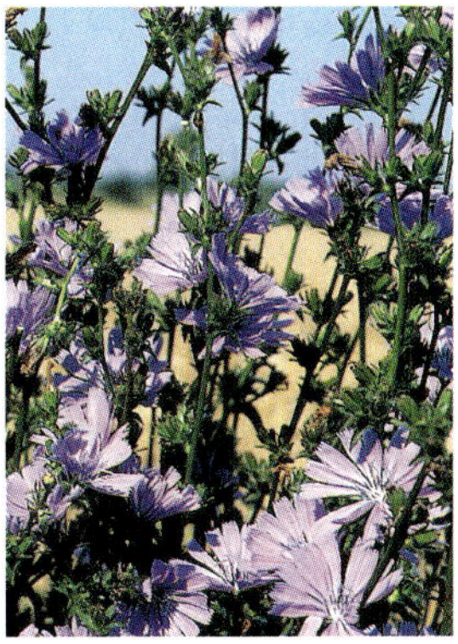

Weidenröschen (T)

Epilobium parviflorum (Onagraceae)

Wirk- und Inhaltsstoffe
Flavonoide, Sterole, Gerbstoffe

Innerliche Anwendung
Traditionell bei gutartiger Schwellung der Prostata

Hinweis Anwendung nur in der Volksheilkunde begründet

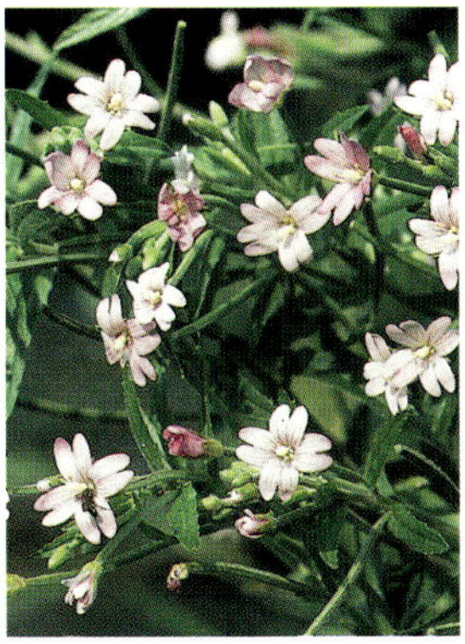

Weißdorn (F, T)

Crataegus monogyna / Crataegus laevigata (Rosaceae)

Wirk- und Inhaltsstoffe
Oligomere Procyanidine, Flavonoide

Innerliche Anwendung
Herzinsuffizienz, koronare Herzkrankheit (frühe und mittlere Stadien), leichte Formen von bradycarden Herzrhythmusstörungen

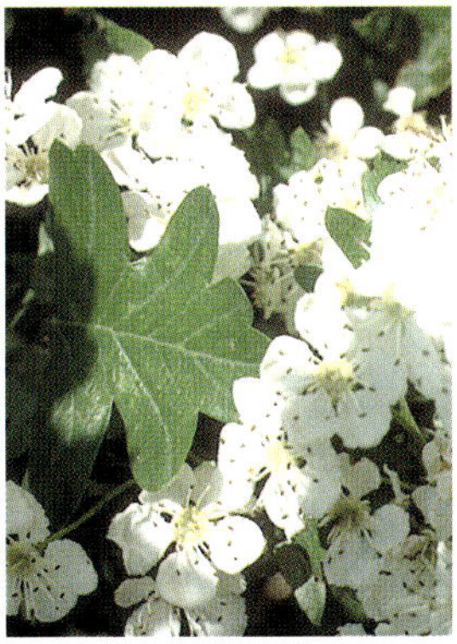

Weiße Taubnessel (T)

Lamium album (Lamiaceae)

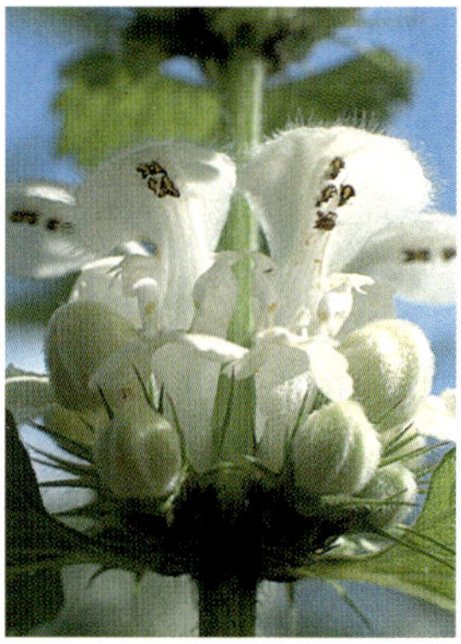

Wirk- und Inhaltsstoffe
Iridoide, Terpene, Phenolcarbonsäuren, Gerbstoffe

Innerliche Anwendung
unterstützend bei Durchfall, in der Volksmedizin bei Weißfluss, festsitzendem Husten und Bronchitis

Äußerliche Anwendung
Frauenkrankheiten (Sitzbäder), Entzündungen im Mund- und Rachenraum

Weizen

Triticum aestivum (Poaceae)

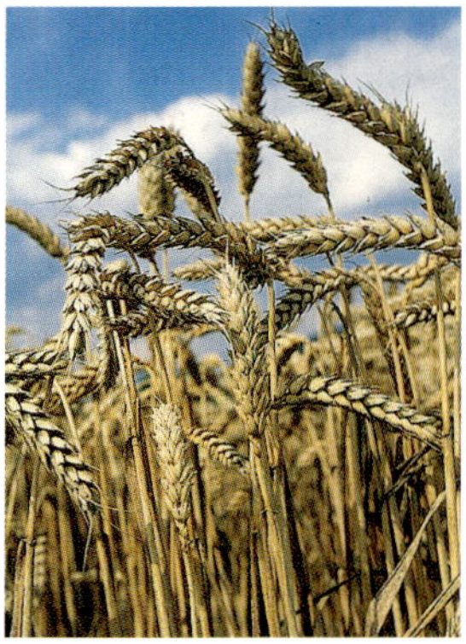

Wirk- und Inhaltsstoffe
Fettes Öl, Eiweiße, Vitamin E, unverdauliche Faserstoffe

Innerliche Anwendung
Verstopfung, zur Stuhlerweichung bei Hämorrhoiden und in der Schwangerschaft

Wermut (T, F)

Artemisia absinthium (Asteraceae)

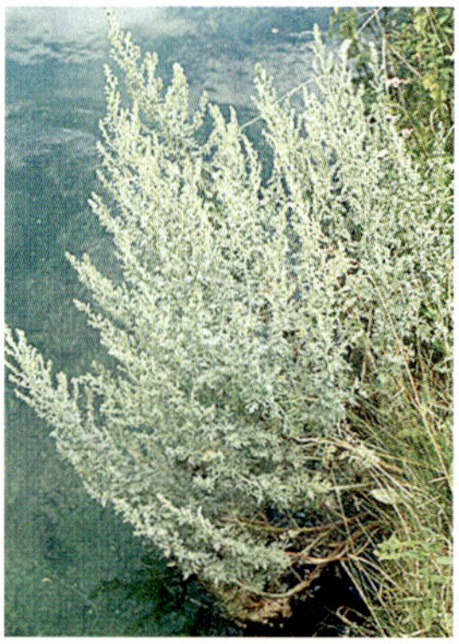

Wirk- und Inhaltsstoffe
Ätherisches Öl, Bitterstoffe

Innerliche Anwendung
Appetitlosigkeit, Verdauungsstörungen, mangelnder Gallenfluß

Wilde Malve / Käsepappel (T)

Malva silvestris / Malva neglecta (Malvaceae)

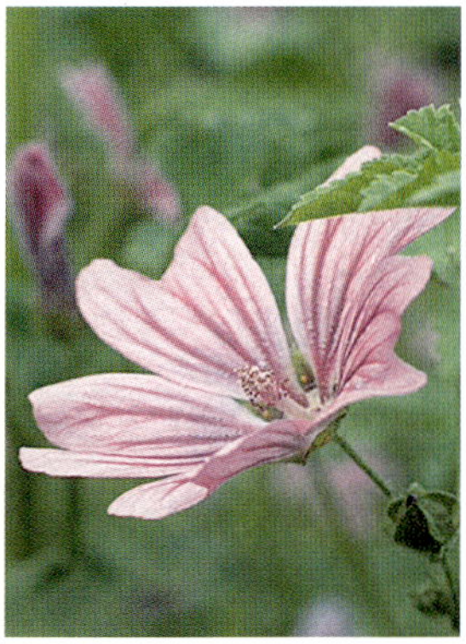

Wirk- und Inhaltsstoffe
Schleimstoffe, Flavonoide, Gerbstoffe

Innerliche Anwendung
Trockener Reizhusten, entzündliche Magen-Darm-Erkrankungen

Wilder Indigo (F)

Baptisia tinctoria (Fabaceae)

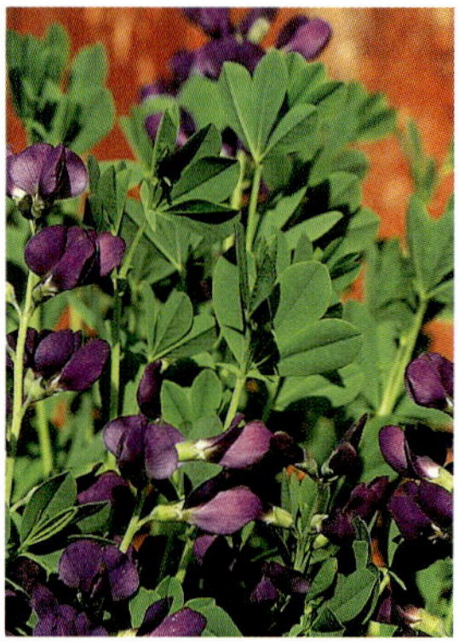

Wirk- und Inhaltsstoffe
Polysaccharide, Alkaloide, Flavonoide

Innerliche Anwendung
Atemwegsinfektionen, unterstützend bei anderen Infektionen

Gemeiner Wolfstrapp (F)

Lycopus europaeus (Lamiaceae)

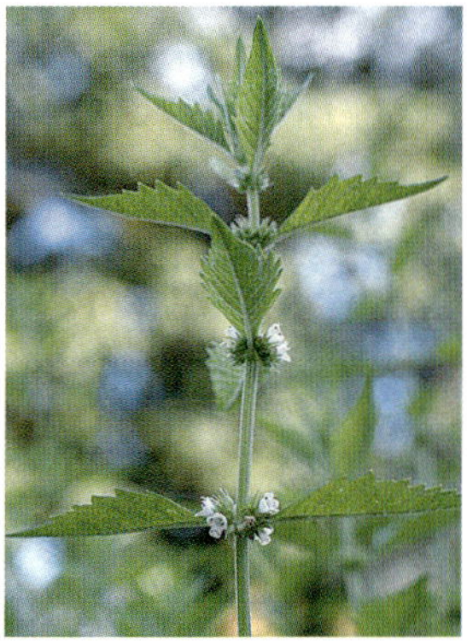

Wirk- und Inhaltsstoffe
Bitterstoffe (Lycopin), Flavonoide, Phenolcarbonsäuren

Innerliche Anwendung
Schilddrüsenüberfunktion sowie damit einhergehende nervöse Herzbeschwerden

Wolliger Fingerhut sehr giftig! (F)

Digitalis lanata
(Scrophulariaceae)

Wirk- und Inhaltsstoffe
Herzwirksame Glykoside (Digitoxin, Digoxin)

Innerliche Anwendung
Herzinsuffizienz (isolierte Herzglykoside)

Hinweis: Sehr giftig, keine Selbstmedikation!

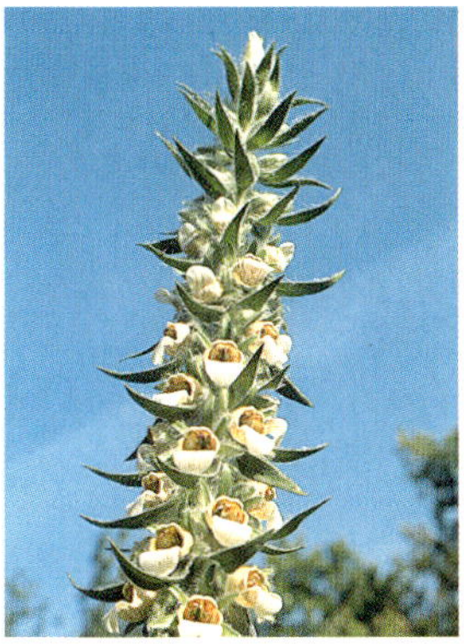

Ysop (T)

Hyssopus officinalis
(Lamiaceae)

Wirk- und Inhaltsstoffe
Ätherisches Öl, Phenolcarbonsäuren, Flavonoide, Sterole

Innerliche Anwendung
Gallenbeschwerden, Appetitlosigkeit, Verdauungsstörungen

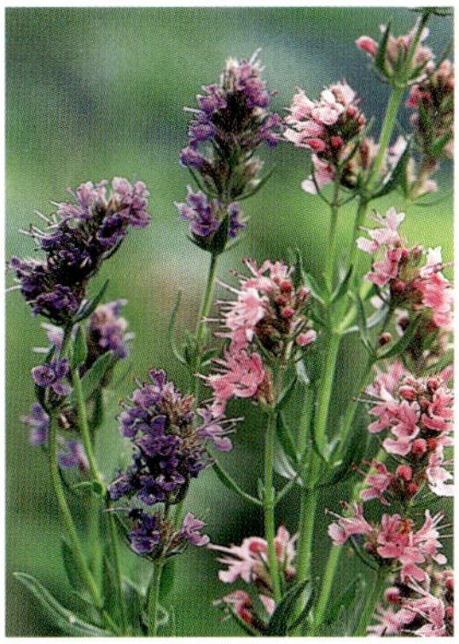

Zahnstocherammei (F, T)

Ammi visnaga (Apiaceae)

Wirk- und Inhaltsstoffe
Furanochromone, Pyranocumarine

Innerliche Anwendung
Keuchhusten, Asthma bronchiale, krampfartige Gallenbeschwerden, Magen-Darm-Krämpfe, koronare Herzkrankheit, bei Verkrampfungen der Harnwege, zum Entfernen kleinerer Blasensteine

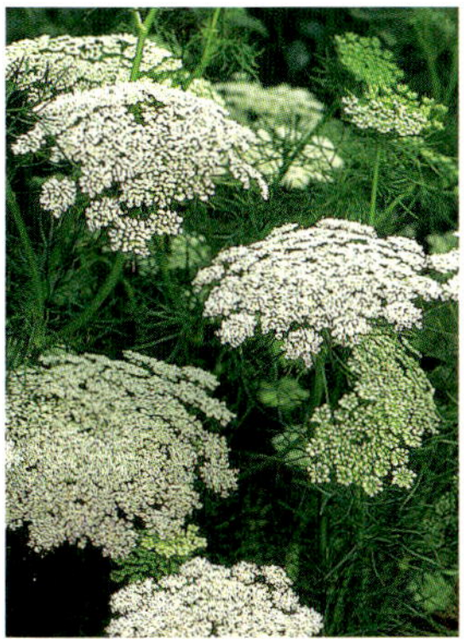

Zaubernuss (F, T)

Hamamelis virginana
(Hamamelidaceae)

Wirk- und Inhaltsstoffe
Gerbstoffe, Gallussäure, Flavonoide

Innerliche Anwendung
Durchfall

Äußerliche Anwendung
Entzündungen im Mund- und Rachenraum, Hämorrhoiden, schlecht heilende Wunden

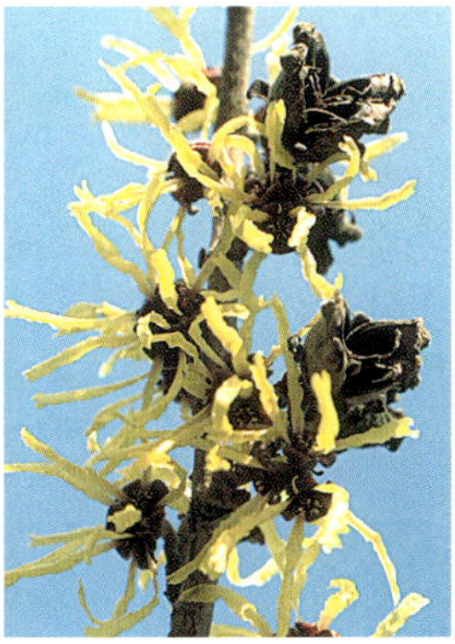

Zaunrübe ()

Bryonia dioica (Curcubitaceae)

Wirk- und Inhaltsstoffe
Curcubitaceen-Harze

Innerliche Anwendung
Verstopfung

Hinweis: Die Zaunrübe wurde früher als so genanntes Drastikum zum Abführen genutzt. Die enthaltenen Harze sind aber sehr giftig. Keine Anwendung mehr!

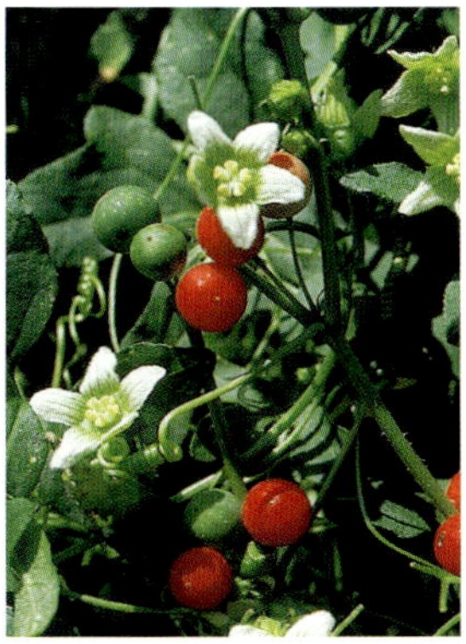

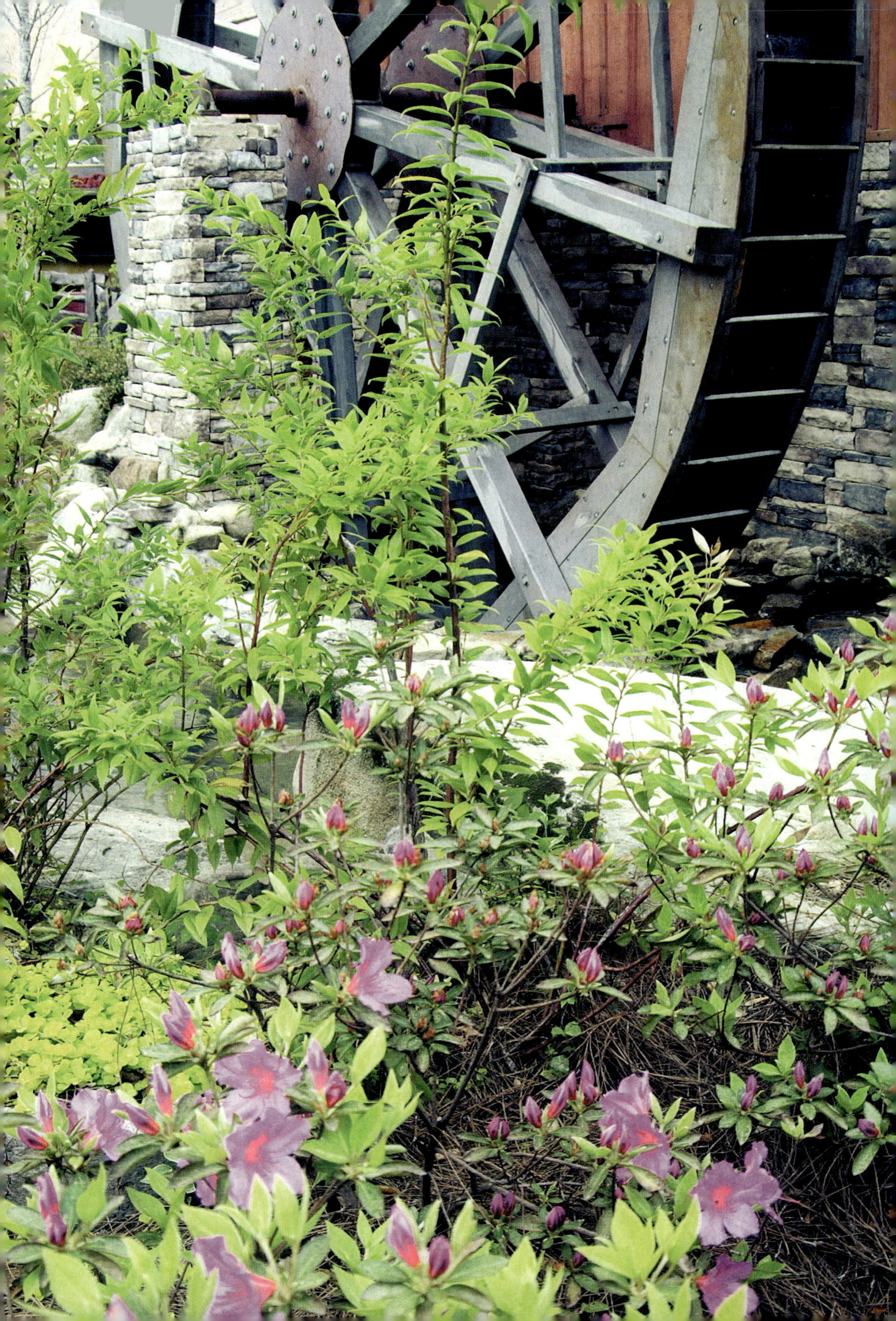

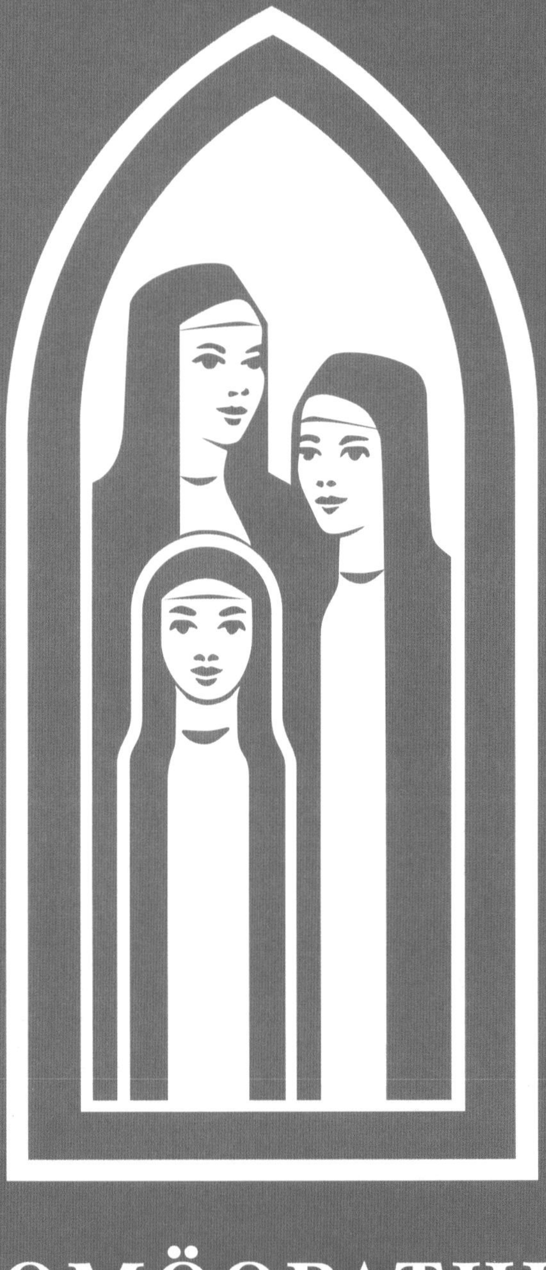

HOMÖOPATHIE

Vorwort

Die Homöopathie ist keine Variante der Pflanzenheilkunde, obwohl auch sie häufig auf Arzneimittel pflanzlicher Herkunft zurückgreift. Die Verordnung homöopathischer Arzneien erfolgt aufgrund einer ausführlichen Diagnosestellung, die nicht ausschließlich auf eine bestimmte Erkrankung bezogen ist, sondern auf den Patienten selber, der in seiner Einzigartigkeit mit einem individuellen Beschwerdebild umgehen muss. Es kann daher sein, dass für zwei verschiedene Menschen zwei unterschiedliche Arzneien angezeigt sind, obwohl beide – rein äußerlich betrachtet – unter den gleichen Symptomen zu leiden haben.

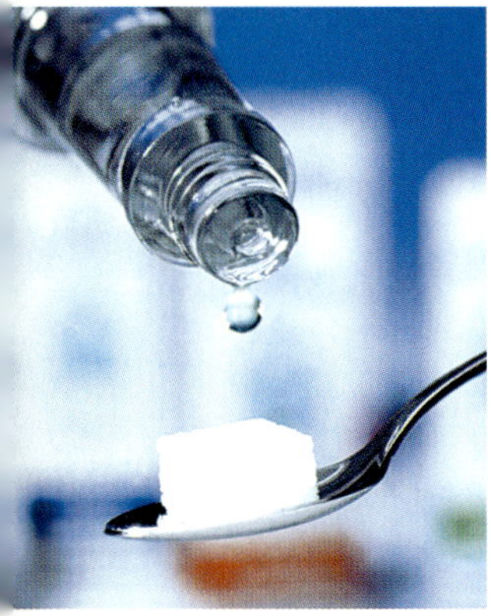

Lange Zeit ist die Homöopathie von der medizinischen Wissenschaft nicht recht gewürdigt worden, weil der wissenschaftliche Nachweis ihrer Wirksamkeit im Rahmen üblicher medizinischer Studien schwer zu erbringen ist. Homöopathische Arzneien können im Extremfall den Grundstoff für ihre Wirkung in nur solch geringen Mengen enthalten, dass sie chemisch kaum oder – ab einer bestimmten Verarbeitungsstufe – gar nicht mehr nachweisbar sind. Fest steht aber mittlerweile, dass mit homöopathischen Mitteln gute Erfolge bei der Behandlung von Erkrankungen unterschiedlichster Art erreichbar sind, was auch aus neueren wissenschaftlichen Studien hervorgeht.

Die Auswahl eines homöopathischen Einzelmittels, das sich für die Behandlung eines bestimmten Beschwerdebildes eignet, ist angesichts der Verschiedenartigkeit der Symptome für den Laien sehr schwierig. Deshalb bietet die moderne Homöopathie eine Reihe von Arzneimitteln an, in denen mehrere Wirkstoffe miteinander kombiniert sind, die bei unterschiedlichen Ausprägungen des gleichen Beschwerdebildes heilend zusammenwirken. Solche kombinierten homöopathischen Arzneien werden in der Fachsprache als »Komplex-Homöopathika« bezeichnet. Sie sind leicht anzuwenden, sehr gut verträglich und wirken mit einer größeren Bandbreite als so genannte »Einzelmittel«, die nur aus einem einzigen Wirkstoff bestehen.

In bestimmten Fällen wird ein erfahrener Homöopath ein Einzelmittel verordnen, das gezielt auf den jeweiligen Patienten abgestimmt ist. Für die Selbstbehandlung ist ein homöopathisches Komplex-Mittel häufig die Lösung, um Erkrankungen sowie Alltagsbeschwerden wirksam zu lindern und die Heilkräfte des Körpers dauerhaft anzuregen.

Das Heilprinzip der homöopathischen Medizin

Die Pflanzenheilkunde im klassischen Sinne versteht sich als einen Teil der Schulmedizin. In Jahrtausende alter Tradition setzt sie auf eine schonende, nebenwirkungsarme Behandlung der Patienten unter Einsatz pflanzlicher Zubereitungen, soweit die jeweilige Erkrankung auf eine phytotherapeutische Behandlung anspricht. Auch die Homöopathie nutzt in ihren Arzneizubereitungen die Heilkräfte von Pflanzen; allerdings erfolgt die Anwendung der verordneten Pflanzenstoffe nach einem anderen Prinzip. Insofern ist die Homöopathie keine Pflanzenheilkunde, und ein homöopathisches Mittel ist nicht unbedingt »etwas Pflanzliches«. Neben Pflanzen (80%) werden tierische Bestandteile und ihre Wirkstoffe, wie z. B. medizinisch nutzbare Gifte (15%), sowie Mineralien (5%) für die Herstellung homöopathischer Arzneimittel verwendet. Die Homöopathie verfügt heute über ein umfangreiches Repertoire mit mehr als zweitausend Grundstoffen. In der insbesondere auch für die Selbstmedikation geeigneten »Impuls-Homöopathie« wird generell auf die Verwendung von Substanzen tierischen Ursprungs verzichtet. Hier kommen ausschließlich pflanzliche und mineralische Stoffe zum Einsatz.

Das Heilprinzip, von dem die Pflanzenheilkunde ebenso wie andere Zweige der Schulmedizin ausgeht, ist der Grundsatz, dass eine Krankheit durch die Verabreichung eines »Gegenmittels« geheilt werden soll, einer Arznei, die eine dem Leiden des Patienten entgegengesetzte Wirkung ausübt. Aufgrund dieser Ausrichtung wird die Schulmedizin einschließlich der Pflanzenheilkunde auch als »Allopathie« (eine Kombination der beiden griechischen Wörter *allos* – das Andere und *pathos* – das Leiden) bezeichnet.

Die Ähnlichkeitsregel

Demgegenüber greift die Homöopathie (griechisch *homoion* – ähnlich) auf das ebenfalls Jahrtausende alte Prinzip »Heilen mit Ähnlichem« zurück. Bereits Hippokrates von Kos (ca. 460–370 v. Chr.) vertrat die Auffassung, dass Krankheiten auf unterschiedlichem Wege geheilt werden können: durch Selbstheilungskräfte, durch Gegensätzliches oder durch Ähnliches. Eine homöopathische Arznei ist in diesem Sinne eine Substanz, die beim gesunden Menschen

die gleichen Symptome hervorruft wie die, unter denen ein Kranker leidet, dem sie helfen soll. Sie gibt dem Körper den Impuls, sich von seinen Krankheitssymptomen zu befreien. »Similia similibus curentur« – »Ähnliches möge mit Ähnlichem geheilt werden« lautet dementsprechend die Ähnlichkeitsregel, der zentrale Grundsatz der Homöopathie, die durch den deutschen Arzt Dr. Samuel Hahnemann (1755–1843) begründet wurde.
Begeisterung und erbitterte Anfeindungen begleiten seither die homöopathische Lehre. Erst allmählich wurde sie von der etablierten Wissenschaft als Heilkunde anerkannt. Heute schätzen immer mehr Menschen die Vorzüge der bei richtiger Anwendung nebenwirkungsfreien Arzneien.

Medizin im Selbstversuch: Samuel Hahnemann

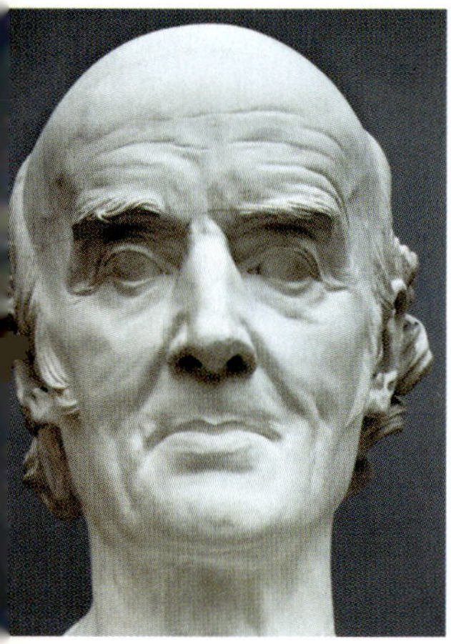

Samuel Hahnemann, Begründer der klassischen Homöopathie

Der Begründer der klassischen Homöopathie, Samuel Hahnemann, wurde am 10. April 1755 als Sohn eines Porzellanmalers in Meißen geboren. Der junge Hahnemann nahm mit 20 Jahren ein Medizinstudium in Leipzig auf; 1779 legte er in Erlangen sein Doktorexamen ab. Trotz beruflicher Erfolge als Arzt begeisterte die Medizin ihn wenig; eine tiefe Unzufriedenheit mit den Möglichkeiten der damals praktizierten Heilkunde belastete ihn so sehr, dass er eines Tages seine Patienten nach Hause schickte und seine Praxis schloss.
Seither verdiente sich der Arzt, der mehrere Sprachen fließend beherrschte, seinen Lebensunterhalt mit der Übersetzung wissenschaftlicher Texte. Nebenbei beschäftigte er sich mit Studien der Chemie und der Pharmazie und trat mit verschiedenen Veröffentlichungen hervor. In dieser Zeit entstand ein vierbändiges Apotheker-Lexikon, das große Beachtung fand.
Zu seinem eigentlichen Fachgebiet, der Medizin, blieb Hahnemanns Verhältnis weiterhin gespannt. Oft kritisierte er die damaligen Behandlungsmethoden, die teilweise alles andere als schonend, mitunter sogar gefährlich waren. Aderlass und Schmierkuren, Brech- und Abführmittel schadeten den Patienten oft mehr als sie ihnen nutzten. Dagegen versuchte der junge Arzt und Chemiker eine gut begründete, rationale Medizin zu setzen. Er wollte die Wirkung der Arzneien genau kennen, bevor er sie den Patienten verabreichte. Um dieses Wissen zu erlangen, schreckte er auch vor Selbstversuchen nicht zurück.

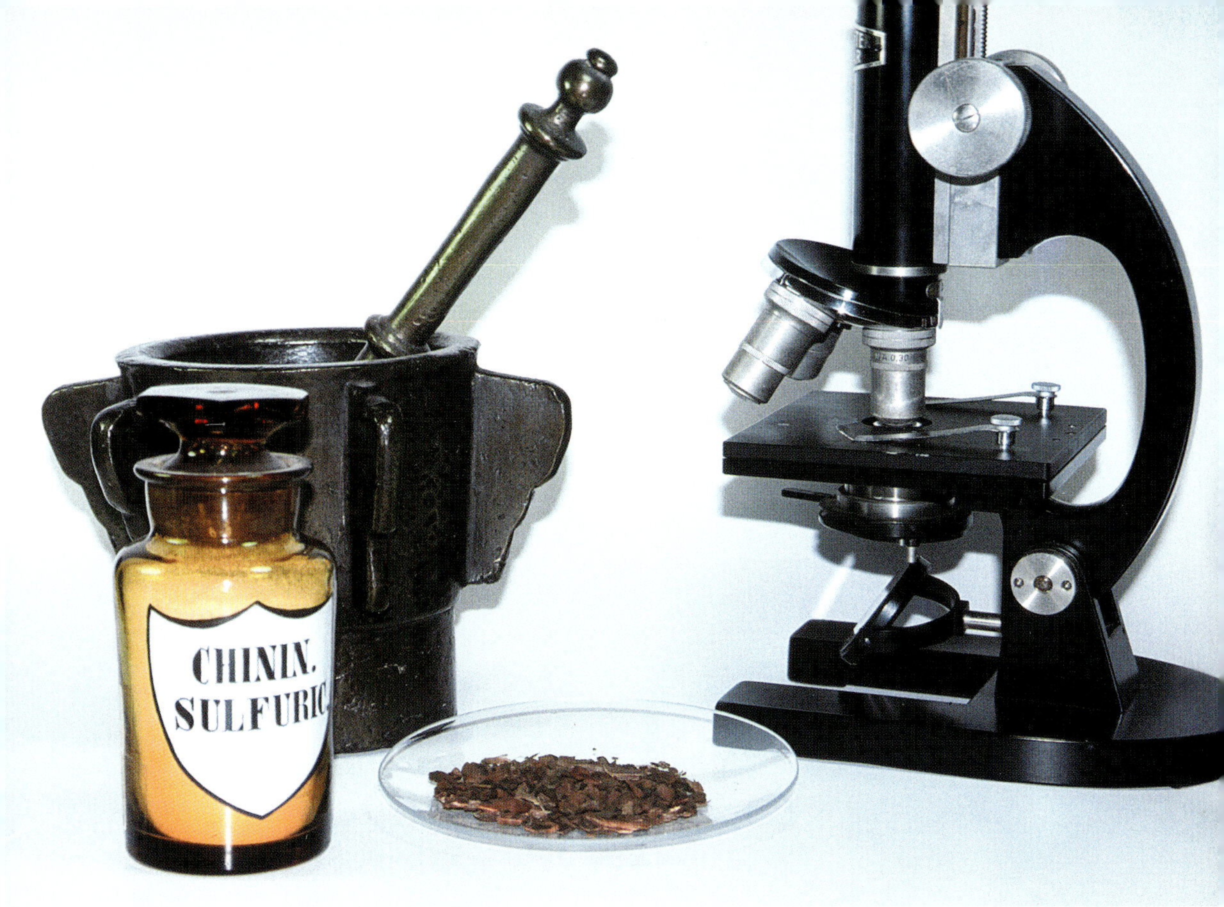

Im Rahmen seiner wissenschaftlichen Tätigkeit stieß Hahnemann in einem Buch des schottischen Arztes William Cullen auf die Beschreibung der Chinarinde, damals ein gängiges Mittel gegen Wechselfieber (Malaria). Er nahm, obwohl völlig gesund, größere Mengen Chinarinde ein und stellte an sich Symptome des Wechselfiebers fest.

In den folgenden Jahren führte er an sich selbst und an Freiwilligen weitere Versuche mit Quecksilber, Tollkirsche, Fingerhut und Kockelskörnern durch. Stets erhielt er das gleiche Ergebnis: mit der Gabe der Arzneien konnten bei Gesunden die Krankheitssymptome ausgelöst werden.

Die Ergebnisse seiner Versuche veröffentlichte Hahnemann 1796 in einem damals renommierten Medizinjournal unter dem Titel »Versuch über ein neues Prinzip zur Auffindung der Heilkräfte der Arzneisubstanzen«. – Damit war die Homöopathie geboren!

Nach vielen weiteren Forschungen gab er 1810 das »Organon der rationalen Heilkunde« mit präzisen Anweisungen für die Umsetzung seiner Lehre heraus, das er in späteren Auflagen weiter ergänzte.

Nun nahm Hahnemann auch seine Praxisarbeit als Arzt wieder auf und lehrte überdies an der Leipziger Universität. Allen Anfeindungen von Ärzten und

Durch Studien und Selbstversuche schuf Dr. Samuel Hahnemann (1755–1843) ein neues Heilsystem: die Homöopathie

Apothekern zum Trotz verbreiteten sich seine Bücher in fast allen europäischen Sprachen.

Die letzten Jahre seines langen Lebens verbrachte der Begründer der Homöopathie mit seiner zweiten Frau Melanie in Paris. Dort führte er bis zu seinem Tod am 2. Juli 1843 eine große Praxis.

Mit der Homöopathie schuf Samuel Hahnemann in seiner Zeit ein neues Heilsystem. Die beiden wesentlichen Grundpfeiler seiner Lehre, Ähnlichkeitsregel und Arzneimittelprüfung, gelten in der homöopathischen Medizin bis heute weiter und werden ergänzt durch die Potenzierungs- und Dosierungsregel.

Die Grundpfeiler der homöopathischen Lehre

Das »Simile-Prinzip«

Hahnemann selbst beschrieb das »Simile-Prinzip«, die Ähnlichkeitsregel, so: »Wähle, um sanft, schnell, gewiss und dauerhaft zu heilen, in jedem Fall eine Arznei, welche ein ähnliches Leiden für sich erregen kann, als sie heilen soll!«

Der berühmt gewordene Versuch mit der Chinarinde illustriert noch einmal dieses Prinzip: Hahnemann nahm Chinarinde ein und beobachtete an sich die Krankheitszeichen des Wechselfiebers. Daraus schloss er, dass Arzneimittel, die am gesunden Menschen bestimmte Symptome hervorrufen, genau diese beim kranken Menschen heilen können.

Homöopathische Mittel wirken, indem sie eine Reaktion hervorrufen, ähnlich wie ein Guss mit kaltem Wasser eine Hauterwärmung nach sich zieht. Leidet der Patient an Fieber, so wird ihm nicht ein Mittel verabreicht, das das Fieber senkt, sondern eines, das bei Gesunden ein leichtes Fieber hervorruft. Die körpereigenen Selbstheilungskräfte des Organismus (man spricht hier von einem »inneren Doktor«) werden durch einen Reiz, einen *»Impuls«*, aktiviert, der den natürlichen Heilungsprozess einleitet. Aus dieser Erkenntnis leitet sich auch der anschauliche, vor allem für den Bereich der Selbstmedikation geprägte Begriff »Impuls-Homöopathie« ab. Nach Ansicht der Homöopathie ist es der Körper selbst, der über die stärksten Heilkräfte in der Natur verfügt.

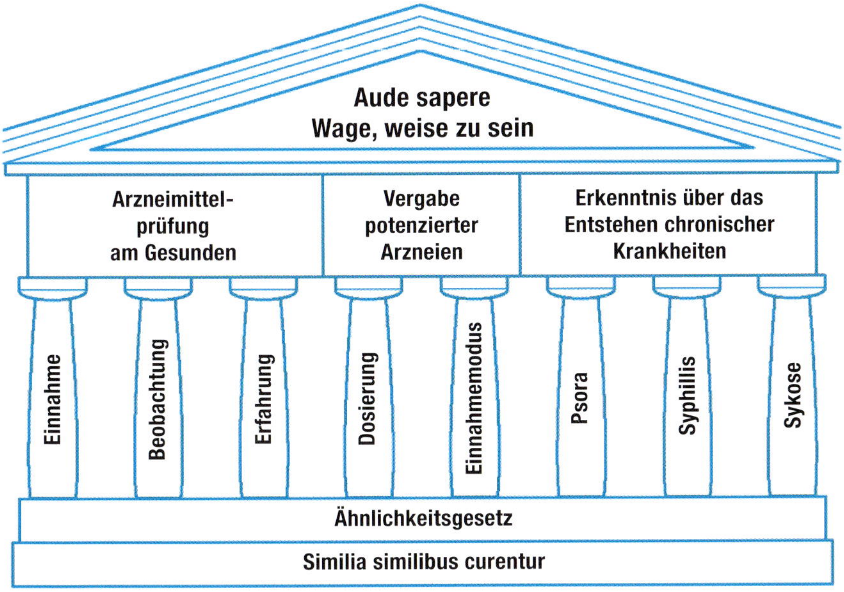

Die Arzneimittelprüfung

In der Homöopathie gibt es keine Tierversuche! Um die Wirkung von Arzneien kennen zu lernen, werden sie in der so genannten »Arzneimittelprüfung« *gesunden* Menschen gegeben. Dieses Verfahren wird bei den »neuen«, noch nicht eingeführten Mitteln durchgeführt. Während einer Prüfzeit von neun Wochen, in der die Testpersonen keine anderen Medikamente einnehmen dürfen, notiert man genau, welche Veränderungen und Störungen an Körper, Seele und Geist mit Beginn der Einnahme auftreten. Untersucht und dokumentiert werden die Bereiche: Allgemeines Bild, Geist, Gemüt, Kopf, Augen, Ohren, Nase, Gesicht, Mund, Magen, Abdomen, Stuhl, Genitalien, Atemwege, Herz, Rücken, Extremitäten, Haut, Schlaf, Fieber.

Alle beobachteten Auffälligkeiten zusammen ergeben das »Arzneimittelbild«. Dieses Bild wird wiederum ergänzt durch Erfahrungen aus Vergiftungsfällen und durch Beobachtungen am Krankenbett. Beim kranken Menschen ist das Arzneimittel, das möglichst ähnliche Symptome in der Prüfung erzeugt hat, das wahrscheinlich passende Heilmittel.

Die homöopathische Behandlung

Die »Erstanamnese«

Der Arzt oder Heilpraktiker wird die *genauen* Symptome beim Patienten erfragen. So wird er ihn nicht nur fragen, welche Beschwerden ihn plagen, sondern auch, wie er es empfindet, wann und unter welchen Umständen die Symptome auftreten, wann sie besser oder schlimmer werden (man bezeichnet diese näher bestimmten Einzelheiten einer Erkrankung als ihre »Modalität«).

So reicht zum Beispiel die Angabe »Husten« nicht aus, um ein geeignetes homöopathisches Arzneimittel zu bestimmen. Ist der Husten verschleimt oder

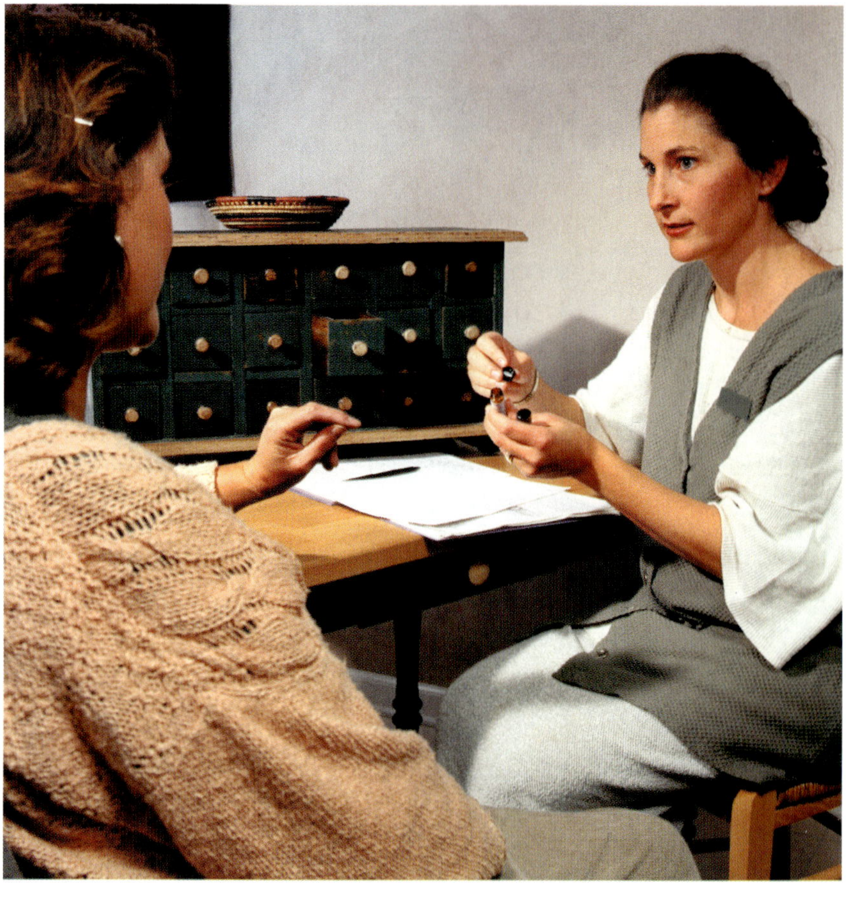

Der Verordnung eines homöopathischen Heilmittels geht eine längere, ausführliche Befragung des Patienten voraus

trocken, schmerzt er in der Brust, geht Harn beim Husten ab, tritt er vor allem Nachts auf, wird er bei Kälte oder bei Wärme besser? Aus all diesen Angaben wählt der Homöopath das Mittel aus, das beim Gesunden solche Zeichen hervorruft.

Auch wird er sich nach einer möglichen Ursache des Leidens und nach früheren Erkrankungen erkundigen und sich darüber hinaus ein Bild von den seelischen, geistigen und sozialen Lebensumständen des Patienten zu machen versuchen.

Am Ende dieses Gesprächs, das durchaus länger als eine Stunde dauern kann *(»Erstanamnese«)*, steht nicht eine isolierte Diagnose, sondern ein möglichst exaktes Bild des Patienten in seinem persönlichen Umfeld. Nach dem so erarbeiteten Bild des Patienten wägt der Homöopath die in Frage kommenden Arzneien ab und wählt gezielt eine Substanz aus dem umfangreichen Repertoire. In der klassischen Homöopathie wird diese therapeutische Abwägung als *»Repertorisierung«* bezeichnet. Erst dann folgt die Verordnung der eigentlichen Arznei.

Die ganzheitliche Betrachtungsweise der Homöopathie erfordert also einen hohen Zeitaufwand. Die Patienten müssen aber nicht nur Zeit und Geduld inves-

Am Ende des Patientengesprächs beim Homöopathen steht nicht eine isolierte Diagnose, sondern ein möglichst exaktes Bild des *ganzen* Patienten in seinem persönlichen Umfeld.

Einige Regeln zur Einnahme homöopathischer Einzelmittel

- Homöopathische Arzneien werden in der Regel nüchtern bzw. mit möglichst großem Abstand zu den Mahlzeiten eingenommen.
- Tabletten, Globuli oder Tropfen auf der Zunge zergehen lassen, um die rasche Aufnahme über die Mundschleimhaut zu ermöglichen.
- Andere verordnete Medikamente weiter einnehmen. Homöopathika zeigen keinerlei Wechselwirkungen. Die Wirkung der homöopathischen Arzneien kann jedoch in Einzelfällen durch andere Medikamente (z. B. koffeinhaltige Zubereitungen) abgeschwächt bis völlig aufgehoben werden.
- Klassische Homöopathen empfehlen auch den Verzicht auf Kaffee und starken ätherischen Substanzen wie z. B. Pfefferminz, Menthol (Zahnpasta!) während einer homöopathischen Therapie, weil diese Substanzen die Wirkung gefährden können.
- Nehmen Sie nur die verordnete Menge des Mittels ein. Das Motto »viel hilft viel« ist hier fehl am Platz. Als Faustregel gilt: bei hochakuten Symptomen alle 2 bis 10 Minuten, bei akuten Symptomen halb- bis einstündlich, und bei Besserung sowie bei chronischen Beschwerden ein- bis dreimal täglich und sogar seltener.
- Sind Sie unsicher, welche Potenz Sie wählen sollen, empfiehlt es sich meist, Stärken von der Urtinktur bis zur D6 zu nehmen. Nehmen Sie keine Hochpotenzen und keine Konstitutionsmittel für die Selbstbehandlung ein!

Selten kann zu Beginn einer homöopathischen Behandlung eine »Erstverschlimmerung« eintreten. Sie gilt zwar als ein Zeichen dafür, dass der Heilungsprozess eingesetzt hat, sie muss aber nicht in jedem Fall auftreten und ist keineswegs Voraussetzung für den Wirkungserfolg des Arzneimittels.

tieren, bis das passende Heilmittel gefunden ist; auch bezüglich der Einnahmevorschriften ist eine disziplinierte Mitarbeit gefragt. Die Bandbreite ist enorm; sie reicht von einmal wöchentlich bis zu einmal stündlich, sogar bis viertelstündlich bei einem hochakuten Krankheitsgeschehen. Längst nicht alle Menschen können ein solches Einnahmeschema über eine Reihe von Tagen einhalten, was ein Problem für den Erfolg einer klassisch-homöopathischen Behandlung darstellt. Hier zeigen so genannte »Komplex-Homöopathika« (aus mehreren Einzelmitteln zusammengesetzte Homöopathika) mit einfachen, »gewohnten« Einnahmevorschriften wie »dreimal täglich fünf bis zehn Tropfen« eine leichtere Anwendbarkeit gegenüber homöopathischen Einzelmitteln, was sie insbesondere für die Selbstmedikation geeignet erscheinen lässt.

Leitsymptome und Erstverschlimmerung

Besonders wichtig für die Diagnose sind die so genannten *»Leitsymptome«* einer Erkrankung. Dabei handelt es sich um Zeichen, die immer wieder auftreten und besonders typisch für die individuelle Erkrankung sind. Die Therapie, die sich auf ein Organ oder seine (gestörte) Funktion richtet, wird in der Homöopathie als *»organotrop«* oder *»funktionotrop«* bezeichnet. In der Selbstbehandlung von leichteren akuten Beschwerden geht man immer auf diese Weise vor: Man wählt Arzneimittel, die auf das betroffene Organ und seine Funktion zielen.

Der Homöopath wird nach erfolgter Diagnose meist ein einzelnes Heilmittel verordnen. Ist es das passende, reagiert der Körper prompt, zum Schrecken des Patienten manchmal sogar mit einer Verstärkung der Symptome. Nach einer solchen Reaktion, die unter der Bezeichnung *»Erstverschlimmerung«* bekannt ist, wird sich die Erkrankung bessern.

Die Konstitutionstherapie

Erfahrene Homöopathen nutzen eine außerordentliche Beobachtungsgabe und hohe Sensibilität zur Erfassung der ganzen Persönlichkeit des Patienten im Interesse einer erfolgreichen Therapie. In diesem Fall spricht man von einer *»personotropen«* Behandlung. Dabei wird das Gesamtbild aller körperlichen und seelischen Eigenschaften eines Menschen, seine *Konstitution*, berücksichtigt. Dazu gehören nicht nur Aussehen und Haltung, Größe und Dicke, Haut,

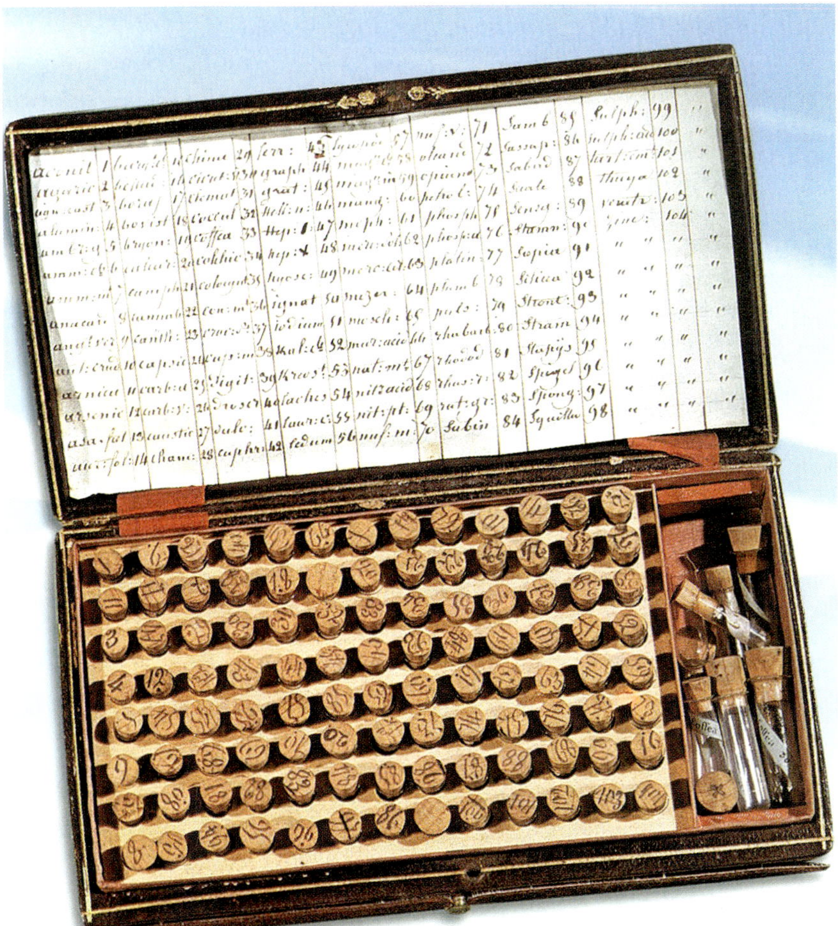

In der homöopathischen Selbstbehandlung leichterer Beschwerden wählt man Arzneimittel, die auf das betroffene Organ und seine Funktion zielen. »Konstitutionsmittel«, die tief in die Persönlichkeit des Patienten eingreifen, dürfen nur von erfahrenen Homöopathen verordnet werden.

Augen- und Haarfarbe, sondern auch bestimmte Vorlieben oder Abneigungen, die vorherrschende Gemütslage und das Temperament. Ein Arzneimittel, das anhand dieser besonderen Merkmale speziell für diesen einen Patienten ausgewählt wird, nennt man *Konstitutionsmittel.* Es greift tief in die Persönlichkeit ein und darf daher nur von einem erfahrenen Homöopathen verordnet werden. Nach homöopathischer Auffassung sollte man ein Konstitutionsmittel nicht für sich selbst auswählen, da man leicht einer Selbsttäuschung unterliegen und so zu einem falschen Mittel greifen kann.

Gerade bei chronischen Krankheiten kann ein Konstitutionsmittel gut helfen und den Prozess der Gesundung anstoßen.

Homöopathische Arzneimittel

Die Herstellung homöopathischer Arzneien erfolgt seit zweihundert Jahren nach einem genau festgeschriebenen, aufwändigen Verfahren durch Lösen, Verdünnen und gleichzeitigem Verschütteln oder Verreiben.

Verdünnung und Verschüttelung: Die Potenzierung

Dieses Verfahren ergibt sich folgerichtig aus den Ergebnissen von Hahnemanns Selbstversuchen. Aufgrund seiner Beobachtung, dass die Arzneisubstanzen in größeren Mengen beim gesunden Menschen Krankheitssymptome hervorrufen, verabreichte Hahnemann immer kleinere Dosen der Arzneien. Dazu verdünnte er seine Mittel, meist im Verhältnis 1:100, so weit, dass sie zwar noch wirkten, aber die bereits erwähnte »Erstverschlimmerung« milde verlief. Die Verwendung kleinster Arzneigaben ist neben der Ähnlichkeitsregel ein weiteres Kennzeichen der Homöopathie.

Doch die Arzneistoffe werden nicht einfach verdünnt und damit abgeschwächt. Vielmehr beobachtet man eine bessere und tiefere Wirkung der Arznei, je weiter sie verarbeitet wird. Daher spricht man von »potenzieren« (von lateinisch *»potentia«* für »Kraft« oder »Stärke«).

Das »Potenzieren« geht folgendermaßen vor sich: Zunächst wird ein Extrakt, beispielsweise aus einer Heilpflanze, gewonnen. Dieser Extrakt ist die so genannte *»Urtinktur«* (sie wird mit dem Symbol Ø gekennzeichnet). Diese wird mit einem Alkohol-Wasser-Gemisch, der »Trägersubstanz«, im Verhältnis 1:10 gemischt und kräftig geschüttelt. Man erhält die erste Potenzstufe, die »D1« (von lateinisch *»decem«* für »zehn«). Im nächsten Schritt wird die D1 wieder im Verhältnis 1:10 mit Alkohol-Wasser-Gemisch versetzt und geschüttelt; man bekommt die D2. So kann man stetig fortfahren und erhält immer höhere Potenzstufen.

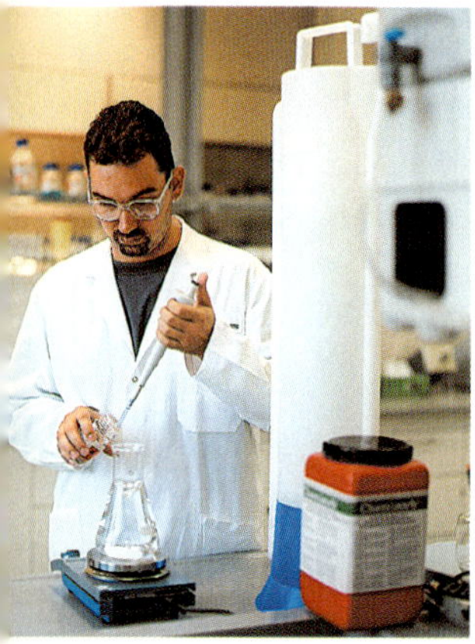

Beim Verschütteln soll die Heilkraft des Arzneimittels freigesetzt und allmählich der Trägersubstanz »eingeprägt« werden. Feste Ausgangsstoffe werden nicht mit Alkohol/Wasser verschüttelt, sondern mit der Trägersubstanz Milchzucker in entsprechendem Verhältnis verrieben.

Hahnemann selbst hat häufig mit C-Potenzen gearbeitet, die heute vor allem in Frankreich üblich sind – »C« nach dem lateinischen *»centum«* für »hundert«.

Dabei wird nach dem geschilderten Verfahren der Ausgangsstoff im Verhältnis 1:100 mit der Trägersubstanz potenziert. Außerdem gibt es die so genannten LM- (oder Q-) Potenzen; dabei wird der Arzneistoff im Verhältnis 1:50 000 mit dem Trägerstoff versetzt und verschüttelt oder verrieben. LM-Potenzen sollen besonders sanft, aber tief wirken.
Jedes homöopathische Arzneimittel trägt die Angabe seiner Potenz. In der Praxis unterscheidet man Tief-, Mittel- und Hochpotenzen; im Allgemeinen gelten Potenzen von Urtinktur bis D6 als tief, von D6 bis D30 als mittel und ab D30 als hoch. Je höher die Potenz, um so seltener nimmt man das Mittel ein.
In der Selbstbehandlung kommen überwiegend Tiefpotenzen, vor allem D3, D4 und D6, zur Anwendung.

Die Frage der nachweisbaren Wirksamkeit

Es wurde und wird häufig versucht, mit wissenschaftlichen Methoden die Wirkung der Homöopathie nachzuweisen. Das scheitert allerdings daran, dass die homöopathische Heilweise stark personenbezogen arbeitet. Die Standardmethoden zum Nachweis einer Arzneiwirkung gehen in der Regel von größeren Gruppen von Versuchspersonen *unter gleichen Bedingungen* aus, und eben diese Voraussetzung ist bei einer so individuellen Therapieform wie der Homöopathie gerade nicht gegeben.

In der homöopathischen Selbstbehandlung werden überwiegend Stärken von der Urtinktur bis zur Potenz D6 eingesetzt.

Dennoch liegen Studien insbesondere auch für Komplex-Mittel vor, mit denen die Wirksamkeit von homöopathischen Arzneimitteln zweifelsfrei nachgewiesen werden konnte. Darüber hinaus berichten viele Fallbeschreibungen von guten Heilerfolgen, auch bei hartnäckigen Leiden.
Die genaue Wirkungsweise der Homöopathie ist auch heute noch nicht bis in das letzte Detail erforscht. Kritiker der Homöopathie, die ihre therapeutische Wirksamkeit anzweifeln, beziehen sich häufig auf die Hochpotenzen. Physikalisch betrachtet, kann bei einer Potenzierung von D24 aufwärts kein Molekül des ursprünglichen Wirkstoffs mehr in der Arznei enthalten sein. Skeptiker halten deshalb die Hochpotenzen für unwirksam. Dagegen steht die Erfahrung vieler Homöopathen, die mit hochpotenzierten Arzneimitteln gute Heilerfolge verzeichnen konnten. Sie erklären die Wirkung damit, dass beim Vorgang des Verschüttelns oder Verreibens die »Information« der Arznei wie ein Muster in die Trägersubstanz »eingeprägt« wird. Das lässt sich derzeit nicht nachweisen; Untersuchungen aus der Physik, der Biologie und der Biochemie zeigen je-

doch, dass selbst minimalste Mengen eines Stoffes in lebenden Organismen große Effekte hervorrufen können.
Es wird daher in Bezug auf die Homöopathie noch lange beim Für und Wider bleiben. Bis zur Möglichkeit eines wissenschaftlichen befriedigenden Wirksamkeitsnachweises müssen wir uns mit der Feststellung begnügen: *dass* die Homöopathie wirkt, zeigt die große Vielzahl der Heilerfolge; *wie* sie wirkt, bedarf noch der letzten Klärung.

Die Wirkungsweise der Homöopathie ist noch nicht bis ins letzte Detail erforscht, aber *dass* sie heilend wirkt, beweist die hohe Zahl von Heilerfolgen, die auch durch wissenschaftliche Studien belegt sind.

Einzelmittel oder Komplex-Homöopathika?

Bei der Vielzahl der Arzneien ist es nicht einfach, ein passendes Mittel zu wählen. Auch erfahrene Homöopathen müssen bei schwierigen Fällen lange danach suchen; umso schwerer tut sich der Laie. Daher stehen heute Kombinationspräparate, so genannte *Komplex-Mittel*, die mehrere aufeinander abgestimmte homöopathische Mittel enthalten, zur Verfügung. Auf die Zahl der miteinander kombinierten Bestandteile deuten Zusatznamen wie »Pentarkan« (fünf Mittel) oder »Oligoplex« (mehrere Mittel) hin.
Komplex-Mittel werden nicht selten von »klassisch« arbeitenden Homöopathen kritisiert, weil Samuel Hahnemann selbst keine Mischungen eingesetzt habe. Doch therapierte er in Weiterentwicklung seiner Lehre auch bereits mit Doppel-Mitteln, die als frühe Form der heutigen Komplex-Homöopathika angesehen werden können.
Die Komplex-Mittel bieten häufig Vorteile, vor allem in der Selbstbehandlung. Sind die Krankheitszeichen sehr vielfältig, zum Beispiel bei einer Erkältung, erhöht sich mit einem Komplex-Präparat für den Hilfesuchenden die Wahrscheinlichkeit, gegen seine Beschwerden »etwas Passendes« einzunehmen. Komplex-Mittel greifen eine Erkrankung von verschiedenen Seiten an und zeichnen sich oft durch eine zuverlässige und rasch einsetzende Wirkung aus. Außerdem können sie hilfreich sein, wenn der Patient seine Symptome nicht genau beobachtet hat und für eine umfassende *Anamnese* die Zeit fehlt. Und sie sind deutlich einfacher einzunehmen. Heute stehen u. a. im Rahmen der insbesondere auch für die Selbstmedikation geeigneten »Impuls-Homöopathie« eine Reihe wirksamer Komplex-Mittel zur Verfügung, die sich auf den wichtigsten Gebieten der Selbstbehandlung, beispielsweise bei grippalen Infekten, rheumatischen Beschwerden, Schlafstörungen oder Kreislaufbeschwerden, hervorragend bewährt haben.

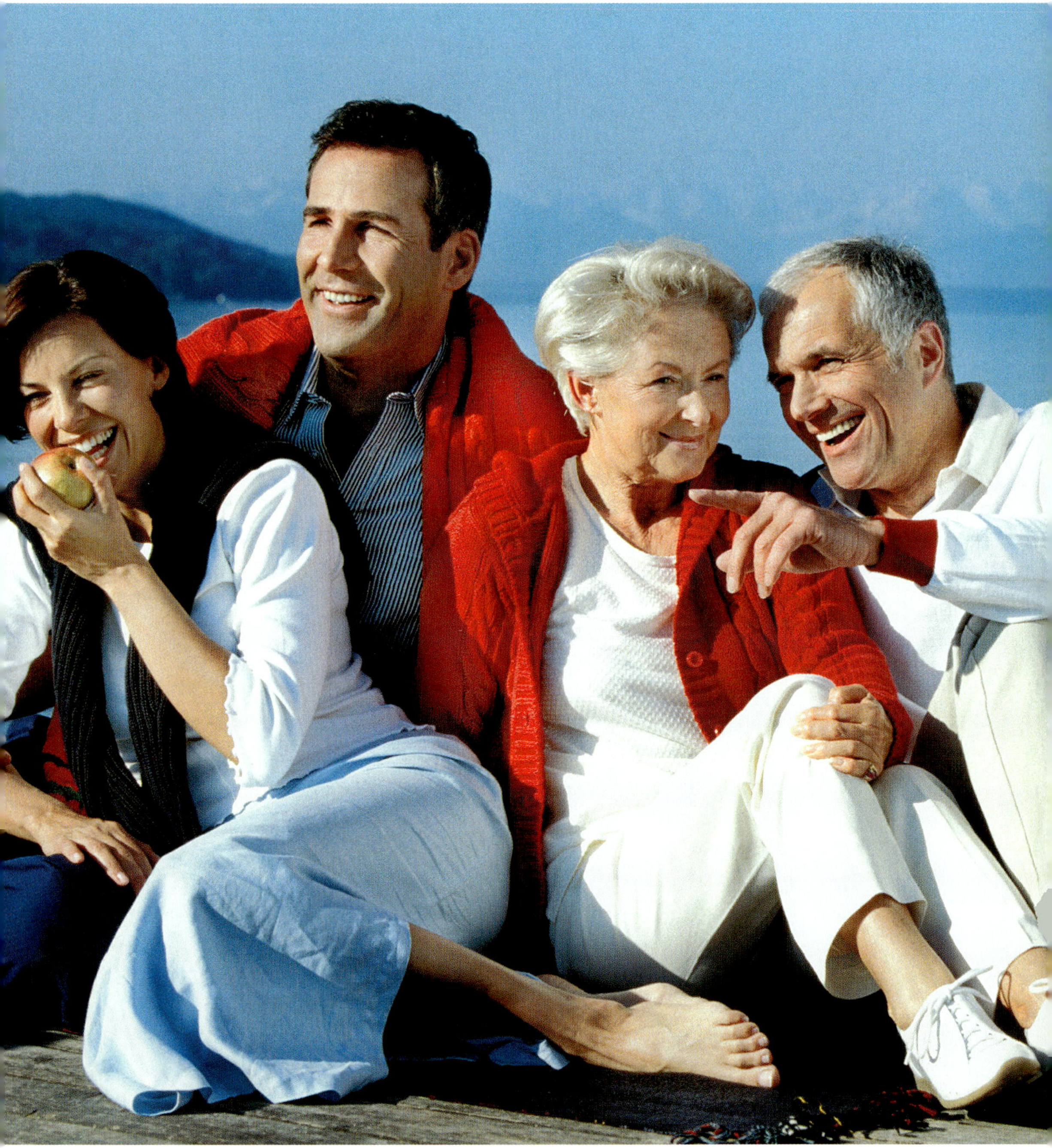

Möglichkeiten und Grenzen homöopathischer Behandlung

Die meisten leichteren Erkrankungen wie Erkältungen oder grippale Infekte lassen sich gut homöopathisch behandeln. Auch akute Beschwerden wie Wunden, Verstauchungen, Prellungen und Blutergüsse können gelindert werden. Viele homöopathische Mittel eignen sich als Soforthilfe, zum Beispiel bei Insektenstichen, Durchfall durch ungewohnte Nahrungsmittel, Sonnenbrand oder Reiseübelkeit. Kinder sprechen meist sehr gut auf Homöopathie an.

Da die Arzneimittel bei richtigem Einsatz praktisch keine Nebenwirkungen haben, sind sie auch für schwangere und stillende Frauen sowie für ältere Menschen geeignet.

Chronische Beschwerden, bei denen ärztlicherseits abgeklärt ist, dass keine gravierenden organischen Erkrankungen zugrunde liegen, können auch im Rahmen der Selbstmedikation homöopathisch selbst behandelt werden.

Bei schweren Erkrankungen allerdings und bei Beschwerden, die immer wieder auftreten oder trotz längerer Dauer einfach nicht besser werden wollen, muss unbedingt ein Arzt zu Rate gezogen werden. Das gilt besonders für ältere Menschen und für kranke Kinder. Für Kinder mit hohem Fieber, heftigen Schmerzen, starkem Erbrechen oder Durchfall kann eigenes Herumprobieren sogar lebensgefährlich werden.

Homöopathika können nur dort wirken, wo der Organismus noch die Fähigkeit zur Reaktion besitzt und wo eine Eigenregulation noch möglich ist. Bei Krebserkrankungen beispielsweise stößt die Homöopathie an ihre Grenzen. Bei schweren Infektionen wie Lungen- oder Hirnhautentzündung wird eine Behandlung mit Antibiotika unvermeidlich sein; ebenso muss hohes Fieber mit fiebersenkenden Mitteln behandelt werden, wenn der Körper es alleine nicht mehr schafft. Bei Krankheiten, bei denen ein körpereigener Stoff fehlt und von außen zugeführt werden muss, wie etwa das Insulin bei Diabetes, bietet die Homöopathie keinen entsprechenden Ersatz. Genauso wenig kann sie einspringen, wenn Chirurgie oder Intensivmedizin gefragt sind.

Bei vielen alltäglichen Beschwerden, aber auch bei einer Reihe akuter und chronischer Krankheiten hilft eine homöopathische Behandlung schonend, schnell und sicher. Ein verantwortungsbewusstes Abwägen der Möglichkeiten und Grenzen einer Selbstbehandlung setzt Information voraus.

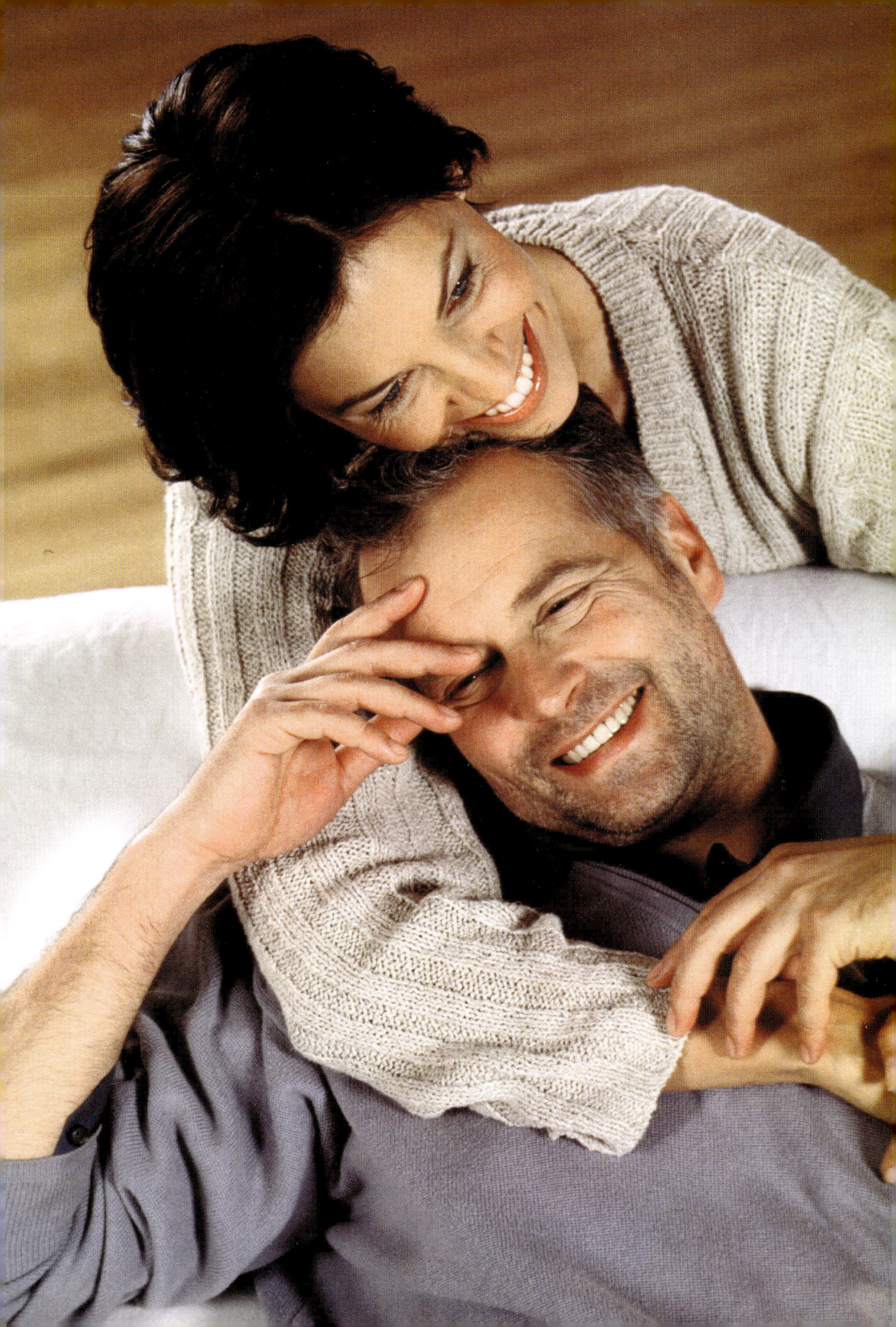

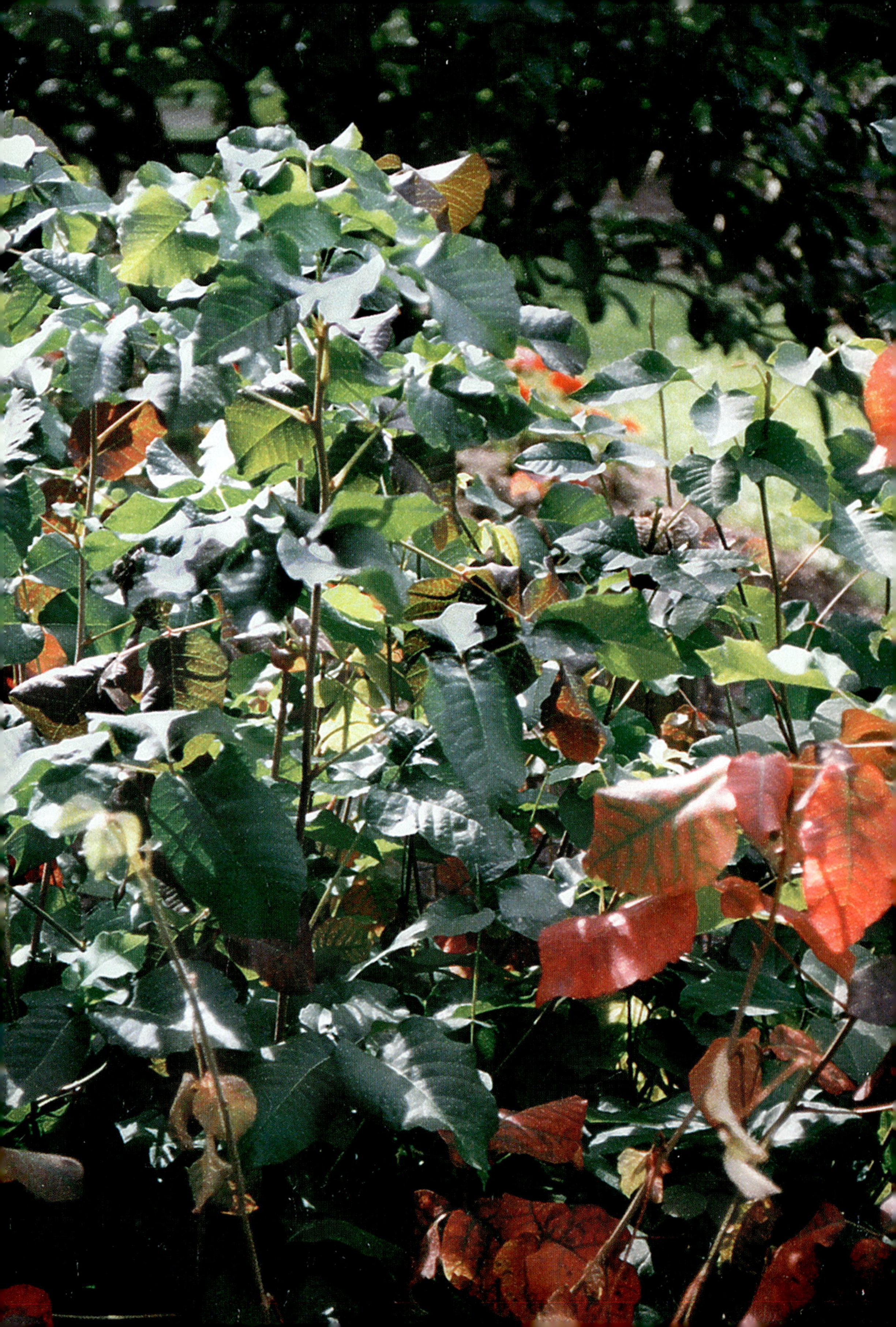

Wichtige homöopathische Grundstoffe

Auf den folgenden Seiten finden Sie eine Aufstellung wichtiger homöopathischer Grundstoffe von A wie Acidum arsenicosum bis V wie Viscum album.
In der Bezeichnung der homöopathischen Grundstoffe steht an erster Stelle der aktuelle, nach dem Homöopathischen Arzneibuch gültige lateinische Name. Ihm folgen in Klammern die alte lateinische Bezeichnung sowie der deutsche Name der Pflanze, des Minerals oder des Tieres.
Im Anschluss daran erfolgt die Beschreibung des Arzneimittels nach folgender Gliederung:
Zuerst werden bewährte *Indikationen gemäß dem Arzneimittelbild* angegeben. Diese Indikationen sind bei einer beabsichtigten Selbstbehandlung häufig eine wichtige Information für das Beratungsgespräch in der Apotheke.
Es folgen dann die *Leitsymptome* für das jeweilige homöopathische Arzneimittel.
Im Anschluss daran sind die *Modalitäten* aufgeführt, das heißt die äußeren Umstände und Anlässe, die das Befinden des Patienten positiv oder negativ beeinflussen.

ACIDUM ARSENICOSUM (*Arsenicum album*, Arsenoxid)

Das Mineral

Arsentrioxid, auch Arsenik genannt, ist der Stoff, aus dem das Arzneimittel *Arsenicum album* für die Homöopathie hergestellt wird. Arsentrioxid stellt in unverdünnter Form eine giftige, in der homöopatisch gebräuchlichen Dosierung allerdings ungiftige Arsenverbindung dar. Die prismenförmigen Kristalle des Minerals *Arsenopyrit* sind der Ausgangsstoff für *Arsenicum album*, das weiße Arsenik.

Arzneimittelbild und Indikationen

Bei Entzündungen in allen Geweben und Organen, bei schweren Infektionen, Gewebewucherungen und auch bei Verstimmungszuständen können Arsenicum-Arzneien homöopathisch eingesetzt werden.

Leitsymptome

Die Betroffenen verlassen rasch die Kräfte, was häufig mit Gewichtsverlust bis zur Abmagerung verbunden ist. Häufig wird von einem starken Angstgefühl sowie von seelischer wie körperlicher Ruhelosigkeit berichtet. Sekrete sind scharf und verursachen Wundsein. Die Patienten neigen zu Blutungen oder blutigen Sekretabsonderungen. Ihre Beschwerden treten in bestimmten Abständen immer wieder auf. Der Appetitverlust steigert sich bis zum Ekel vor dem Essen.

Modalitäten

Verbesserung ist durch Wärme zu erreichen; bei Kälte findet eine Verschlimmerung statt.

ACIDUM SILICICUM (*Silicea*, Kieselsäure)

Das Mineral

Kieselsäure kommt in der Natur vornehmlich als Salz *(Silikat)* vor. Auch unter dem Begriff »Kieselerde« bekannt, ist sie beispielsweise ein Bestandteil des Sandsteins. Für die Herstellung homöopathischer Silicea-Arzneien wird heute vornehmlich chemisch hergestelltes Siliziumoxid verwendet.

Arzneimittelbild und Indikationen

Chronische Entzündungen sind ein wichtiges Anwendungsgebiet für Silicea. Aber auch Gewebeschwäche und -wucherungen sowie Eiterungen der Haut und der Schleimhäute sprechen darauf an.

Leitsymptome

Die Patienten frieren ständig. Sie leiden unter Hautjucken oder unter verschiedenartigen eitrigen Entzündungen in und unter der Haut. Blasen, Pusteln und Furunkel sind ebenfalls häufig zu beobachten. Vielen Patienten mangelt es an Selbstvertrauen. Bei »Geistesarbeitern« stellt sich geistige Erschöpfung ein, oft verbunden mit einer Überempfindlichkeit gegen Geräusche.

Modalitäten

Wärme führt zu Verbesserung; eine Verschlimmerung ist bei Kälte und bei Berührung festzustellen.

ACONITUM NAPELLUS (*Aconitum*, Blauer Eisenhut)

Die Pflanze

Der Blaue Eisenhut kommt hauptsächlich auf der nördlichen Erdhalbkugel an feuchten, schattigen Stellen vor. Er ist sowohl Zier- als auch homöopathische Heilpflanze und steht in unseren Breiten unter Naturschutz.
Sämtliche Pflanzenteile sind, wenn sie nicht homöopathisch verdünnt vorliegen, giftig.

Arzneimittelbild und Indikationen

Aconitum napellus wird bei Halsschmerzen und Heiserkeit eingesetzt, auch bei grippalen Infekten und allgemein bei hochakuten entzündlichen Erkrankungen.
Bei den Symptomen eines Sonnenstichs kann sich eine Behandlung mit Aconitum napellus ebenfalls anbieten.

Leitsymptome

Die Symptome setzen plötzlich und heftig ein, häufig ist ein Frieren mit Fieber und Schüttelfrost zu beobachten, auch ein trockenes Hitzeempfinden kommt vor. Der Patient ist von großer Angst und Unruhe geplagt, weist eine Überempfindlichkeit der Sinne gegenüber Licht und Geräuschen auf. Ein harter Puls und ein hochrotes Gesicht gehören oft zum Krankheitsbild.

Modalitäten

An der frischen Luft bessern sich die Symptome. Unter Einfluss von Wärme und durch Druck sowie am Abend ist eine Verschlimmerung zu beobachten.

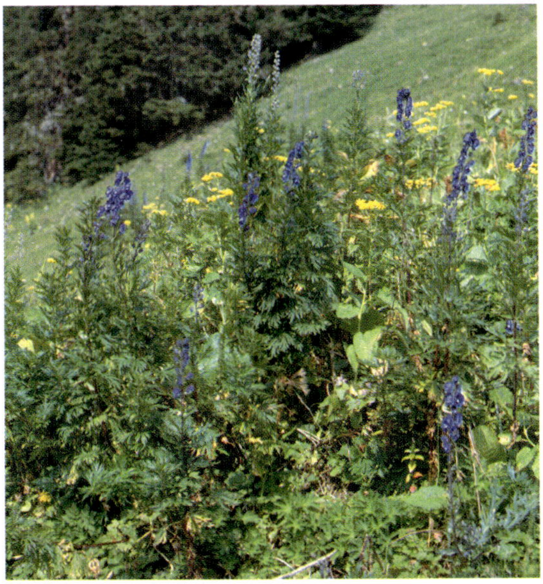

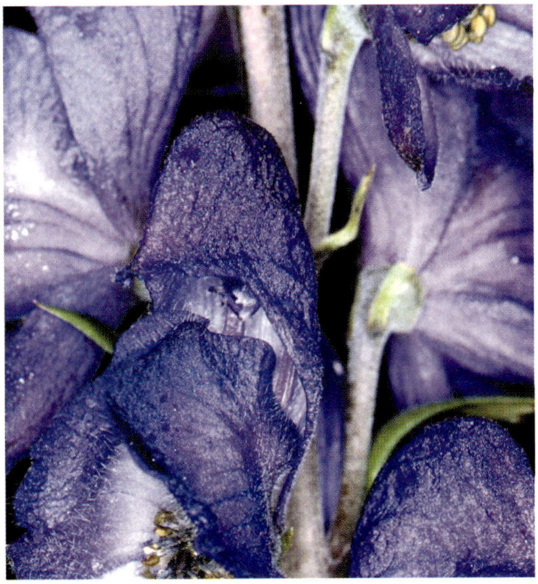

ADHATODA VASICA (*Justicia adhatoda*, Indisches Lungenkraut)

Die Pflanze

Die ursprünglich im Gebiet des Himalaja beheimatete Strauchpflanze weist auffallend große Blätter auf. Ihre Blüten sind überwiegend weiß und tragen rötliche Streifen.

Arzneimittelbild und Indikationen

Das indische Lungenkraut wird in der Homöopathie vor allem bei akuten Entzündungen der Atemwege verordnet. Es eignet sich aber auch hervorragend zur homöopathischen Behandlung von Heuschnupfen.

Leitsymptome

Niesanfälle bei Fließschnupfen mit Tränenfluss und Husten gehören ebenso wie erstickende Hustenanfälle zum häufigen Krankheitsbild; akute Entzündungen der Atemwegs-Schleimhäute kommen hinzu. Die Schwere des Kopfes geht einher mit brennenden Augen und Tränenfluss, reichlicher flüssiger Schnupfen führt zu wunden Nasenlöchern.

Modalitäten

Bei Nacht werden die Symptome schlimmer. Auch, wenn der Patient Staub ausgesetzt ist, verstärken sich die Beschwerden.

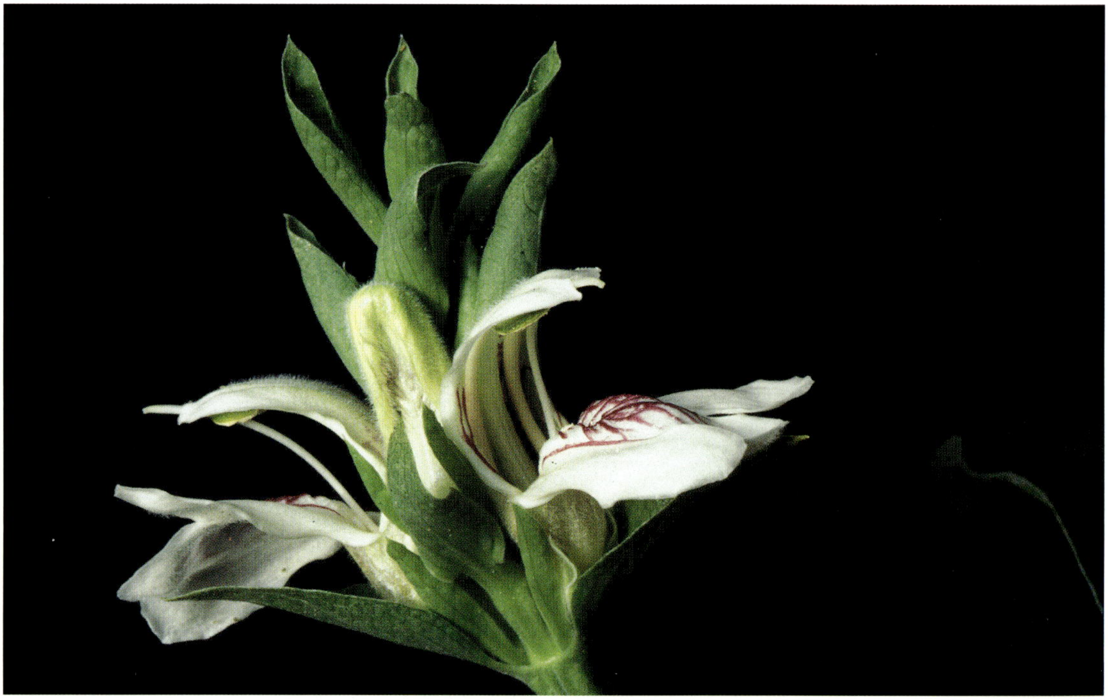

ANAMIRTA COCCULUS (*Cocculus*, Kockelskörner)

Die Pflanze

Kockelskörner sind die getrockneten Früchte des Cocculus-Strauchs. Die Früchte haben eine runde Form und einen Durchmesser von etwa einem Zentimeter.

Arzneimittelbild und Indikationen

Mit Kockelskörner-Zubereitungen werden in der Homöopathie Schwindelgefühle unterschiedlicher Ursache behandelt. Auch gegen Übelkeit auf Reisen, die Symptome von »Reisekrankheit«, ist ihr Einsatz sinnvoll.

Nervosität und Verstimmungszustände gehören ebenfalls zu den Indikationen nach dem Arzneimittelbild.

Leitsymptome

Kopfschmerzen mit Neigung zum Schwindel und ein allgemeines Gefühl von Schwäche geht oft einher mit der Neigung zu Schweißausbrüchen bei der geringsten Anstrengung. Die Patienten sind häufig überempfindlich gegen Erschütterungen, Lärm und Kälte. Menschen, die leicht seekrank werden oder die beim Autofahren zu Übelkeit neigen, sprechen auf eine Behandlung mit Kockelskörnern an.

Modalitäten

Hinlegen und Ausruhen hilft oft, die Beschwerden zu lindern. Eine Verschlimmerung tritt als Folge von Erschütterungen, Lärm und Kälte ein.

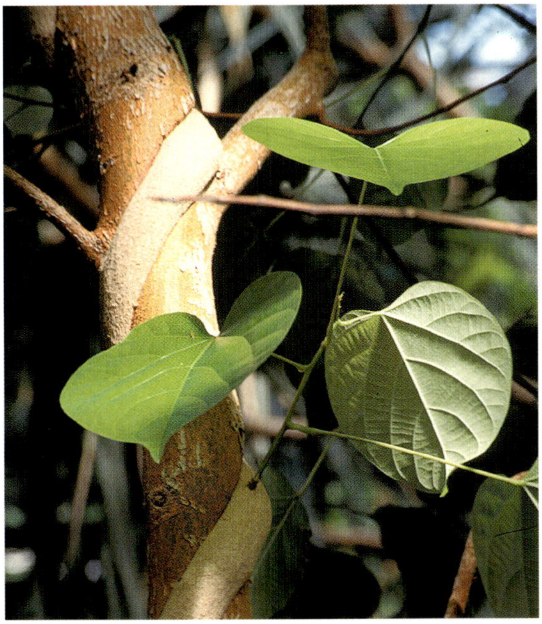

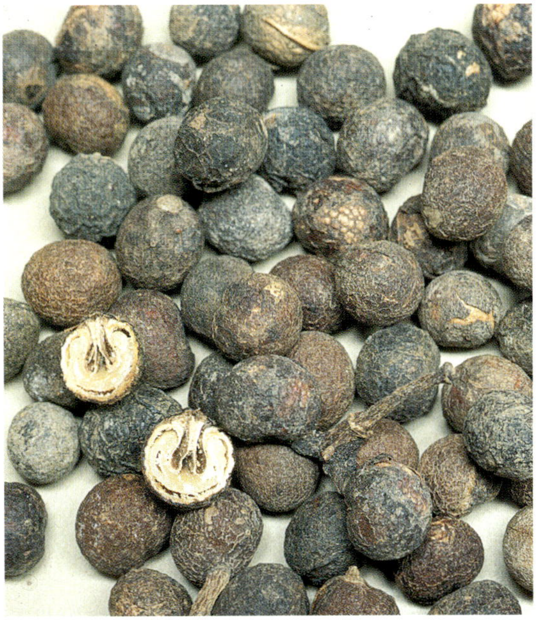

Apis mellifica (Honigbiene)

Die Grundsubstanz
Für diese Arznei wird das gesamte Insekt samt dem Bienengift, das eine auch in der Naturheilkunde anerkannte und seit langem bewährte Arznei ist, verwendet.

Arzneimittelbild und Indikationen
Entzündungen und Erkrankungen mit Flüssigkeitsansammlungen in Geweben und Körperhöhlen sind wichtige Apis-Indikationen, aber auch bei Allergien werden Apis-Präparate eingesetzt.

Leitsymptome
Bei Entzündungen der Schleimhäute mit Ödembildung, besonders im Bereich des Rachenrings und der Bindehaut, wird Apis-Arznei verwendet, ebenso bei entzündlichen Schwellungen der Gelenke, bei rheumatischen Beschwerden und bei Schmerzempfindung im ganzen Körper.

Modalitäten
Eine Verbesserung ist bei Kälte festzustellen; eine Verschlimmerung bei Hitze, Berührung und dem Einfluss von Sonnenlicht.

Argentum nitricum (Silbernitrat)

Das Mineral
Silbernitrat ist eine Verbindung, die in *Akanthit* vorkommt, ein Mineral mit einem metallischen Glanz. Innerhalb dieses Minerals bildet *Argentum nitricum* lichtempfindliche Kristalle. Das früher auch unter der Bezeichnung »Höllenstein« bekannte Silbernitrat wird in höheren Dosen auch zur Entfernung von Warzen angewendet.

Arzneimittelbild und Indikationen
Argentum nitricum wird vornehmlich eingesetzt bei psychosomatischen Erkrankungen der Verdauungsorgane und bei Migräne.

Leitsymptome
Der Hauptangriffspunkt ist das gesamte Nervensystem, sowohl das zentrale als auch das vegetative. Auch auf die Schleimhäute des Körpers übt Argentum nitricum einen großen Einfluss aus. Typische Leitsymptome für eine Behandlung mit dieser Arznei sind nervöse Symptome wie Schwindel, Gedächtnisschwäche, allgemeine Schwäche bei einem insgesamt hastigen Wesen. Schleimhautabsonderungen sind reichlich, dickeitrig oder auch blutig. Häufig sind auch Magenschmerzen mit Aufstoßen und Blähungen zu beobachten.

Modalitäten
Im Freien sind Verbesserungen festzustellen; eine Verschlimmerung verursachen geistige Anstrengung und Wärme.

ATROPA BELLADONNA (*Belladonna*, Tollkirsche)

Die Pflanze

Die Tollkirsche, das giftige Nachtschattengewächs, ist von Westeuropa bis zum Himalaja verbreitet; sie kommt vor allem in Laubwäldern vor. Die glockenförmigen Blüten sind purpurfarben; im Herbst trägt die Pflanze schwarze Beeren.

Arzneimittelbild und Indikationen

Entzündungen verschiedenster Art sind ein Anwendungsgebiet, bei dem Belladonna gern zur Heilung eingesetzt wird.

Vor allem hochfieberhafte Entzündungen der Atemorgane, auch Husten, Schnupfen und Halsschmerzen, sowie entzündliche Erkrankungen des Magen-Darm-Trakts und der Haut – sogar Sonnenbrand – werden häufig mit Belladonna behandelt.

Leitsymptome

Die Patienten reagieren oft überempfindlich gegen alle Sinnesreize wie Licht und Geräusche. Ihr Gesicht ist rot und heiß und weist bei neuralgischen Kopfschmerzen klopfende Blutgefäße im Kopfbereich auf. Der anfallweise auftretende Husten ist trocken und krampfartig, Mandeln und Zunge sind rot und geschwollen, der Rachenbereich rot entzündet und unangenehm trocken. Die heiße Haut weist eine hellrote Farbe oder rote Flecken auf, Angstzustände mit starkem Herzklopfen und kräftigem Puls gehören ebenfalls zu den Leitsymptomen.

Modalitäten

Zur Besserung der Beschwerden tragen Ruhe und eine halb aufgerichtete Position des Körpers bei. Durch Erschütterung, Berührung, Lärm und Zugluft verschlimmern sich die Symptome.

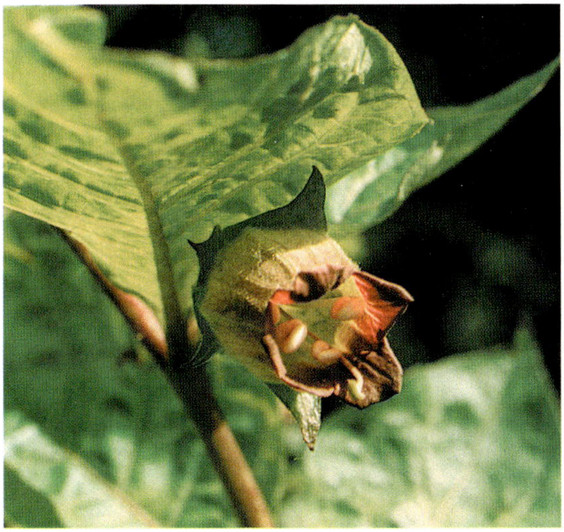

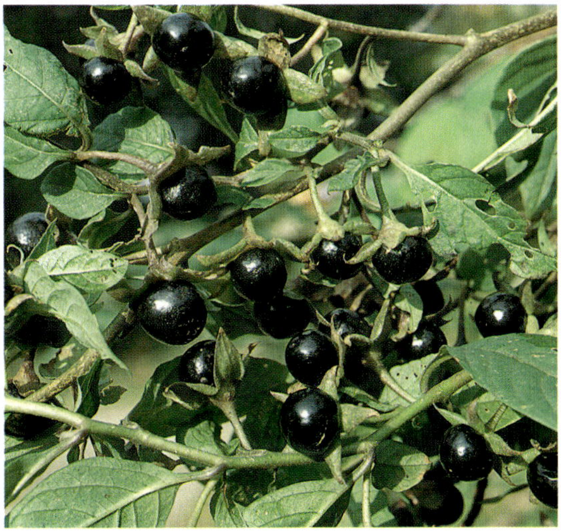

Berberis vulgaris (*Berberis*, Berberitze)

Die Pflanze

Griechische und arabische Ärzte haben bereits in der Antike mit Berberis-Anwendungen gearbeitet. Die Pflanze stammt aus dem europäischen Raum, ist aber weltweit verbreitet. Sie wächst in lichten Wäldern und auf kalkhaltigen Hügeln in Gebüschen. Charakteristisch sind ihre roten Beeren. Berberis wird auch als Zierstrauch in Gärten angepflanzt.

Arzneimittelbild und Indikationen

Berberis wird gern als Heilmittel bei Rheuma und Gicht verabreicht, wirkt aber auch bei Erkrankungen der Leber und der Gallenblase sowie bei Nieren- und Harnwegserkrankungen.

Leitsymptome

Schmerzen sind die wesentlichen Symptome von Patienten, denen mit Berberis geholfen werden kann: Nieren- und Rückenschmerzen mit einem Gefühl von Zerschlagenheit und Schwäche sind häufig zu beobachten, ebenso wie Schmerzen in allen Gliedern, Muskeln und Gelenken. Nieren-, Gallen- und Blasenleiden sowie Schmerzempfindungen in der Lebergegend gehören ebenfalls zu den hauptsächlichen Beschwerden, die auf eine Behandlung mit Berberis ansprechen.

Modalitäten

Zur Besserung der Beschwerden trägt Ruhe bei. Eine Verschlimmerung erfolgt bei Bewegung und durch plötzliche Erschütterung.

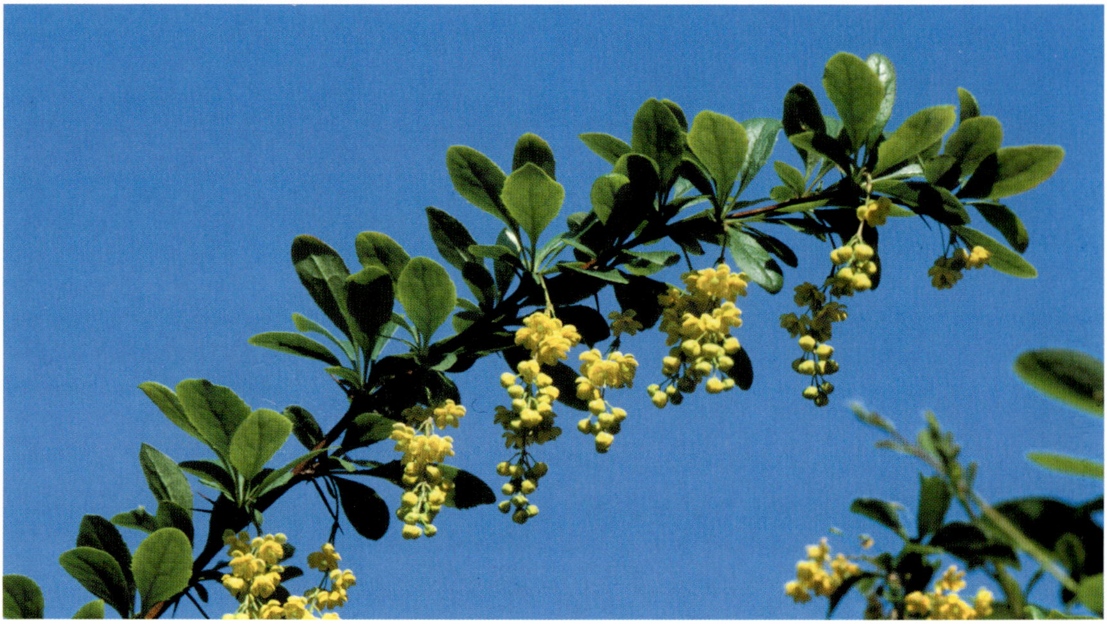

Calcium carbonicum Hahnemanni

(*Conchae*, innere weisse Teile zerbrochener Austernschalen)

Das Mineral

Das Kalziumkarbonat, das Samuel Hahnemann aufgrund einer Arzneimittelprüfung als Homöopathikum eingesetzt hat, ist der wissenschaftliche Name von Perlmutt, das, mit Milchzucker verrieben, in verschiedenen Potenzen zur Behandlung von Knochen- und Gelenkproblemen und anderen Leiden eingesetzt wird.

Arzneimittelbild und Indikationen

So genannte »Kalkstoffwechselstörungen« bilden zusammen mit chronischen Haut- und Schleimhauterkrankungen das Hauptanwendungsgebiet für *Calcium carbonicum*.

Leitsymptome

Chronische Schleimhautkatarrhe mit einem übermäßigen Wachstum der Schleimhäute werden häufig berichtet. Die Knochen sind in Folge einer ungünstigen Ernährung nicht ausreichend mit Kalk versorgt, eine allgemeine Mattigkeit macht sich bemerkbar. Spannkraft und Initiative fehlen, bei körperlicher oder seelischer Anstrengung macht sich rasche Ermüdung bemerkbar.

Modalitäten

Bei Trockenheit und Wärme ist eine Verbesserung zu beobachten; eine Verschlimmerung bei Nässe wie auch bei geistiger und körperlicher Anstrengung.

Camphora (Kampferbaum)

Die Pflanze

Camphora wird aus der holzigen Rinde des Kampferbaums gewonnen. Dieser zu den Lorbeergewächsen gehörende Baum ist vor allem in Südchina und in Japan heimisch. Er kann bis zu 50 m hoch werden.

Arzneimittelbild und Indikationen

Homöopathische Arzneimittel aus Camphora haben sich vor allem in der Anwendung bei Erkältungskrankheiten und Kreislaufbeschwerden bewährt.

Leitsymptome

Kreislaufprobleme bis hin zu Kollapszuständen sind die verbreitetesten Beschwerden, die auf eine Camphora-Behandlung ansprechen. Übelkeit und Erbrechen mit kaltem Schweiß und blassem Gesicht gehören ebenfalls dazu. Neben den üblichen Beschwerden bei Erkältungskrankheiten sind es auch häufig Anfälle von Erschöpfung und Schwäche mit völliger Erschlaffung der Glieder.

Modalitäten

Eine Besserung der Symptome erfolgt durch Wärme; durch kalte Luft und bei Bewegung tritt eine Verschlimmerung ein.

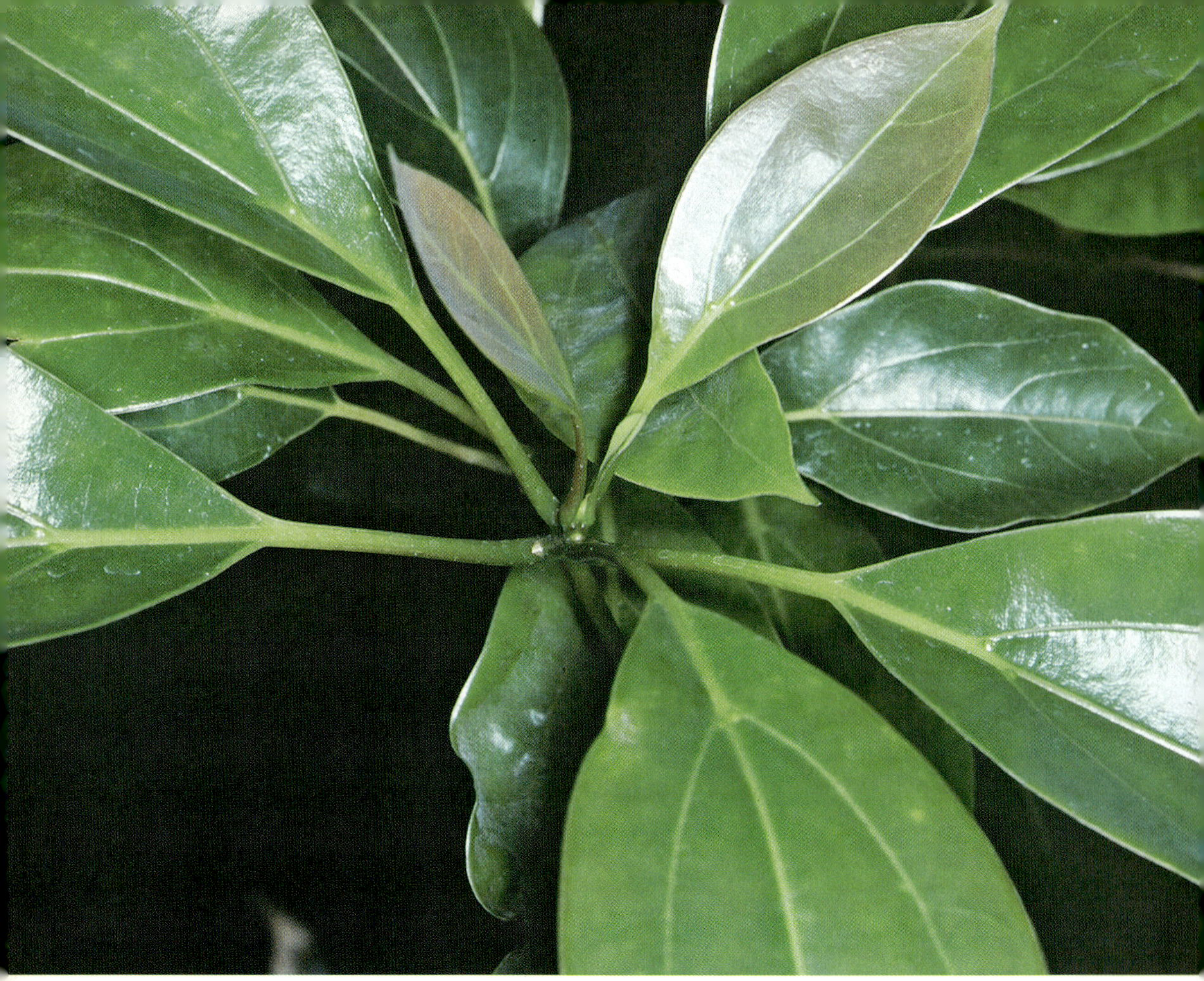

Carbo vegetabilis (Holzkohle)

Das Mineral

Samuel Hahnemann hat erfolgreiche Arzneimittelprüfungen mit Holzkohle vorgenommen, für die er Birkenholz verwendet hat. In der heutigen Homöopathie wird neben Birke auch die Kohle von Buchenholz eingesetzt.

Arzneimittelbild und Indikationen

Mit Holzkohle lässt sich eine Schwäche der Verdauungsorgane behandeln, die mit starken Blähungen einhergeht. Auch bei Atemwegsentzündungen mit Heiserkeit, bei Schleimhautblutungen und bei Kreislaufschwäche wird *Carbo vegetabilis* eingesetzt.

Leitsymptome

Magenverstimmungen werden von Gärungen und starker Säurebildung begleitet. Als Folge einer erlahmenden Blutzirkulation fühlen sich die Patienten schwach und matt. Die Haut kann eine bläuliche Färbung aufweisen; die Absonderungen der Schleimhäute sind scharf und übelriechend.

Modalitäten

Durch Aufstoßen und durch den Abgang von Blähungen ist eine Verbesserung zu erreichen. Abends und nachts sowie bei feucht-warmer Luft tritt eine Verschlimmerung ein.

Cephaelis Ipecacuanha (*Ipecacuanha*, Brechwurzel)

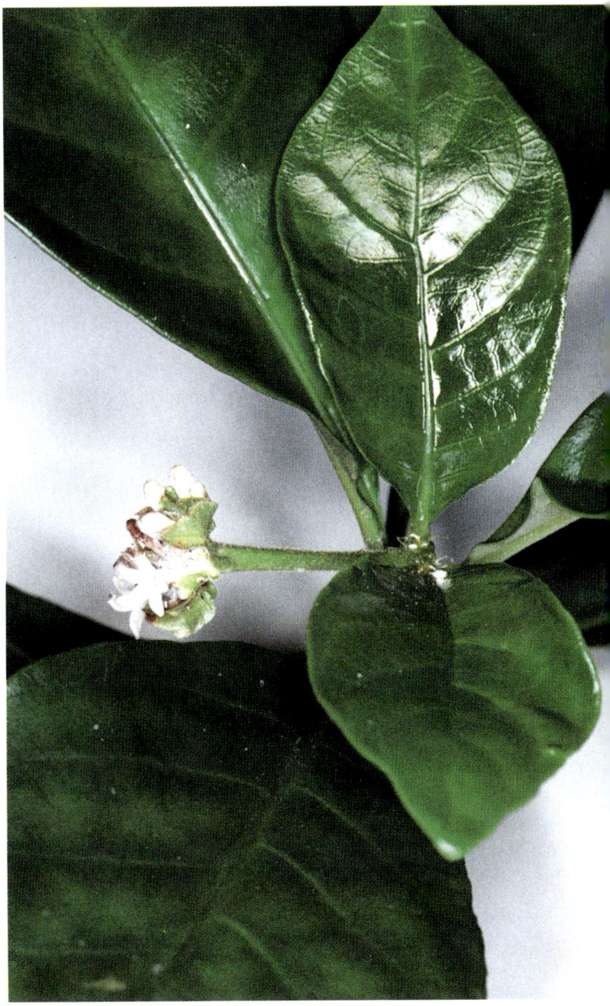

Die Pflanze

Der Name »Brechwurzel« rührt daher, dass eine hochdosierte Einnahme von Ipecacuanha Übelkeit und Erbrechen auslöst. In der Schulmedizin werden Extrakte dieser in Brasilien heimischen Pflanze zur Schleimlösung eingesetzt.

Arzneimittelbild und Indikationen

Bei Bronchitis ebenso wie bei Keuchhusten wird Brechwurzel auch in homöopathischen Arzneien verwendet, zusätzlich auch bei Magen-Darm-Entzündungen.

Leitsymptome

Die Patienten leiden unter trockenem, erstickendem Husten, mit einem Empfinden, als werde der Hals zusammengeschnürt. Auch krampfartiger Husten mit Atemnot sowie schleimiger Bronchialkatarrh sind oft zu beobachten. Leichter Schüttelfrost mit starkem Hitzeempfinden kann dazukommen. Bei den Magen-Darm-Symptomen stehen ständige Übelkeit beziehungsweise Magenkatarrh mit Erbrechen im Vordergrund.

Modalitäten

Wärme und Feuchtigkeit verschlimmern die Beschwerden.

CHAMOMILLA RECUTITA (*Matricaria*, früher *Chamomilla*, Kamille)

Die Pflanze

In vielen Gebieten Europas und Nordafrikas wächst die Kamille an Wegrändern, Böschungen und auf Äckern. Ihre weißen Zungenblüten gehen von den gelben Röhrenblüten aus. Seit der frühen Antike wird sie als eine der vielseitigsten Arzneipflanzen geschätzt.

Arzneimittelbild und Indikationen

Kamille wirkt lindernd bei Entzündungen und Krämpfen der Verdauungsorgane und bei Atemwegsentzündungen. Bei Zahnungsbeschwerden wird sie Kindern verabreicht. Reizbare Verstimmungszustände werden ebenfalls mit Kamille behandelt.

Leitsymptome

Die Patienten klagen über krampfartige Magenbeschwerden mit einem Druckempfinden, als läge ein Stein auf dem Magen. Heftiger Ärger führt zu Magenschmerzen und Beschwerden im Gallebereich. Große Aufgeregtheit und eine nervliche Überempfindlichkeit schlagen ebenfalls auf den Magen. Auch Blähungskoliken treten bei den Patienten auf. In der Zahnungsperiode leiden Kinder unter teilweise heftigen Schmerzen.

Modalitäten

Großer Ärger und der Genuss von Kaffee verschlimmern die Beschwerden.

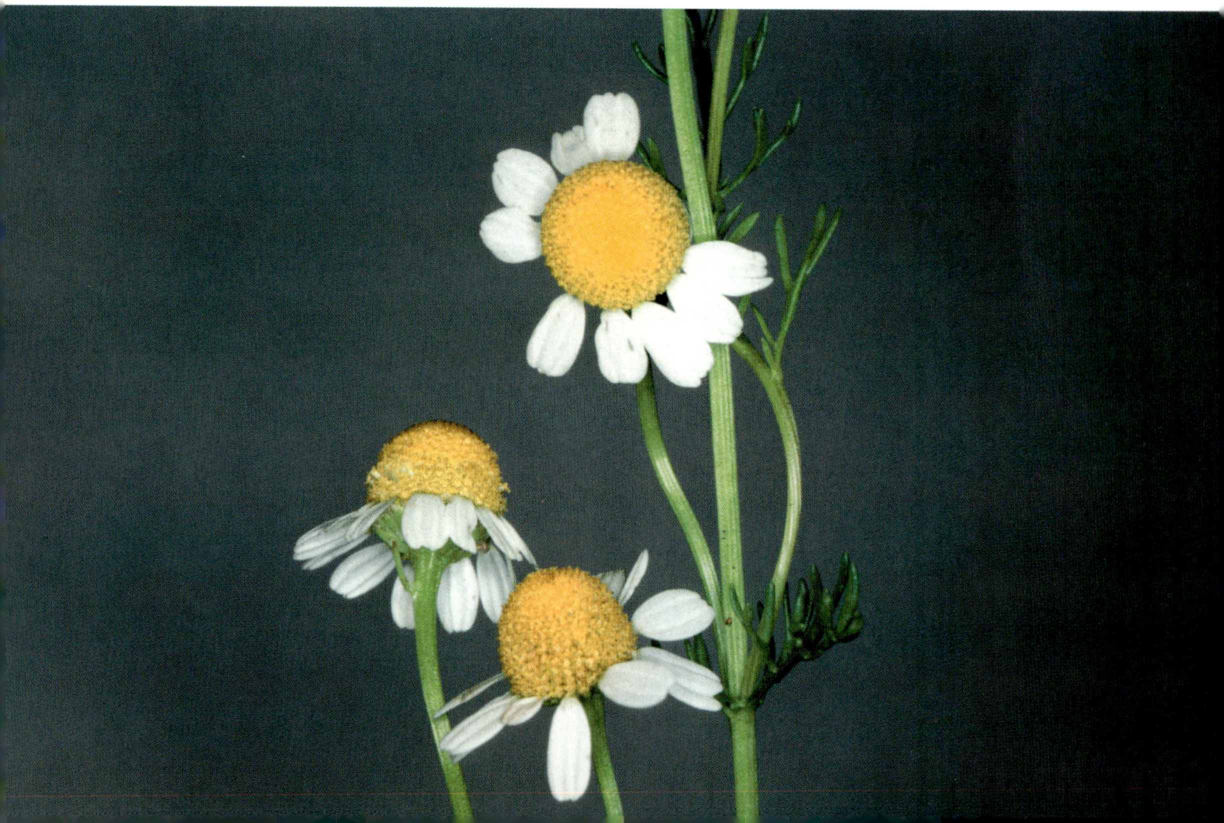

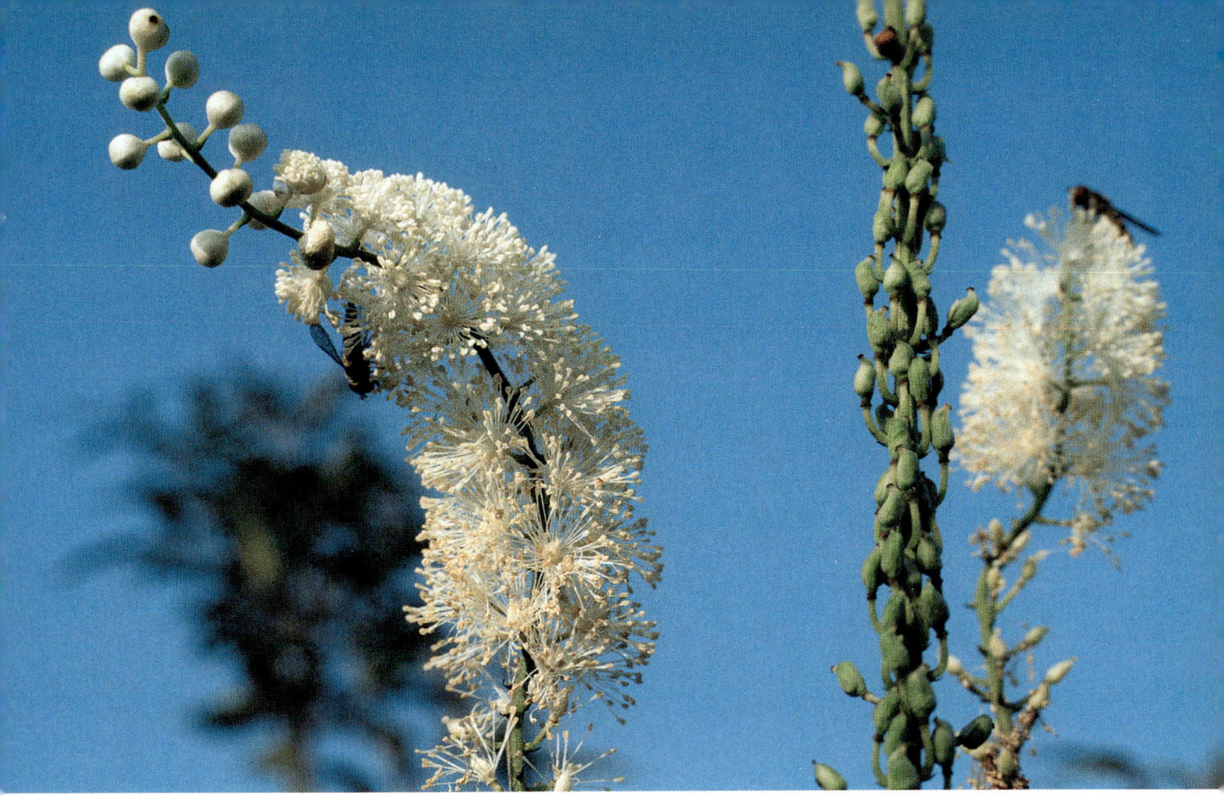

Cimicifuga racemosa (*Cimicifuga*, Traubensilberkerze)

Die Pflanze

Die Traubensilberkerze wird bisweilen auch als »Schwarze Schlangenwurzel« bezeichnet. Vermutlich geht der Name auf die Wahrnehmung zurück, dass die Samenhülsen der Pflanze im Wind ein rasselndes Geräusch hören lassen, dass dem einer Klapperschlange ähnelt. Ursprünglich in Nordamerika beheimatet, wächst Wanzenkraut heute auch in Europa an feuchten, schattigen Plätzen.

Arzneimittelbild und Indikationen

Cimicifuga findet vielfach Anwendung bei Regelschmerzen, Schwangerschafts- und Wechseljahrbeschwerden. Krampfartige Schmerzen im Bereich der weiblichen Geschlechtsorgane, aber auch im Magen-Darm-Trakt werden mit Cimicifuga homöopathisch behandelt. Auch bei nervöser Erregung und bei depressiven Verstimmungszuständen hat sich Cimicifuga bewährt.

Leitsymptome

Entsprechend den Hauptsymptomen, bei denen Cimicifuga helfen kann, wird es im Volksmund auch »Frauenkraut« genannt. Es hat heilende Wirkung bei Frauen, die über körperliche und psychische Probleme klagen, die mit dem Hormonsystem zusammenhängen (Periode, Wechseljahre). Krampfhafte Gebärmutter- und herabdrängende Regelschmerzen stehen im Vordergrund, ein ständiger Wechsel der psychischen und körperlichen Beschwerden kommt oft hinzu. Im Zusammenhang damit sind auch Schwächezustände mit Zittern und das Gefühl allgemeiner Zerschlagenheit häufig auftretende Symptome.

Modalitäten

Eine Verbesserung findet häufig durch Essen statt. Demgegenüber verschlimmern sich die Beschwerden durch Erregung, Kälte oder Nässe.

Citrullus colocynthis (*Colocynthis*, Koloquinte)

Die Pflanze

Die Koloquinte ist eine Kürbisgewächsart, aus deren Blättern die Arzneisubstanz gewonnen wird. Ihre orangengroßen, kürbisähnlichen Früchte schmecken bitter und sind giftig.

In trockenen Regionen mit sandigem Boden ist die Pflanze, die aus dem vorderasiatischen und nordafrikanischen Raum stammt, mittlerweile weltweit verbreitet.

Arzneimittelbild und Indikationen

Homöopathische Arzneimittel aus Colocynthis sind vor allem als Schmerzmittel einzusetzen. Nervenschmerzen, vor allem am Ischiasnerv, aber auch schmerzhafte Krämpfe des Magen-Darm-Kanals und der Gallenwege werden mit ihnen behandelt.

Leitsymptome

Neuralgische Schmerzen, die anfallweise auftreten und periodisch wiederkehren, sind die wichtigsten Symptome, die für den Einsatz von Colocynthis sprechen. Die Arznei ist eines der homöopathischen Hauptmittel bei Ischias-Schmerzen, auch heftige Schmerzen im Hüftgelenk werden mit ihr behandelt. Vielfach sprechen darüber hinaus Patienten mit Magendrücken und krampfartigen Bauchschmerzen auf Colocynthis an.

Modalitäten

Die Beschwerden bessern sich durch Druck und Wärme, auch Bewegung, Erschütterung und das Eintreten psychisch belastender Ereignisse führen zu einer Verschlimmerung.

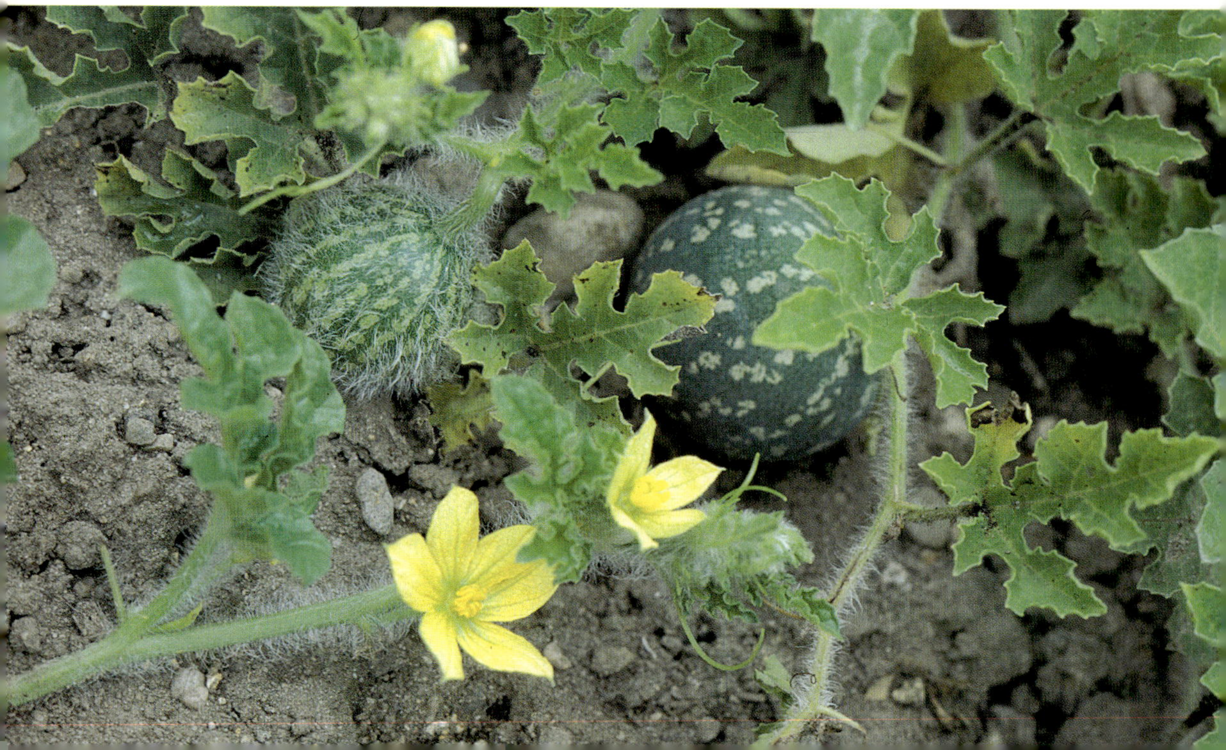

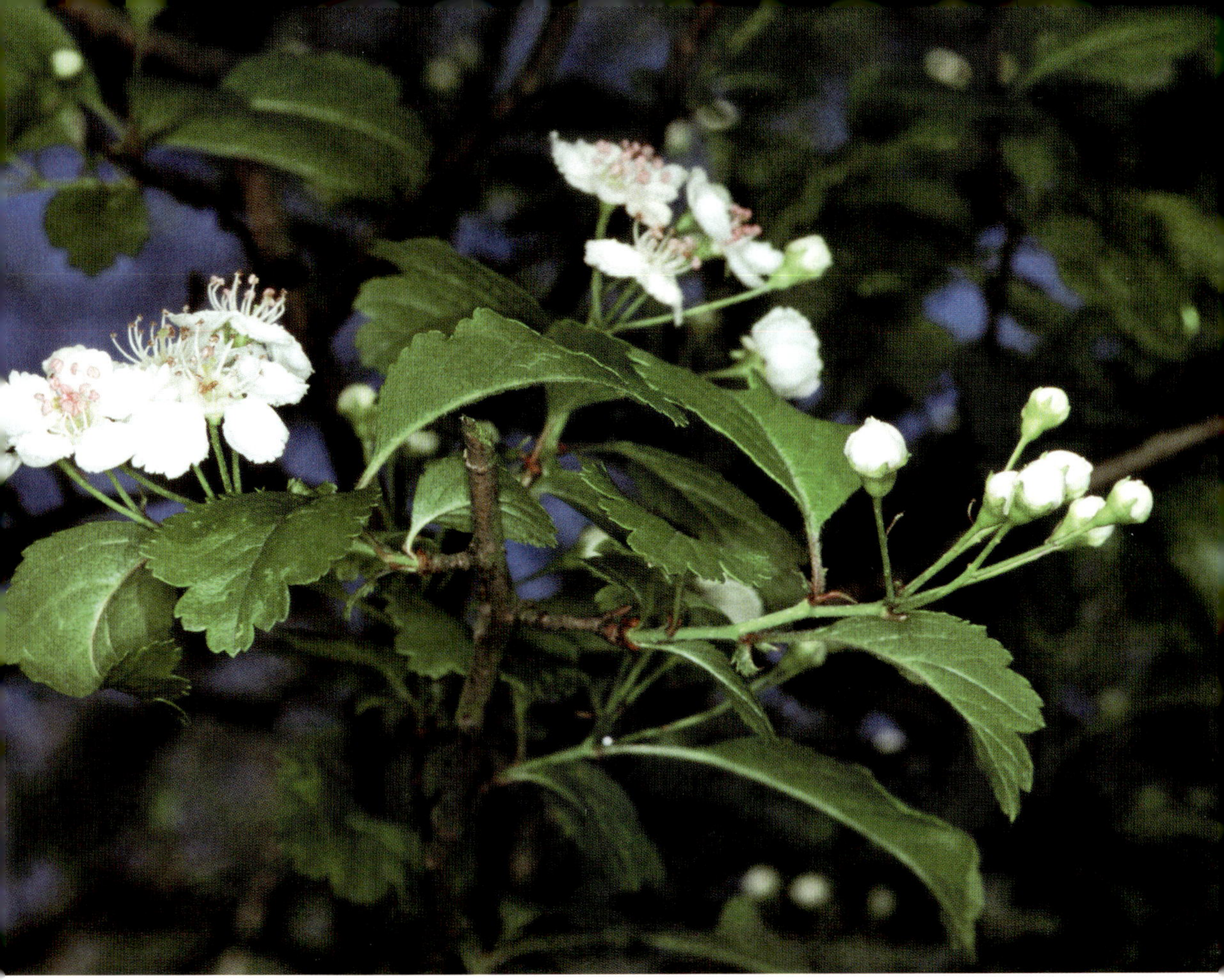

CRATAEGUS (Weißdorn)

Die Pflanze

Der Weißdorn wächst in unseren Breiten als Strauch oder kleiner Baum mit dornigen Zweigen. Seine intensiv duftenden Blüten sind weiß bis rosafarben. Blüten, Blätter und Beeren werden in der Schulmedizin zur Behandlung von Herz-Kreislauf-Erkrankungen verwendet.

Arzneimittelbild und Indikationen

In der Homöopathie werden Arzneimittel aus Weißdorn bei Herzbeschwerden und Kreislaufstörungen eingesetzt. Auch bei Herzschwäche, dem so genannten »Altersherz« und bei Störungen des Blutdrucks erweist Crataegus seine Wirksamkeit.

Leitsymptome

Herzklopfen, ein unregelmäßiger Puls und krampfartige Schmerzen in der Herzgegend sind die wesentlichen Symptome, die auf Crataegus ansprechen. Hinzu kommen Müdigkeit und das Gefühl von Zerschlagenheit, Schwindelgefühl und Benommenheit, verbunden mit dem Empfinden großer Mattigkeit.

Modalitäten

Durch frische Luft kann eine Besserung der Beschwerden eintreten.

CUPRUM METALLICUM (Kupfer)

Das Mineral

Das rotbraune Kupfer kommt weltweit beispielsweise in Felsgestein vor. Die größten Abbaugebiete befinden sich in Chile, in den USA und in Russland. Kupfer ist ein relativ weiches, dehnbares Schwermetall, nach Silber der beste Wärmeleiter. Im menschlichen Körper ist Kupfer zur Aufrechterhaltung mancher Körperfunktionen unerlässlich. Für die Gewinnung homöopathischer Arzneien wird Kupfer mit Milchzucker verrieben und so fein pulverisiert, dass es in Wasser löslich ist und somit in dem üblichen Verdünnungs- und Verschüttelungsprozess weiterverarbeitet werden kann.

Arzneimittelbild und Indikationen

Kupfer wird in der Homöopathie vornehmlich bei Krampfzuständen eingesetzt. Es hilft bei Krämpfen sowohl der glatten Muskulatur als auch des Magen-Darm-Kanals und der Atemwege. Auch bei Kreislaufversagen kann es zur Anwendung kommen.

Leitsymptome

Kupfer wirkt bevorzugt auf das Nervensystem, wo Krampfzustände sowohl im zentralen Nervensystem als auch in den verschiedenen Muskelpartien behandelt werden. TypischeLeitsymptome sind plötzliches und heftiges Einsetzen der Krämpfe, Krampfzustände der glatten Muskulatur wie der Bronchien, Speiseröhrenkrämpfe sowie Magen- und Darm-Koliken. Ebenso lassen sich Wadenkrämpfe mit *Cuprum metallicum* behandeln, und auch beim Kreislaufkollaps wird die Arznei mit Erfolg eingesetzt.

Modalitäten

Durch kalte Getränke lässt sich eine Verbesserung erreichen, während beispielsweise durch Schreck eine Verschlimmerung eintritt.

DAPHNE MEZEREUM (*Daphne*, Seidelbast)

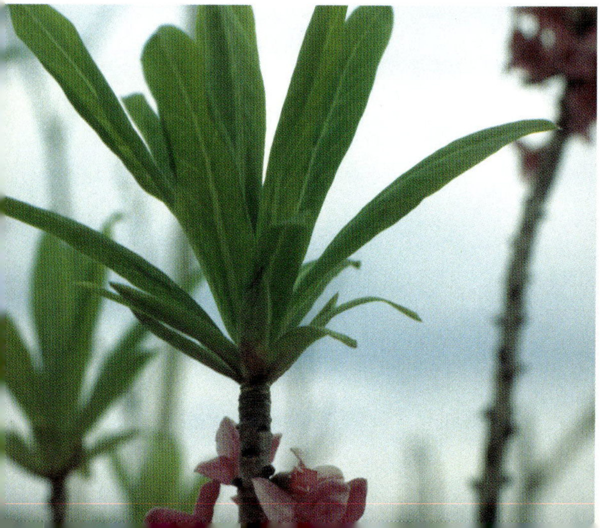

Die Pflanze

Der Seidelbast ist in ganz Mitteleuropa verbreitet; er gedeiht vornehmlich in schattigen Gehölzen. Bei uns steht er unter Naturschutz. Seine Blüten sind rosa- oder lilafarben; die giftigen Früchte weisen eine scharlachrote Färbung auf.

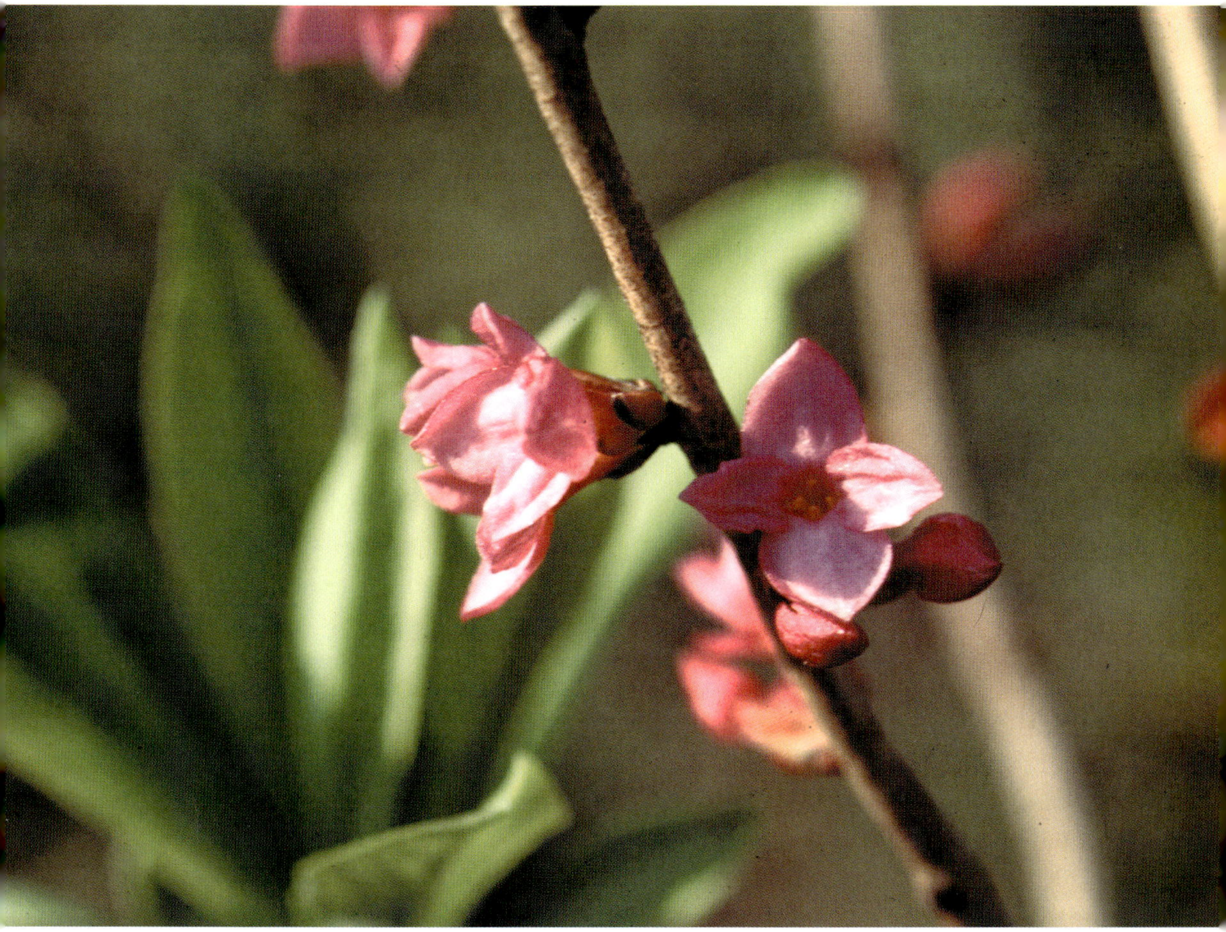

Arzneimittelbild und Indikationen

Homöopathische Daphne-Arzneien decken eine große Breite von Beschwerdebildern ab. Sie werden sowohl bei Verdauungsstörungen als auch bei juckenden Hautreizungen und bei Nervenschmerzen verordnet.

Leitsymptome

Die Patienten klagen häufig über ein Brennen auf der Zunge oder im gesamten oberen Verdauungstrakt vom Mund bis zum Magen, auch treten brennende Schmerzen im Magen auf, die etwa von einer Magenschleimhautentzündung herrühren können. Ein starker, meist brennender Juckreiz der Haut wird oft beobachtet, ebenso Neuralgien, die vor allem an nervenreichen Stellen des Körpers auftreten.

Drosera (Sonnentau)

Die Pflanze

Die Sonnentaugewächse sind vornehmlich auf der südlichen Erdhalbkugel beheimatet, aber auch mit mehreren Arten in unseren Breiten vertreten. Der Sonnentau bildet eine Rosette aus langstieligen Blättern, die mit Drüsenhaaren besetzt sind. Diese sondern ein zähes Sekret ab, an dem kleine Insekten kleben bleiben. Auf diese Weise versorgt sich die fleischfressende Pflanze mit zusätzlichem Stickstoff. Der Sonnentau hat weiße oder rote Blüten, kommt in Hochmooren und Sümpfen vor und steht unter Naturschutz.

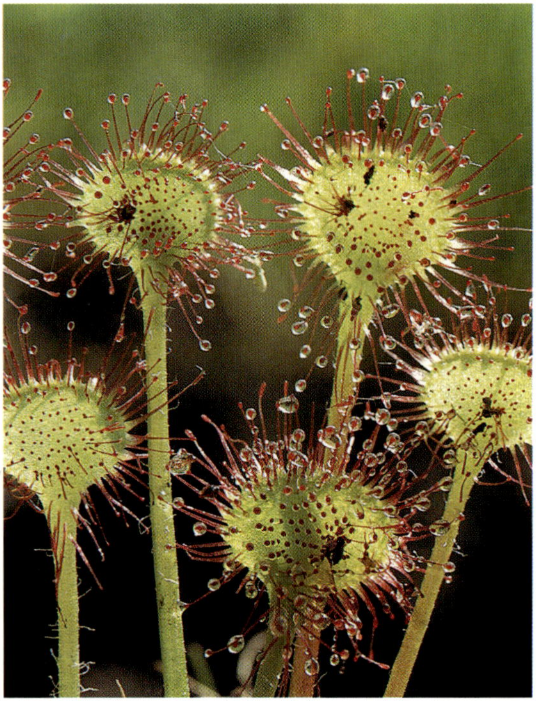

Arzneimittelbild und Indikationen

Drosera zeichnet sich durch eine breite *»organotrope«* Wirkung auf die Atemwege aus. Sie ist das homöopathische Hauptmittel gegen Keuchhusten.

Leitsymptome

Hustenanfälle, besonders nachts, die rasch aufeinander folgen, sind ein häufiges Symptom, das die Anwendung von Drosera angezeigt erscheinen lässt. Auch ein zum Husten reizendes, ständiges Kitzeln im Hals und eine raue, trockene Kehle mit Heiserkeit sind oft zu beobachten.

Modalitäten

Durch Aufsetzen bessern sich die Beschwerden; eine Verschlimmerung erfolgt beim Essen, Trinken, Husten und Lachen.

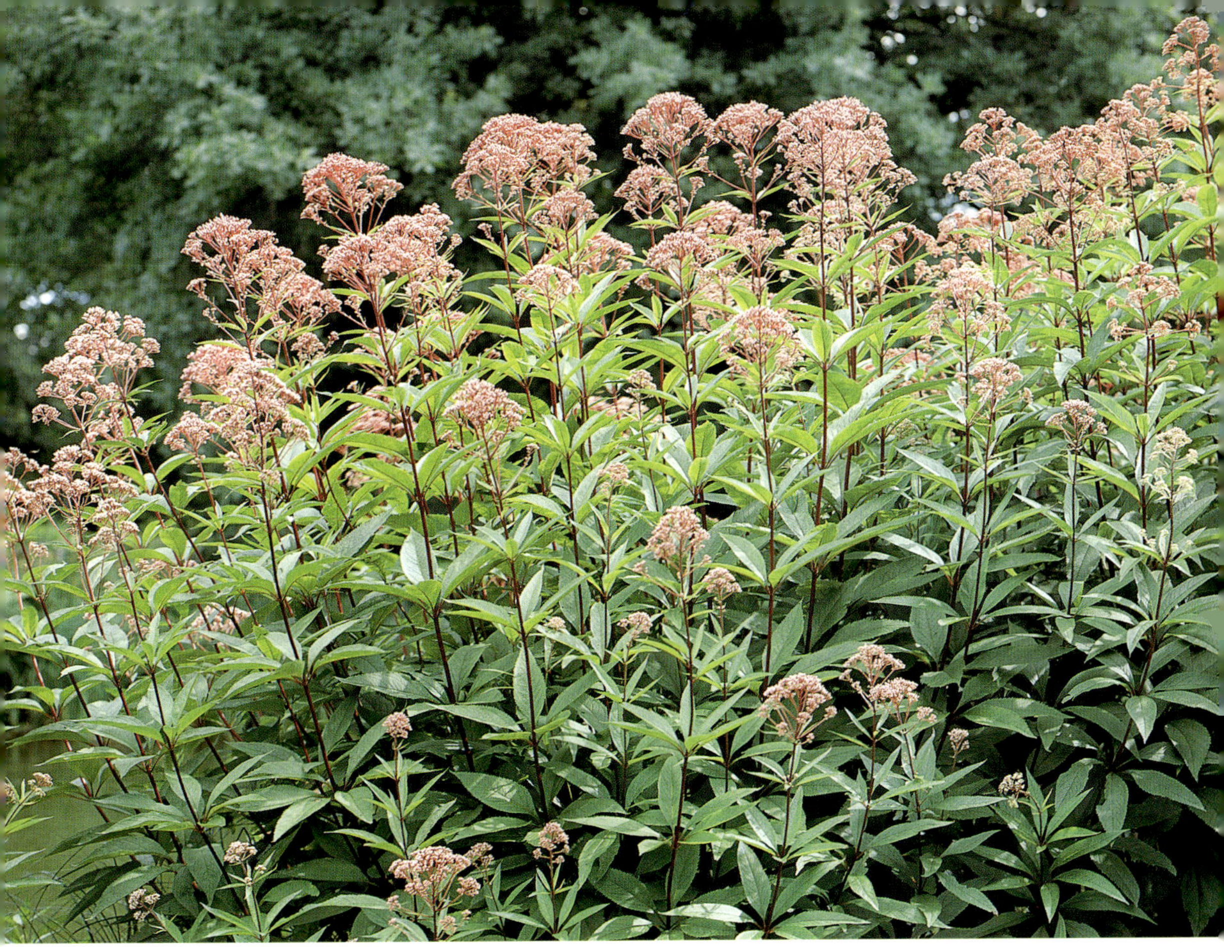

EUPATORIUM PERFOLIATUM (Wasserdost)

Die Pflanze

Der Wasserdost (auch Wasserhanf genannt) ist ein mehrjähriger Korbblütler, der vornehmlich in verschiedenen Gegenden der Vereinigten Staaten von Amerika beheimatet ist. Er benötigt feuchten Boden und kommt daher an Bach-, Fluss- und Seeufern, in Sumpfgebieten und nassen Wiesen oder Waldlichtungen vor.

Arzneimittelbild und Indikationen

Eupatorium wird homöopathisch bei Grippe und grippeähnlichen fieberhaften Erkrankungen verordnet, dazu bei Gliederschmerzen, Migräne und Kopfschmerz.

Leitsymptome

Schmerzhaftigkeit des ganzen Körpers, Gliederschmerzen überall, sind die typischen Symptome. Grippale Infekte mit Kopfschmerzen, Fieber und Zerschlagenheitsgefühl lassen sich mit Eupatorium behandeln, häufig kommen auch Hitzewallungen zum Kopf mit rotem, erhitzten Gesicht hinzu. Ein frostiges Empfinden am Morgen, das während des Tages durch Hitze abgelöst wird, gehört ebenfalls zu denLeitsymptomen.

Modalitäten

Durch kalte Luft setzt eine Verschlimmerung ein.

Euspongia officinalis (*Spongia*, Schwamm)

Die Grundsubstanz

Spongia wird aus dem Meerschwamm gewonnen, gehört also zu den tierischen Substanzen in der Homöopathie. Zu den Besonderheiten der Schwämme gehört ihre große Regenerationsfähigkeit.

Arzneimittelbild und Indikationen

Entzündungen und Krampfzustände der Atemwege; Vergrößerung und Verhärtung drüsiger Organe, Herzschwäche.

Leitsymptome

Trockener Husten bei Tag und Nacht, mit Brennen in der Brust, die Schilddrüse kann geschwollen sein. Zu einem unangenehmen Kratzen im Hals kommt oft eine raue Stimme als Begleiterscheinung hinzu.

Modalitäten

Verschlimmerung: Nachts und durch Schlaf

Ferrum metallicum (Eisen)

Das Mineral

Eisen ist das Metall, das am zweithäufigsten auf der Erde vorkommt. Als Spurenelement ist es für den menschlichen Organismus unverzichtbar, vor allem für die Blutbildung. Eine falsche Ernährung oder eine Unfähigkeit des Körpers, Eisen mit der Nahrung aufzunehmen, kann ernsthafte Mangelerscheinungen zur Folge haben. Für die Gewinnung homöopathischer Arzneimittel wird Eisen pulverisiert und mit Milchzucker verrieben, bevor es in Wasser gelöst werden kann.

Arzneimittelbild und Indikationen

Bei Blutarmut wie auch nach starken Blutungen wird *Ferrum metallicum* verordnet, ebenso bei Kreislaufstörungen, Verdauungsschwäche und Nervenschmerzen.

Leitsymptome

Den Beziehungen des Eisens zum System der Blutgefäße kommt in der Homöopathie besondere Bedeutung zu.

Eine Neigung der Patienten zu Blutwallungen zum Kopf mit Röte des Gesichts, oft verbunden mit einem starken Pulsieren in den Arterien der Schläfen, ist ein typisches Leitsymptom, große Schwäche und allgemeine Anfälligkeit ein weiteres.

Modalitäten

Langsame Bewegung führt oft zur Besserung der Symptome, bei Ruhe und durch Schwitzen tritt eine Verschlimmerung ein.

Gelsemium sempervirens (*Gelsemium*, Gelber Jasmin)

Die Pflanze

Der Gelbe Jasmin ist ein Strauch, der in Asien und Afrika beheimatet ist.

Wegen seiner kleinen gelben, intensiv duftenden Blüten erfreut er sich in unseren Breiten als Zierpflanze einer großen Beliebtheit.

Arzneimittelbild und Indikationen

Bei Infektionskrankheiten, Kopfschmerzen und nervösen Störungen kommt in der Homöopathie häufig Gelsemium zum Einsatz.

Leitsymptome

Ganz allgemein ist ein Grippekatarrh mit heftigem Kopfschmerz das Hauptsymptom, zu dessen Behandlung sich Gelsemium anbietet. Der ganze Körper tut weh, eine allgemeine Schwäche lähmt die Aktivität. Rachen- und Kehlkopfkatarrhe sind häufige Begleiterscheinungen.

Modalitäten

Beim Genuss alkoholischer Getränke und bei reichlichem Harnabgang bessern sich die Symptome. Eine Verschlimmerung findet bei feucht-warmem Wetter statt.

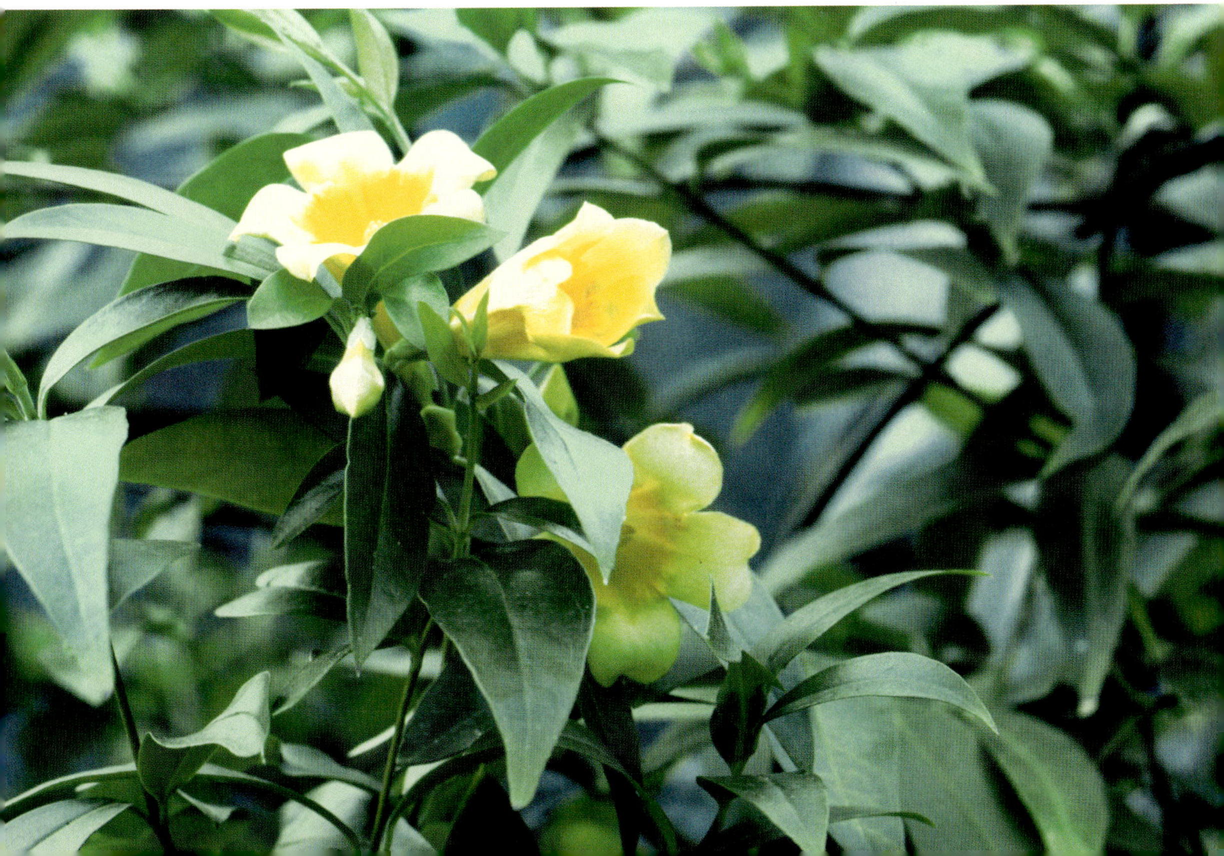

GRAPHITES (Graphit)

Das Mineral

Graphit wird außerhalb der Homöopathie medizinisch kaum genutzt. Es besteht hauptsächlich aus Kohlenstoff, der Spuren von Eisen enthält. Der in der Natur vorkommende Graphit fühlt sich fettig an und besitzt einen schwachen Metallglanz.

Homöopathische Graphites-Arzneien werden hauptsächlich bei Hautproblemen verordnet, in Einzelfällen auch bei psychischen Problemen.

Arzneimittelbild und Indikationen

Ekzeme und andere Erkrankungen der Haut sind das homöopathische Haupt-Einsatzgebiet von *Graphites.* Darüber hinaus findet es auch bei Verdauungsschwäche, allgemeinen altersbedingten Erkrankungen und bei Menstruationsstörungen Anwendung.

Leitsymptome

Die wesentlichen Wirkungen von *Graphites* gehen auf die Haut und auf die Schleimhäute des Verdauungskanals. Die Patienten neigen stark zu Hauterkrankungen unterschiedlichster Art, sie weisen teils trockene rissige Haut mit Ausschlägen auf, teils aber auch Hautausschläge mit scharfen, übelriechenden Absonderungen. Zu den Leitsymptomen gehören auch starke Blähungen mit übelriechenden Winden, ein ausgeprägter Widerwillen gegen Fleisch und gekochte Speisen überhaupt, sowie schwache Regelblutungen.

Modalitäten

Bei Bewegung in frischer Luft ist eine Verbesserung festzustellen, eine Verschlimmerung der Symptome findet während der Regel statt.

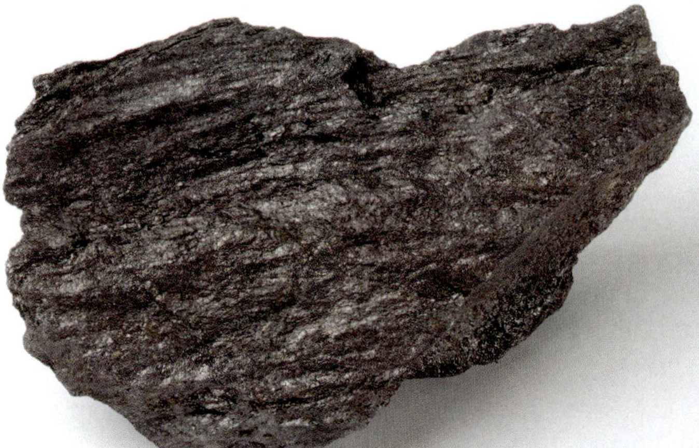

Hamamelis virginiana (*Hamamelis*, Virginische Zaubernuss)

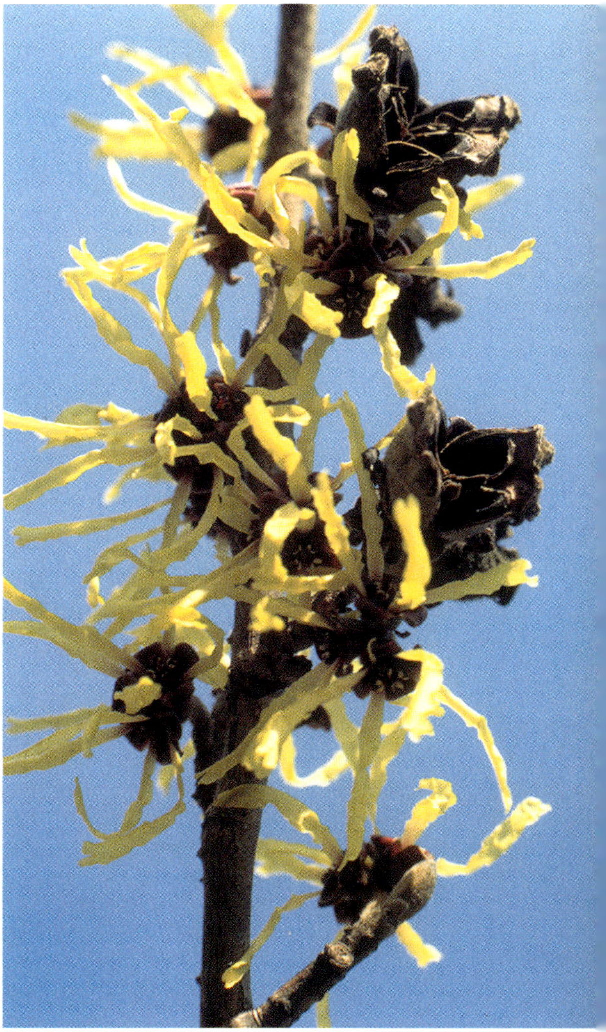

Die Pflanze

Die Hamamelisgewächse sind eigentlich in Ostasien beheimatet; in unseren Breiten pflanzt man sie als Ziersträucher an. Ihr Äußeres ist dem unseres Haselnussstrauchs sehr ähnlich. Aus ihrer Rinde und ihren Blättern werden die Auszüge für medizinische Zwecke gewonnen.

Arzneimittelbild und Indikationen

Hamamelis kommt oft in der Behandlung von Krampfadern und Hämorrhoiden zum Einsatz. Auch bei blutenden Haut- oder Schleimhautverletzungen erweisen sich Zaubernuss-Präparate als hilfreich.

Leitsymptome

Hamamelis wirkt allgemein *»organotrop«* auf das System der venösen Blutgefäße und die Haut. Typische Leitsymptome sind eine allgemeine Blutungsneigung, Blutstau in den Venen und ein allgemeines Zerschlagenheitsgefühl.

Modalitäten

Bei feuchter Wärme und bei Berührung ist eine Verschlimmerung zu verzeichnen.

HEPAR SULFURIS (Kalkschwefelleber)

Das Mineral

Bei »Kalkschwefelleber« handelt es sich um eine Form von Kalziumsulfit. Von Samuel Hahnemann wurde es ursprünglich dazu verwendet, um die Nebenwirkungen von Quecksilber zu lindern, das zu seiner Zeit ein häufig verabreichtes Arzneimittel war.

Hepar sulfuris wird nach einer Rezeptur Hahnemanns aus pulverisierten Austernschalen und Schwefelblüten (unter Verzicht auf Kalk) gemischt und trägt daher auch den Namen »Hahnemanns Kalkschwefelleber«.

Arzneimittelbild und Indikationen

Hepar-Arzneien werden vornehmlich bei Entzündungen und Eiterungen der Haut und der Schleimhäute eingesetzt, aber auch zur Behandlung von Beschwerden im lymphatischen System und bei nervöser Überempfindlichkeit.

Leitsymptome

Eine starke Neigung zu Eiterungen im gesamten Bereich des Körpers, insbesondere an der Haut und an den Lymphdrüsen, sind die wesentlichen Leitsymptome. Hinzu kommen reichliche Produktion von sauer riechendem Schweiß und überhaupt Absonderungen, die einen üblen Körpergeruch verursachen.

Modalitäten

Bei Wärme bessern sich die Symptome; bei Kälte ist eine Verschlimmerung festzustellen.

HYDRASTIS CANADENSIS (*Hydrastis,* Kanadische Gelbwurz)

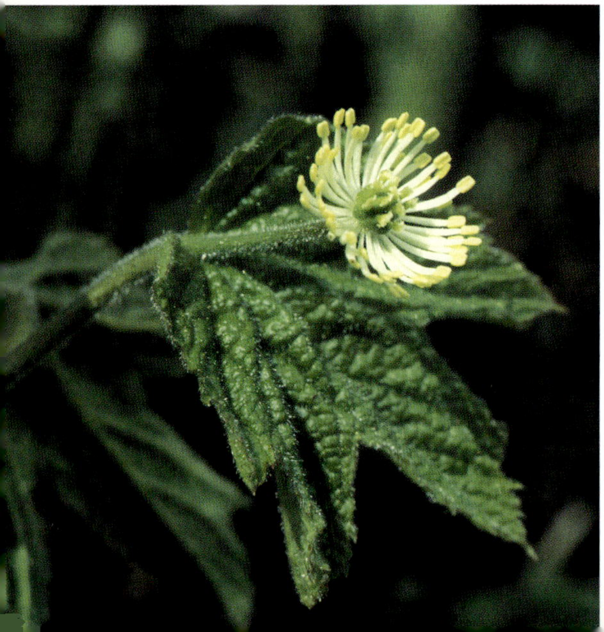

Die Pflanze

Der Wurzelstock der kanadischen Gelbwurzel hat auch in der Phytotherapie eine Rolle gespielt. Heute finden Hydrastis-Extrakte noch in zahnmedizinisch eingesetzten Fertigarzneimitteln Verwendung, zum Beispiel zur Blutstillung nach Zahnextraktionen.

Arzneimittelbild und Indikationen

Mit Hydrastis wirkt die Homöopathie vornehmlich auf den Magenbereich. Koliken des Leber-Galle-Systems sowie Koliken und Entzündungen des Magen-Darm-Kanals lassen sich mit ihr behandeln, aber auch nervöse Störungen mit Kopfschmerzen.

Leitsymptome

Ein Schwächegefühl im Magen (»flauer Magen«), gefolgt von dumpfem Schmerz, ist das Hauptsymptom, gegen das Hydrastis eingesetzt wird. Die Patienten klagen auch häufig über ein starkes Senkungsgefühl im Magen mit heftigem und lang anhaltendem Herzklopfen. Auch saures Aufstoßen gehört zu den oft beobachteten Beschwerden.

Modalitäten

Bei Kälte und Wind verschlimmern sich die Beschwerden, ebenso wie beim Aufenthalt in einem warmen Raum.

LACHESIS MUTA (*Lachesis*, Buschmeisterschlange)

Die Grundsubstanz

Die Ausgangssubstanz für dieses Arzneimittel ist das Sekret der Buschmeisterschlange, die in den tropischen Wäldern Südamerikas lebt. Es handelt sich dabei um eine sehr aggressive Schlange, die länger als dreieinhalb Meter werden kann.

Arzneimittelbild und Indikationen

Die wesentlichen Indikationen für den Einsatz von *Lachesis* sind: Entzündungen und Blutungen der Haut und der Schleimhäute; Wechseljahresbeschwerden; Infektionskrankheiten; Venenentzündungen; Herz- und Kreislaufschwäche; Nervenschmerzen; Rheumatismus; Verhaltensstörungen und Verstimmungszustände.

Leitsymptome

Lachesis hat sich bewährt bei Hitzewallungen mit starker Ängstlichkeit und lästigem Schwitzen, unterbrochen durch Frieren und Kälteschauer. Fieber ohne Schweiß mit trockener Haut und trockenem Mund ist ebenfalls ein Leitsymptom, wie auch ein abgesackter Blutdruck mit Schwächeanfällen. Die Haut hat an erkrankten Stellen eine bläuliche Farbe. Schmerzhafte Beschwerden beginnen oft auf der linken Seite und gehen dann auf die rechte Seite über.

Modalitäten

Eine Verbesserung kann durch frische Luft erreicht werden. Eine Verschlimmerung ist häufig nach dem Schlaf und bei extremen Temperaturwechseln festzustellen.

LEDUM PALUSTRE (*Ledum*, Sumpfporst)

Die Pflanze

Wie die deutsche Bezeichnung »Sumpfporst« anzeigt, handelt es sich bei *Ledum* um eine Sumpfpflanze. Bisweilen wird sie auch als Wilder Rosmarin bezeichnet; sie kommt in Nordeuropa und in Kanada vor. Für medizinische Zwecke werden ihre getrockneten Zweigspitzen verwendet.

Arzneimittelbild und Indikationen

Ledum wird hauptsächlich zur Besserung von Leiden am Bewegungsapparat eingesetzt. Gicht, Rheumatismus, Verrenkungen und Verstauchungen sind bewährte Anwendungsgebiete. Außerdem eignet sich Ledum als Notfallmittel bei Stich- und Bissverletzungen.

Leitsymptome

Bei rheumatischen Beschwerden ist Ledum oft das Mittel der Wahl in der Homöopathie. Dementsprechend sind die Leitsymptome rheumatische Schmerzen mit Steifigkeit in den Muskeln neben der Wirbelsäule, im Nacken und zwischen den Schulterblättern. Ebenso werden Reissen und Zucken in Schultern, Ellbogen und Händen als häufige Symptome beobachtet.

Modalitäten

Nachts und durch die Bettwärme tritt eine Besserung ein, eine Verschlimmerung dagegen bei Wind und Kälte.

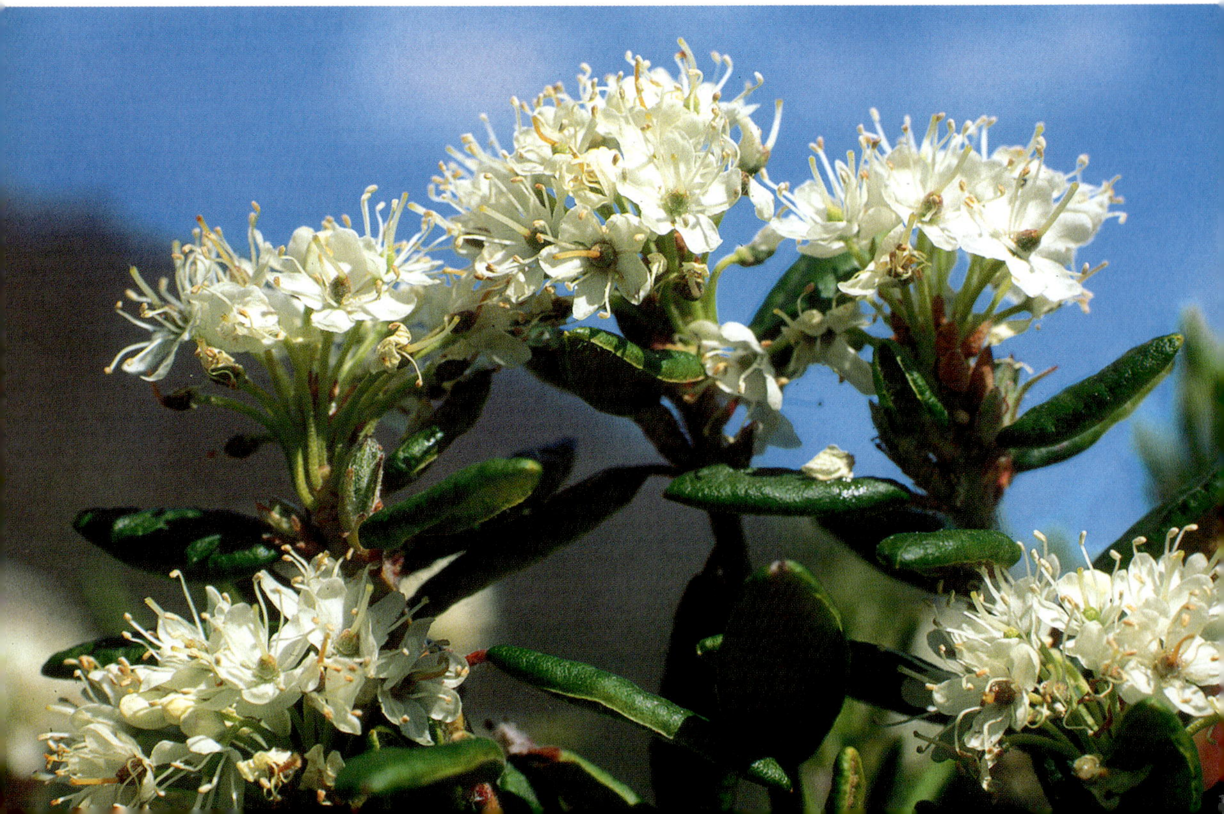

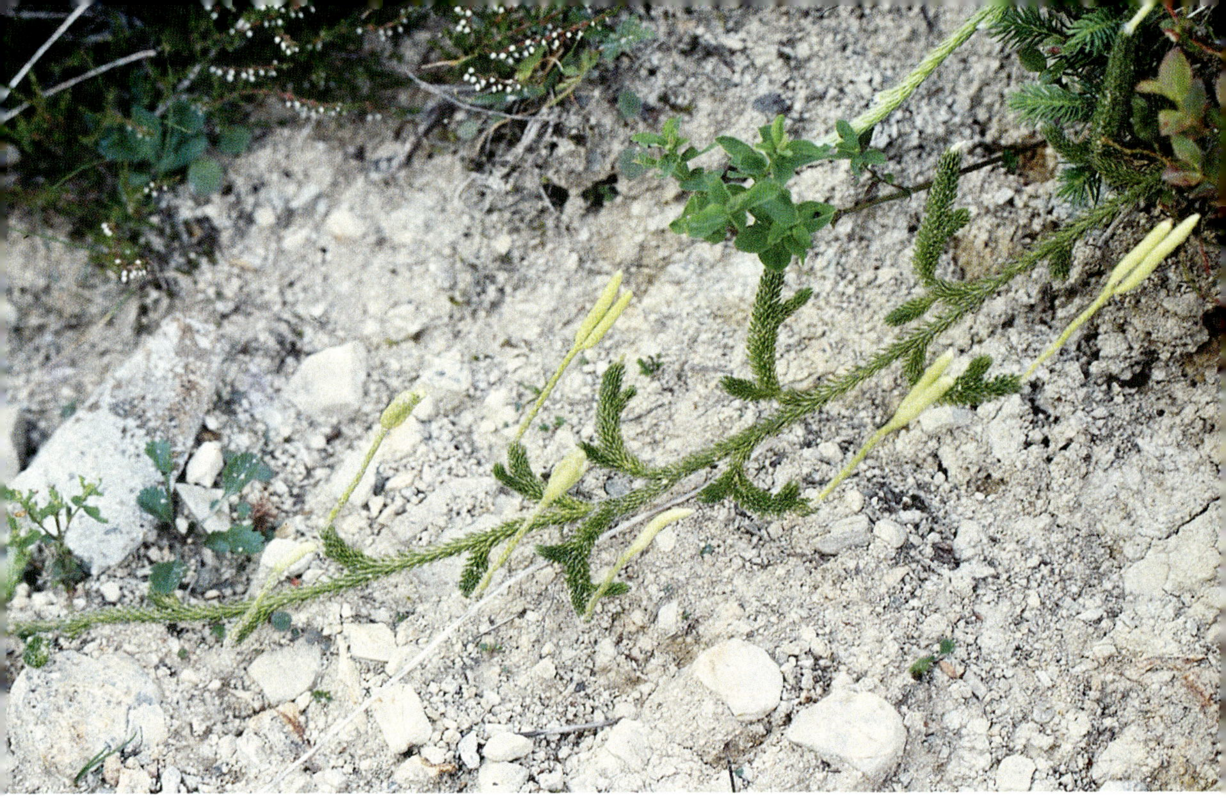

LYCOPODIUM CLAVATUM (*Lycopodium*, Bärlapp)

Die Pflanze

Der »Keulenbärlapp« *(Lycopodium clavatum)* ist eine von über 400 Arten der Bärlapp-Gewächse (Farnpflanzen). Er wächst auf trockenen Waldböden Mitteleuropas und weist gabelig verzweigte, immergrüne Sprossen auf. Die getrockneten Sporen der Pflanze werden zur Herstellung homöopathischer Arzneimittel verwendet.

Arzneimittelbild und Indikationen

Aufgrund seiner breiten Wirksamkeit wird Lycopodium bei einer Reihe verschiedenster Beschwerdebilder eingesetzt, bei Atemwegsentzündungen ebenso wie bei Entzündungen und Störungen des Leber-Galle-Systems. Verdauungsstörungen und verschiedene Hauterkrankungen sprechen auf Lycopodium an. Ein wichtiges Anwendungsgebiet sind Verstimmungszustände und Verhaltensstörungen.

Leitsymptome

Lycopodium ist ein Mittel, das auf den gesamten Organismus wirken soll. Oft wird es bei chronischen Erkrankungen eingesetzt, insbesondere als Konstitutionsmittel. Hier sind vor allem Erkrankungen der Leber und Nieren, der Blase sowie des Magen-Darm-Kanals zu nennen. Brennender übelriechender Harn mit rotem Satz und kolikartige Schmerzen an Gallenblase und Nieren gehören ebenfalls zu denLeitsymptomen; die Blutzirkulation ist aufgrund einer Stagnation der Lebertätigkeit oder aufgrund einer Erschlaffung des venösen Systems gehemmt. Schmerzsymptome zeigen sich überwiegend rechtsseitig.

Modalitäten

Kühle und frische Luft sowie Bewegung im Freien bewirken eine Besserung der Beschwerden; eine Verschlimmerung tritt durch Wärme ein.

Magnesium phosphoricum (Magnesiumphosphat)

Das Mineral

Magnesiumphosphat ist ein Salz, das sich in verschiedenen Bereichen des Körpers befindet. In manchen Getreideflocken ist es in hohen Konzentrationen vorhanden. Die homöopathische Medizin schätzt vor allem die krampflösende Wirkung von *Magnesium phosphoricum.*

Arzneimittelbild und Indikationen

Bei Nervenschmerzen, Krämpfen im Bereich des Magen-Darm-Trakts und auch bei Regelschmerzen kann *Magnesium phosphoricum* helfen.

Leitsymptome

Neuralgien, vor allem im Kopfbereich, und heftige, stechende Schmerzen, auch Koliken, sind die Hauptsymptome, die auf eine Behandlung mit *Magnesium phosphoricum* ansprechen.

Modalitäten

Durch Wärme und Druck lässt sich eine Besserung erreichen, bei Leibschmerzen auch durch ein Zusammenkrümmen. Eine Verschlimmerung erfolgt durch Kälte und bei Berührungen.

Mercurius solubilis Hahnemanni

(*Hydrargyrum metallicum*, Mercurius)

Das Mineral

Die Zusammensetzung dieser Arznei besteht im wesentlichen aus einem Gemenge von Quecksilberverbindungen.

In unverdünnter Form wurde Quecksilber bis ins 19. Jahrhundert hinein vor allem zur Behandlung von Syphilis verwendet, dann aber aufgrund seiner Nebenwirkungen nicht mehr eingesetzt.

Samuel Hahnemann fand im Rahmen seiner Arzneimittelprüfungen eine Verbindung, die in homöopathischer Dosierung die heilenden Wirkungen des Quecksilbers bei guter Verträglichkeit aufweist, aber angesichts der hohen Verdünnung nicht die in früheren Zeiten gegebenen Nebenwirkungen hervorruft.

Arzneimittelbild und Indikationen

Das Wirkungsbild für *Mercurius* ist sehr breit gestreut: allgemeine Hauterkrankungen lassen sich mit dieser Arznei ebenso behandeln wie Schleimhautentzündungen der Atemwege, des Magen-Darm-Trakts sowie der Harnwege und Geschlechtsorgane. Drüsen-, Leber- und Nierenentzündungen sind für eine Behandlung mit *Mercurius* ebenso geeignet wie allgemein entkräftende Krankheiten.

Leitsymptome

Akute oder chronische Entzündungen der Schleimhäute, der Drüsen oder der sonstigen Gewebe sind die hauptsächlichen Beschwerden, bei denen *Mercurius* verordnet wird. Auch eine Neigung zu oberflächlicher Geschwürbildung sowie zu Eiterungen und zum bereichsweisen Absterben von Zellen gehört zu denLeitsymptomen. Entzündungen oder Schmerzen der Knochen, rasche körperliche oder geistige Ermüdung treten ebenfalls häufig auf.

Modalitäten

Kalte Getränke und viel Ruhe können die Beschwerden bessern. Eine Verschlimmerung findet während der Nacht statt.

MYRISTICA FRAGRANS (*Nux moschata*, Muskatnuss)

Die Pflanze

Der Muskatnussbaum ist ein bis zu 15 Meter hoher Baum, der seine Heimat in Asien und Australien hat. Die Früchte sind fleischige Kapseln mit nur je einem Samen, der Muskatnuss. Sie wird zerrieben als Gewürz verwendet, aber auch als Ausgangsstoff homöopathischer Arzneimittel genutzt.

Arzneimittelbild und Indikationen

Das Anwendungsgebiet von Nux moschata umfasst vornehmlich nervöse körperliche Beschwerden.

Leitsymptome

Zwar gehören auch Magen-Darm-Katarrh und Sommerdiahoe zu den häufig zu beobachtenden Beschwerden, die auf Nux moschata ansprechen, entsprechend ihren vornehmlichen Einsatzfeldern sind die wichtigsten Leitsymptome jedoch nervöse Mattigkeit und Schläfrigkeit, Gedächtnisschwäche und eine große Neigung zu Schwächezuständen. Die Patienten befinden sich oft in gedrückter Stimmung und neigen zu Weinerlichkeit.

Modalitäten

Eine Verbesserung ist häufig durch Wärme zu beobachten; bei Frauen kommt es vor und während der Regel zu einer Verschlimmerung der Beschwerden.

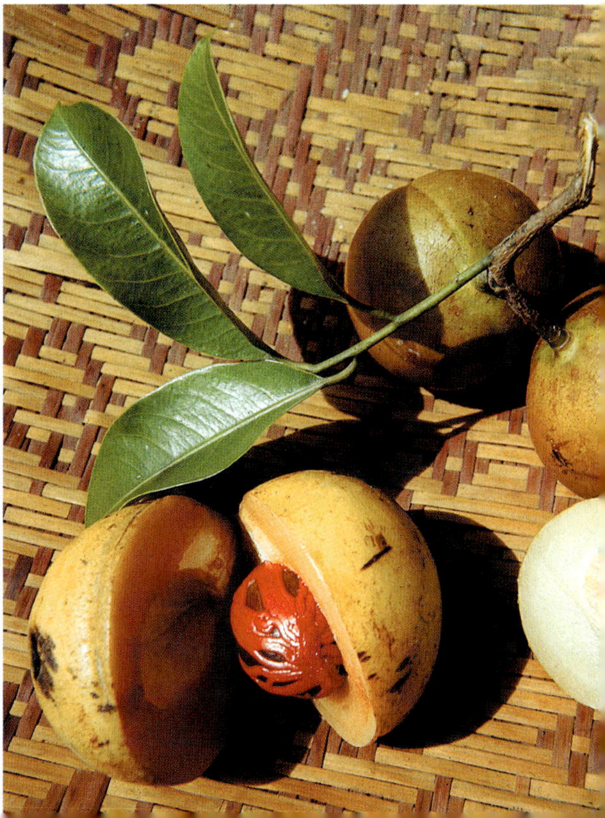

PHOSPHORUS (Phosphor)

Das Mineral

Der gelbe Phosphor, der für die Zubereitung homöopathischer Arzneien verwendet wird, ist bei Zimmertemperatur eine wachsartige, durchscheinende Masse.

Allerdings reagiert er bei Erwärmung mit dem Sauerstoff der Luft; ein Teil der Energie wird in Licht umgesetzt (dies ist das bekannte Phänomen des »Phosphorleuchtens«).

Da gelber Phosphor selbstentzündlich ist, wird er unter Wasser aufbewahrt.

Im menschlichen Körper ist Phosphor für den Energietransport zwischen den Zellen wichtig; diese Funktion ist der Grund, weshalb er auch in der homöopathischen Medizin zum Einsatz kommt.

Arzneimittelbild und Indikationen

Infektionskrankheiten und Erschöpfungszustände, Entwicklungsstörungen bei Kindern, Entzündungen der Atemorgane, der Verdauungsorgane, der Harn- und Geschlechtsorgane, Nerven- und Kopfschmerzen, Verhaltensauffälligkeiten und Verstimmungszustände.

Leitsymptome

Schwächezustände nach erschöpfenden Krankheiten, nach Blutverlust, Stillen oder infolge Schnellwachsens, große nervöse Erregbarkeit und Schwäche des Nervensystems.

Modalitäten

Verbesserung durch Ruhe und Schlaf, Verschlimmerung durch Aufregung, körperliche oder geistige Anstrengung.

PULSATILLA PRATENSIS (*Pulsatilla*, Wiesenküchenschelle)

Die Pflanze

Die Wiesenküchenschelle kommt als einzeln stehende Pflanze auf Wiesen und Feldern Nord- und Mitteleuropas vor, vornehmlich auf kalkhaltigem Boden. Ihre Blüten sind klein und dunkelrot bis violett. Für die Zubereitung homöopathischer Arzneien verwendet man die ganze Pflanze, die samt Wurzel zerhackt und dann der weiteren Verarbeitung zugeführt wird.

Arzneimittelbild und Indikationen

Pulsatilla kann für ein breit gefächertes Anwendungsgebiet eingesetzt werden. Dazu gehören so unterschiedliche Beschwerdebilder wie Hautkrankheiten, Entzündungen der Atemwege, Entzündungen und Störungen der Verdauungsorgane und der weiblichen Geschlechtsorgane, Harnentleerungsstörungen sowie seelische Störungen mit Nervosität und Verstimmungszuständen.

Leitsymptome

Eine veränderliche, häufig wechselnde Stimmung gehört zu den Hauptsymptomen, bei denen Pulsatilla eingesetzt wird. Die Patienten sind oft ängstlich, schüchtern und weinerlich, sie neigen zu innerer Kränkung und stillem Ärger. Darüber hinaus sind Magen-, Darm- und Blasenkatarrh häufig zu beobachten, ebenso Regelstörungen. Als Konstitutionsmittel findet Pulsatilla bei Frauen Verwendung, die helle Haare, blaue Augen und eine weinerlich-depressive Gestimmtheit als zentrale Merkmale aufweisen.

Modalitäten

Durch Bewegung in kühler Umgebung ist eine Besserung zu erreichen. Bewegungsmangel und Wärme verursachen eine Verschlimmerung.

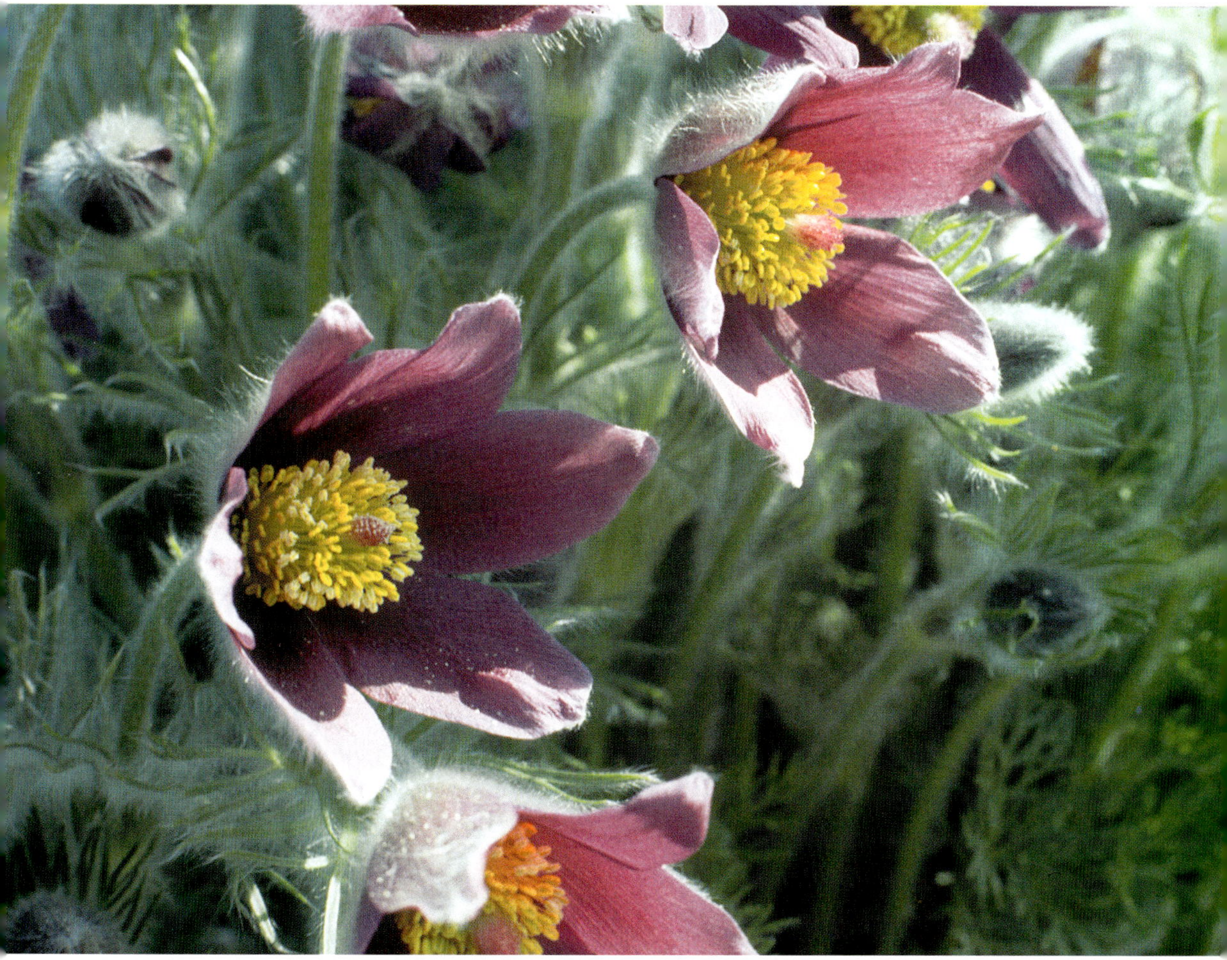

RUTA GRAVEOLENS (*Ruta*, Weinraute)

Die Pflanze

Die Ruta-Pflanze, im Deutschen als »Weinraute« oder auch »Gartenraute« bezeichnet, ist eine Heilpflanze mit Tradition. Der Überlieferung nach wurde sie im 16. und 17. Jahrhundert auf den Böden der Gerichtssäle verteilt, weil man meinte, damit die Verbreitung von Typhus verhindern zu können. Sie galt als Mittel zur Bekämpfung von Seuchen. In der heutigen Homöopathie hat sie ihr spezifisches Anwendungsgebiet bei Beschwerden im Bewegungsapparat; für die Zubereitung von Arzneien werden die frischen oberirdischen Teile der Pflanze verwendet.

Arzneimittelbild und Indikationen

Als Notfallmittel bei Prellungen, Quetschungen und Verrenkungen, aber auch zur Behandlung von Rheumatismus und von Beschwerden bei körperlicher Überanstrengung wird Ruta eingesetzt.

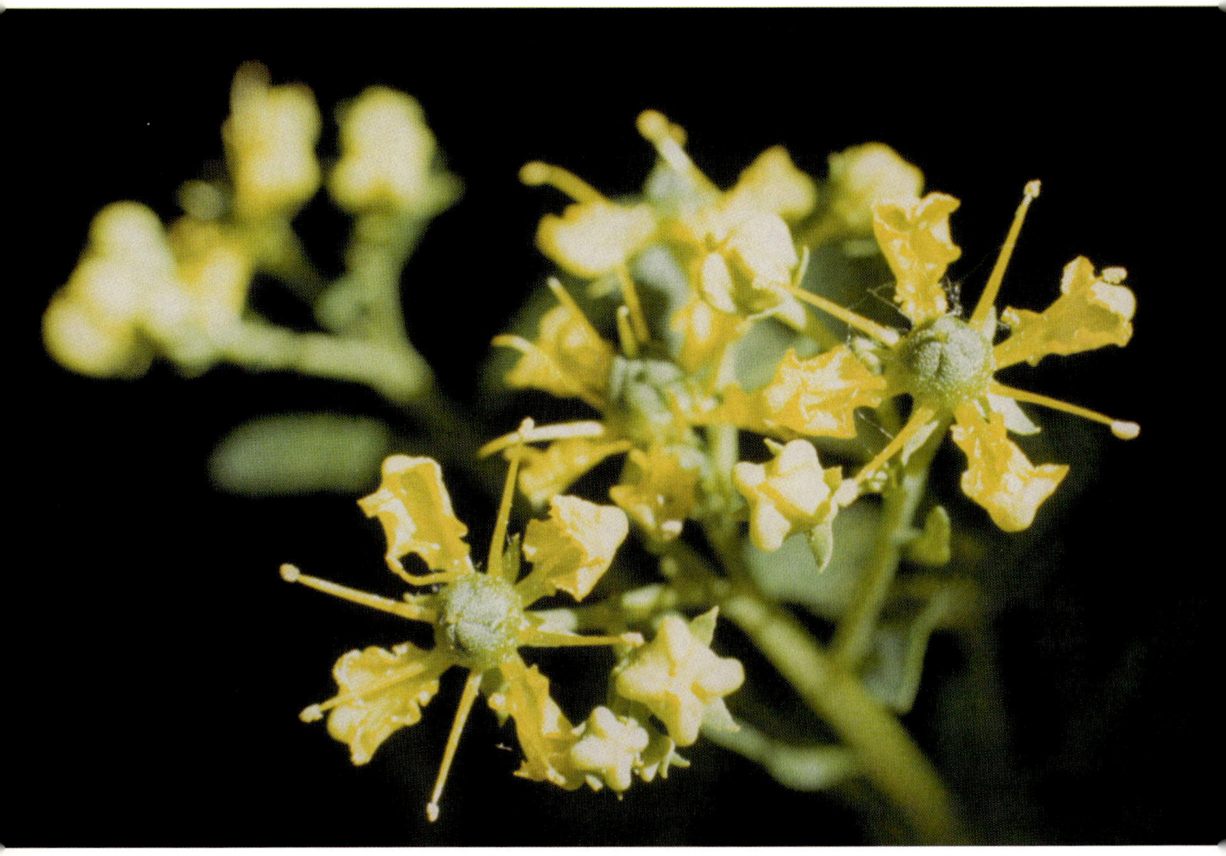

Leitsymptome

Die Patienten fühlen sich überanstrengt und wie zerschlagen. Der ganze Körper schmerzt: in Rumpf und Gliedern, in Muskeln und Gelenken. Viele Betroffene berichten von einem Schmerzempfinden wie nach einem Schlag oder tiefen Fall.

Modalitäten

Eine Verbesserung erfolgt durch Bewegung. Kälte, Nässe oder Hinlegen führen eher zu einer Verschlimmerung der Symptome.

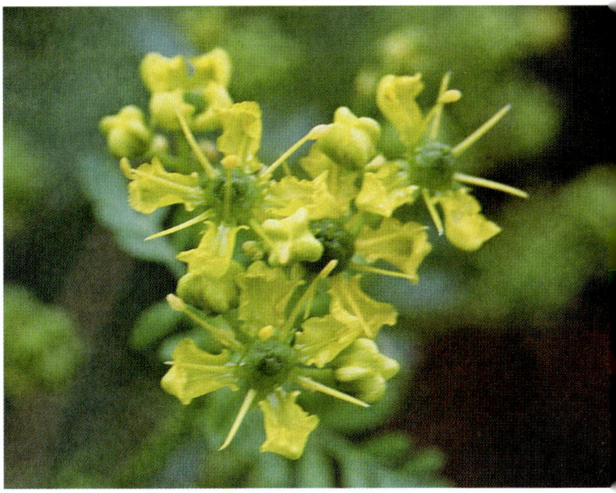

SEPIA OFFICINALIS (*Sepia*, Tintenfisch)

Die Grundsubstanz

Aus dem getrockneten Inhalt des Tintenbeutels des Tintenfisches wird die Grundsubstanz für diese Arznei gewonnen. Für Samuel Hahnemann war dies eine Zufalls-Entdeckung, die aufgrund ihrer Wirksamkeit mittlerweile zur klassischen Homöopathie gehört.

Arzneimittelbild und Indikationen

Vielfache Störungen der weiblichen Geschlechtsorgane, Schlafstörungen, Erschöpfungszustände, seelische Störungen und depressive Verstimmungszustände, verschiedene, besonders chronische Hauterkrankungen.

Leitsymptome

Venöse Stauungen im ganzen Organismus werden mit *Sepia* behandelt. Ein Empfinden von Senkung und Erschlaffung in den Baucheingeweiden und besonders in der Gebärmutter kann sich einstellen, ein Gefühl von Abwärtsdrängen in den weiblichen Geschlechtsorganen. Auf der seelischen Ebene ist oft eine Gleichgültigkeit gegen alles, eine große Gereiztheit vorhanden.

Modalitäten

Eine Verbesserung erfolgt durch Bewegung im Freien. Eine Verschlimmerung wird vornehmlich vor und während der Periode berichtet.

Strychnos ignatii (*Ignatia*, Ignatiusbohne)

Die Pflanze

Die Ignatiusbohne, auch St.-Ignaz-Bohne genannt, ist nach dem spanischen Priester Ignatius von Loyola, dem Gründer des Jesuitenordens, benannt. Spanische Jesuiten brachten die Samen im 17. Jahrhundert mit nach Europa. Wie der lateinische Name schon andeutet, gehört sie zur Gattung der Strychnos-Pflanzen, die das in hohen Dosen giftige Strychnin enthalten. Die schweren, kieselähnlichen Samen werden getrocknet für die Herstellung einer homöopathischen Substanz verwendet.

Arzneimittelbild und Indikationen

Ignatia wirkt vornehmlich bei einem weiten emotionalen Symptombild, das allgemein mit nervösen Störungen und Verstimmungszuständen beschrieben werden kann.

Leitsymptome

Die Neigung zu Melancholie und stillem Kummer haben viele Patienten gemeinsam, die mit Ignatia behandelt werden können. Auffällig ist der plötzliche Stimmungswandel zwischen den äußersten Gegensätzen: eben noch vergnügt, dann plötzlich ärgerlich. Ein Widerspruch kann bereits einen Zornesausbruch hervorrufen, jede Anstrengung oder Aufregung kann eine Verschlimmerung bewirken.

Modalitäten

Ein Lagewechsel führt oft eine Verbesserung herbei. Verschlimmerungen sind häufig morgens sowie nach dem Genuss von Tabak zu beobachten.

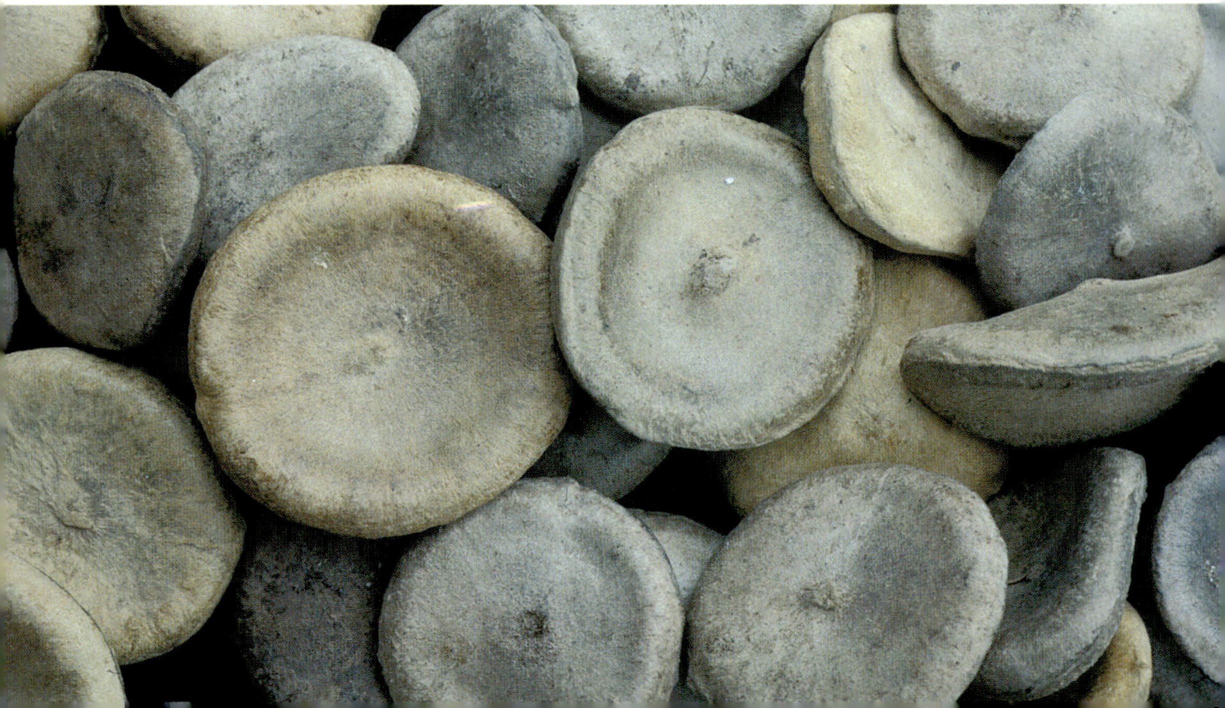

STRYCHNOS NUX-VOMICA (*Nux vomica*, Brechnuss)

Die Pflanze

Die Brechnuss gehört wie die Ignatiusbohne der Gattung der Strychnos-Pflanzen an; auch diese Pflanze enthält Strychnin, das in niedrigen Dosen harntreibend und verdauungsfördernd, in hohen Dosen aber giftig wirkt. Für die Gewinnung homöopathischer Arzneimittel werden die getrockneten reifen Samen stark verdünnt verwendet.

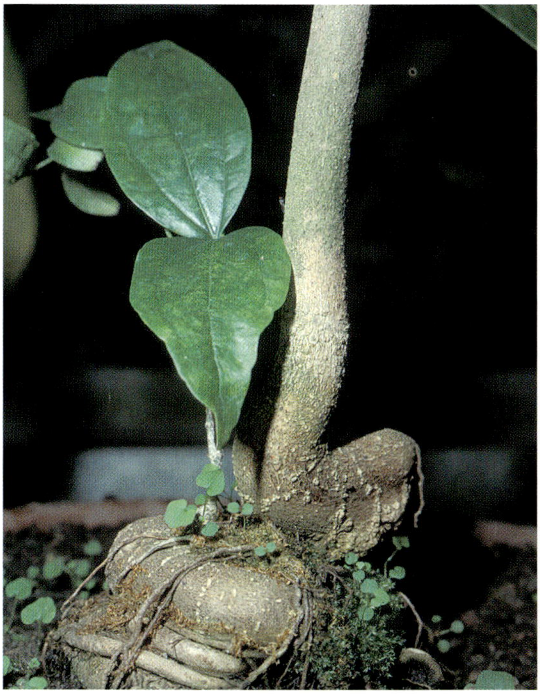

Arzneimittelbild und Indikationen

Nux vomica weist ein breit gefächertes Arzneimittelbild auf: Fieberhafte Erkrankungen, Entzündungen und Krampfzustände des Magen-Darm-Kanals, Störungen im Leber-Galle-System, Verstopfung, Beschwerden durch Nahrungsmittel, Arzneien oder Genussmitteln gehören ebenso dazu wie Kreislaufbeschwerden, Schwindel, rheumatische und Nervenschmerzen, Überreiztheit und Verstimmungszustände.

Leitsymptome

Als Konstitutionsmittel wird Nux vomica häufig verordnet. Die Hauptwirkung dabei ist auf das zentrale und vegetative Nervensystem sowie auf den Magen-Darm-Trakt bezogen. Missmut und Ärger sowie eine Überempfindlichkeit gegen äußere Eindrücke wie Licht, Geräusche und Musik zählen zu denLeitsymptomen, aber auch Völlegefühl und Auftreibung in Magen und Bauch nach dem Essen, das Bedürfnis aufzustoßen und heftiges Sodbrennen. Nächtliche Kreuzschmerzen sind ebenfalls häufig zu beobachten.

Modalitäten

Eine Besserung der Symptome ist häufig abends und nach kurzem Schlaf zu verzeichnen, eine Verschlimmerung hingegen morgens.

SULFUR (Schwefel)

Das Mineral
Schwefel gehört zu den häufig in der Erdkruste vorkommenden Elementen. Seine Verwendung in der Medizin hat eine lange Tradition.

Arzneimittelbild und Indikationen
Verschiedene, besonders chronische Hautkrankheiten, juckende Ekzeme und Hauteiterungen, Entzündungen der Atemorgane, des Magen-Darm-Kanals sowie der Harn- und Geschlechtsorgane, Leber- und Verdauungsschwäche, rheumatische Beschwerden, Schlafstörungen, nervöse Störungen und Schwächezustände.

Leitsymptome
Ein wesentlicher Teil der charakteristischen Symptome des Schwefels findet seine Ausprägungen auf der Haut. Diese ist gelblich-schmutzig, rau und schlecht heilend mit Neigung zu Ekzemen und zu Hautinfektionen. Typische Leitsymptome sind: Die Haut ist rau, unrein, brennend und juckend; Hautausschläge aller Art werden schlimmer beim Waschen, venöse Stauungen chronischer Art. Als Folge der Venenstauungen treten die Wallungen zum Kopf mit Hitzegefühl auf, ferner kalte Hände und kalte Füße.

Modalitäten
Verbesserung durch Ruhe und Schlaf, Verschlimmerung: trockenes Wetter oder Wärme.

THUJA OCCIDENTALIS (*Thuja*, Lebensbaum)

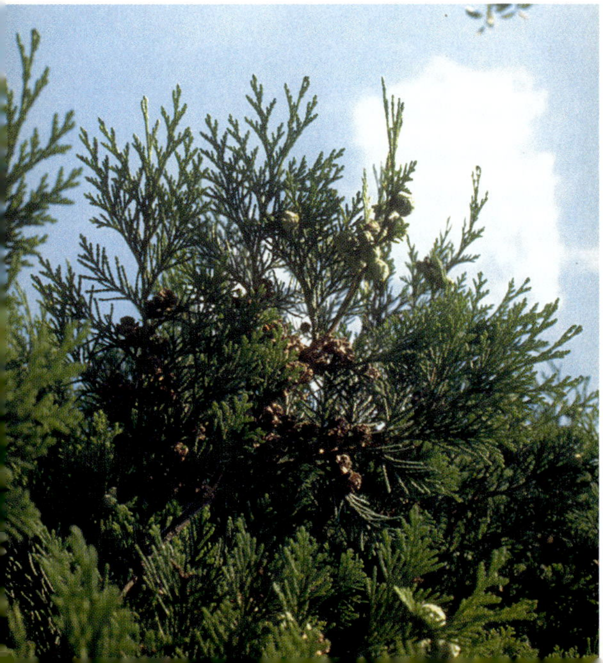

Die Pflanze
Der Lebensbaum gehört zu den Zypressengewächsen. Er ist ein Nadelholz von kegelförmigem Wuchs, mit schuppigen Blättchen und kurzen Fruchtzapfen. Für die Zubereitung homöopathischer Arzneimittel werden die frischen Blätter und Zweige einjähriger Pflanzen zerkleinert und weiterverarbeitet.

Arzneimittelbild und Indikationen
Thuja wird bei Haut- und Schleimhauterkrankungen ebenso eingesetzt wie bei Verdauungsschwäche, Rheumatismus und bei Verstimmungszuständen.

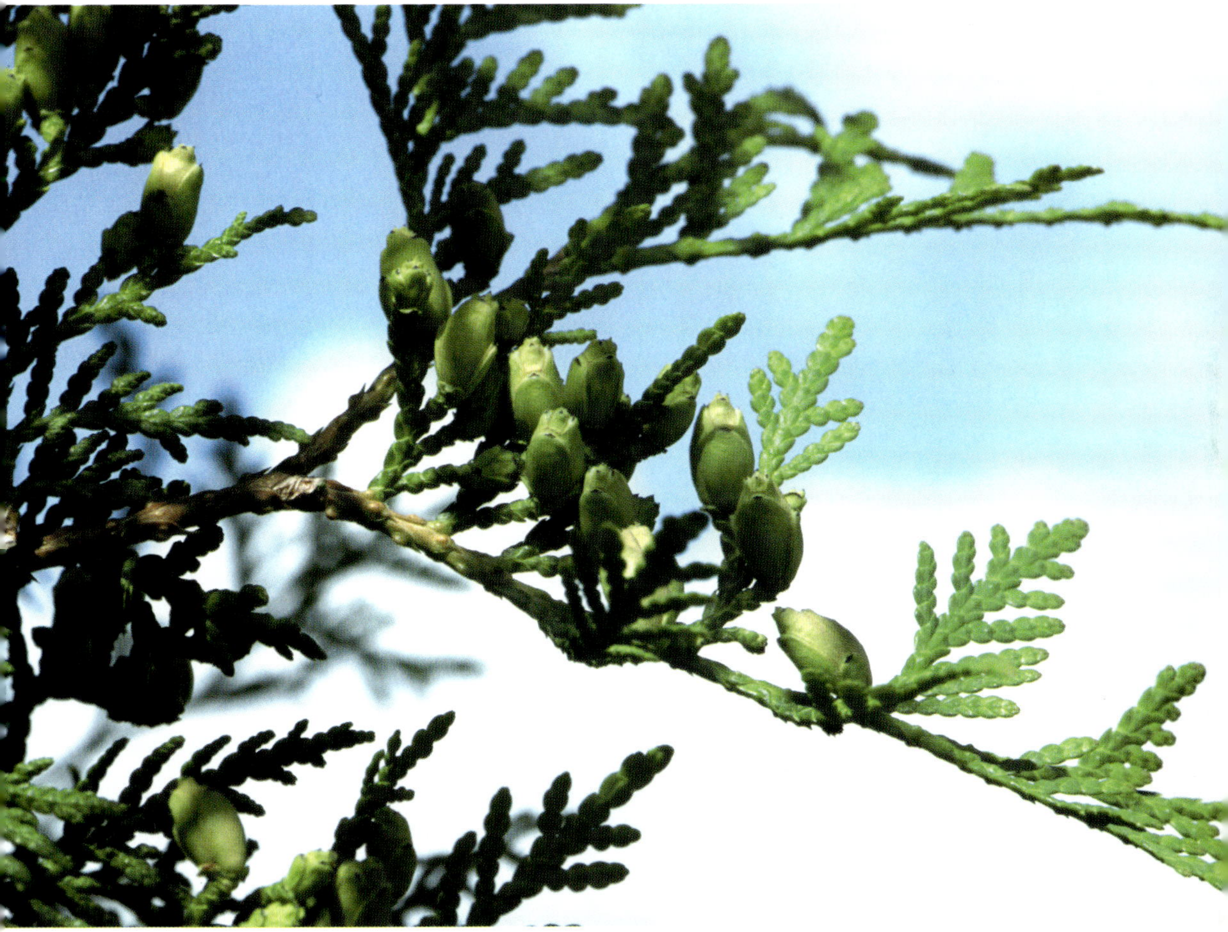

Leitsymptome

Kälte und Nässe werden nicht ertragen und rufen rheumatische Erscheinungen und Neuralgien hervor, oft auch Katarrhe an allen Schleimhäuten. Die linke Körperhälfte ist von den Symptomen verstärkt betroffen. Kältegefühl, linksseitiger Kopfschmerz und rheumatische Schmerzen treten auf. An der Haut bilden sich Warzen, an den Schleimhäuten Polypen.

Modalitäten

Ein Wetterwechsel, auch Kälte und Nässe, können zur Besserung der Beschwerden führen, während Wärme und warme Anwendung eher eine Verschlimmerung herbeiführen.

Toxicodendron quercifolium (*Rhus toxicodendron*, Giftsumach)

Die Pflanze

Die Sumach-Gewächse (Rhus-Gewächse) sind Bäume oder Sträucher mit meist unscheinbaren Blüten und kleinen, trockenen Steinfrüchten. Sie kommen hauptsächlich im Mittelmeerraum und in Nordamerika vor. Wie der Name sagt, ist die Arzneipflanze giftig. In der Homöopathie wird der Giftsumach aber in medizinisch wirksamer und gut verträglicher Konzentration eingesetzt.

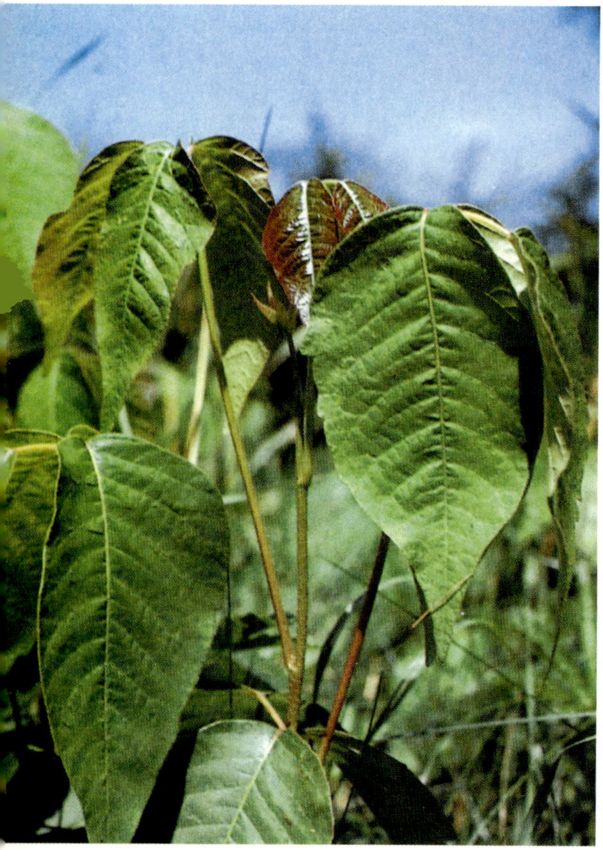

Arzneimittelbild und Indikationen

Rhus hilft vor allem bei Schmerzzuständen: Rheumatische Schmerzen in Knochen, Gelenken, Sehnen und Muskeln, Nervenschmerzen sowie Folgen von Verletzungen und Überanstrengungen sind Symptome, die mit Rhus-Arzneien behandelt werden. Aber auch Unruhe und Verstimmungszustände, fieberhafte Infektionskrankheiten und sogar juckende Hauterkrankungen können auf diese Arzneimittel ansprechen.

Leitsymptome

Die Patienten klagen über Schmerzen in den Muskeln des Nackens, der Schulter, des Rückens, der Arme und Beine, oder über neuralgische Schmerzen in den Gliedern, am Kopf und im Gesicht. An bestimmten Stellen fühlt es sich an, als ob etwas verzerrt oder verrenkt wäre. Bläschenförmige Hautausschläge treten auf, die brennen und jucken, und auch ein Gefühl wie von Leere im Kopf gehört zu denLeitsymptomen für eine Behandlung mit Rhus-Arzneien.

Modalitäten

Eine Verbesserung ist durch fortgesetzte Bewegung und durch Wärmeanwendung zu erreichen. Nachts und in Ruhe kommt es zu Verschlimmerung.

URTICA URENS (*Urtica*, Brennnessel)

Die Pflanze

Die kleine Brennnessel *(Urtica urens)*, die bis zu 50 Zentimeter hoch wird, wird in der Homöopathie vornehmlich gegen Hauterkrankungen eingesetzt, klassischerweise auch zur Entgiftung. Aus der Pflanzenheilkunde kennen wir die Anwendung der »großen« Brennnessel *(Urtica dioica)*. Beide sind an den grob gesägten Blättern zu erkennen, die bei Berührung ein schmerzhaftes Brennen auf der Haut verursachen.

Arzneimittelbild und Indikationen

Gegen nesselsuchtartige Hauterkrankungen wird Urtica gern eingesetzt; auch gegen Nierensteinleiden und Gicht.

Leitsymptome

Nesselsuchtartige Hautausschläge und rheumatische Schmerzen werden durch die Behandlung mit homöopathischen Urtica-Arzneien gebessert. Auch Hautausschläge infolge von Lebensmittelvergiftungen, insbesondere durch Meeresfrüchte (Muscheln!) sindLeitsymptome für eine Urtica-Behandlung.

Modalitäten

Durch Nässe und Berührung kommt es zu einer Verschlimmerung der Beschwerden.

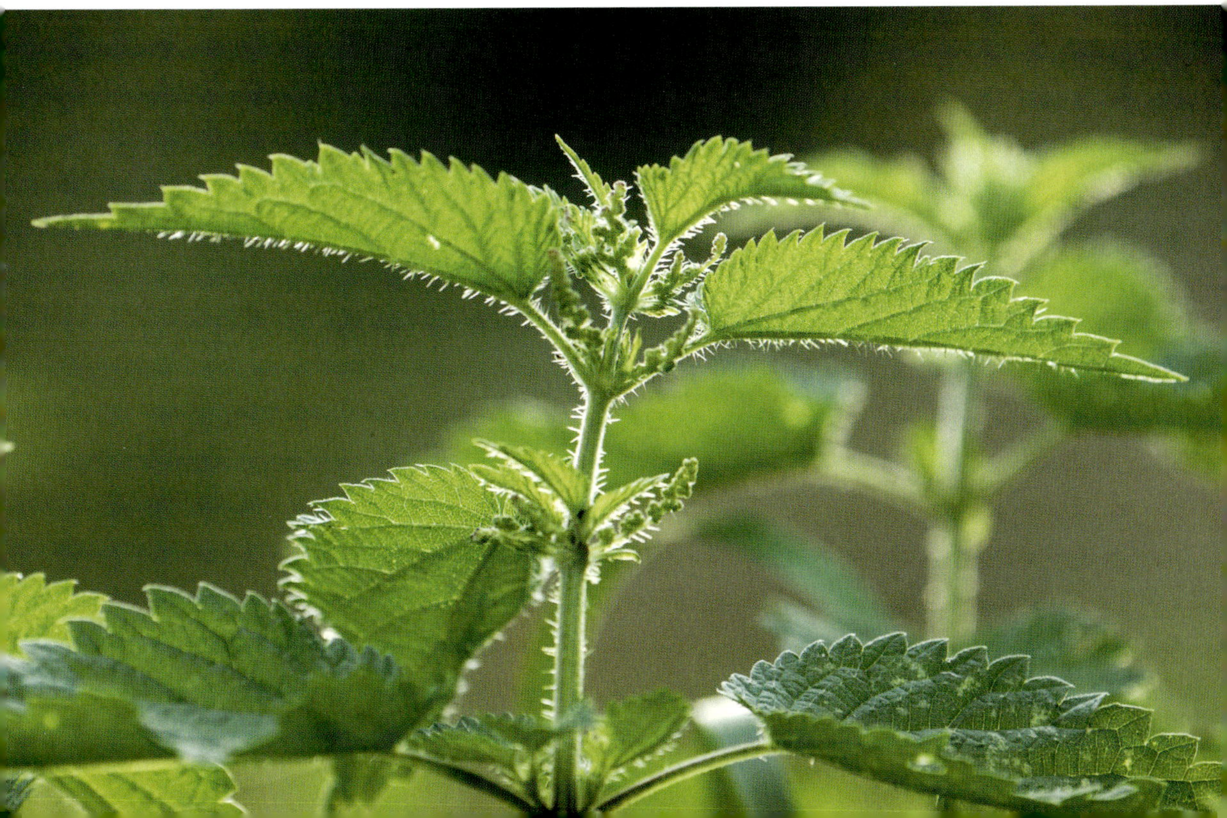

VALERIANA OFFICINALIS (*Valeriana*, Baldrian)

Die Pflanze

Die stark aromatisch riechende Pflanze, die bis zu eineinhalb Meter hoch werden kann, hat weißlich-rosafarbene Blüten in weit verzweigten Blütenständen. Sie kommt insbesondere an feuchten Standorten vor. Im Volksmund wird sie auch »Katzenwurzel« genannt, weil die Tiere sich von ihrem Duft angezogen fühlen.

Arzneimittelbild und Indikationen

Baldrian ist in der Homöopathie wie in der Pflanzenheilkunde ein bewährtes Mittel gegen Schlafstörungen mit Unruhe und gegen nervöse Beschwerden.

Leitsymptome

»Alle Antennen sind ausgefahren«, die Patienten leiden unter der Überempfindlichkeit ihrer Sinne, ihre innere Unruhe verursacht ihnen Schlaflosigkeit. Sie verspüren eine innere Unruhe mit ständigem Bewegungsdrang, auch Muskel- und Nervenschmerzen können hinzukommen.

Modalitäten

Durch Bewegung tritt eine Besserung ein; abends und nachts verschlimmern sich die Symptome.

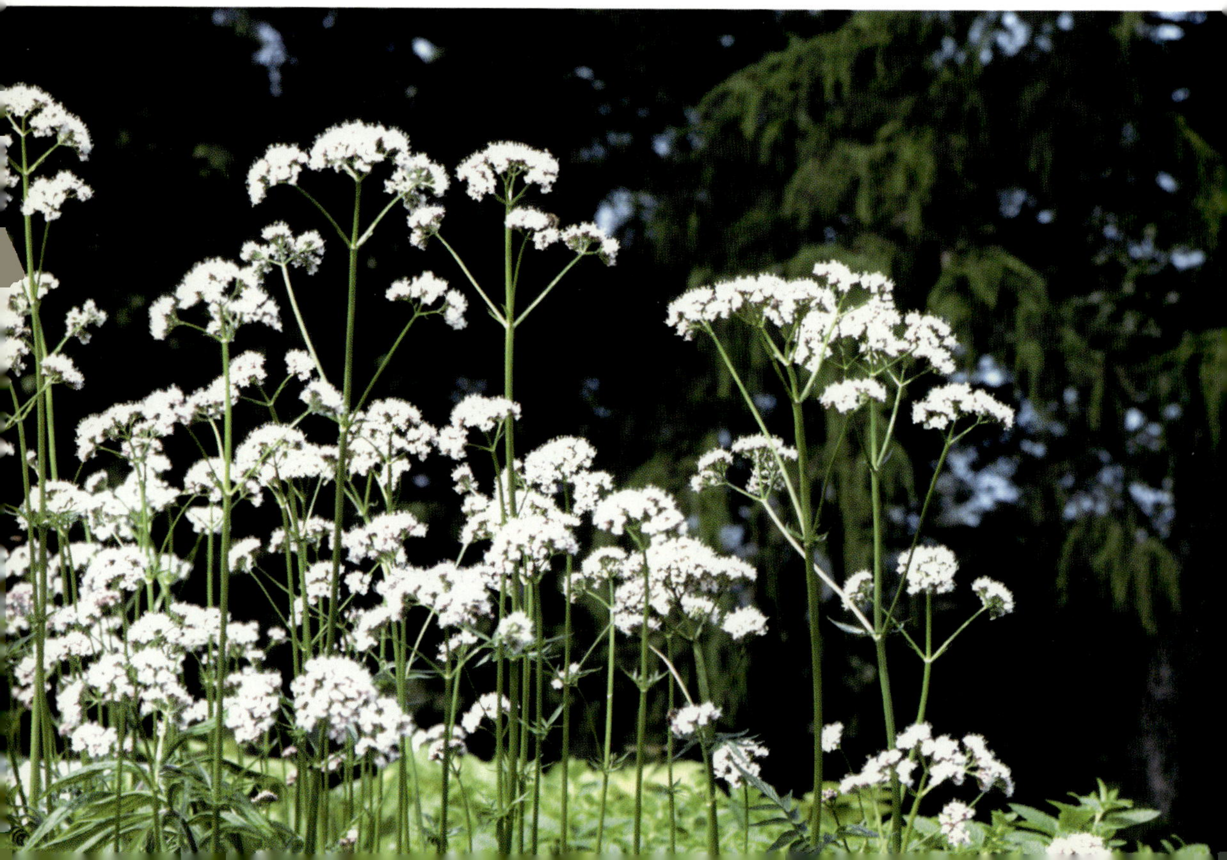

VISCUM ALBUM (*Viscum*, Mistel)

Die Pflanze

Mistelzweige zieren in der Weihnachtszeit mancherorts die Wohnungen. Wegen ihrer ungewöhnlichen Gestalt hat die Mistel auch in Sagen und Mythen mancher Völker Eingang gefunden. Mistelgewächse gelten botanisch als »Halbschmarotzer«; ihre Samen keimen direkt auf den Ästen ihrer Wirte. Die Mistel ist ein immergünes strauchförmiges Gewächs, das in unseren Breiten auf Laubhölzern zu finden ist. Die Schulmedizin setzt Mistelzubereitungen versuchsweise in der Krebstherapie ein; für die Zubereitung homöopathischer Arzneimittel werden ihre zerkleinerten Triebe und Beeren verwendet.

Arzneimittelbild und Indikationen

In der Homöopathie kommen Viscum-Arzneien bei zu hohem und zu niedrigem Blutdruck zur Anwendung, ebenso bei Schwindelgefühl und auch bei Verschleißerkrankungen der Gelenke.

Leitsymptome

Den Patienten schießt das Blut in den Kopf, was mit Kopfschmerz und Schwindel verbunden ist. Schwindel tritt allerdings nicht im Liegen auf; er verschlimmert sich nach dem Aufstehen und bei Bewegung. Auch nervöse Herzbeschwerden sind häufig zu beobachten.

Modalitäten

Im Freien und durch Schwitzen tritt eine Verbesserung ein; im Winter verschlimmern sich die Symptome, wie auch allgemein bei Kälte und Sturm.

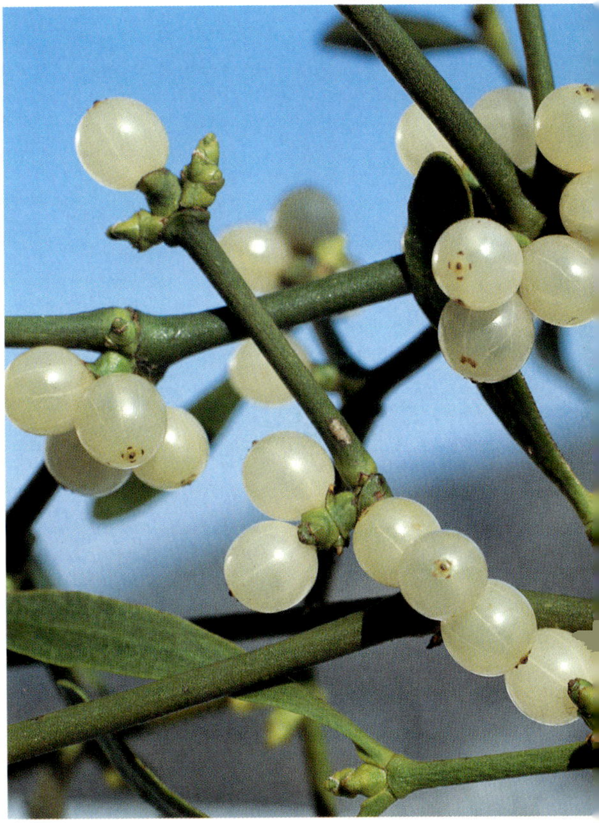

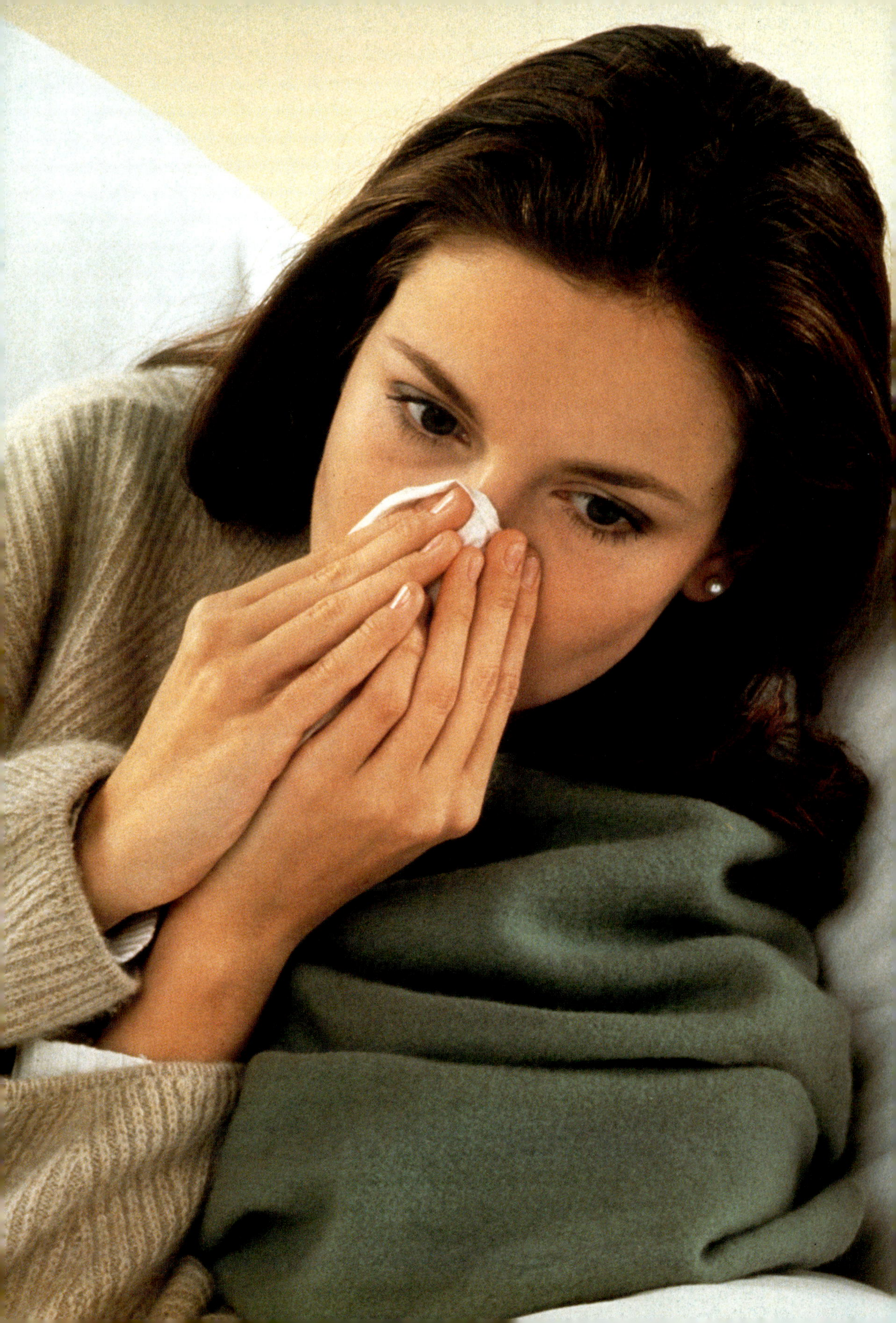

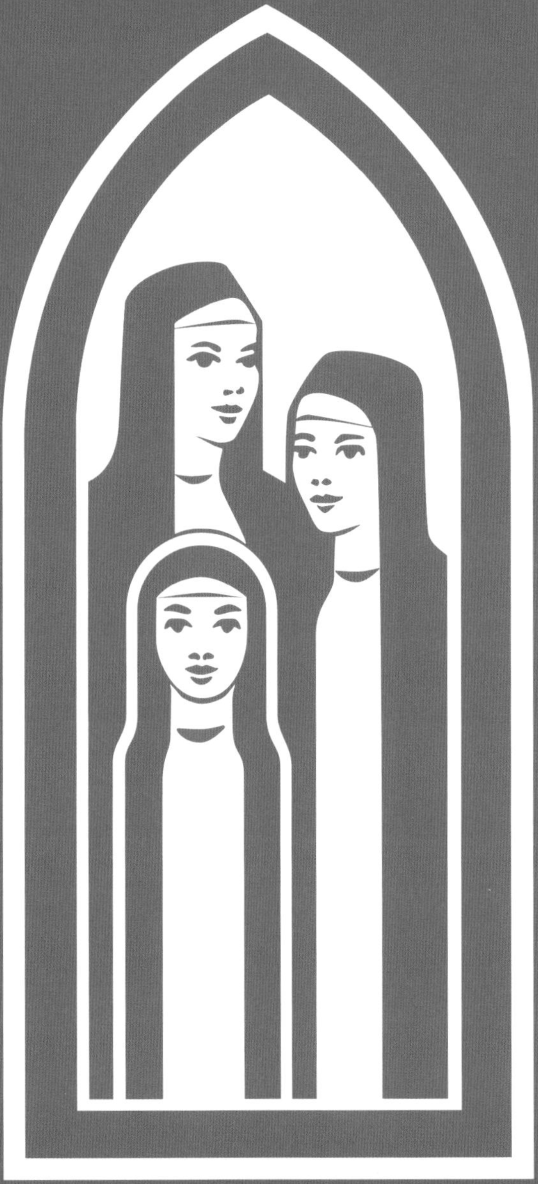

BESCHWERDEN UND KRANKHEITSBILDER

Beim Heuschnupfen als chronischer Erkrankung ist eine homöopathische Behandlung häufig besonders wirksam.

Allergien/Heuschnupfen

Rund ein Viertel aller Deutschen leidet unter einer Allergie. Die am weitesten verbreiteten allergischen Erkrankungen sind die Nesselsucht und der Heuschnupfen. Allergien beruhen, einfach ausgedrückt, auf einer ererbten Allergiebereitschaft, und sie zeigen ihre Symptome, wenn die betroffenen Menschen mit bestimmten körperfremden Substanzen (*Allergenen*) in Kontakt kommen. Auslöser für die Nesselsucht sind zumeist Nahrungsmittel, Arzneimittel oder so genannte »Hautkontaktstoffe«, unter denen Hausstaubmilben und Tierhaaren die größte Bedeutung zukommt.

Der Heuschnupfen dagegen ist eine Form der Allergie, die darauf beruht, dass der Kontakt mit bestimmten Bestandteilen von Pflanzen, in der Regel den Pollen, nicht vertragen wird (daher wird der Heuschnupfen auch *Pollinosis* genannt). Betroffen sind die Schleimhäute, die die Pollen über Luftkontakt erreichen können. Das sind vor allem die Schleimhäute der Augen, der Nase und des Mund- und Rachenraums. Entsprechend zeigen sich die Symptome: Juckreiz, Rötung und Tränenfluss (Augen), Juckreiz, Niesen und Sekretfluss (Nase), Rötung, Schluckbeschwerden, Schmerzen (Hals und Rachen). In diesen Bereichen wird bereits die Mehrzahl der Pollen »abgefangen«; bei längerem, chronischem Heuschnupfen kann aber auch ein »Etagenwechsel« erfolgen. Dann sind auch Luftröhre, Bronchien und Lunge betroffen. Es kommt zu Husten, pfeifenden Atemgeräuschen und Atemnot – also einer spastischen Bronchitis bzw. einem *Asthma bronchiale*. Beim Heuschnupfen als einer chronischen Erkrankung ist eine homöopathische Konstitutionsbehandlung besonders wirksam.

Lungenkraut

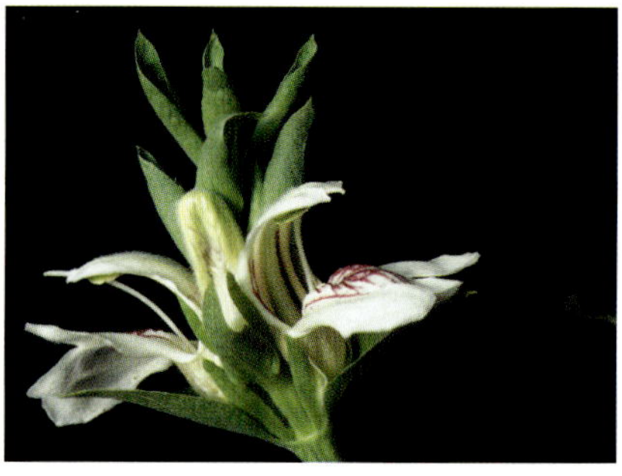

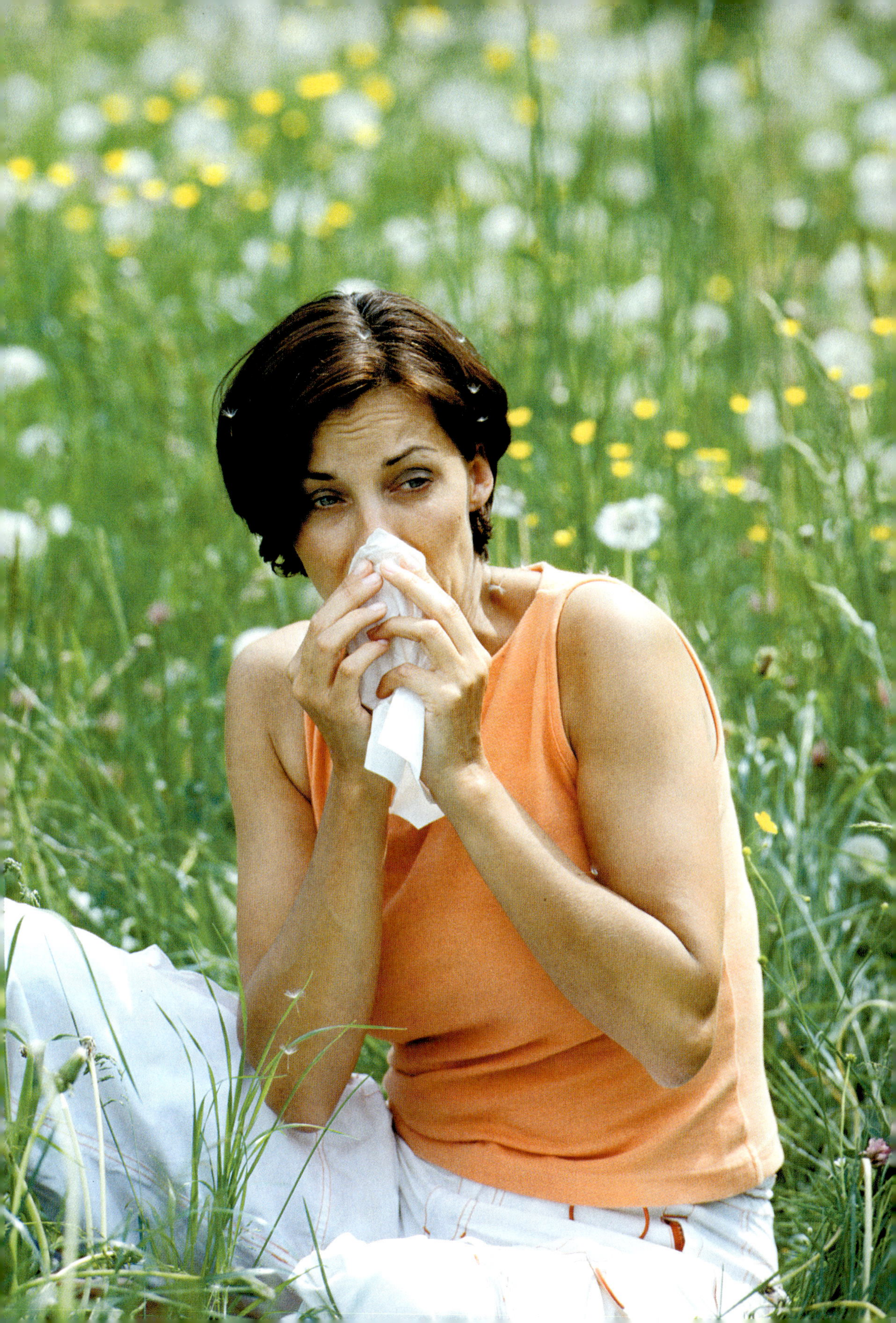

Allergiker reagieren auf äußere Reize schneller und stärker. Um ihren Organismus nicht unnötig mit einer Vielzahl von Arzneien zu belasten, sind zur Behandlung von Allergien und Heuschnupfen homöopathische Einzelmittel wie das Indische Lungenkraut (Adhatoda vasica) für die Selbstbehandlung besonders zu empfehlen.

Homöopathische Hilfe

Da Allergiker gewöhnlich auf äußere Reize deutlich schneller und stärker reagieren, sollte der Organismus nicht unnötig mit einer Vielzahl von Stoffen (Arzneien) belastet werden. Neben Komplex-Homöopathika werden daher zur Behandlung von Allergien und Heuschnupfen – gerade in der Selbstbehandlung – häufig auch Einzelmittel mit Erfolg eingesetzt.

Indisches Lungenkraut (*Adhatoda vasica*) ist eine bewährte, hochwirksame Arznei bei allergischem Schnupfen mit fließender Nase, dauerndem Niesen und Tränenfluss. Die Wirkung dieser Arzneipflanze auf die Atemwege ist schon seit über 2000 Jahren im ostasiatischen Raum bekannt; sie wird insbesondere bei Heuschnupfen eingesetzt.

Ein weiteres hilfreiches Allergiemittel ist Wasserrohr (*Arundo mauritanica*). Es wirkt ausgezeichnet gegen den starken Juckreiz und das Brennen in Augen, Nase und Gaumen sowie bei Ekzemen hinter den Ohren, um die Augen, an Fingern und Fersen.

Herzsame (*Cardiospermum*) ist ein allgemein bewährtes Mittel bei allen allergischen Reaktionen der Haut. Es wird bei Erkrankungen mit Nesselsucht, Ekzemen, Hautjucken, bei Arznei- und Waschmittelhautausschlägen und bei Insektenstichen angewandt. Herzsame hat eine kortisonähnliche Wirkung.

Desensibilisierend und antiallergisch wirkt auch *Galphimia*. Es kommt daher bei Heuschnupfen, Asthma bronchiale und Ekzemen zum Einsatz.

Zusätzlich zu anderen Arzneien wird Kürbisschwämmchen (*Luffa*) bei Heuschnupfen verwendet, da dieses Mittel den Sekretfluss, Kopfschmerzen, Müdigkeit und Durst als Begleiterscheinungen der Erkrankung vermindert. Und schließlich ist auch Kochsalz (*Natrium chloratum*) eine bewährte Arznei bei wässrigem Fließschnupfen mit heftigen Niesattacken und brennenden, tränenden Augen.

Appetitlosigkeit

Was bitter schmeckt, kann einem gesunden Appetit und einer beschwerdefreien Verdauung durchaus förderlich sein.

Unser Appetit hängt, abgesehen von psychischen Einflüssen, vom Fluss der Verdauungssäfte ab, der bereits vor der Nahrungsaufnahme beginnt. Die einzelnen Phasen der Verdauung gehorchen einer genau vorbestimmten Abfolge: Angefangen vom Speichel, der die Speisen schon im Mund mit Verdauungsfermenten anreichert, geht es weiter über die Magensäure bis zur endgültigen Zersetzung und zur Aufnahme im Dünndarm mit Hilfe der Galle und der Enzyme aus der Bauchspeicheldrüse.

Der bittere Geschmack vieler Arzneipflanzen, den wir mit besonderen Zellen (Rezeptoren) im hinteren Bereich der Zunge wahrnehmen, regt über einen nervengesteuerten Reflex den Speichelfluss sowie die Abscheidung von Säure durch die Magenschleimhaut an. Als Folge davon setzt eine verstärkte Galle- und Fermentbildung in Leber und Bauchspeicheldrüse ein. So werden durch einen bitteren Tee die körperlichen Voraussetzungen für den Appetit und eine gute Verdauung geschaffen, ganz nach dem Prinzip: Was vor der Nahrungsaufnahme den Appetit ausmacht, sorgt danach für einen ordnungsgemäßen Ablauf der Verdauung.

Gerade für ältere Menschen kann eine solche Unterstützung von großem Nutzen sein, denn auch die Verdauungsorgane verlieren mit zunehmendem Alter an Leistungskraft, lassen sich aber durch die Heilkraft geeigneter Pflanzen wieder stimulieren.

Gelber Enzian

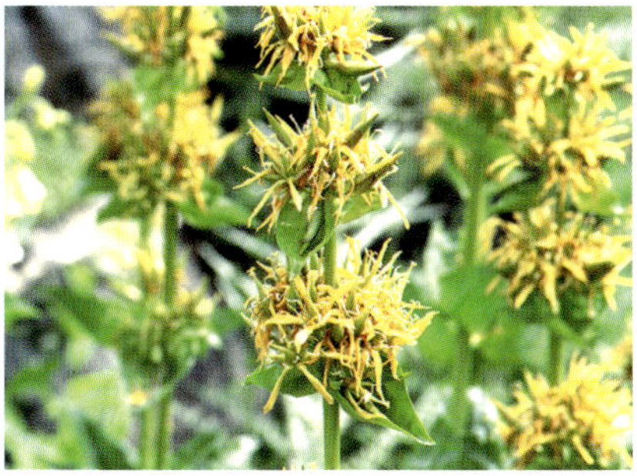

Wermut

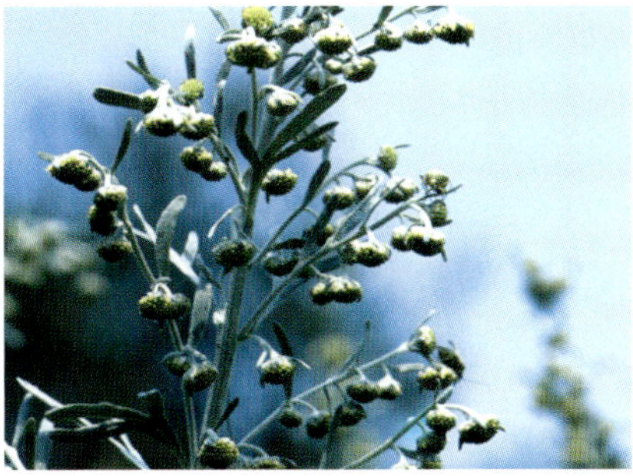

Diese Pflanzen helfen

Bei den Bittermitteln lassen sich solche, die allein durch ihren Gehalt an Bitterstoffen wirken (*Amara pura*), von anderen unterscheiden, die zusätzlich verdauungsfördernde ätherische Öle (*Amara aromatica*) enthalten. Erstere werden zur Anregung des Appetits vor dem Essen als Tee getrunken, letztere können zur Förderung der Verdauung auch nach der Mahlzeit genommen werden. Amara aromatica sind Bestandteile von Magenbittern.

Typische Amara pura sind die Wurzel des gelben Enzians, dem bittersten unserer Bittermittel, das Tausendgüldenkraut und der im Wasser lebende Bitterklee, der wie die Enziane unter Naturschutz steht.

Unter den zahlreichen Amara aromatica ist der Wermut hervorzuheben, der Bestandteil der meisten appetitanregenden Teemischungen und natürlich der Wermutweine ist, die als Aperitif serviert werden. (Wird das Wermutkraut mit hochprozentigem Alkohol extrahiert, reichert sich das nervenschädigende Thujon aus dem ätherischen Öl der Pflanze an. Aus diesem Grunde wurden bereits in den zwanziger Jahren des letzten Jahrhunderts die in Frankreich beliebten Absinthschnäpse verboten.)

Weitere wichtige Amara aromatica sind das Kalmusrhizom, das Kardobenediktenkraut, Schafgarbenkraut, Löwenzahn und Andornkraut.

Wermut-Tausendgüldenkraut-Tee

- **10 g Wermutkraut,**
- **10 g Tausendgüldenkraut**
- **10 g Pfefferminzblätter**

Zubereitung

Die Kräuter mischen. 1 gehäuften Teelöffel davon mit ¼ l heißem Wasser aufgießen. Zugedeckt ziehen lassen und nach fünf Minuten abseihen.

Wirkung

Der stark bittere Geschmack des Tausendgüldenkrautes und des Wermuts wird in dieser Mischung durch die Pfefferminze gemildert. Wermut wirkt nicht nur appetitanregend, er hilft auch bei mangelndem Gallenfluss und bei krampfartigen Beschwerden im Magen-Darm-Bereich. Tausendgüldenkraut hat manchmal auch gute Wirkung beim so genannten Reizdarmsyndrom.

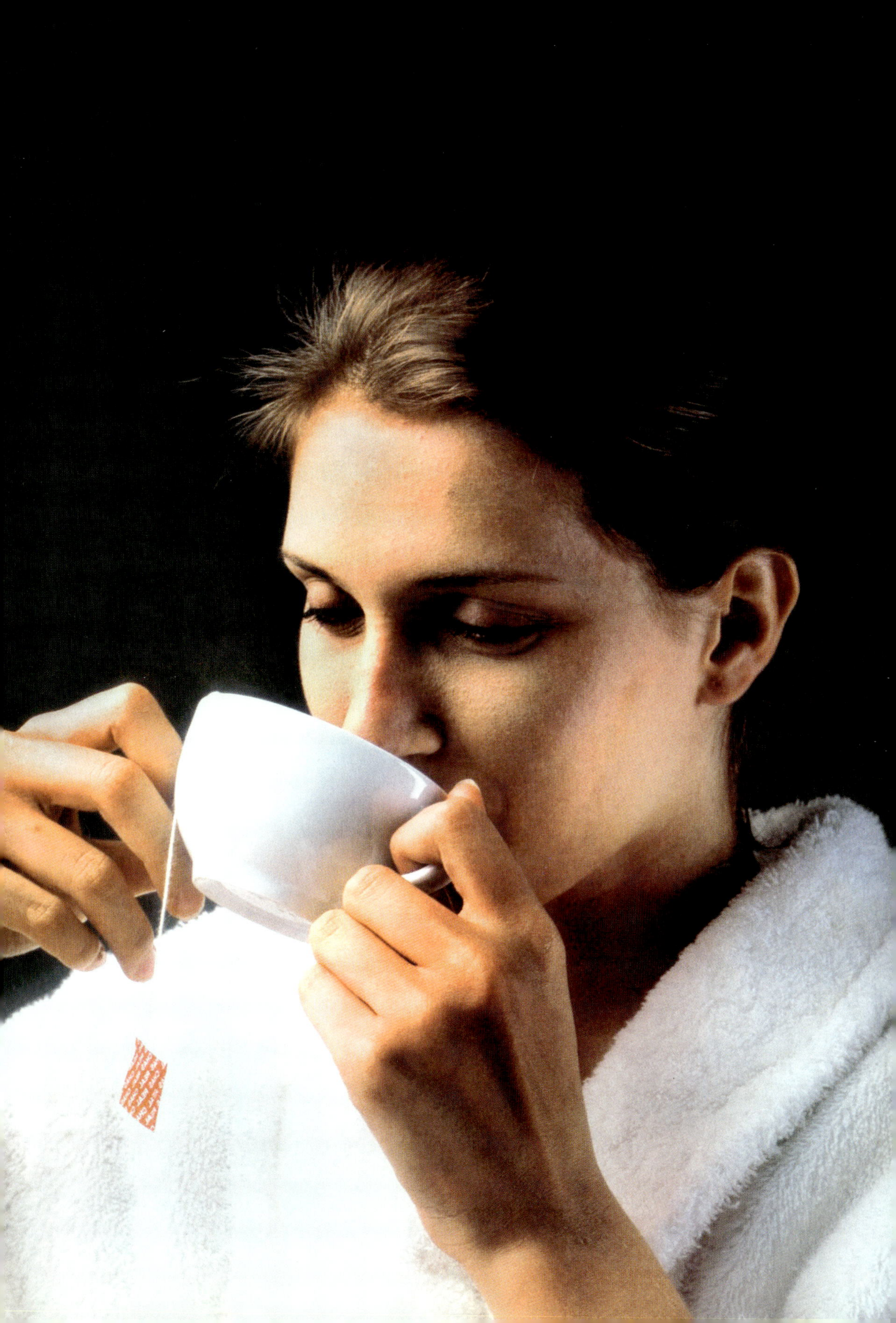

Mangelnder oder verzögerter Fluss der Verdauungssäfte kann zu Blähungen und schmerzhaften Verdauungsstörungen führen. Arzneipflanzen mit blähungstreibenden und krampflösenden Eigenschaften sind wegen ihrer raschen und zuverlässigen Wirkung seit Jahrhunderten bewährt.

Blähungen und krampfartige Bauchschmerzen

Rund ein Drittel der Bevölkerung leidet gelegentlich oder sogar häufig an Verdauungsstörungen, die in der Medizin »dyspeptische Beschwerden« genannt werden. Sie gehen mit Völlegefühl, Blähungen, krampfartigen Schmerzen, Durchfällen oder Verstopfung einher, auch Übelkeit und Erbrechen können hinzukommen.

Ursache ist häufig mangelnde oder nicht rechtzeitige Freisetzung der Verdauungssäfte. Vom Speichel über die Magensäure bis hin zur Gallenflüssigkeit und zu den Verdauungsfermenten der Bauchspeicheldrüse – die aufgenommenen Nahrungsbestandteile werden in einer eng abgestimmten Folge der einzelnen Verdauungsschritte zersetzt und auf die Aufnahme in den Kreislauf vorbereitet. Wenn dieses komplizierte System nicht richtig funktioniert, wandern unverdaute Nahrungsbestandteile in untere Darmabschnitte und werden von dort lebenden Bakterien zersetzt. Dadurch entstehen Gase, die Blähungen und schmerzhafte Krämpfe der Darmmuskulatur auslösen. Bisweilen ist der Leib so aufgetrieben, dass es zu Atembeschwerden kommt.

Aber auch Ernährungsfehler wie zu schweres Essen, Völlerei und ein Übermaß an Alkohol führen zu Blähungen, weil in diesen Fällen die Verdauungsorgane überfordert werden.

Fenchel

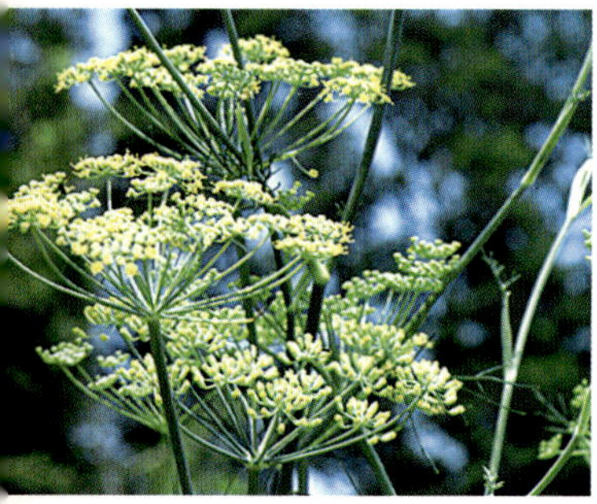

Melisse

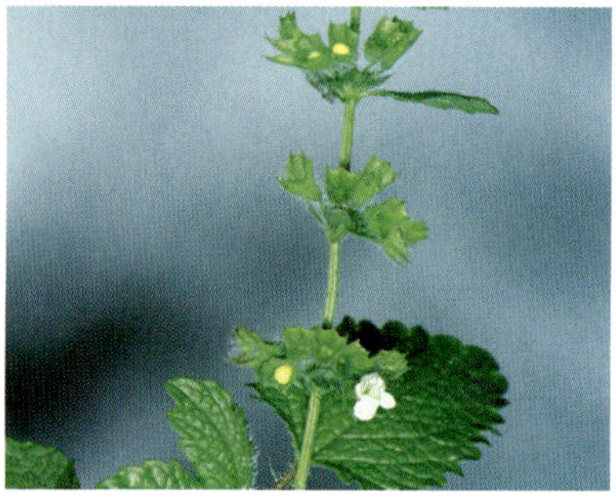

Pfefferminze

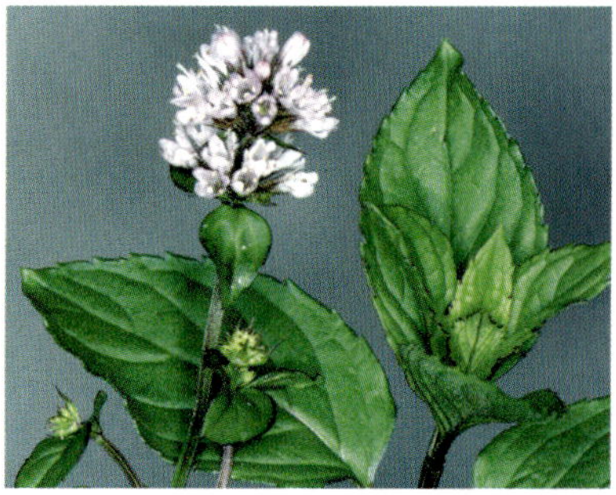

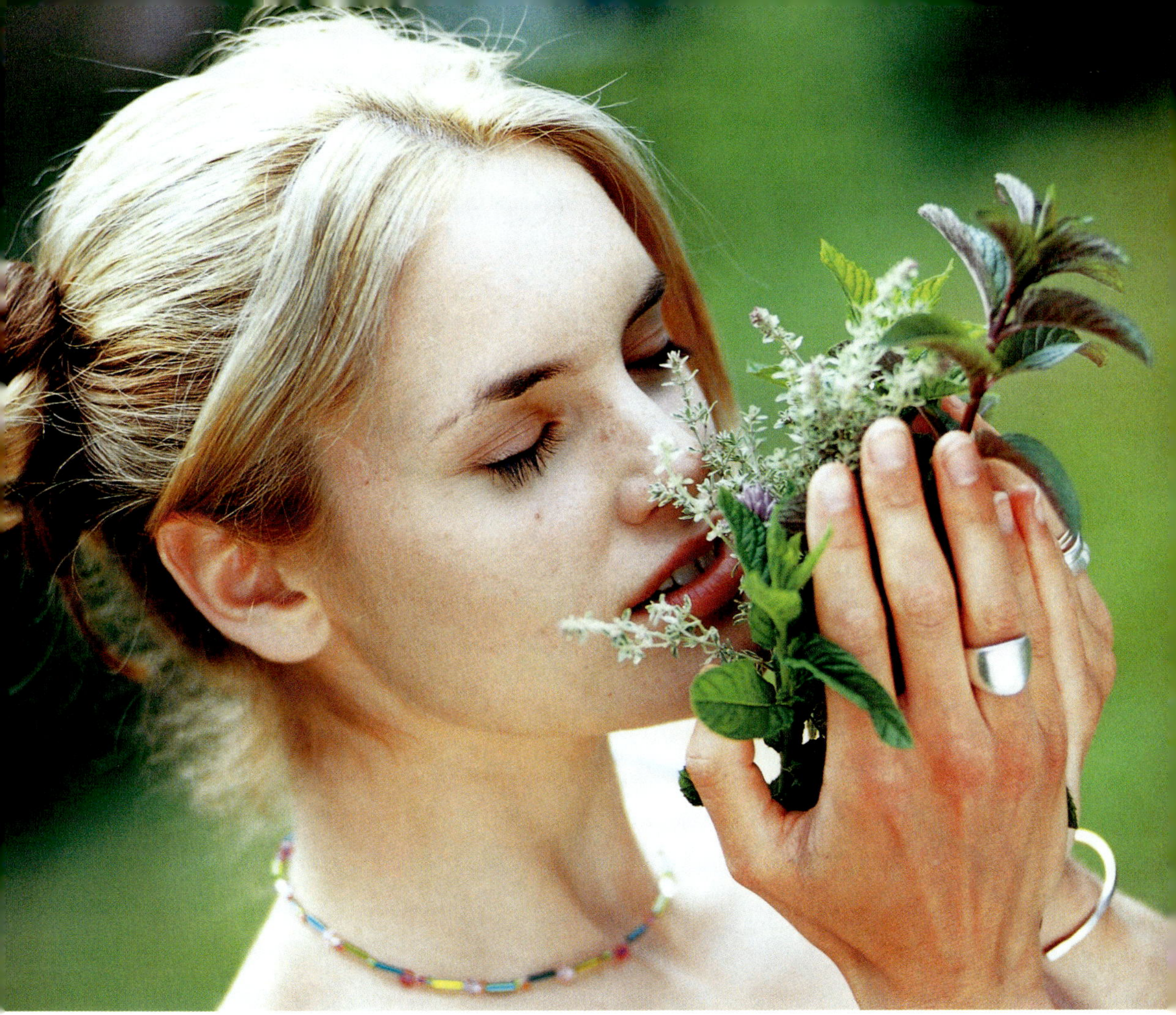

Diese Pflanzen helfen

Bei Verdauungsbeschwerden kommt eine Vielzahl von Arzneipflanzen zur Anwendung.

Ätherische Öle aus Fenchel, Kümmel, Anis, Koriander und Pfefferminze wirken blähungstreibend (*karminativ*) und entkrampfend (*spasmolytisch*) auf die Muskulatur von Magen und Darm. Dadurch wird der normale Verdauungsablauf wiederhergestellt.

Pfefferminzblätter, Kümmelfrüchte, Schafgarbenkraut und Artischockenblätter haben außerdem eine positive Wirkung auf die Galle. Sie sorgen durch vermehrte Produktion von Gallensäuren und durch Entkrampfung der Gallenwege für eine verbesserte Fettverdauung im Dünndarm.

Die Ananas enthält Enzyme, die, ähnlich wie die der Bauchspeicheldrüse, Nahrungseiweiße spalten und auf diese Weise die Verdauung fördern.

Viele weitere Arzneipflanzen, die meist zugleich auch als Gewürze verwendet werden (Majoran, Thymian, Rosmarin, Melisse, Oregano, Kurkuma u. a.), haben verdauungsfördernde Eigenschaften.

Homöopathische Hilfe

Ein altbewährtes homöopathisches Arzneimittel gegen heftige Blähungen und auch gegen Aufstoßen ist die Holzkohle (*Carbo vegetabilis*). Auch Kombinationen von Kamille (*Chamomilla*), Seidelbast (*Daphne mezereum*) und Kondurangorinde (*Marsdenia cundurango*) finden als homöopathische Komplex-Mittel erfolgreich Verwendung bei Schmerzen im Magen-Darm-Bereich.

Fenchel-Kümmel-Pfefferminz-Tee

- 30g zerstoßene Kümmelfrüchte
- je 20g zerstoßene Fenchelfrüchte
- klein geschnittene Kalmuswurzeln
- Pfefferminzblätter
- 10g Kamillenblüten

Zubereitung

Mischen Sie die Kräuter zusammen. 1 Teelöffel davon wird mit etwa 150 ml siedendheißem Wasser überbrüht und zugedeckt stehen gelassen. Nach zehn Minuten können Sie den Tee abseihen. Trinken Sie jeweils 1 Tasse davon unmittelbar vor den Mahlzeiten.

Wirkung

Fenchel, Kümmel und Pfefferminze helfen bei allgemeinen Verdauungsbeschwerden und Völlegefühl, die mit mangelnder oder nicht rechtzeitiger Ausschüttung der Verdauungssäfte zusammenhängen.

Bluthochdruck

Der Vorbeugung von Herz-Kreislauf-Erkrankungen kommt für die Gesunderhaltung eine enorme Bedeutung zu. Besonders wichtig ist die Kontrolle des Blutdrucks, denn Bluthochdruck gehört zu den größten Risikofaktoren für Herzinfarkt und Schlaganfall.

Das Herz eines Menschen schlägt täglich etwa hunderttausendmal. Durch diese enorme Pumpleistung wird der Kreislauf des Blutes im Körper in Gang gehalten. Die Pumptätigkeit des Herzens erzeugt einen Druck, den das Blut auf die Gefäßwände ausübt. Die Stärke dieses Drucks hängt zum einen von der Pumpkraft des Herzens ab, zum anderen von der Elastizität der Gefäßwände. Je höher der Blutdruck, desto mehr muss das Herz sich anstrengen und desto stärker werden die Arterien belastet, was das Risiko für Herz-Kreislauf-Erkrankungen bis hin zu Herzinsuffizienz und Schlaganfall deutlich erhöht.

Der Blutdruck wird mit zwei Zahlen angegeben. Die erste Zahl bezieht sich auf den »*systolischen*« Blutdruck; er bezeichnet den Druck, mit dem das Herz das Blut in die Hauptschlagader (*Aorta*) pumpt. Die zweite Zahl gibt den »*diastolischen*« Blutdruck an, das heißt den Blutdruck zwischen zwei Herzschlägen, also bei nicht zusammengezogener Herzkammer.

Als medizinisch behandlungsbedürftig gelten Personen, bei denen (an mindestens drei Messungen zu verschiedenen Zeiten) der systolische Blutdruck über dem Wert 160 und der diastolische über 90 bis 100 liegt. Zwischen 140/90 und 160/95 spricht man von leichtem (aber kontrollbedürftigem) Bluthochdruck.

Oft bleibt ein zu hoher Blutdruck unerkannt, weil er lange keine Symptome verursacht. Erst spät äußert er sich etwa in Schlafstörungen, Schwindel, Kopfschmerzen oder Atemnot. Es kommt häufig vor, dass er erst bemerkt wird, wenn bereits Organschäden entstanden sind.

Der Blutdruck wird über das Nervensystem reguliert; es können aber auch Einflussfaktoren wie Stress, dauernde Anspannung, falsche Ess- und Lebensgewohnheiten (Bewegungsmangel, übermäßiger Alkoholgenuss, Übergewicht)

Weißdorn

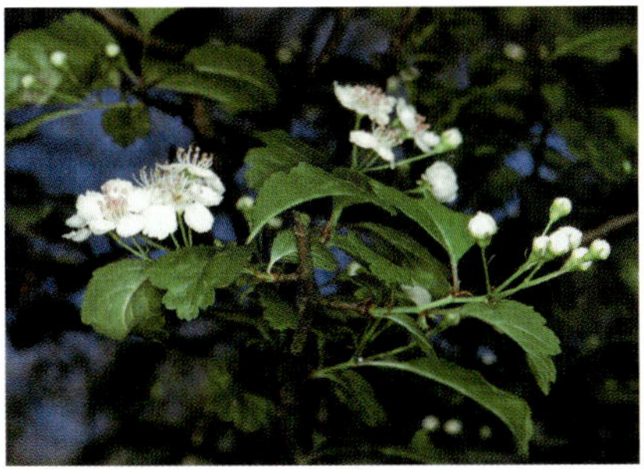

Mistel

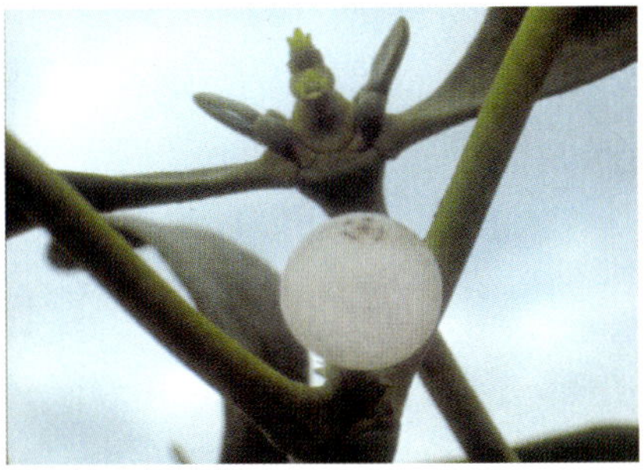

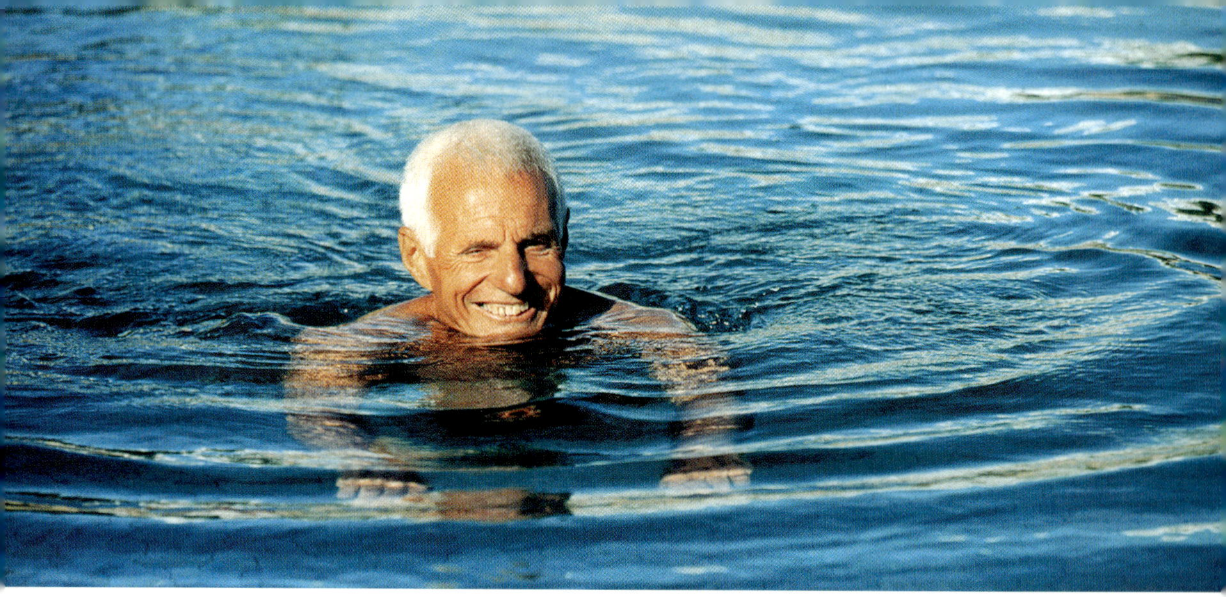

Regelmäßiger Ausdauersport, wie z. B. Schwimmen, trainiert Herz und Kreislauf und beugt erhöhtem Blutdruck vor.

zu Bluthochdruck führen. Ein ständig erhöhter Blutdruck führt zu einer gefährlichen Dauerbelastung für Blutgefäße und Organe; neben einer Änderung ungünstiger Lebensweisen (mehr Bewegung, Stressabbau, Zurückhaltung bei »Genussmitteln«) ist hier eine ärztliche Behandlung unabdingbar.

Diese Pflanzen helfen

Pflanzliche Arzneimittel können bei Bluthochdruck nur bedingt helfen. In jedem Falle sollte hier der ärztliche Rat vor jeder Selbstbehandlung stehen!
Bei der Behandlung leichten Bluthochdrucks kann sich das Kraut der Mistel als hilfreich erweisen. Im Mittelmeerraum werden die Blätter des Ölbaums genutzt, um den Blutdruck zu senken. Deren Wirkung ist auf so genannte *Iridoide* zurückzuführen.
Das aus der in Afrika beheimateten Schlangenwurzel (Rauwolfiawurzel, *Rauvolfia serpentina)* gewonnene Alkaloid *Reserpin* wird zur effektiven Senkung eines zentral erhöhten Blutdrucks genutzt. Auch Arzneimittel mit dem Gesamtextrakt der Rauwolfiawurzel sind im Handel. Alle Rauwolfia-Mittel sind verschreibungspflichtig!

Ein leichter Bluthochdruck (unter 160/95) kann mit den Möglichkeiten der Selbstbehandlung positiv beeinflusst werden, muss aber trotzdem ständig kontrolliert werden. Die Behandlung des »echten« Bluthochdrucks mit noch höheren Werten gehört auf jeden Fall in die Hand des Arztes!

Homöopathische Hilfe

Für die unterstützende Behandlung zu hohen Blutdrucks hat sich in der Homöopathie vor allem Arnika als Arznei bewährt, die auch bei Durchblutungsstörungen erfolgreich eingesetzt wird. Weißdorn (*Crataegus*), als bewährtes homöopathisches Herz-Kreislauf-Mittel bewährt, wirkt ebenfalls unterstützend bei der Behandlung erhöhten Blutdrucks. Insgesamt wird für Bluthochdruckpatienten eine homöopathische Konstitutionsbehandlung empfohlen.

Bronchitis und festsitzender Husten

Meist sind es Infektionen durch Viren, die den lästigen Zustand herbeiführen: Zäher Schleim sammelt sich in den Bronchien an, was mit häufig heftigem Hustenreiz verbunden ist.
Im durch Viren geschwächten Bronchialsystem haben Bakterien ein leichtes Spiel. Sie vermehren sich ausgezeichnet im zähen Sekret, das der Erkrankte vergeblich abzuhusten versucht.

Bei festsitzendem Husten kommt es darauf an, den zähen Schleim, in dem sich die bakteriellen Erreger vermehren, zu lösen und dessen Abhusten zu erleichtern.
Diese hilfreiche Wirkkombination haben nur pflanzliche Arzneimittel.

Diese Pflanzen helfen

Die Arzneipflanzen dieses Anwendungsbereiches haben die ideale Kombination von Wirkungen bei festsitzendem Husten: Inhaltsstoffe wie ätherische Öle (z. B. in Thymian, Eukalyptus, Anis und Fenchel) oder *Saponine* (z. B. in Primel, Efeu und Süßholz) verflüssigen den Schleim, der dann leichter abgehustet werden kann.
Die schleimlösenden Wirkungen vieler Arzneipflanzen werden dadurch ergänzt, dass der gelöste Schleim durch die verstärkte Bewegung des *Flimmerepithels* (»Flimmerhärchen«), das die Innenwände unserer Bronchien überzieht, nach oben getrieben wird. So wird das Abhusten zusätzlich erleichtert. Diese so genannte »expektorierende« Wirkung, die einigen pflanzlichen Arzneimitteln zukommt, geht auf ätherische Öle zurück. Ätherische Öle wirken auch gegen viele Bakterien, die den Husten mit auslösen. Eine Sonderstellung innerhalb der ätherischen Öle nimmt sicherlich das zusätzlich stark entzündungshemmende Cineol ein.

Thymian

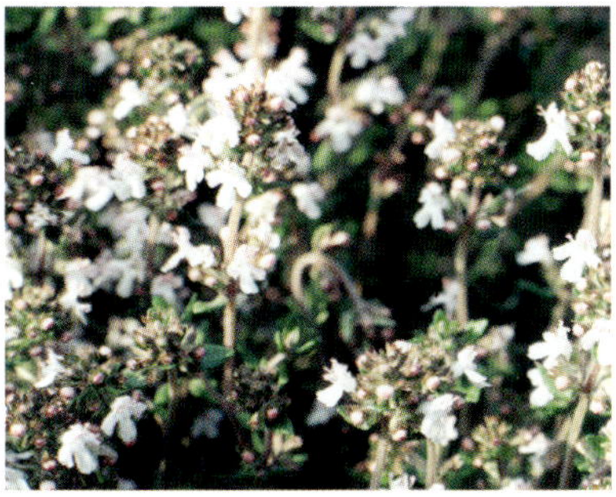

Primel

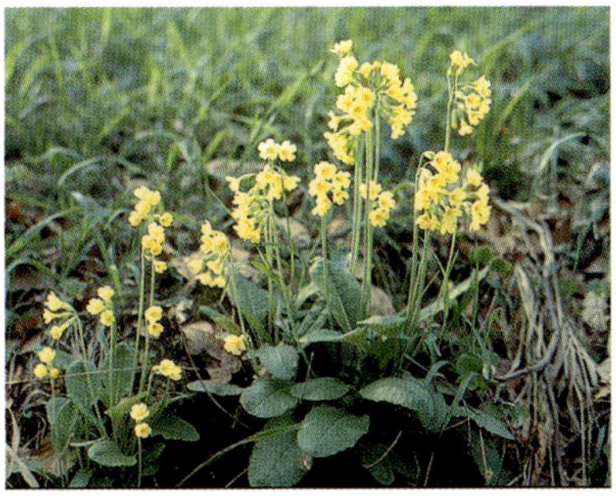

Süßholz

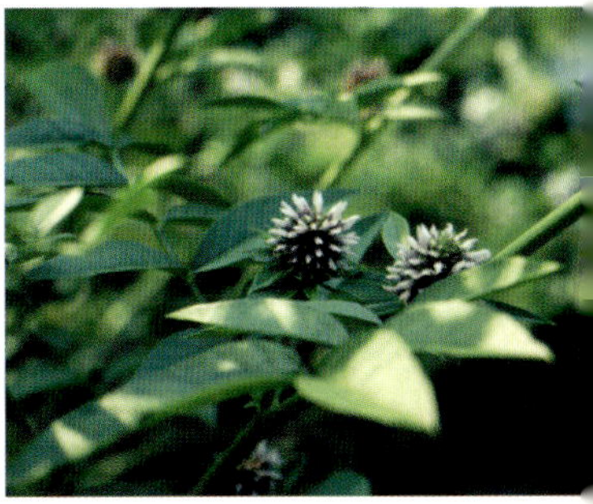

Manche Arzneipflanzen (besonders Primel und Efeu) können sogar Krämpfe der Bronchien lösen. Als besonders sinnvoll gilt die Kombination von Thymian und Primelwurzel.

Homöopathische Hilfe

Bei der Behandlung von festsitzendem Husten und Bronchitis haben sich impuls-homöopathische Komplex-Mittel als sehr hilfreich erwiesen – auch als zusätzlich eingenommene, das heißt die Wirkung anderer Hustenmittel unterstützende Maßnahme.

Thymian-Anis-Primel-Tee

- 20g Thymiankraut
- 10g klein geschnittene Primelwurzeln
- 10g Anis

Zubereitung

Stellen Sie aus den Pflanzen eine Mischung her. 1 Teelöffel davon wird mit etwa 150 ml heißem Wasser aufgegossen und zehn Minuten zugedeckt stehen gelassen. Dann können Sie den Tee abseihen. Pro Tag können Sie bis zu 4 Tassen trinken, am besten möglichst warm.

Kräuterdampfbad

- 20g Kamillenblüten
- 20g Thymiankraut
- 20g Fenchel

Zubereitung

Geben Sie die Kräuter in einen Topf oder eine Schüssel mit 3 bis 4 l heißem Wasser. Lassen Sie die Mischung zehn Minuten ziehen. Dann beginnt das Kopfdampfbad: Beginnen Sie Vorsichtig mit der Inhalation und atmen Sie die duftenden Dämpfe nicht zu dicht über der Schüssel ein. So umgehen Sie die Gefahr, die Nasenschleimhäute mit zu heißen Dämpfen zu verbrühen. Besonders bei Kindern sollte man darauf achten! Erst wenn der Tee nicht mehr zu heiß ist können Sie ein Tuch über den Kopf legen um die Intensität der Inhalation zu steigern. Auf diese Weise sollten Sie zweimal täglich 10 bis 15 Minuten inhalieren.

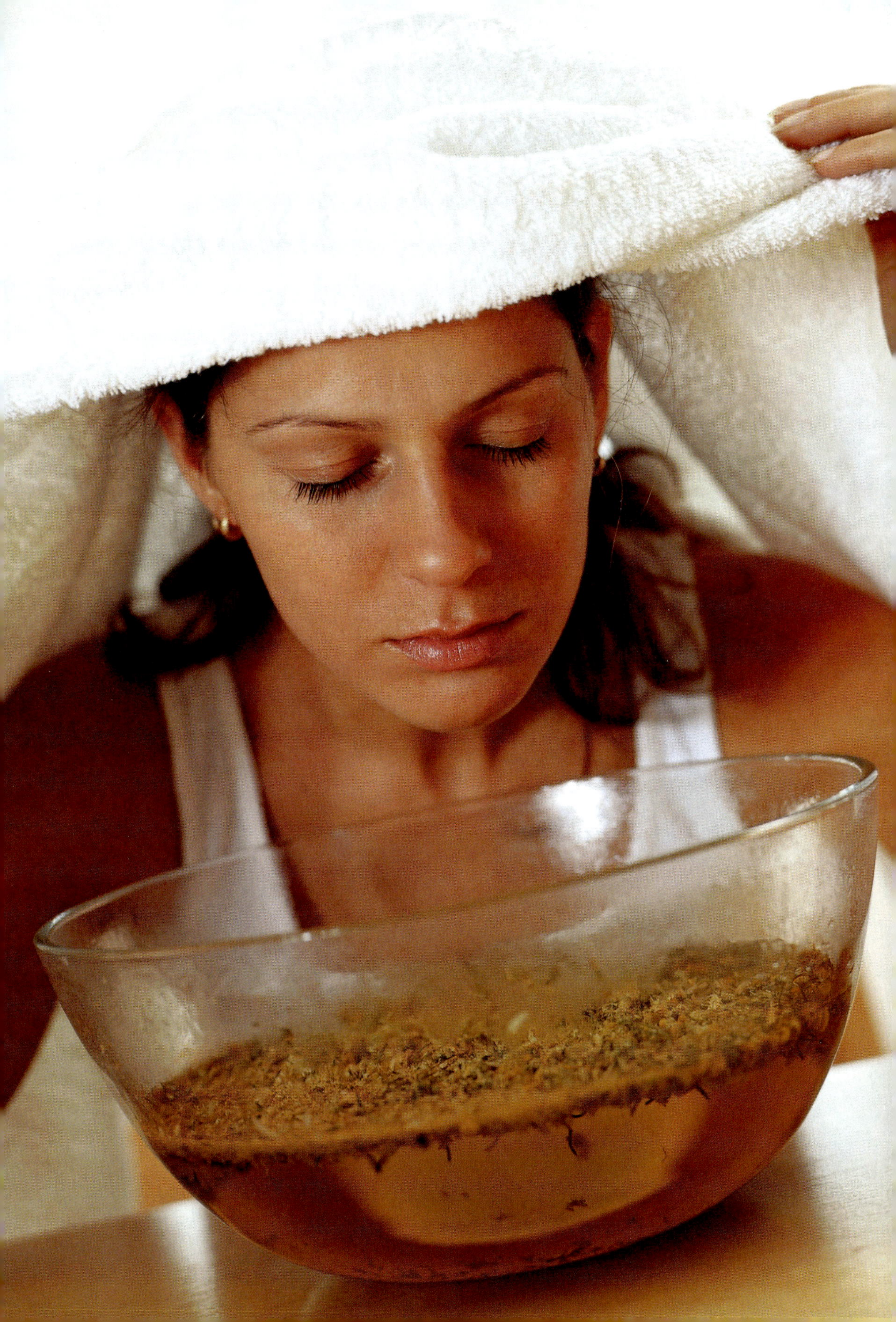

Oft können Durchfallerkrankungen durch die Gerbstoffe verschiedener Arzneipflanzen erheblich verkürzt werden. Auch bestimmte homöopathische Arzneien haben sich bei akutem Durchfall als zuverlässige Heilmittel erwiesen.

Durchfall

Vorübergehende Durchfälle (z. B. *Reise- oder Sommerdiarrhoe*) werden zumeist durch Bakterien oder durch Unverträglichkeit bestimmter Nahrungsmittel verursacht. Der Magen-Darm-Trakt reagiert auf die eingedrungenen »Fremdkörper« mit einer beschleunigten Passage der aufgenommenen Nahrung. Die Folge davon ist, dass dem Dickdarm zu wenig Zeit bleibt, um dem flüssigen Speisebrei das Wasser zu entziehen. Häufig sind Durchfälle von einer Entzündung der Magen-Darm-Schleimhaut und/oder schmerzhaften Krämpfen der Magen-Darm-Muskulatur begleitet; vielfach ist auch Übelkeit damit verbunden. Neben der Unverträglichkeit einzelner Nahrungsmittel kommen Angst oder Aufregung ebenfalls als Auslöser für akute Durchfallerkrankungen in Frage.
Wichtig ist neben dem Einsatz von Arzneimitteln in jedem Fall eine großzügige Flüssigkeitszufuhr, um den durchfallbedingten Verlust von Mineralstoffen wieder auszugleichen.

Diese Pflanzen helfen

Die meisten Arzneipflanzen, die bei vorübergehenden Durchfällen genutzt werden, wirken durch ihren Gehalt an Gerbstoffen (Blutwurz, Frauenmantel, Gänsefingerkraut, Heidelbeeren, Odermennig und Zaubernuss). Gerbstoffe bilden zusammen mit Eiweißen von Haut und Schleimhaut eine Art »Schutzschicht«. So wirken sie abdichtend, reizmildernd und entzündungshemmend. Außerdem vermögen sie die von Durchfall erzeugenden Bakterien ausgeschie-

Kamille

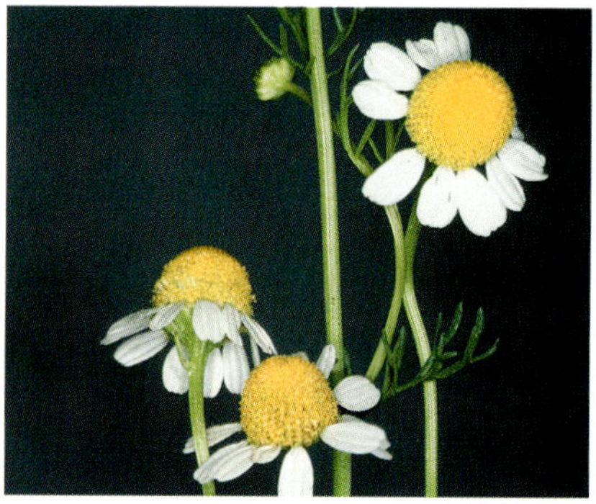

Zaubernuss

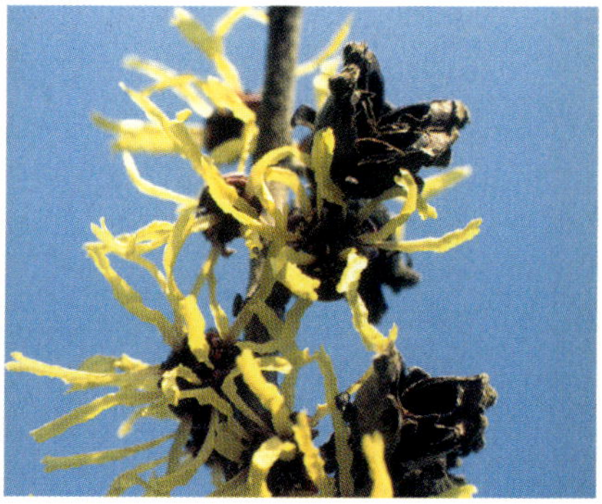

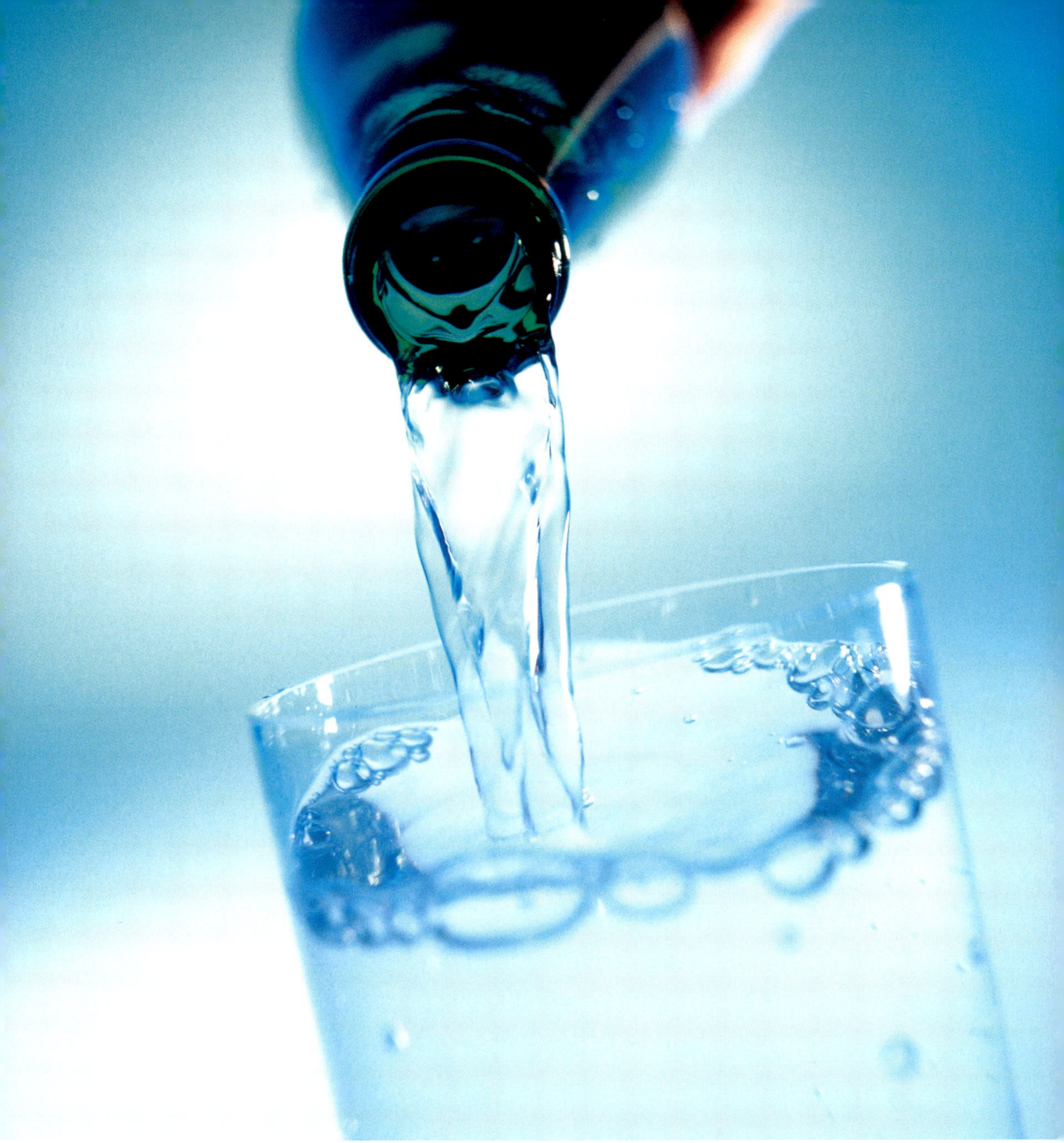

denen Gifte zu binden und somit weitgehend unschädlich zu machen. Darüber hinaus hemmen sie auch direkt das Wachstum von Bakterien und Pilzen. Extrakte aus der in Afrika beheimateten Uzarawurzel werden mit Erfolg bei vorübergehenden Durchfällen, besonders bei Kindern angewandt. Das aus den Kapseln des Schlafmohns gewonnene Opium wird in Form einer Tinktur bei sonst unstillbaren, chronischen Durchfällen (z. B. bei *Morbus Crohn*) vom Arzt verordnet. Uzara und Opium wirken in diesem Bereich, indem sie für eine Verlangsamung der Magen-Darm-Passage sorgen.

Wichtig bei Durchfall: genügend trinken, um den Flüssigkeitsverlust auszugleichen.

Homöopathische Hilfe

Bei chronischem Durchfall oder begleitendem Fieber sollte unbedingt der Arzt aufgesucht werden!

Bei Durchfall (und Erbrechen) hilft zuverlässig weißer Arsen (*Arsenicum album*). Wenn als Auslöser Angst oder Aufregung in Frage kommen, bietet sich auch die echte Kamille (*Matricaria recutita*) zum homöopathischen Einsatz an. Für die Selbstbehandlung eignen sich Komplex-Präparate, in denen diese Einzelmittel mit weiteren Arzneien kombiniert sind, die sich bei Magen-Darm-Beschwerden als hilfreich bewährt haben.

Heidelbeertee

- 60g getrocknete Heidelbeeren

Zubereitung

Geben Sie die Heidelbeeren in ½ l kaltes Wasser, und kochen Sie beides etwa zehn Minuten lang auf. Danach kann der Tee abgeseiht und getrunken werden.

Wirkung

Getrocknete Heidelbeeren bilden durch Reaktion der enthaltenen Gerbstoffe mit den Eiweißen der Schleimhäute eine Art Schutzschicht und vermindern so den Zugriff bakterieller Erreger auf die Magen- und Darmschleimhaut. Dadurch wird die krampfartig beschleunigte Magen-Darm-Passage verlangsamt. Die Durchfälle lassen nach. Aber Achtung: Das gilt nur für getrocknete Beeren; frische bewirken eher das Gegenteil. Sie regen die Verdauung an und gelten als leichtes Abführmittel!

Tipp: Sie können die getrockneten Beeren auch einfach unter einen fein geriebenen Apfel mischen – als heilende Schonkost bei Durchfall.

Zaubernusstee

- 7g Zaubernussblätter oder -rinde

Zubereitung

Blättertee: Die Blätter werden mit ¼ l siedendheißem Wasser überbrüht. Der Sud wird abgedeckt und kann nach zehn Minuten abgegossen werden.

Rindentee: Die Rinde wird mit ¼ l Wasser ausgekocht, und zwar 10 bis 15 Minuten lang. Der Tee wird danach sofort abgeseiht.

Für beide Tees gilt: Sie sollten täglich zwei bis drei Tassen davon zwischen den Mahlzeiten trinken.

Wirkung

Die Zaubernuss ist ein Allrounder gegen Durchfall: Sowohl die Blätter als auch die Rinde helfen durch ihren Gehalt an Gerbstoffen.

Hinweis: Bei einer zu hohen Dosis reagieren manche Menschen mit Reizungen im Magen- und Darmbereich.

Ekzem und Schuppenflechte

Sowohl die Pflanzenheilkunde als auch die Homöopathie halten eine Vielzahl wirksamer Arzneien gegen Neurodermitis und Schuppenflechte bereit.

Erkrankungen der Haut sind weit verbreitet. Zu ihnen gehören Infektionen wie Pilzerkrankungen und bakterielle Entzündungen, vor allem aber chronische Hautkrankheiten, von denen nach Häufigkeit und Schwere das endogene Ekzem (*Neurodermitis*) und die Schuppenflechte (*Psoriasis*) die wichtigsten sind. Gerade auch bei Kindern tritt das chronische Ekzem mit zunehmender Häufigkeit auf.

Die Anlage zu beiden Erkrankungen wird vererbt; im weiteren Sinne handelt es sich um Stoffwechselerkrankungen. Die häufig angewandte Therapie mit Kortison oder kortisonähnlich wirkenden Cremes und Salben kuriert nur am oberflächlichen Symptom.

Die phytotherapeutische Behandlung der Neurodermitis und der Schuppenflechte wird erst seit kurzem wissenschaftlich erforscht. Sie stellt eine sinnvolle Alternative zum Einsatz von Salben mit chemisch-synthetischen Arzneistoffen dar, und auch aus der Homöopathie stehen Arzneien zur Verfügung, mit denen sich beachtliche Behandlungserfolge erzielen lassen.

Diese Pflanzen helfen

Zur Behandlung der Neurodermitis und zur Linderung der Symptome wird das aus den Samen des Borretschs und der Nachtkerze gewonnene fette Öl innerlich eingesetzt. Es enthält große Mengen an *Gamma-Linolensäuren*. Bei »Neurodermitikern« soll ein Mangel an dieser für den menschlichen Stoffwechsel wichtigen Fettsäure bestehen.

Borretsch

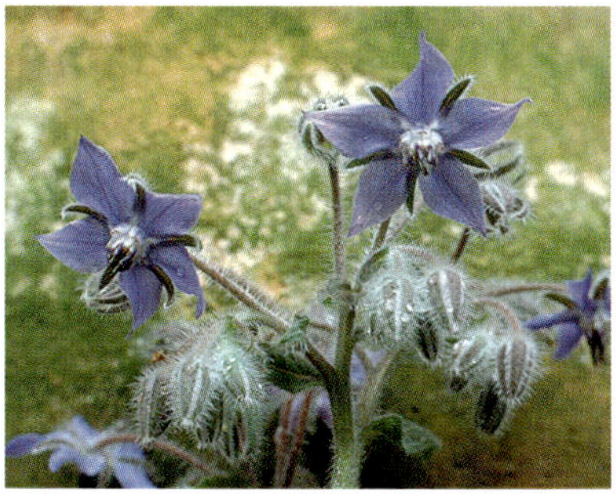

Nachtkerze

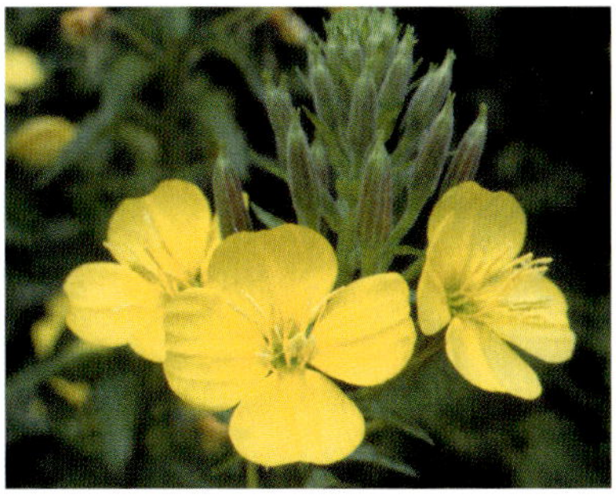

Stiefmütterchen

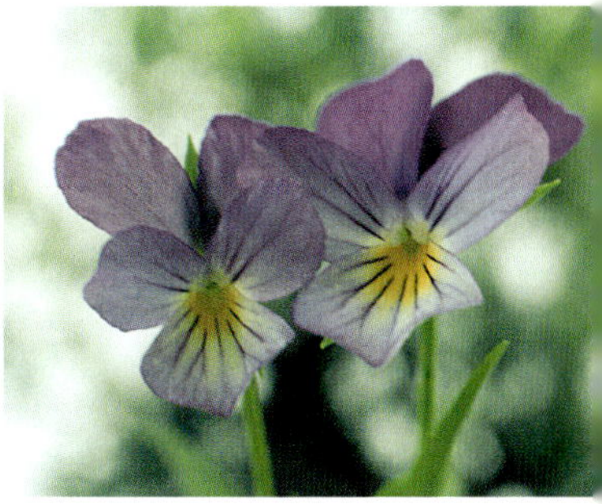

Mit der Behandlung der Neurodermitis erlebt der bittersüße Nachtschatten, eine uralte Heilpflanze, in jüngerer Zeit eine Renaissance. Den Angaben russischer Autoren zufolge wirken Zubereitungen aus Bittersüßstengeln antiallergisch, entzündungshemmend, schmerz- und juckreizstillend. Sowohl innere (Tinktur) als auch äußere Anwendungen (Salben, Umschläge oder Waschungen) gelten zur Therapie bei chronischen Ekzemen als empfehlenswert. Auch Stiefmütterchenkraut soll innerlich (als Tee) oder äußerlich (in Form feuchter Umschläge) auf Ekzeme, vor allem aber auf den Milchschorf von Säuglingen, einen heilenden Einfluss ausüben.

Bei trockenen, schuppenden Hautausschlägen, wie sie bei der Schuppenflechte durch eine zu schnelle Teilung der Hautzellen entstehen, werden in neuerer Zeit verstärkt Zubereitungen aus der in Nordamerika heimischen Mahonie empfohlen. In klinischen Prüfungen konnte bei äußerlicher Anwendung in Salbenform eine deutliche Abnahme besonders stark betroffener Stellen, so genannter »psoriatischer Herde«, beobachtet werden.

Borretschöl

Vor allem Kinder mit chronischem Ekzem (Neurodermitis) erfahren häufig Linderung durch eine Kur mit Borretschöl. Verabreichen Sie Ihrem Kind jeden Tag einen Teelöffel Borretschsamenöl. Das Öl muss nicht pur gegeben werden, Sie können es auch z. B. unter die Salatsoße mischen. Nur erhitzen sollten Sie es nicht. Die Kur sollte mindestens sechs Wochen dauern, besser noch länger. Die enthaltenen Gamma-Linolensäuren bewirken eine Verminderung überschießender entzündlicher Reaktionen des Immunsystems.

Eichenrindenumschlag

- **10g Eichenrinde (geschnitten)**

Zubereitung

Die Rinde wird mit ¼ Liter kaltem Wasser übergossen, zum Sieden gebracht und dann 15 Minuten lang gekocht. Danach den Sud abseihen und auskühlen lassen. Tränken Sie eine Mullbinde, ein Leinen- oder Baumwolltuch damit, legen Sie es auf die betroffenen Hautpartien, und bedecken Sie zum Schluss den Umschlag mit einem trockenen Handtuch.

Wirkung

Der Eichenrindenumschlag lindert den Juckreiz – besonders bei Ekzemen und Hautentzündungen.

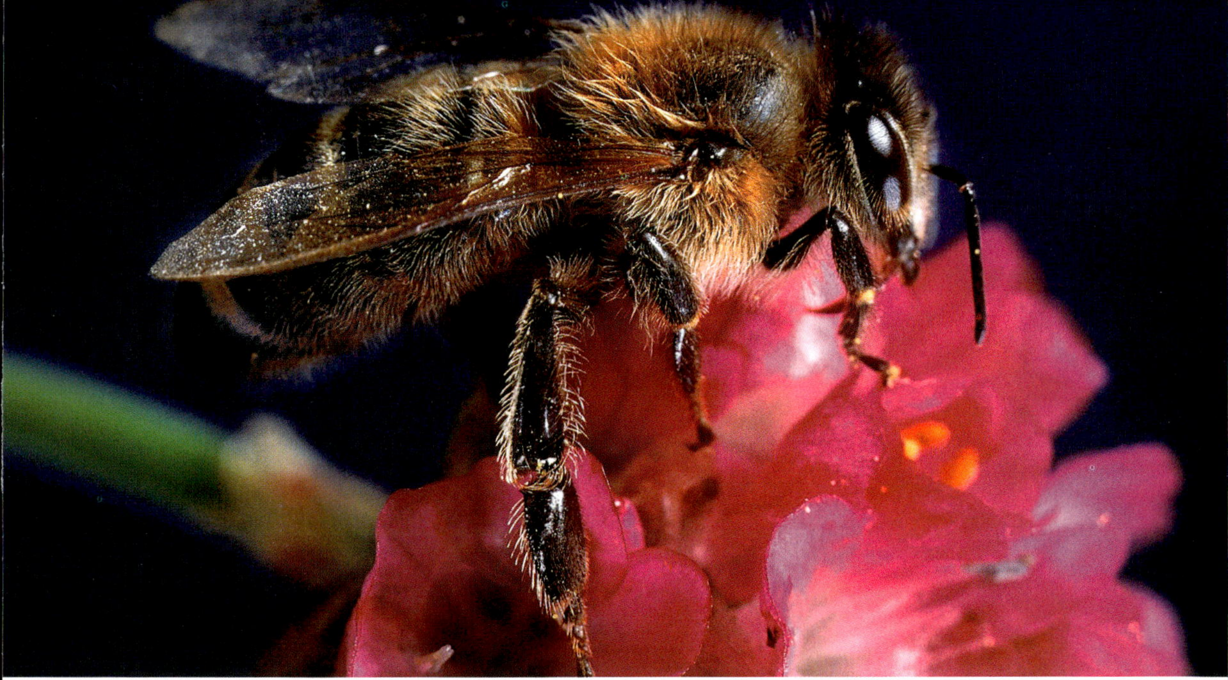

Homöopathische Hilfe

Das Gift der Honigbiene hat sich als homöopathisches Mittel bei der Behandlung von bestimmten Hautausschlägen bewährt.

Aus der Sicht der Homöopathie handelt es sich bei der Neurodermitis um eine »Ausleitungsstörung«: Leber und Nieren arbeiten nur unzureichend, die Ausleitung der im Organismus anfallenden Stoffwechselgifte erfolgt daher über die Haut, die mit dieser Aufgabe überfordert wird und erkrankt. Die Homöopathie besitzt in ihrem Repertoire hocheffektive Arzneien gegen Neurodermitis und empfiehlt zusätzlich, auch bei der Schuppenflechte, eine Konstitutionsbehandlung, um die körpereigenen Kräfte zu stimulieren.

Komplex-Präparate zur Behandlung dieser Hauterkrankungen liegen als Cremes und Salben, aber auch als Tropfen vor. Die Tropfen enthalten bisweilen mehr als 20 Einzelmittel in Kombination. Zu den wichtigsten davon gehört das Gift der Honigbiene (*Apis*), bewährt bei Hautausschlägen mit Schwellung und Rötung, vor allem bei Patienten, die insgesamt zu Allergien neigen.

Der in der Homöopathie so wichtige weiße Arsen (*Arsenicum album*) ist ebenfalls bei Hauterkrankungen sehr wichtig, besonders bei solchen mit Pustelbildung, Jucken und Brennen. Gegen starkes Jucken wird auch Herzsame (*Cardiospermum*) erfolgreich eingesetzt.

Zur Behandlung von chronischen Ekzemen mit trocken-rissiger Haut, zumal wenn übelriechende Absonderungen und dickgelbe Sekrete hinzukommen, eignet sich Graphit. Und auch in der Homöopathie gilt das Stiefmütterchen als eine ausgesprochene Hautarznei, die beim chronischen Ekzem ebenso wie gegen Milchschorf vielfach eingesetzt wird.

Entzündetes Zahnfleisch, gereizte Stimmbänder oder Halsweh können das Wohlbefinden empfindlich beeinträchtigen. Gurgeln, Spülungen und Pinselungen mit Zubereitungen aus bestimmten Arzneipflanzen können hier sehr hilfreich sein.

Entzündungen im Mund- und Rachenraum

Bei den meisten entzündlichen Erkrankungen des Mund- und Rachenraumes handelt es sich um so genannte Bagatellerkrankungen, die aber oft von unangenehmen Schmerzen, besonders beim Essen und Trinken, oder von Schluckbeschwerden begleitet sind.

Mindestens 90 % aller Mund- und Racheninfekte werden durch Viren hervorgerufen. Unbehandelt sind diese Infekte häufig Wegbereiter für nachfolgende Erkrankungen, so genannte »Sekundärinfektionen«, die auf Bakterien- bzw. Pilzbefall zurückzuführen sind.

Der frühzeitige Einsatz nebenwirkungsarmer Zubereitungen aus altbewährten Arzneipflanzen zu Mundspülungen oder Pinselungen kann, wie viele Untersuchungen zeigen, zu deutlicher Besserung führen. Richtig angewandt – und hierzu erhalten Sie Rat in Ihrer Apotheke – klingen die Entzündungserscheinungen häufig rasch ab, und die geschädigten Schleimhäute können sich regenerieren.

Diese Pflanzen helfen

Die zusammenziehenden, entzündungshemmenden und reizlindernden Eigenschaften von gerbstoffhaltigen Arzneipflanzen wie Blutwurz, Nelkenwurz und Odermennig (»das Kraut der Sänger und Redner«) werden häufig zur Linderung von Zahnfleischentzündungen und bei überlasteten oder erkälteten Stimmbändern verwendet.

Myrrhe

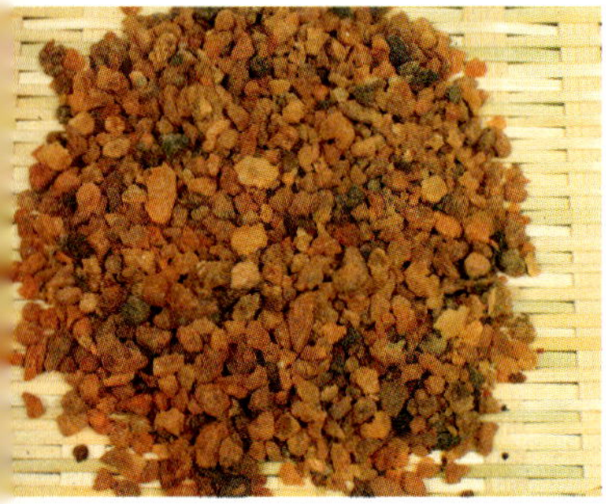

Salbei

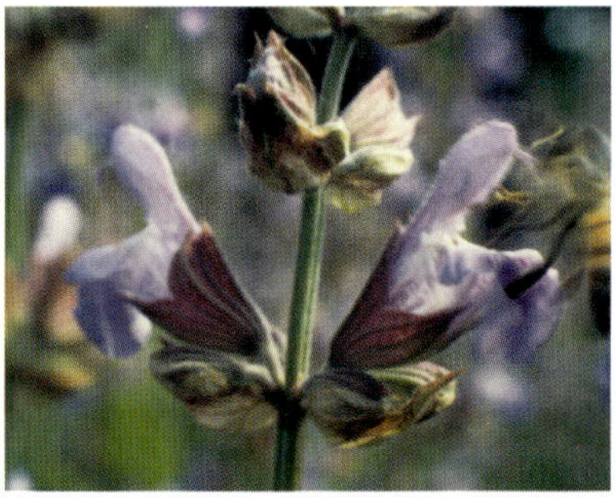

Spitzwegerich

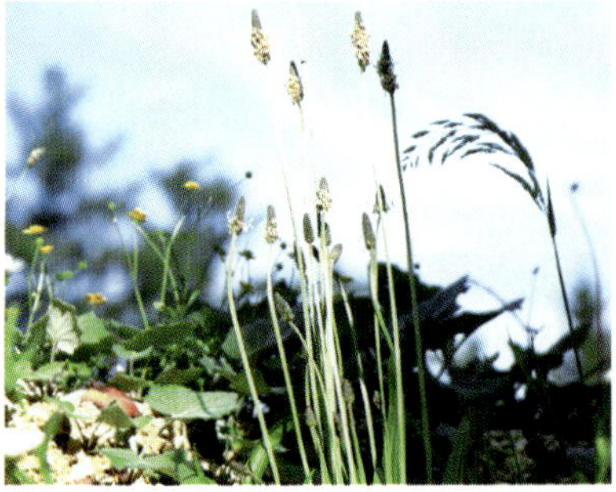

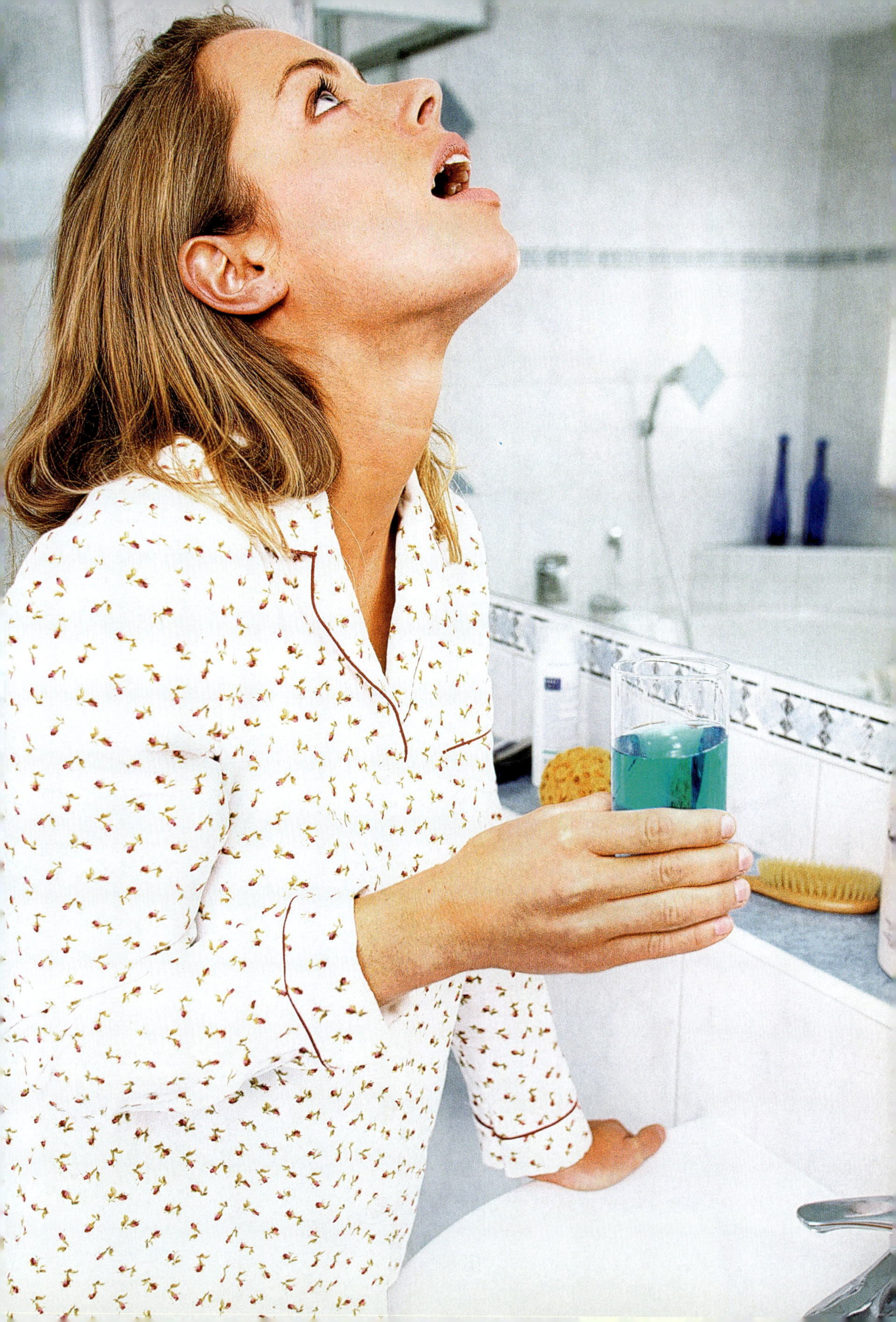

Von großem Nutzen sind auch die entzündungshemmenden und antibakteriellen Eigenschaften der echten Kamille und des Spitzwegerichs. Breit wirksam gegen bakterielle, Pilz- und Vireninfektionen wirken Arzneimittel mit Salbeiextrakten oder eine Pinselung mit Myrrhetinktur. Myrrhe ist ein gummiartiges Substanzgemisch, das bei Verletzung der Rinde verschiedener Arten der *Commiphora* (Myrrhenstrauch), die im Norden Afrikas beheimatet ist, austritt.

Gurgeln mit Odermenningaufguss

- 10g Odermenningkraut

Zubereitung

Überbrühen Sie das Kraut mit ¼ l siedendheißem Wasser. Nach fünf Minuten können Sie den Sud abseihen. Abkühlen lassen und mehrmals am Tag damit gurgeln oder den Mundraum damit spülen.

Wirkung

Odermenning ist ein altbewährtes Mittel besonders bei Heiserkeit und überstrapazierten Stimmbändern. Die Pflanze wird auch »Kraut der Sänger und Redner« genannt).

Salbei-Mundspülung

- 10g Salbeiblätter

Zubereitung

Die Kräuter mit etwa 150 ml siedendheißem Wasser aufgießen und zugedeckt fünf bis zehn Minuten ziehen lassen. Abgießen und abkühlen lassen. Den Sud können Sie für Mundspülungen oder zum Gurgeln verwenden.

Wirkung

Salbei ist ein Klassiker für die Anwendung bei Entzündungen des Mund- und Rachenraumes. Auch Infektionen mit Kandidapilzen, wie sie bei Personen vorkommen, die Kortison inhalieren müssen, können mit Salbei behandelt werden. Sie können die Wirkung noch verbessern, indem Sie den Tee mit echter Kamille mischen – also 5g Salbei und 5g Kamille verwenden.

Tipp: Fertige Salbeitinkturen oder Salbei kombiniert mit Thymian zum Bepinseln der Schleimhäute gibt es gebrauchsfertig in der Apotheke.

Erkältungskrankheiten

Erkältungskrankheiten sind ein klassisches Einsatzgebiet für Arzneipflanzen, denn bestimmte Pflanzenwirkstoffe können grippale Infekte an ihren Ursachen behandeln.

Der Sammelbegriff Erkältungskrankheiten bezeichnet mehr oder weniger heftig einsetzende, meist rasch verlaufende Erkrankungen der oberen Atemwege. Diese »grippalen Infekte« werden meist durch Viren verursacht. Im Gegensatz zur echten oder asiatischen Grippe sind die Symptome wie Fieber, Kopf- und Gliederschmerzen sowie allgemeine Abgeschlagenheit und Schwäche jedoch deutlich milder ausgeprägt. Die Schleimhäute der Atemwege sind die Eintrittspforten der Viren; dementsprechend zeigen sich hier die Entzündungszeichen. In erster Linie sind dies Halsschmerzen, Schnupfen und Husten. Besonders bei feuchtkaltem Wetter im Winter sind Millionen Menschen betroffen.

Diese Pflanzen helfen

Traditionell werden bei fiebrigen Erkältungen schweißtreibende Mittel empfohlen. Schwitzen regt das Immunsystem dazu an, sich gegen die Virusinfektion zur Wehr zu setzen. Frühzeitig und konsequent angewandt, kann eine Schwitzkur den grippalen Infekt über Nacht abbrechen. In anderen Fällen wird die Genesung zumindest beschleunigt. Klassische schweißtreibende Mittel sind Holunder- und Lindenblüten. Sie werden in Form eines heißen Erkältungstees verabreicht.
Aufgrund ihres hohen Vitamin-C-Gehalts tragen Hagebuttenschalen und Sanddornsäfte zur Versorgung mit diesem, besonders bei Erkältungskrankheiten, wichtigen Vitamin bei. Beim Hagebuttentee bleibt das Vitamin C aufgrund des hohen Gerbstoffgehalts der Früchte auch im heißen Wasser erhalten.

Eisenhut

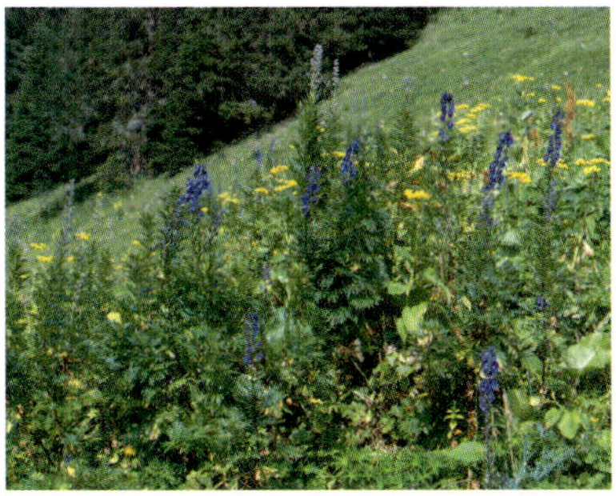

Gelber Jasmin

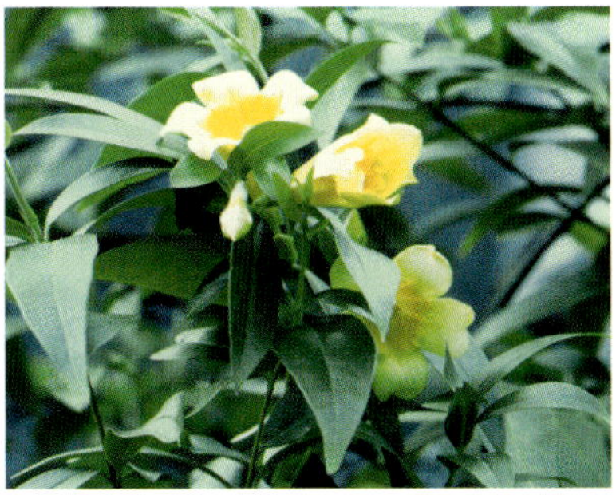

Wasserhanf

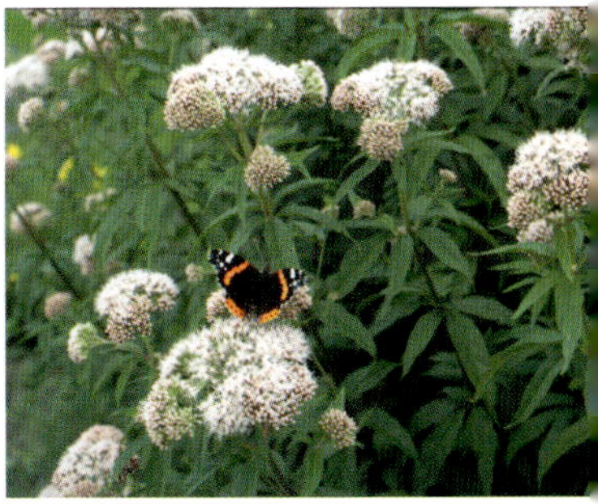

»Grippale Infekte« werden meist durch Viren verursacht, die über die Schleimhäute der Atemwege in den Körper eindringen.

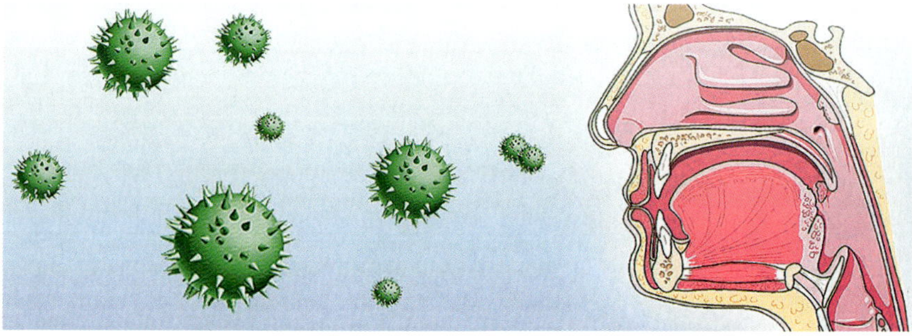

Bei Erkältungskrankheiten werden auch Arzneipflanzen wie z. B. Echinacea oder Eleutherococcus eingesetzt, die zur Anregung des geschwächten Immunsystems dienen. Eine der bekanntesten Naturarzneien gegen Erkältungskrankheiten ist der Melissengeist, eine möglichst per Destillationsverfahren hergestellte Kombination ausgewählter ätherischer Öle. Neben der sich direkt gegen die bakteriellen Erreger richtenden Wirkkomponente ist Melissengeist für seine schlaffördernde und dadurch körpereigene Abwehr stärkende Wirkung bekannt.

Erkältungstee

- Lindenblüten 30 g
- Holunderblüten 40 g
- Thymian 20 g
- Anis 5 g
- Süßholz 5 g

Die vorgestellte Teemischung enthält als schweißtreibende Bestandteile Linden- und Holunderblüten, die sich zu diesem Zweck seit langem bewährt haben. Bei den ersten Anzeichen eines grippalen Infektes getrunken, kann ein Erkältungstee durch seine schweißtreibende und immunstimulierende Wirkung die Erkrankung sogar über Nacht abwehren.

Thymian hilft, den Schleim zu lösen, und fördert den Auswurf. Außerdem ist er wirksam bei der Bekämpfung von Bakterien und hat sich daher insgesamt bei Entzündungen der Luftwege und Husten bewährt.

In ähnlicher Weise wirken auch Anis und Süßholz, die der Mischung zusätzlich einen angenehmen Geschmack verleihen.

2–3 Tassen der empfohlenen Mischung sollten möglichst gleich zu Beginn der Erkältung heiß getrunken werden. Zum Schwitzen begibt sich der Erkrankte am besten ins Bett.

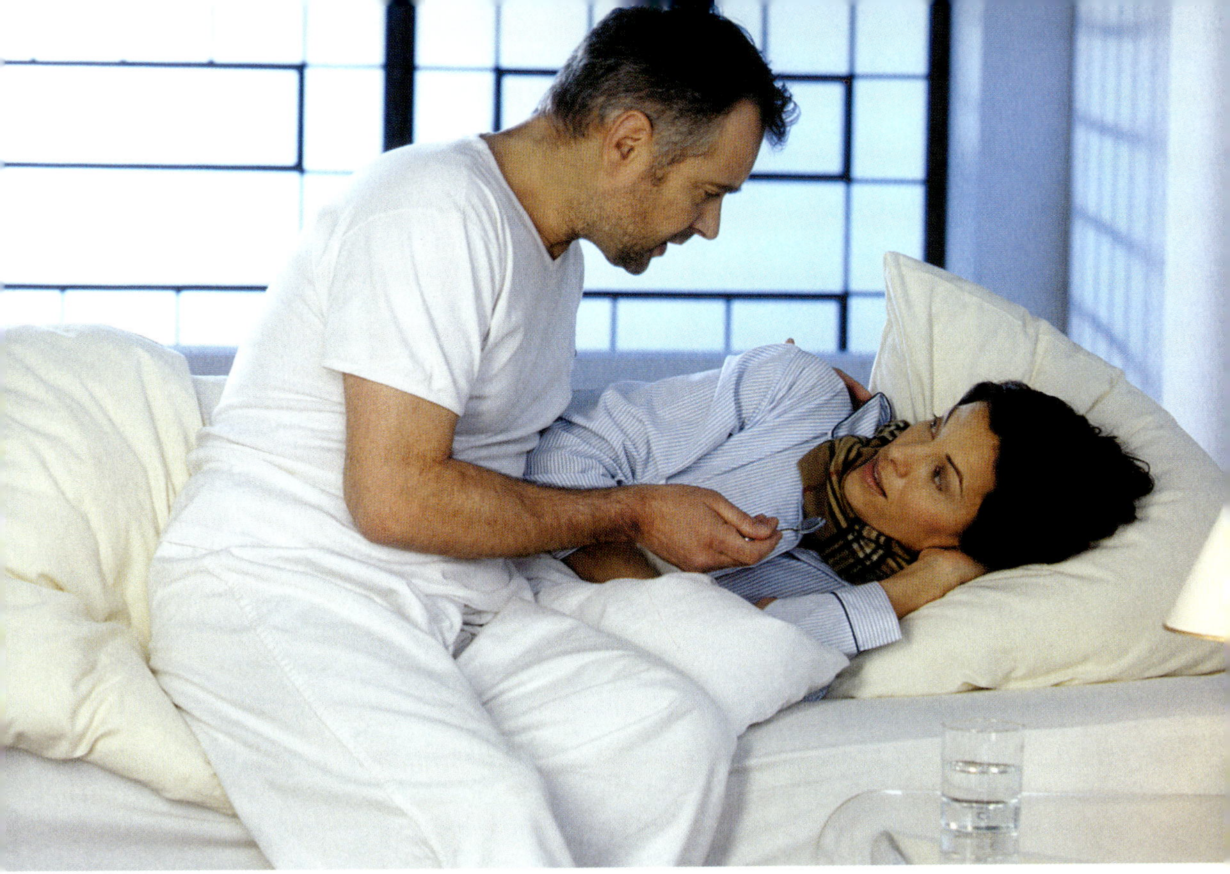

Homöopathische Hilfe

Eine besonders wichtige homöopathische Arznei bei grippalen Infekten ist der Wasserdost (*Eupatorium perfoliatum*). Mit ihm lassen sich typische Krankheitszeichen wie Zerschlagenheitsgefühl und Muskel- und Gelenkschmerzen gut behandeln. Der Wasserdost (= Wasserhanf) wird sinnvoll als Komplex-Mittel mit Blauem Eisenhut (*Aconitum napellus*) und Gelbem Jasmin (*Gelsemium sempervirens*) kombiniert, weil diese drei sich in ihrer Wirksamkeit bei der Therapie grippaler Infekte gut ergänzen. Blauer Eisenhut wird im Anfangsstadium des Infekts eingesetzt und behandelt eine auftretende erhöhte Temperatur sowie Gelenkschmerzen. Die Arzneipflanze des gelben Jasmins hilft bei Symptomen wie Kopfschmerzen und Benommenheitsgefühl, die ebenfalls typische Begleiterscheinungen eines grippalen Infekts sind.

Bei Erkrankten, die reizbar sind, nach Wärme verlangen und selbst bei hohem Fieber noch Decken und Wärmflaschen benötigen, wird auch die Brechnuss (*Nux vomica*) zur Behandlung herangezogen.

Die Grenzen der Selbstbehandlung eines »grippalen Infekts« sind überschritten, wenn das Fieber auf über 39° C steigt und/oder nach drei Tagen keine Besserung eintritt. Spätestens dann gehört die Behandlung in die Hand des Arztes.

Furunkel, Herpes, Warzen

Entzündete Hautstellen, Eiterbeulen (*Furunkel*) und Akne werden heute zumeist mit chemisch-synthetischen Desinfektionsmitteln versorgt, während die Entfernung von Warzen auf elektro-chirurgischem Wege, durch eine Laserbehandlung, erfolgt. Dabei steht der Pflanzenheilkunde auch für diese Hauterkrankungen ein breites Spektrum an geeigneten Arzneien zur Verfügung.

Diese Pflanzen helfen

Dass der gelbe Milchsaft des Schöllkrauts gegen Viren wirkt, die Warzen verursachen, ist seit langem bekannt. Das Wissen über die virenhemmenden Eigenschaften der Melisse, die z. B. bei der Behandlung von Lippenbläschen von großem Nutzen sind, geht auf die moderne Arzneipflanzenforschung zurück.

Ätherische Öle bzw. Harze (z. B. aus Rosmarin und Fichtenspitzen) haben eine gute desinfizierende Wirkung und können, in Form von Salben aufgetragen, das Abheilen von oberflächlichen Entzündungen beschleunigen.
Auch gerbstoffhaltige Mittel wie die Eichenrinde können hier durch ihre antibakteriellen und zusammenziehenden Eigenschaften sehr nützlich sein.
Zur Behandlung verhärteter und entzündeter Hautstellen eignen sich als erweichendes Mittel pflanzliche Schleime, wie sie z. B. durch mehrstündiges Quellen von Bockshornsamen in Wasser gewonnen werden können.
Traditionell wird der frische gelbe Milchsaft des Schöllkrauts zum Auftragen auf Warzen empfohlen. Führt man eine solche Behandlung konsequent ein- bis zweimal täglich über ein bis zwei Wochen durch, können Warzen, die ja kleine, von Viren erzeugte Tumoren darstellen, tatsächlich verschwinden. Die Wirkung ist vermutlich auf jene Alkaloide zurückzuführen, die dem Milchsaft des Schöllkrauts die gelbe Farbe verleihen: Sie wirken antiviral und hemmen zu rasche Zellteilungen.

Melisse

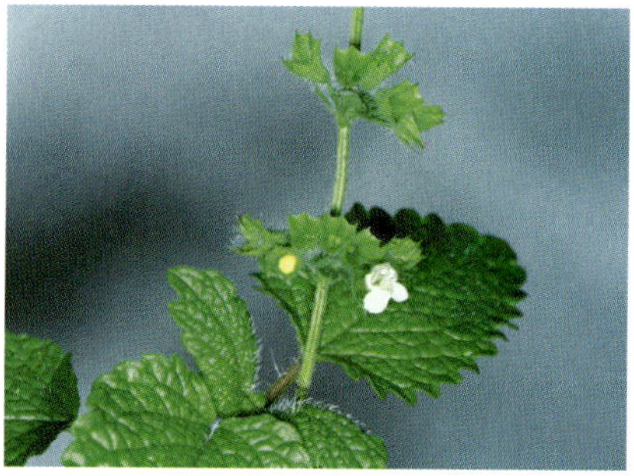

Schöllkraut

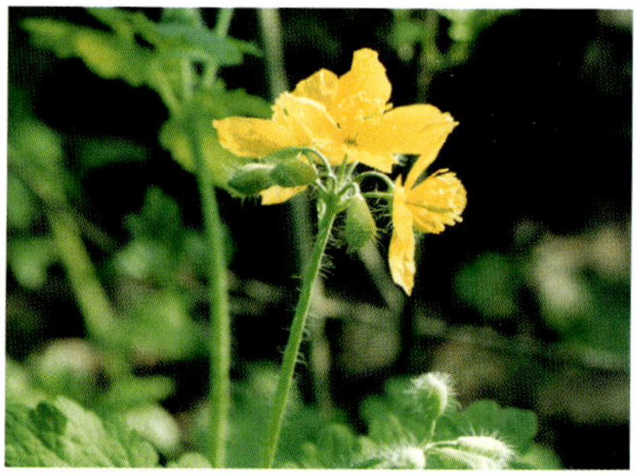

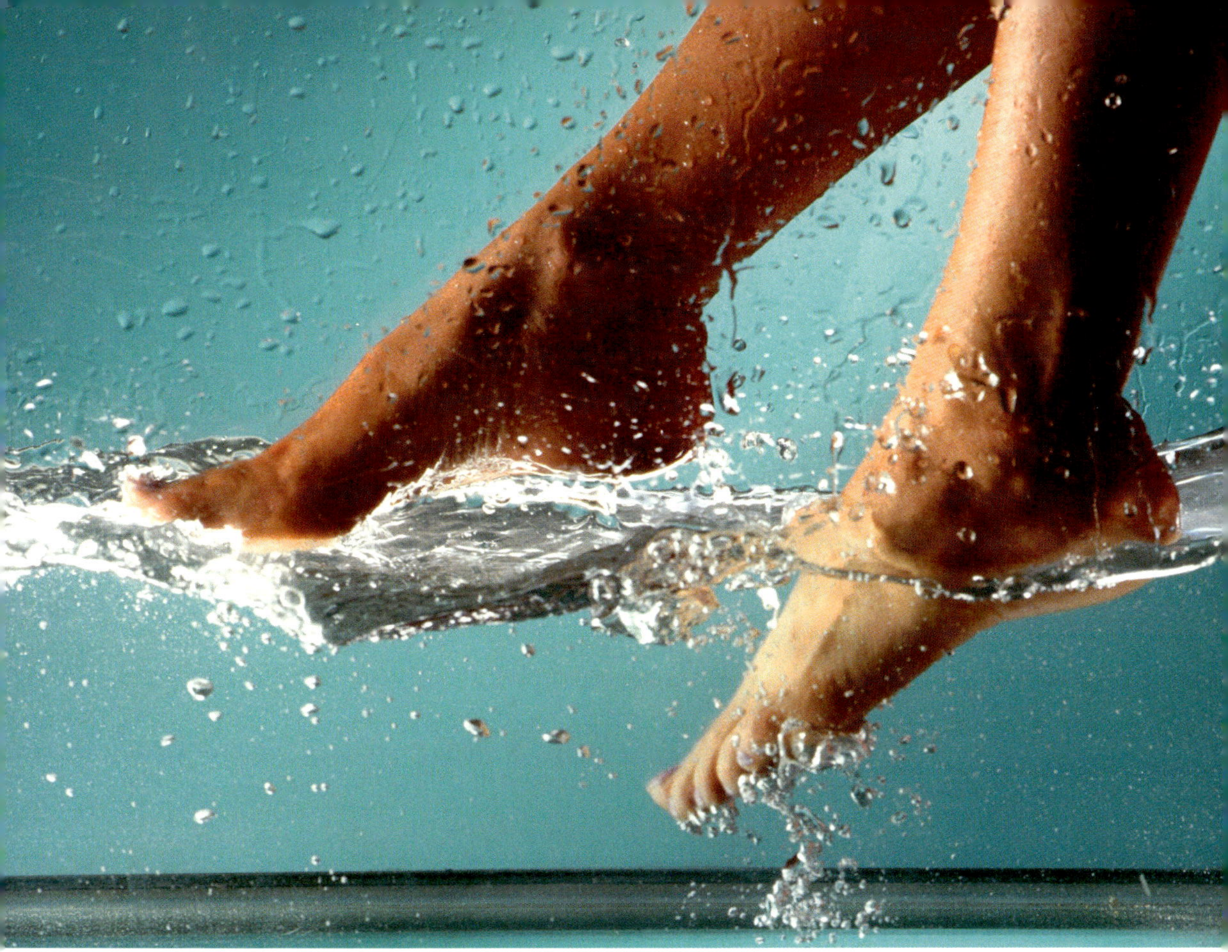

Die Melisse kennen viele aus beruhigenden und einschlaffördernden Tees und Fertigarzneimitteln. Für diese Wirkung der Pflanze wird in erster Linie das in ihr enthaltene ätherische Öl verantwortlich gemacht. Äußerlich in Form einer Salbe angewandt aber wirkt ein Extrakt aus der Melisse, der reich an so genannten *Phenolcarbonsäuren* ist, gegen die von Viren verursachten Lippenbläschen.

Rosmarinöltinktur gegen Furunkel

Zubereitung

Das ätherische Öl mit dem Alkohol mischen. Etwas davon auf einen Wattebausch geben und auf die betroffene Stelle legen. Diese Auflage sollten Sie 15 bis 30 Minuten auf der Haut lassen. Sie können den Furunkel ein bis zweimal täglich damit behandeln.

Wirkung

Die Mischung wirkt antibakteriell und verhindert damit ein Ausbreiten der Erreger. Außerdem regt es die Durchblutung der Haut an.

- **1 ml ätherisches Rosmarinöl**
- **20 ml 40-%iger Alkohol**

Arzneipflanzen können die Bildung der Gallenflüssigkeit in der Leber wie auch deren Abfluss in den Dünndarm fördern und so helfen, die unangenehmen Gallenbeschwerden zu lindern.

Gallenbeschwerden

Die von der Leber gebildete Gallenflüssigkeit wird in der Gallenblase gespeichert. Nach der Nahrungsaufnahme zieht sich die Muskulatur der Gallenblase zusammen, die Gallenflüssigkeit wird über den Gallengang in den Dünndarm gedrückt. Die Gallensäuren wirken im Dünndarm ähnlich wie ein Spülmittel. Sie greifen die mit der Nahrung aufgenommenen Fette an und ermöglichen so deren Zersetzung durch Fermente (*Lipasen*), die in der Bauchspeicheldrüse gebildet werden. Gallengang und Gallenblase sind sehr schmerzempfindliche Organe, die schon bei kleinen Störungen erhebliche Beschwerden verursachen können.
Wird in der Leber zu wenig Gallenflüssigkeit gebildet oder ist die Gallenmuskulatur verkrampft oder gelähmt, kommt es, insbesondere nach fetten Mahlzeiten, zu unangenehmen Verdauungsstörungen mit Völlegefühl, Blähungen, krampfartigen Schmerzen oder Übelkeit. Zur Linderung solcher Beschwerden steht eine große Anzahl von gut wirksamen Arzneipflanzen zur Verfügung, von denen einige eher den Abfluss der gebildeten Galle fördern, während andere hauptsächlich die Gallenproduktion in der Leber steigern.

Diese Pflanzen helfen

Erdrauchkraut, Schöllkraut und die Früchte der Zahnstocherammei lösen in erster Linie Verkrampfungen der Gallenwege und sorgen so dafür, dass die Gallensäuren rechtzeitig in den Dünndarm gelangen. Dem Erdrauchkraut wird zusätzlich auch eine günstige Wirkung bei krankhaft gesteigerter Gallenproduktion zugesprochen.

Meerrettich

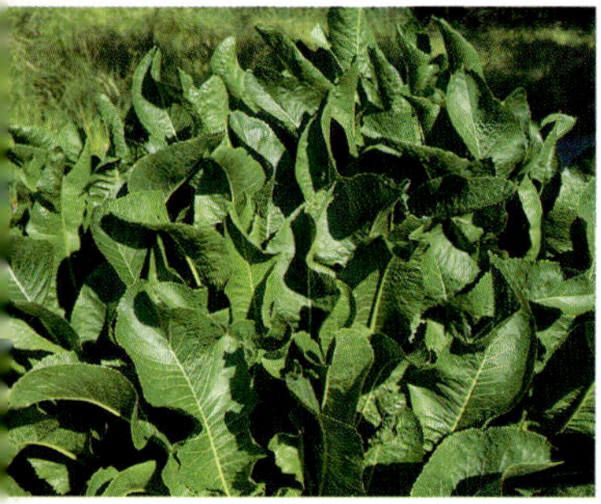

Artischocke

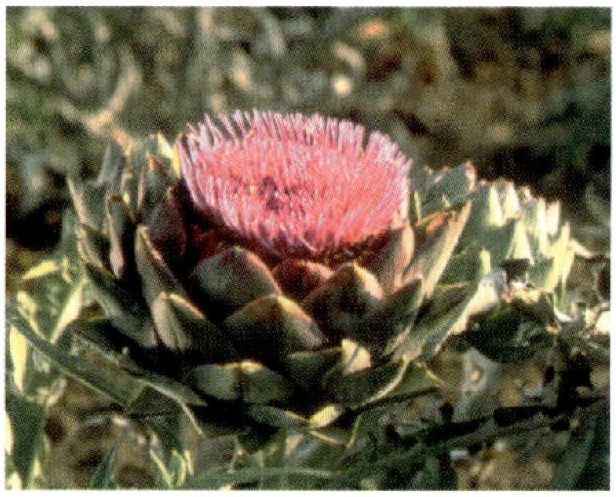

Schafgarbe

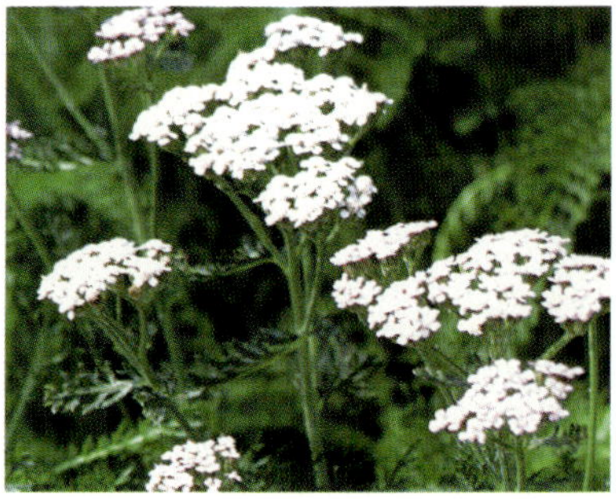

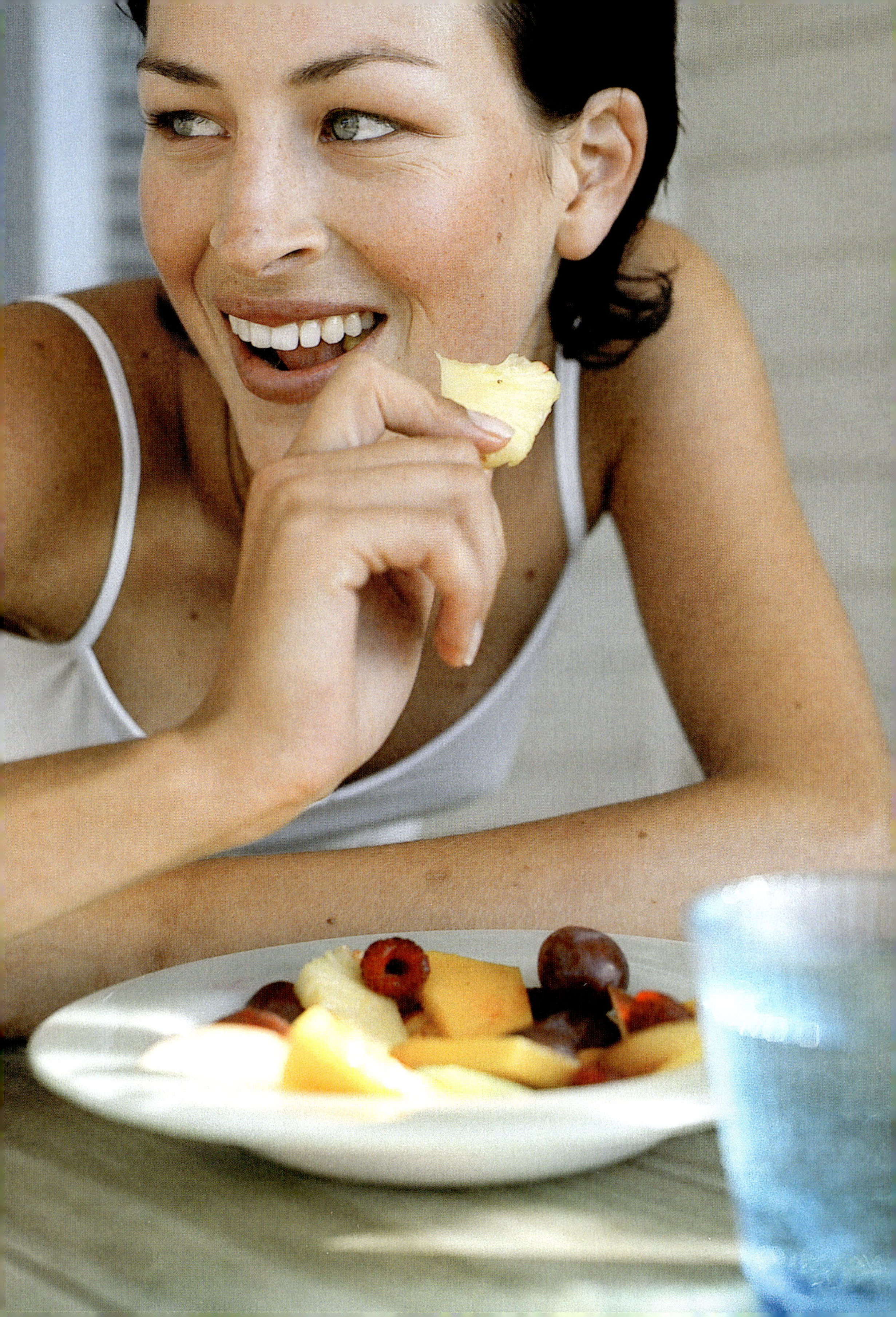

Lähmungen der Gallenwege führen ebenso wie Verkrampfungen zu Behinderungen beim Abfluss der gespeicherten Gallenflüssigkeit in den Dünndarm. Die scharfe Meerrettichwurzel soll die notwendigen wellenförmigen Bewegungen (*Peristaltik*) der Gallenmuskulatur fördern.

Das beste Mittel bei mangelnder Gallenbildung in der Leber ist hochkonzentrierter Artischockenblätterextrakt. Rechtzeitig vor der Mahlzeit eingenommen, vermag die Arznei aus der Artischocke die Produktion der Gallensäuren derart effektiv zu steigern, dass Verdauungsbeschwerden auch bei den Menschen verschwinden, denen die Gallenblase entnommen wurde, denen also der »Sammelbehälter« für die Gallenflüssigkeit fehlt.

Auch die typischen aromatischen Bittermittel wie Schafgarbe, Wermut, Andorn, Erzengelwurz und Löwenzahn fördern die Gallenbildung.

Kurkuma, das asiatische Gewürz, das den Curry aromatisch und gelb, aber nicht scharf macht, fördert, wie auch die Pfefferminze, sowohl die Produktion als auch den Abfluss der Galle.

- **20g Schöllkraut**
- **20g Pfefferminzblätter**
- **30g Kümmelfrüchte**
- **30g Javanische Gelbwurz**

Gallen- und Lebertee

Wird zu wenig Gallenflüssigkeit gebildet oder ist die Gallenmuskulatur verkrampft, kommt es, insbesondere nach fetten Mahlzeiten, zu unangenehmen Verdauungsstörungen mit Völlegefühl und Blähungen: »Das Essen liegt schwer im Magen«. Ein sinnvoll zusammengesetzter Arzneitee verschafft Linderung.

Kurkuma

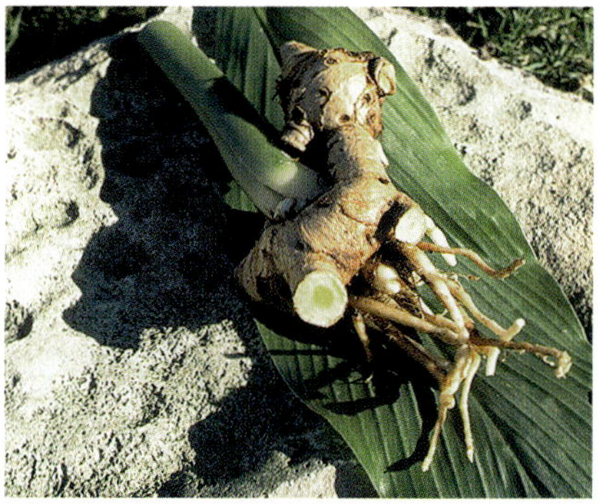

Löwenzahn

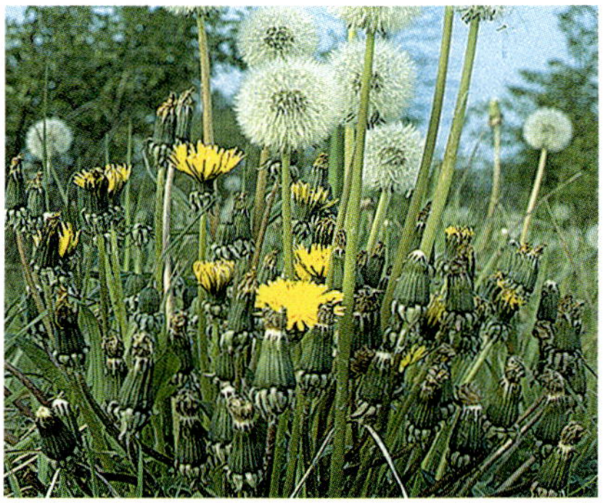

Gicht

Gicht ist ein Beispiel für Stoffwechselerkrankungen, bei denen Phytotherapie und Homöopathie an ihre Grenzen stoßen.

Bei Erkrankungen, die unsere Stoffwechselsysteme oder die Steuerung von Stoffwechsel und Organen durch Hormone betreffen, gilt ganz allgemein: die ärztliche Diagnose und Verordnung hat hier immer über allen Versuchen der Selbstbehandlung zu stehen!

Bei den meisten dieser Erkrankungen stoßen Pflanzenheilkunde und Homöopathie sehr deutlich an ihre Grenzen. Dennoch können zur Unterstützung der Behandlung akuter Erkrankungen pflanzliche Arzneimittel herangezogen werden, wie z. B. bei Gicht.

Bei Gichtkranken lagern sich Harnsäurekristalle in den Gelenken ab, vor allem in den großen Zehen, den Fingern, Knien und Ellenbogen. Der Grund dafür liegt in einer Störung des Purinstoffwechsels. Harnsäure entsteht bei der Aufspaltung von Proteinen im Verdauungsablauf und wird von den Nieren über den Harn ausgeschieden. Funktionieren entweder die Nieren nicht richtig oder wird mehr Harnsäure produziert, als sie verkraften können, setzt sie sich in Form von Kristallen in den Gelenkzwischenräumen fest und verursacht über eine heftige Reaktion des Immunsystems die typischen Gichtschmerzen.

Diese Pflanzen helfen

Das einzig wirksame Mittel beim akuten Gichtanfall stammt aus dem Pflanzenreich: Das Alkaloid *Colchicin* aus der Herbstzeitlosen kann die äußerst schmerzhafte Reaktion des Organismus auf das Auskristallisieren der Harn-

Herbstzeitlose

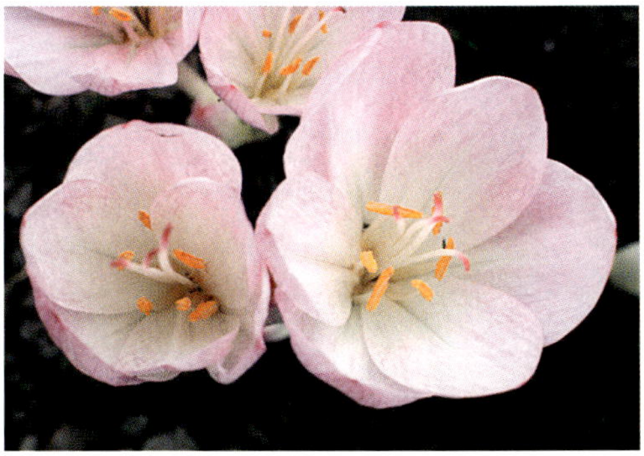

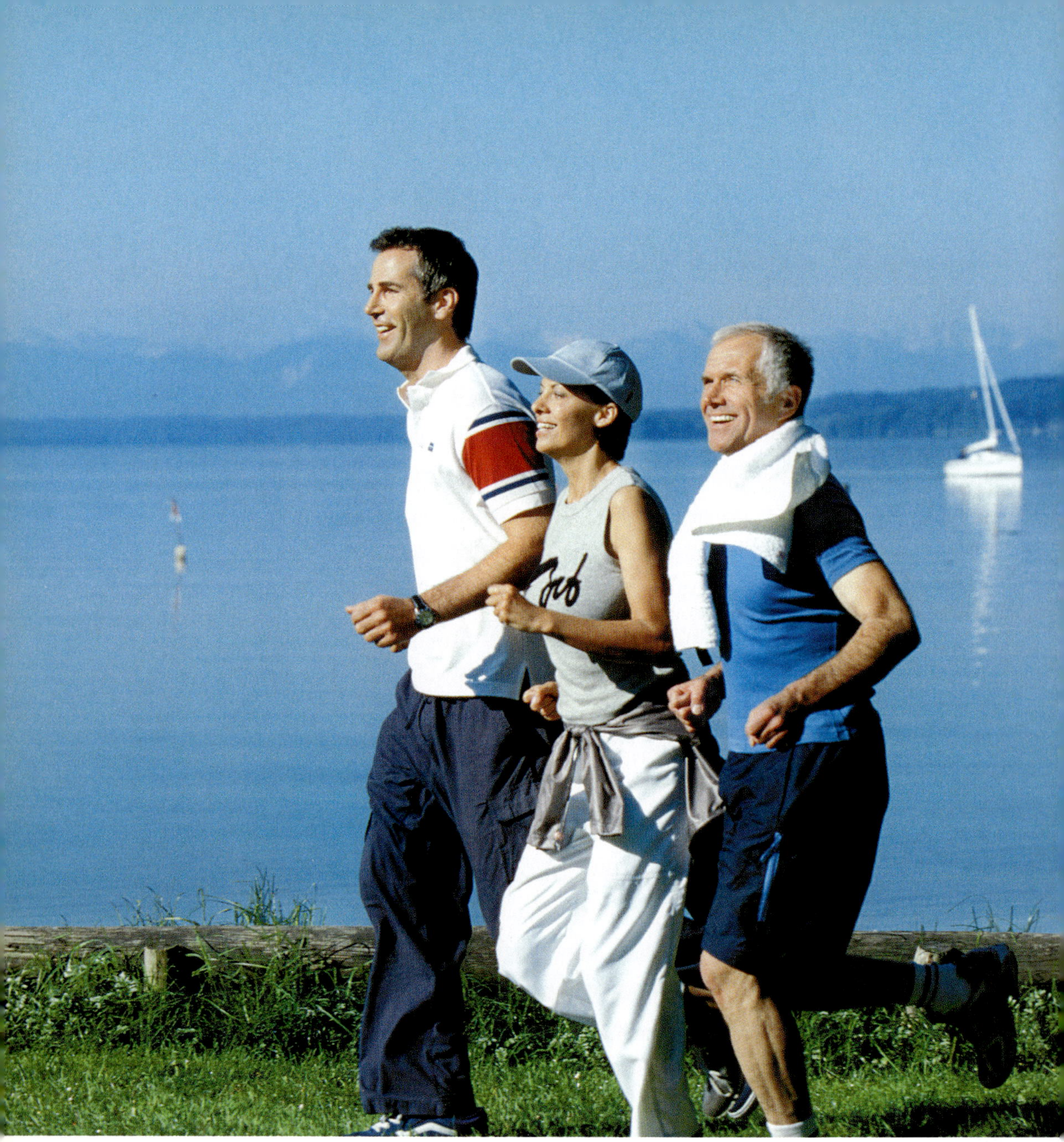

säure in den Blutgefäßen unterbinden. Die Behandlung geht zumeist mit schweren Nebenwirkungen einher: Fast immer kommt es zu Übelkeit, Erbrechen und Durchfall. Colchicin ist sehr giftig und deshalb verschreibungspflichtig!

Strenggenommen gehört die Anwendung isolierter Reinsubstanzen aus Pflanzen, wie in diesem Fall aus der Herbstzeitlosen, nicht zur Phytotherapie. Sie kommt der Therapie mit chemisch-synthetischen Wirkstoffen erheblich näher.

Harnwegsentzündungen, Reizblase

Die ableitenden Harnwege erstrecken sich vom Nierenbecken über die Harnleiter und die Blase bis zur Harnröhre. Die kompletten Harnwege sind mit empfindlichen Schleimhäuten ausgekleidet und anfällig für Infektionen.

Bis zu 50 Prozent der Frauen leiden manchmal bis häufig an bakteriellen Infektionen der ableitenden Harnwege und der Blase. Diese Erkrankungen beginnen zumeist plötzlich und gehen mit Brennen und krampfartigen Schmerzen beim Wasserlassen einher. Hinzu kommt häufiger und quälender Harndrang. Üblicherweise werden solche Infektionen mit Antibiotika behandelt, die bei häufigem Einsatz allerdings wirkungslos werden können. Die Behandlung mit pflanzlichen Arzneimitteln ist bei einem so genannten unkomplizierten Verlauf der Infektion möglich, das heißt, wenn kein Fieber auftritt und Nieren und Nierenbecken nicht betroffen sind. Im Zweifelsfall ist immer ein Arzt aufzusuchen! Kehren Harnwegsinfektionen häufig wieder, kann das zur Entstehung einer chronischen Reizblase führen. Die entzündlichen Symptome treten dann auch ohne die Beteiligung bakterieller Erreger auf.

Bei unkomplizierten Infektionen der ableitenden Harnwege ist eine Behandlung mit Arzneipflanzen sinnvoll, die durchspülende, desinfizierende, entzündungshemmende und krampflösende Eigenschaften aufweisen.

Diese Pflanzen helfen

Birkenblätter, Hauhechelwurzel, Brennnesselkraut, Wachholderbeeröl und Bohnenhülsen werden bei Harnwegsentzündungen traditionell genutzt, weil sie die Harnmenge erhöhen können und so durchspülend wirken. Im Gegensatz zu harntreibenden chemisch-synthetischen Arzneimitteln (*Diuretika*) kommt es bei pflanzlichen Durchspülungsmitteln (*Aquaretika*) nicht zu nennenswerten

Goldrute

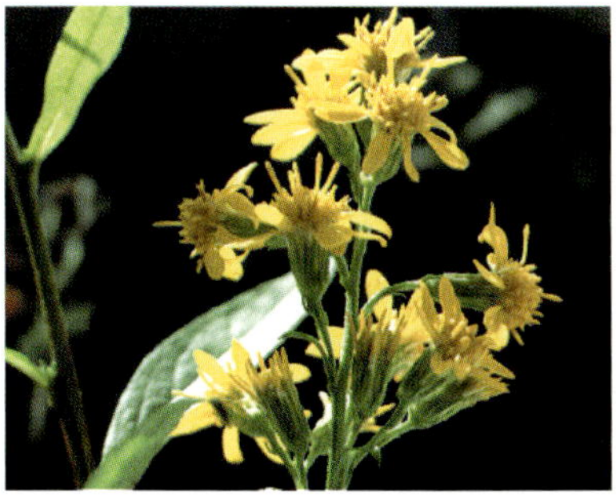

Bärentraube

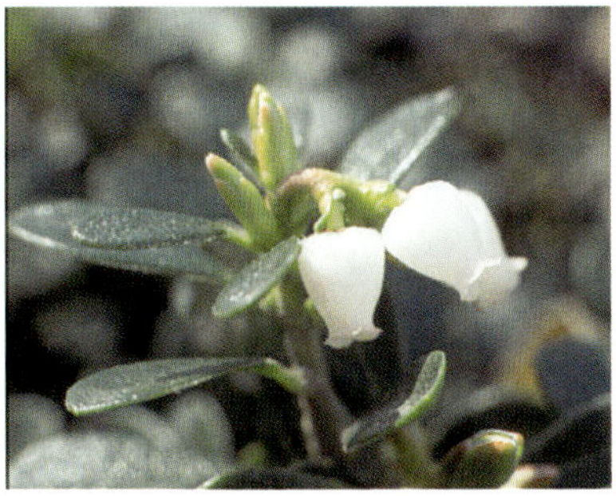

Birke

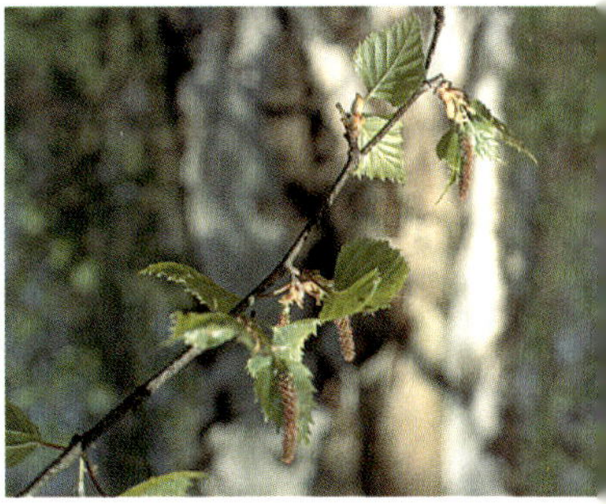

Gerade bei Blasen- und Nierenbeschwerden können im Rahmen einer Selbstbehandlung ernsthafte Störungen übersehen werden. Im Zweifelsfalle sollte immer ein Arzt aufgesucht werden!

Verschiebungen im Mineralstoffhaushalt. Aquaretika können daher, in Verbindung mit der Aufnahme größerer Flüssigkeitsmengen, nebenwirkungsfrei bei bakteriellen Infektionen der ableitenden Harnwege eingesetzt werden. Durch das verstärkte Ausschwemmen der Erreger und ihrer Stoffwechselprodukte kann die Dauer eines Blasenkatarrhs erheblich verkürzt werden.

Die echte Goldrute verfügt neben dem durchspülenden Effekt zusätzlich über ausgeprägte entzündungshemmende und krampflösende Wirkungen. Sie stellt bei unkomplizierten Harnwegsinfektionen in vielen Fällen eine gute Alternative zum häufigen Einsatz von Antibiotika dar. Auch die Beschwerden bei einer chronischen Reizblase lassen sich mit hochdosierten Goldrutenextrakten lindern.

Bärentraubenblätter wirken nicht durchspülend. Aufgrund ihres hohen Gehaltes an desinfizierendem *Arbutin* könnte man sie als pflanzliches Antibiotikum für die Harnwege bezeichnen. Beim Einsatz von Bärentraubenblättern ist eine möglichst hohe Dosierung wichtig. Der desinfizierende Effekt kann durch den Verzehr von möglichst viel Obst und Gemüse gesteigert werden, weil dadurch der Harn etwas alkalisch wird, das heißt an Säure verliert.

Homöopathische Hilfe

Sehr häufig sind Harnwegs- und Blasenleiden chronisch oder treten immer wieder auf. Die homöopathische Therapie ist gerade bei diesen chronischen Fällen sehr empfehlenswert, da sie am gestörten Gleichgewicht des Organismus angreift und die Selbstheilungskräfte anregt.

Aufgrund der vielfältigen Symptome bei Erkrankungen der ableitenden Harnwege bieten sich Kombinationspräparate zur homöopathischen Behandlung an. Bei Entzündungen der Blase hat sich eine Kombination von Berberitze (*Berberis*), Spanischer Fliege (*Cantharis*) und Bittersüßer Nachtschatten (*Dulcamara*) bewährt.

Blasen- und Nierentee

- **40g Bärentraubenblätter**
- **20g Birkenblätter**
- **20g Schachtelhalmkraut**
- **20g Bohnenhülsen**

Zur Abtötung der Bakterien und zum Durchspülen der Harnwege sollten täglich 4–8 Tassen getrunken werden.

Dieser Tee hat noch einen positiven Zusatzeffekt: Der Bildung von Harn- und Nierengrieß wird vorgebeugt.

Der Verzehr von Obst und Gemüse kann den desinfizierenden Effekt bestimmter Heilpflanzen steigern.

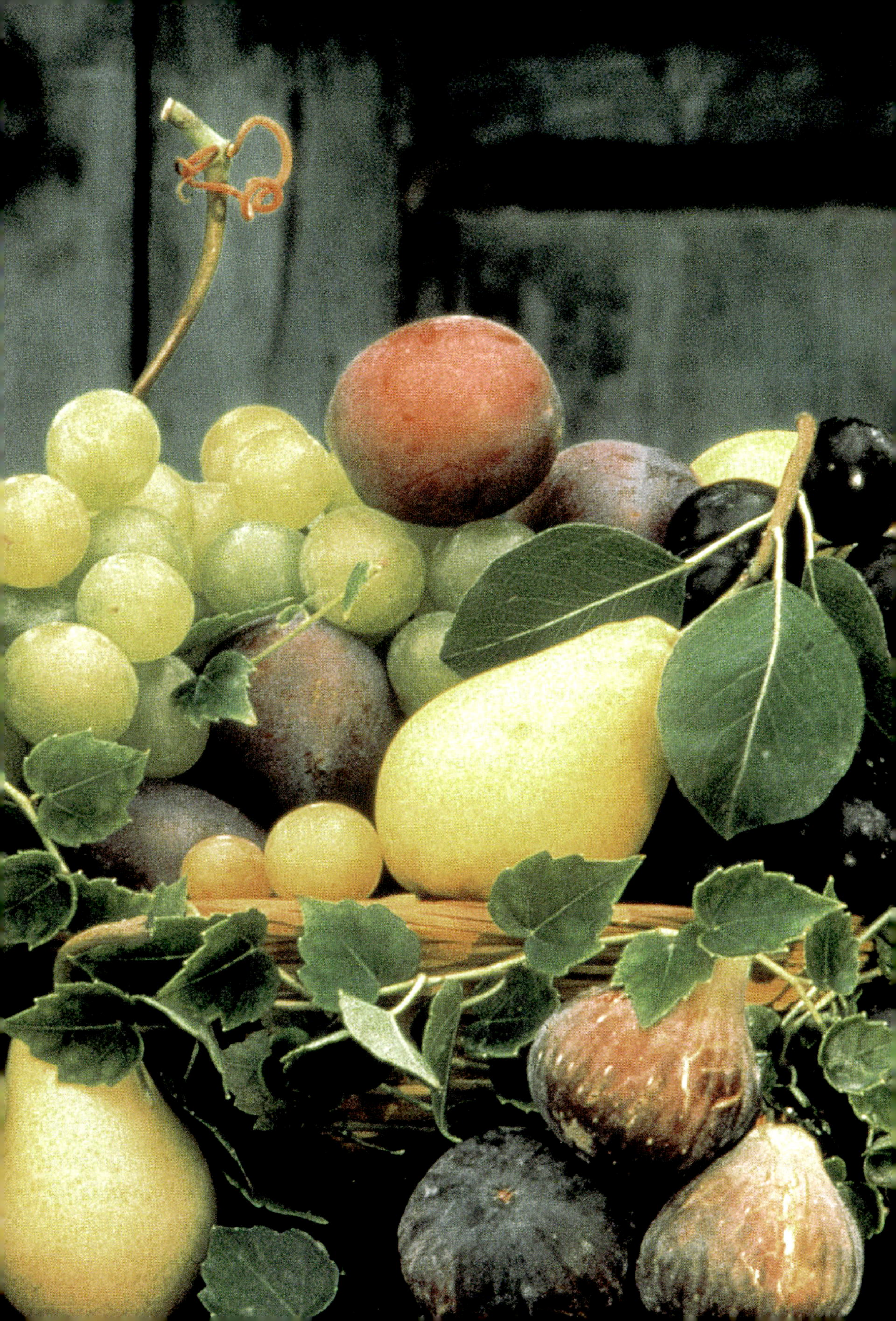

Herzbeschwerden jeglicher Art gehören zunächst ärztlich abgeklärt. Beschwerden, die nicht auf krankhaften organischen Veränderungen beruhen, lassen sich mit pflanzenheilkundlichen und homöopathischen Mitteln gut behandeln. Bei der Vorbeugung von Herz-Kreislauf-Erkrankungen können pflanzliche Arzneimittel viel dazu beitragen, die Risiken zu senken.

Herz-Kreislauf-Erkrankungen

Mehr als 40 Prozent der Menschen sterben hierzulande am Herzinfarkt. Der Vorbeugung von Herz-Kreislauf-Erkrankungen, die insgesamt sogar mit über 50 Prozent die Todesfallstatistik anführen, kommt daher eine enorme Bedeutung zu. Neben Bewegung und einer gesunden Ernährung können auch pflanzliche Arzneimittel der Entstehung der gefürchteten Arteriosklerose (»Arterienverkalkung«), die als einer der Hauptverursacher von Herz-Kreislauf-Erkrankungen gilt, vorbeugen.

Herzbeschwerden im eigentlichen Sinne gehören zunächst ärztlich abgeklärt. Liegen keine krankhaften organischen Veränderungen, etwa ein Herzklappenfehler oder eine Verengung der Herzkranzgefäße, vor, können phytotherapeutische und homöopathische Arzneimittel von hohem Nutzen sein.

Diese Pflanzen helfen

Extrakte aus Artischockenblättern senken den Cholesterin- und den Triglyceridspiegel im Blut. Diese beiden »Fettfraktionen« sind in Bezug auf die Entstehung der Arteriosklerose am gefährlichsten. Zudem werden bestimmte chemische Reaktionen des Cholesterins durch aggressive »freie Radikale« im Kreislauf gemindert; dadurch verringert sich die Anlagerung dieses fettartigen Stoffes an die Innenwände der Gefäße. Auch die regelmäßige Einnahme schonend hergestellter Knoblauchpräparate kann die Blutfettwerte senken. Zudem wirken die geruchsintensiven Öle des Knoblauchs leicht blutdrucksenkend und beugen Thrombosen vor. Ähnlich wirkt auch der Bärlauch.

Ginkgo

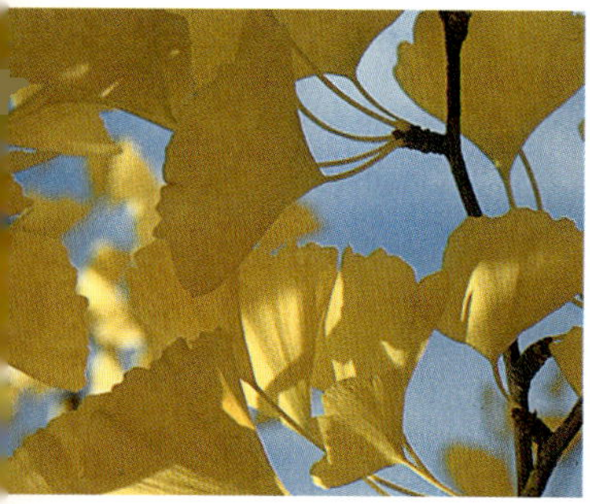

Knoblauch

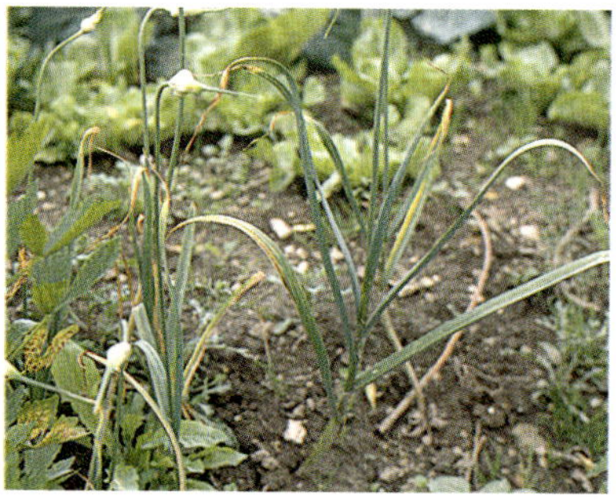

Weißdorn

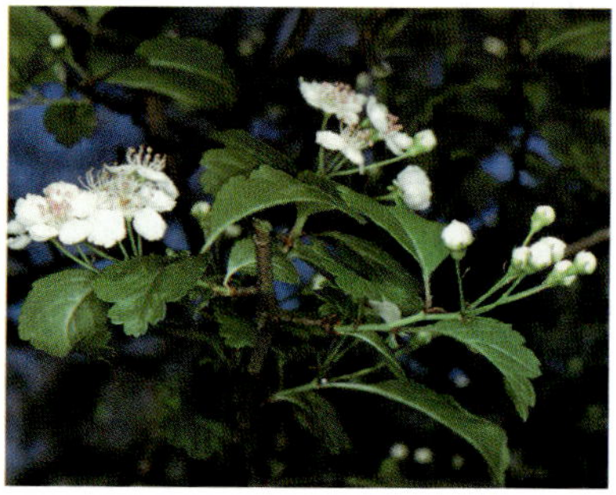

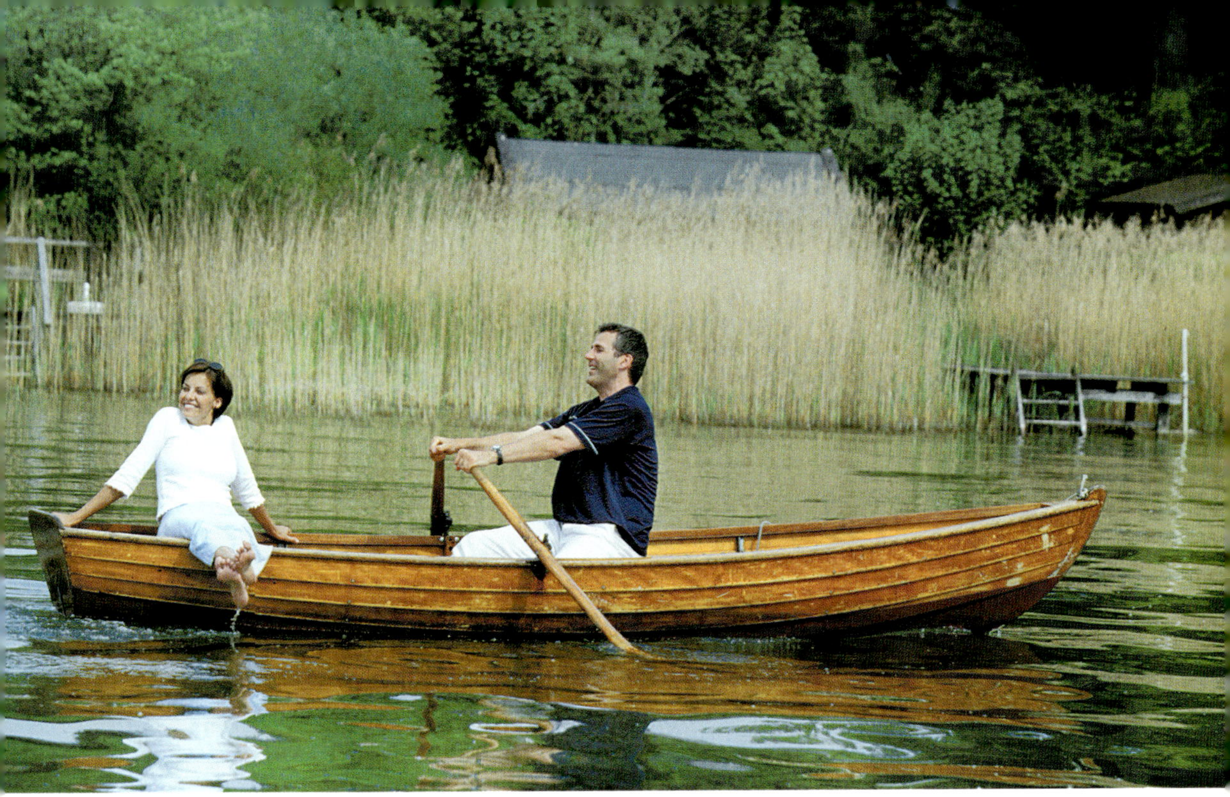

Bewegung an frischer Luft stärkt Herz und Kreislauf nachhaltig.

Melissengeist hat sich aufgrund seiner beruhigend stabilisierenden Wirkkomponente u. a. bei nervös bedingten Herzbeschwerden bewährt.

Im Mittelmeerraum werden die Blätter des Ölbaumes genutzt, um den Blutdruck zu senken.

Zur Senkung eines erhöhten Blutdrucks wird auch *Reserpin* genutzt, ein Alkaloid, das aus der in Afrika beheimateten Schlangenwurzel *(Rauvolfia serpentina)* isoliert wird. Die aus dieser Wurzel gewonnenen Arzneimittel sind aufgrund ihrer starken Wirkung allerdings verschreibungspflichtig.

Auch zur Anregung eines zu schwachen Kreislaufs bzw. zur Steigerung des Blutdrucks können Arzneipflanzen dienen. Das klassische Mittel zur Anregung ist ein morgendliches Bad mit Rosmarin-Auszügen. Die Wirkung geht u. a. auf den im ätherischen Öl enthaltenen Kampfer zurück.

Zur Förderung der Durchblutung haben sich in klinischen Studien Extrakte, die aus den Blättern des Ginkgo-Baums gewonnen werden, als gut wirksam erwiesen.

Die vielleicht wichtigste Wirkung des Weißdorns ist die Förderung der Herzmuskel-Leistung. Besonders für ältere Menschen ist dies von Bedeutung, denn im Alter lässt die Pumpleistung des Herzmuskels nach. Weißdorn steigert auch die Durchblutung der Herzkranzgefäße (*Koronarien*), wodurch der Herzmuskel mehr Sauerstoff erhält. Darüber hinaus zeigen neuere Untersuchungen, dass Weißdorn regulierende Effekte auf den Herzrhythmus hat. Schließlich verbessert diese Arzneipflanze auch die Fließeigenschaften des Blutes.

Homöopathische Hilfe

Komplex-Mittel aus der Homöopathie enthalten mit den Arzneipflanzen Kampfer (*Camphora*) und Weißdorn (*Crataegus*) zwei pflanzliche Bestandteile, die in dieser Kombination besonders wirksam bei Kreislaufbeschwerden eingesetzt werden können. Kreislaufprobleme, die mit Schwächezuständen und Schwindelgefühlen oder gar mit einer Kollapsneigung verbunden sind, werden vornehmlich mit dem natürlichen Kampfer behandelt. Weißdorn besitzt durchblutungsfördernde Eigenschaften und trägt insbesondere zur Unterstützung des Herzens bei.

Als Einzelmittel ist Eisenhut (*Aconitum napellus*) eine wichtige Arznei bei Herzklopfen, also bei rasendem und unregelmäßigem Puls. Gegen »Herzdruck«, der das Zeichen einer beginnenden Herzschwäche (*Herzinsuffizienz*) sein kann, hilft Arnika. Die Königin der Nacht (*Cactus grandiflorus*) ist eine wichtige »Notfall-Arznei«, die bei nervösem Herzen mit Angstgefühl und heftigen Schmerzen, auch mit Ausstrahlung in den linken Arm, eingesetzt wird.

Beim Gefühl der »Herzenge«, vor allem nachts, mit Beklemmungsgefühl und Angst kann Buschmeister (*Lachesis*) die richtige Arznei sein.

Herz- und Kreislauftee

- **70 g Weißdornblätter mit Blüten**
- **30 g Weißdornfrüchte**

Der heimische Weißdorn-Strauch gehört zu den am besten untersuchten Arzneipflanzen. Die herzstärkende Wirkung geht sowohl Blättern und Blüten als auch von den Früchten aus. Bei keiner der zahlreichen anderen Arzneipflanzen, die in der Volksheilkunde im Bereich von Herz-Kreislauf-Störungen genutzt werden, ist die Wirksamkeit wissenschaftlich so eindeutig nachgewiesen. Darum enthält die hier empfohlene Teemischung ausschließlich drei verschiedene Bestandteile des Weißdorns: Blätter, Blüten und Früchte. Die heilenden Wirkungen werden allerdings nicht von einem auf den anderen Tag erzielt. Die positiven Effekte, die übrigens mit keinerlei schädlichen Nebenwirkungen verbunden sind, stellen sich bei kurmäßiger Anwendung nach einigen Wochen ein.

Für die Daueranwendung ist die Teemischung gut geeignet: Sie schmeckt nämlich ausgezeichnet!

Bestehen bereits Herz-Kreislauf-Beschwerden, sollte jedes Training mit dem behandelnden Arzt abgestimmt werden.

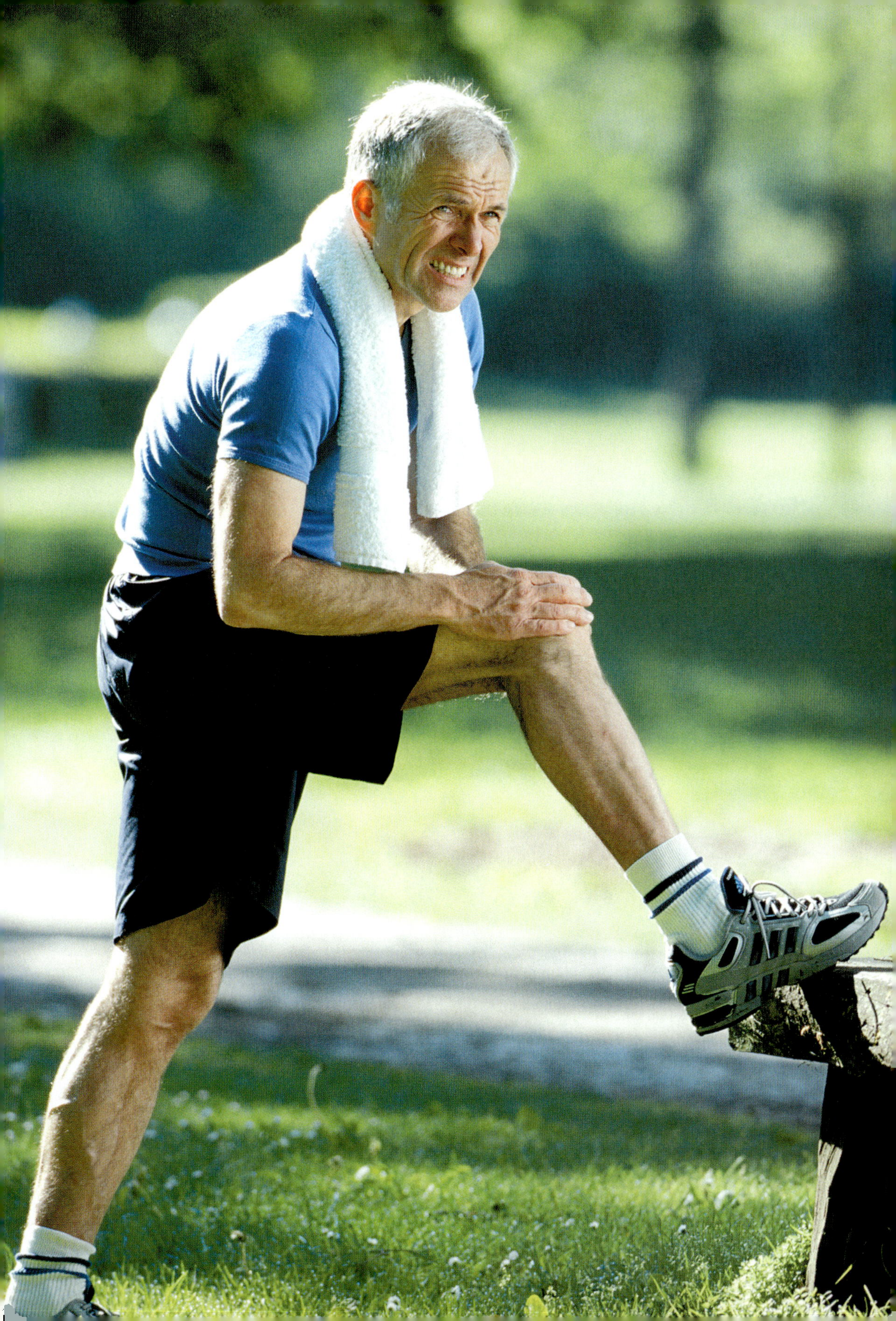

Ist unser Immunsystem geschwächt, dauern Infektionen durch Viren, Bakterien oder Pilze oft überdurchschnittlich lang und sind in ihrer Intensität verstärkt. Pflanzliche Immunstimulantien können die Abwehrkräfte des Organismus stärken.

Immunschwäche, Stimulation der Immunabwehr

Unser Immunsystem hat die Aufgabe, in den Organismus eingedrungene Krankheitskeime aufzuspüren, zu erkennen und sie unschädlich zu machen. Verschiedenste Einflüsse wie etwa dauerhafter Schlafmangel und Stress, ungesunde Ernährung, Rauchen, die Einnahme bestimmter Arzneimittel oder auch der Einfluss von UV-Strahlung können unsere Immunabwehr schwächen. Infektionen sind dann mit großer Wahrscheinlichkeit in ihrer Intensität verstärkt und dauern länger an.

Diese Pflanzen helfen

Spezielle Zubereitungen aus verschiedenen Arzneipflanzen können die Funktionen des Immunsystems stärken und uns helfen, eine Infektion schneller zu überwinden. So lässt sich nach Einnahme von Arzneien aus Purpursonnenhut oder einer Kombination aus Purpursonnenhut, wildem Indigo und Lebensbaum beispielsweise eine Erhöhung der Zahl bestimmter Immunzellen (*Leukozyten*) im Blut nachweisen. In der Pflanzenheilkunde findet auch der Wasserdost (= Wasserhanf) erfolgreich Anwendung.
Erkältungskrankheiten, insbesondere Infektionen der oberen Luftwege, lassen sich durch die Einnahme pflanzlicher Immunstimulantien mitunter erheblich abkürzen. Je früher im Anfangsstadium einer Erkältung mit der Einnahme begonnen wird, desto effektiver können abwehrstärkende Präparate wirken.

Echinacea

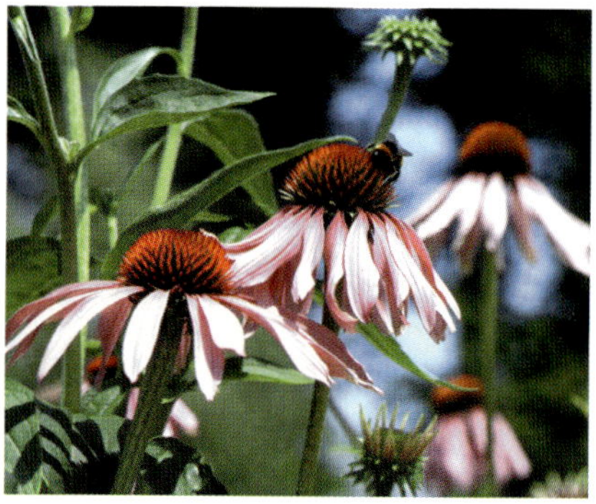

Wasserdost

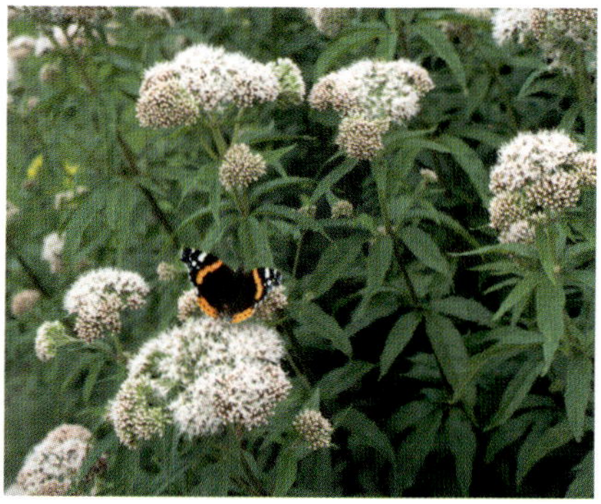

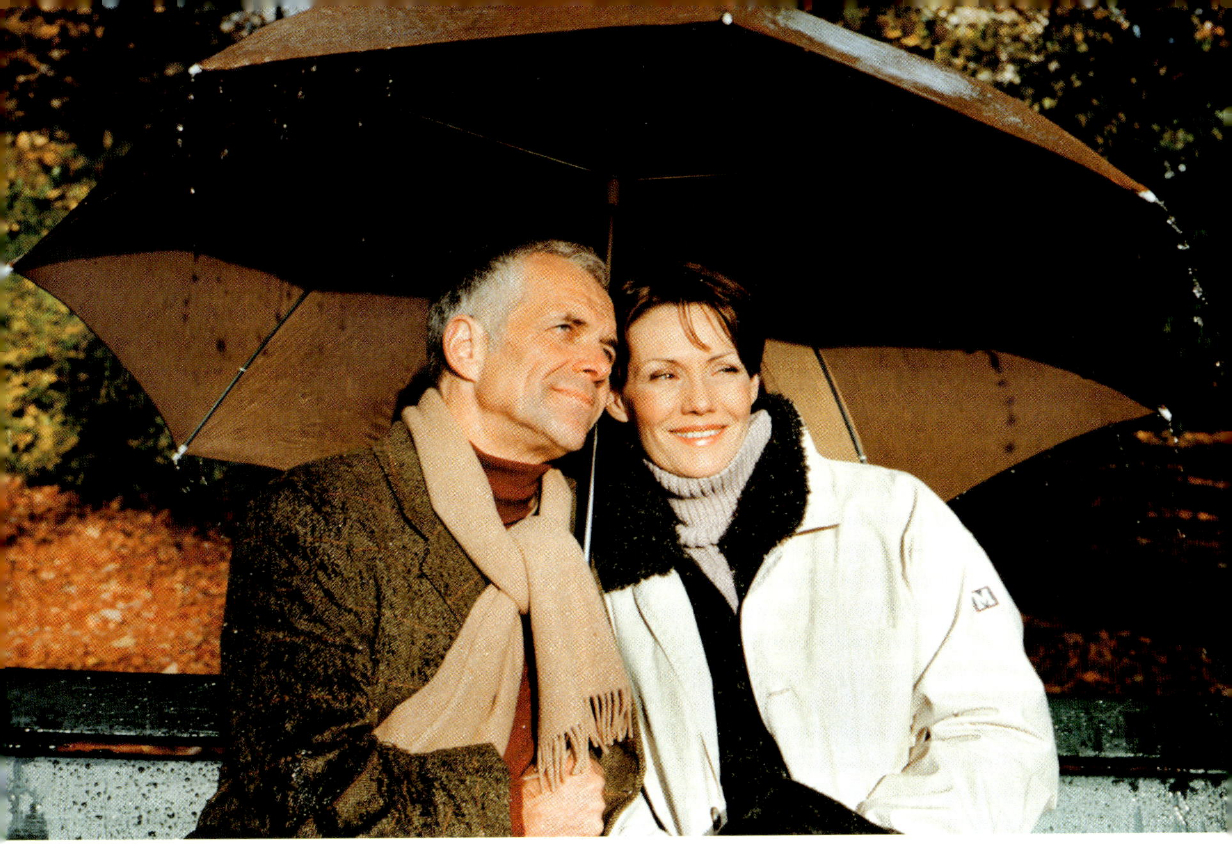

Besonders in der kalten Jahreszeit ist es wichtig, die körpereigenen Abwehrkräfte zu stärken.

Eine hochdosierte Dauereinnahme, beispielweise durch die gesamte ganze Wintersaison hindurch, hat sich als eher ungünstig erwiesen. Die abwehrstärkenden Effekte lassen dann wieder nach.

Auch bei anderen Infektionskrankheiten, die durch Viren, Bakterien oder Pilze verursacht werden, können solche Mittel versucht werden.

In manchen Fällen ist eine allgemeine Stärkung der Immunabwehr auch bei Krebserkrankungen sinnvoll. Sie ist aber, auch wenn dies manchmal in den Medien behauptet wird, keine Wunderwaffe gegen Tumorerkrankungen.

Je früher bei einer beginnenden Erkältung die Einnahme abwehrstärkender Arzneien erfolgt, desto intensiver können sie wirken. Eine hochdosierte Dauereinnahme jedoch ist nicht zu empfehlen, weil mit der Zeit die immunstärkenden Wirkungen nachlassen.

Berichte über angebliche Wunderwirkungen verschiedener Arzneipflanzen gegen Krebs wecken übergroße und zumeist unbegründete Hoffnungen. Einige pflanzliche Arzneimittel und eine fachgerechte homöopathische Behandlung können aber die Krebstherapie sinnvoll unterstützen.

Krebserkrankungen

Kaum etwas fürchten die Menschen unserer Tage mehr als den Krebs. Das ist verständlich, denn trotz aller Forschungsbemühungen der letzten Jahrzehnte ist der »Stein der Weisen« bei der Behandlung der bösartigen Tumorerkrankungen immer noch nicht gefunden. Krebs stellt nach den Herz-Kreislauf-Erkrankungen die zweithäufigste Todesursache dar.
Die relative Machtlosigkeit gegen die Krebserkrankungen sind wohl auch die Ursache für immer wieder behauptete Wunderwirkungen verschiedenster Mittel, von denen viele pflanzlichen Ursprungs sind.

Pflanzen

Hier sollen einige Arzneipflanzen kurz vorgestellt werden, bei denen es zumindest wissenschaftliche Anhaltspunkte für mögliche Wirkungen gegen Krebserkrankungen gibt; nicht mehr und nicht weniger. Meist handelt es sich um Arzneipflanzen, die seit langem bei anderen Erkrankungen angewandt werden und deren tumorhemmende Wirkungen eher zufällig entdeckt wurden.
Eine Ausnahme bildet hier der Wirkstoff *Paclitaxel* (*Taxol*) aus der pazifischen Eibe *(Taxus brevifolia)*, der im Rahmen eines großangelegten »Sreeningprogramms« auf tumorhemmende Stoffe entdeckt worden ist. Er gilt heute als eines der bestwirksamsten Mittel zur Hemmung der Zellteilung (*Cytostatika*). Neuerdings wird Taxol auch durch chemische Veränderung von Stoffen (*Taxin*), die man aus der *heimischen* Eibe *(Taxus baccata)* gewinnt, hergestellt. Paclitaxel kann nur durch spezialisierte Ärzte verordnet werden.

Eibe

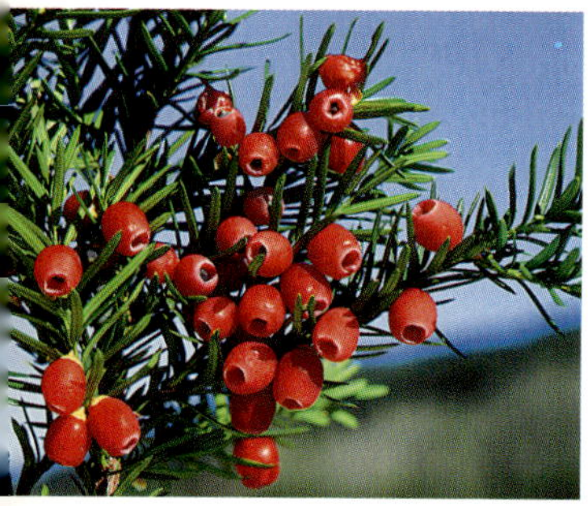

Mistel

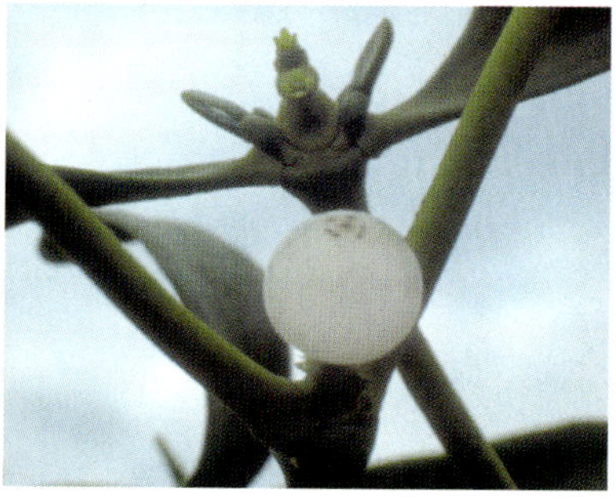

Echinacea

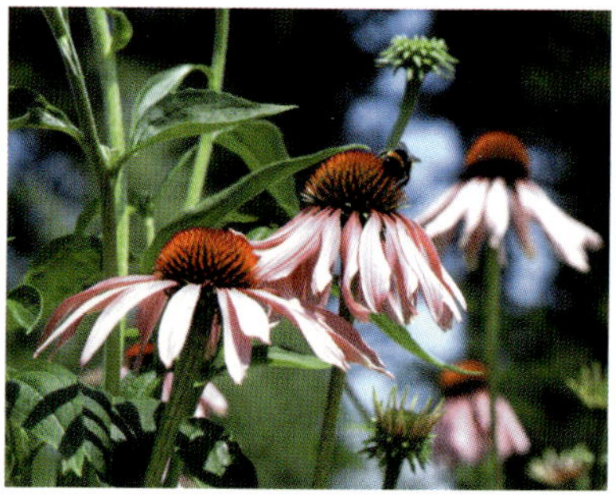

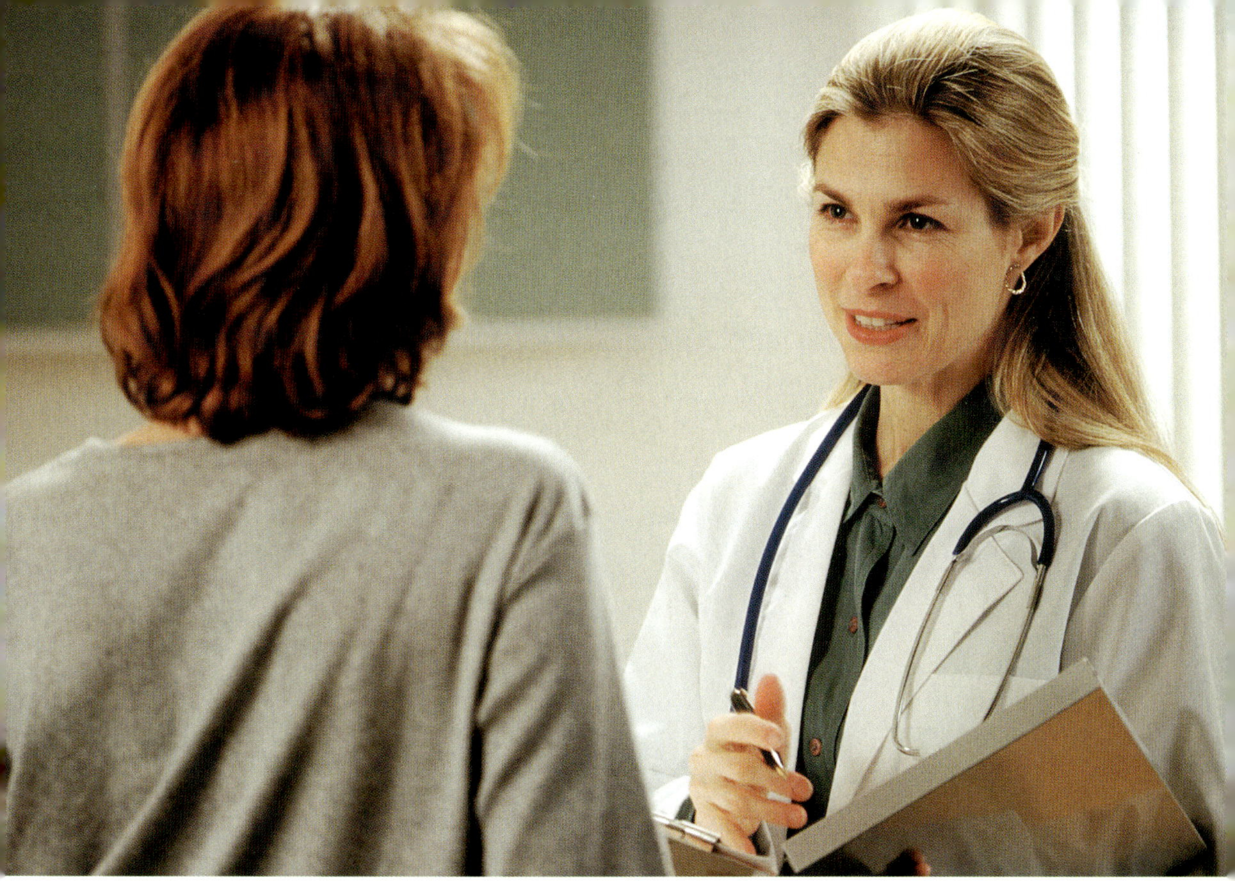

Die Behandlung ernsthafter Erkrankungen gehört grundsätzlich in die Hand des Arztes.

Die Verwendung der Mistel bei Krebserkrankungen geht auf die anthroposophische Medizin zurück. Den so genannten »Mistellectinen« kann heute eine Stimulation des Immunsystems nachgewiesen werden, die tumorhemmende Wirkungen zum Teil erklären könnte. Auf Lectine standardisierte Auszüge werden intravenös bei verschiedenen Krebserkrankungen angewandt.

Die erwiesene Anregung des Immunsystems durch Extrakte aus dem Kraut des Purpursonnenhutes, die sich bei der Behandlung von Bronchialinfektionen bewährt hat, nutzt man heute auch zur Unterstützung der Behandlung von Krebserkrankungen, besonders bei Leukämie.

Hochdosierte Extrakte aus Johanniskraut werden innerlich und äußerlich bei der Behandlung von Hautkrebs (*malignes Melanom*) versucht. Die Wirksamkeit soll auf die in der Pflanze enthaltenen *Hypericine* zurückgehen.

Über die Bedeutung bestimmter Stoffe aus der roten Rübe als unterstützendes Mittel in der Krebstherapie wird in der Wissenschaft zurzeit diskutiert.

Die Wirksamkeit von Blausäure freisetzenden Stoffen (*cyanogene Glykoside*) aus Bittermandeln konnte wissenschaftlich nicht bestätigt werden. Sie werden dennoch, verharmlosend als Vitamin B17 bezeichnet, in manchen Ländern als Mittel gegen Tumorerkrankungen gehandelt.

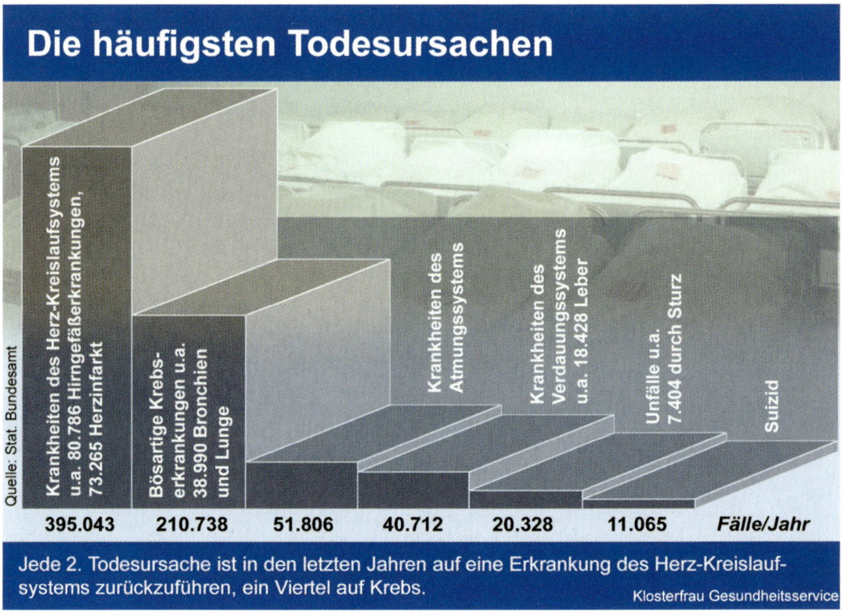

Homöopathische Hilfe

Spezielle homöopathische Mittel zur »Krebsvorbeugung« oder gar Wundermittel gibt es nicht. Homöopathische Arzneien können aber helfen, das Immunsystem zu stärken, die Psyche zu entlasten und den Allgemeinzustand so weit zu verbessern, dass die unvermeidlichen Begleiterscheinungen der schulmedizinischen Krebsbehandlung gelindert werden. Für die Überwindung einer Krebserkrankung kann dies von großer Bedeutung sein. In jedem Fall aber muss eine solche unterstützende Behandlung von einer homöopathischen Fachkraft durchgeführt werden; die Grenzen der Selbstbehandlung sind hier überschritten.

Lebererkrankungen

Die Leber ist unsere »Stoffwechselfabrik«. Stoffe, die wir mit der Nahrung aufnehmen, werden für die Energiegewinnung umgesetzt. Wichtige, aus Eiweiß aufgebaute »Werkzeuge« des Organismus (*Enzyme*) und viele Hormone werden in der Leber gebildet.
Akute und chronische Lebererkrankungen sind immer sehr ernst zu nehmen; ihre Behandlung gehört in die Hand eines Arztes. Vorbeugend, unterstützend und regenerierend können pflanzliche Arzneimittel sehr hilfreich sein. Zum Teil können ihre Wirkungen durch chemisch-synthetisch hergestellte Arzneimittel nicht erreicht werden.

Vorbeugend, unterstützend und regenerierend können Extrakte aus Mariendistelfrüchten und Artischockenblättern bei und nach Lebererkrankungen wirken. Sie fangen »freie Radikale« ab und verhindern das Eindringen von Giftstoffen in die Leberzellen.

Diese Pflanzen helfen

Mariendistelfrüchte und Artischockenblätter können die Leberzellen bei erhöhter Belastung (z. B. durch Umweltgifte, Lösungsmittel oder Alkohol) schützen. Die Extrakte der Artischocke wirken in erster Linie durch Inhaltsstoffe, die so genannte »freie Radikale« abfangen. Freie Radikale sind hochreaktive Stoffe, die durch schädigende Einflüsse in den Leberzellen unter Einwirkung von Sauerstoff entstehen. In einer Art Kettenreaktion vermehren sie sich explosionsartig und führen so zum Untergang der Leberzellen. Freie Radikale werden in der Leber beispielsweise durch entzündliche Erkrankungen, übermäßigen Alkoholgenuss, bestimmte Lösungsmittel sowie auch durch Luftschadstoffe wie Stickoxide freigesetzt.

Artischocke

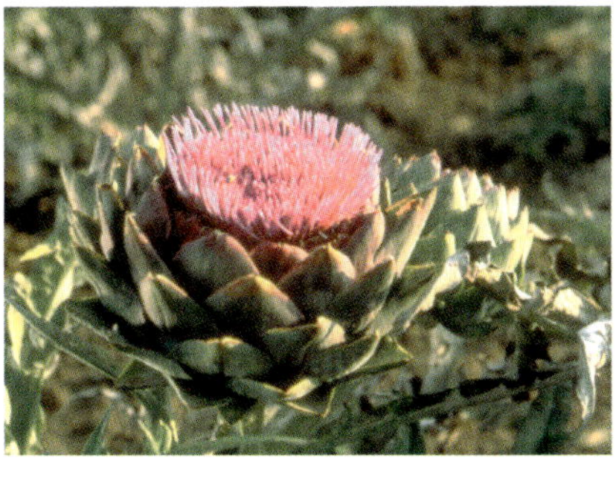

Mariendistel

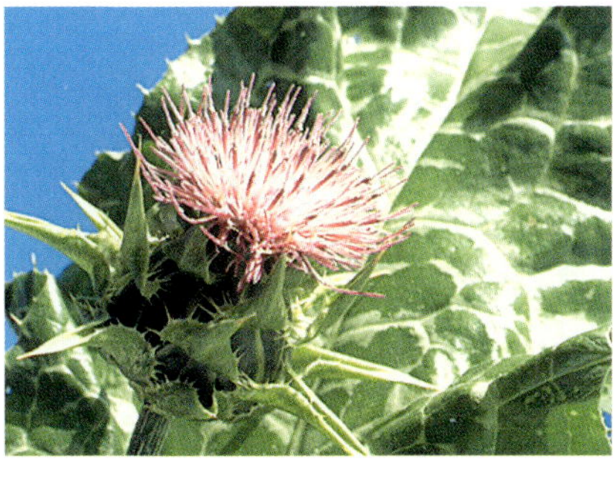

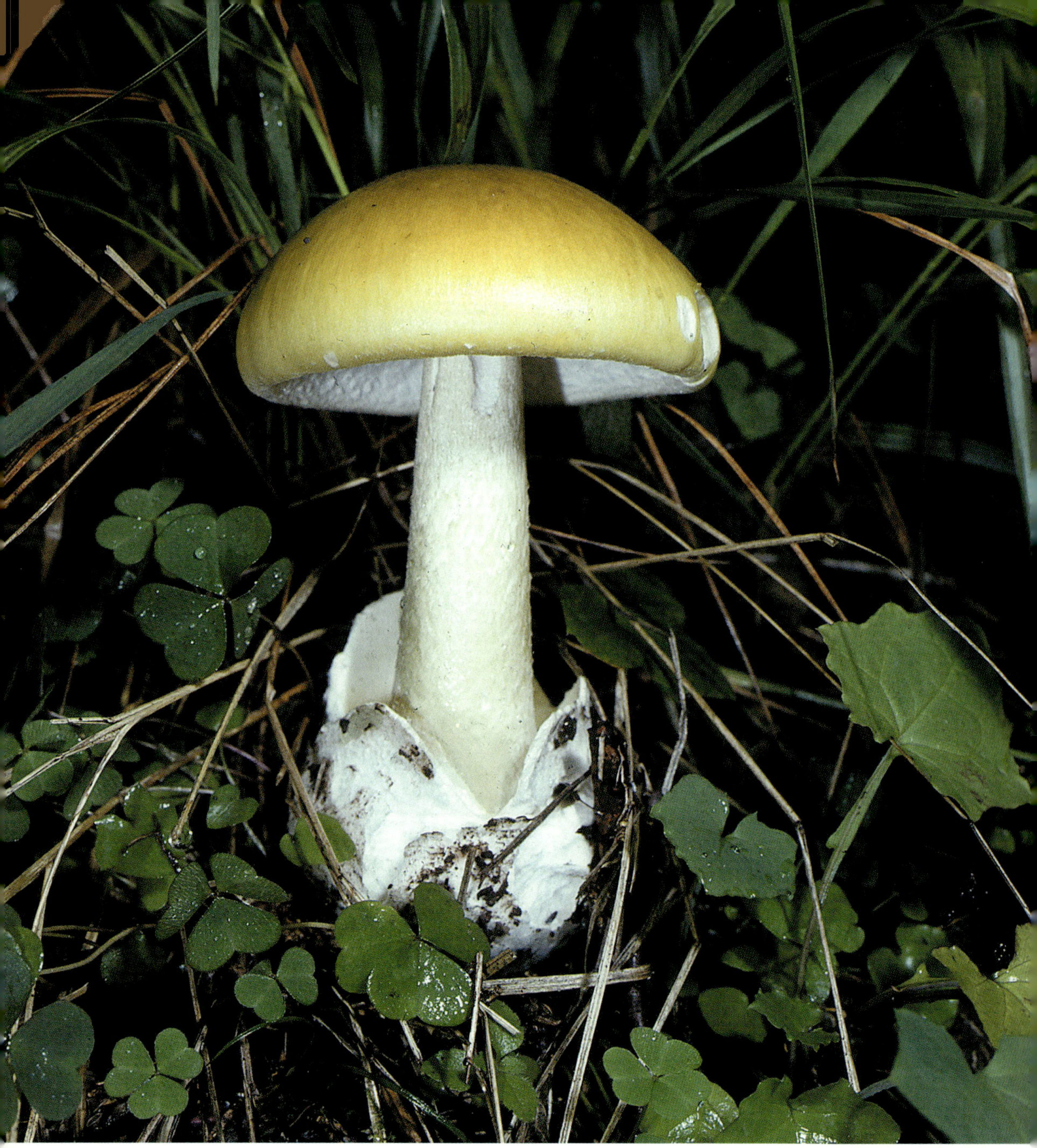

Gegen Vergiftungen durch den Knollenblätterpilz helfen Inhaltsstoffe aus der Mariendistel.

Die isolierten Inhaltsstoffe (*Silymarine*) aus der Mariendistel werden z. B. bei Vergiftungen durch den Knollenblätterpilz eingesetzt. Sie hemmen die Zerstörung der Leber durch die Pilzgifte, indem sie die Zellmembranen gegen deren Eindringen »abdichten«. Sowohl die Artischocke als auch die Mariendistel können den Aufbau neuer Leberzellen beschleunigen. Sie werden daher zur Regeneration nach Lebererkrankungen, aber auch nach Entzündungen der Bauchspeicheldrüse eingesetzt.

Magenschleimhautentzündung

Eine Schleimhautentzündung im Magenbereich (*Gastritis*) kann viele Ursachen haben: Bakterielle Infektionen, Unverträglichkeit bestimmter Nahrungsmittel oder auch erhöhte Magensäure-Ausschüttung, die unter anderem durch Stress oder Ärger hervorgerufen wird. Entzündliche Prozesse an den Magen-Darm-Schleimhäuten lösen häufig Krämpfe an der Muskulatur von Magen und Darm aus. Meistens sind auch Blähungen damit verbunden. Daher lässt sich eine Gastritis von einer einfachen Verdauungsstörung angesichts der ähnlichen Symptome oft nur dadurch unterscheiden, dass bei Gastritis die Beschwerden auch unabhängig von der Nahrungsaufnahme auftreten.
Unbehandelt kann eine chronische Gastritis, meist unter Mitwirkung eines bestimmten bakteriellen Erregers, zu einem Magen- oder Zwölffingerdarmgeschwür (*Ulkus*) führen. Dessen Therapie gehört in die Hand eines Arztes.

Bei der Behandlung von Entzündungen der Magen-Darm-Schleimhaut geht nichts über die heilsamen Wirkungen der Kamille. Dies gilt sowohl in der phytotherapeutischen als auch in der homöopathischen Behandlung.

Diese Pflanzen helfen

In leichteren Fällen von Gastritis sowie zur Unterstützung einer vom Arzt verordneten Therapie empfiehlt sich die Anwendung von Heilpflanzen mit entzündungshemmenden Eigenschaften.
Die Blüten der echten Kamille sind das wohl bekannteste Mittel zur Behandlung der Gastritis. Sowohl Bestandteilen des ätherischen Öles (*Chamazulen, Bisabolol*) als auch den in der Kamille reichlich enthaltenen *Flavonoiden* konnten hervorragende entzündungshemmende Wirkungen nachgewiesen werden. Auch die krampfartigen Schmerzen entzündlicher Magen-Darm-Erkrankungen werden durch Zubereitungen aus Kamillenblüten gelindert.

Süßholz

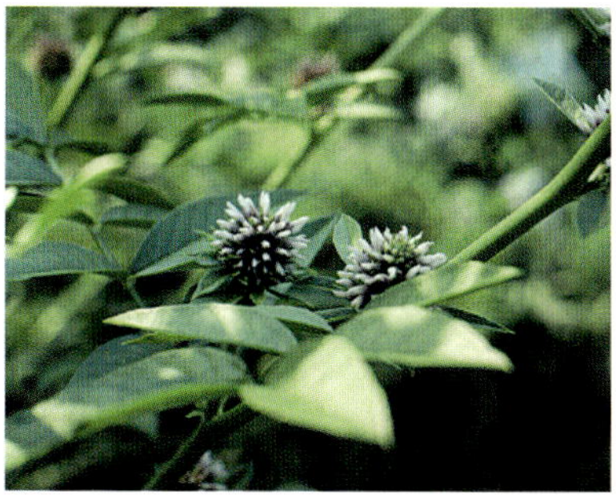

Fenchel

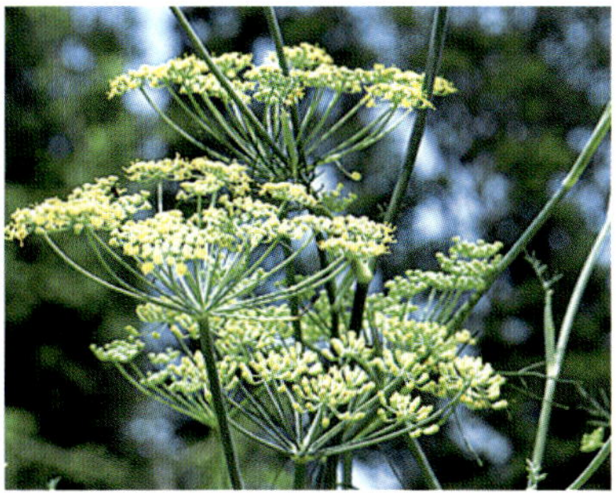

Kamille

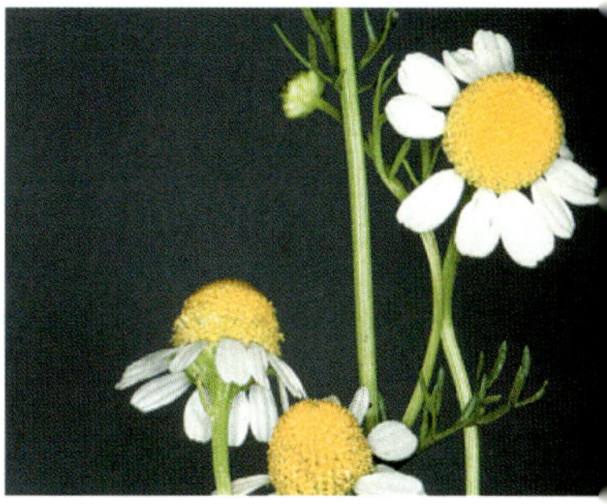

Für die Selbstbehandlung eignen sich nur leichte akute Beschwerden. Magen-Darm-Erkrankungen, die mit heftigen Schmerzen, Fieber, Kreislaufstörungen, Blutungen oder Schwellungen im Bauchraum auftreten, müssen vom Arzt abgeklärt werden.

Bevor bekannt war, dass die meisten Zwölffingerdarmgeschwüre durch einen bakteriellen Erreger (*Helicobakter pilori*) mit ausgelöst werden, galt echtes Lakritz, aus der Wurzel des kahlen Süßholzes gewonnen, als die pflanzliche Alternative zur Behandlung des *Ulkus duodeni*. Heute steht die antibakterielle Behandlung der Geschwüre im Vordergrund, die sich allerdings durch Süßholz sinnvoll unterstützen lässt.

Auch schleimhaltige Substanzen wie die Eibischwurzel, Malvenblätter und -blüten sowie die abgeschälte Außenhaut (*Schleimepidermis*) der Leinsamen werden bei Gastritis angewandt. Pflanzenschleime legen sich reizlindernd über die entzündeten Schleimhäute und schützen sie vor dem Angriff der aggressiven Magensäure.

Homöopathische Hilfe

Auch in der Homöopathie wird Kamille zur Behandlung der Magenschleimhautentzündung eingesetzt, vor allem, wenn Stress und Ärger als Auslöser in Frage kommen.

Als zuverlässiges schmerzlinderndes Mittel in diesem Bereich gilt ebenfalls die Geierpflanze (*Marsdenia cundurango*), die auch allgemein die Verdauungsfunktionen stimuliert.

Der Kanadische Gelbwurz (*Hydrastis canadensis*) übt eine besonders günstige Wirkung auf die Schleimhäute aus und findet daher auch in diesem Bereich vielfache Anwendung.

Gegen brennende Magenschmerzen, die mit der Gastritis einhergehen, helfen weißer Arsen (*Arsenicum album*) und Seidelbast (*Daphne mezereum*).

Magen- und Darmtee

- **30 g Kamillenblüten**
- **20 g Schafgarbenkraut**
- **10 g Anis**
- **20 g Fenchel**
- **20 g Kümmel**

Die hier empfohlene Teemischung wirkt vielseitig sowohl bei Magen-Darm-Störungen, die durch einen Mangel an Verdauungssäften ausgelöst werden, als auch bei solchen, die mit entzündlichen Prozessen einhergehen (*Gastritis*). Zu den Mahlzeiten oder unmittelbar danach getrunken, hilft so ein »milder Tee mit starker Wirkung«, das Essen auch nach dem Essen zu genießen.

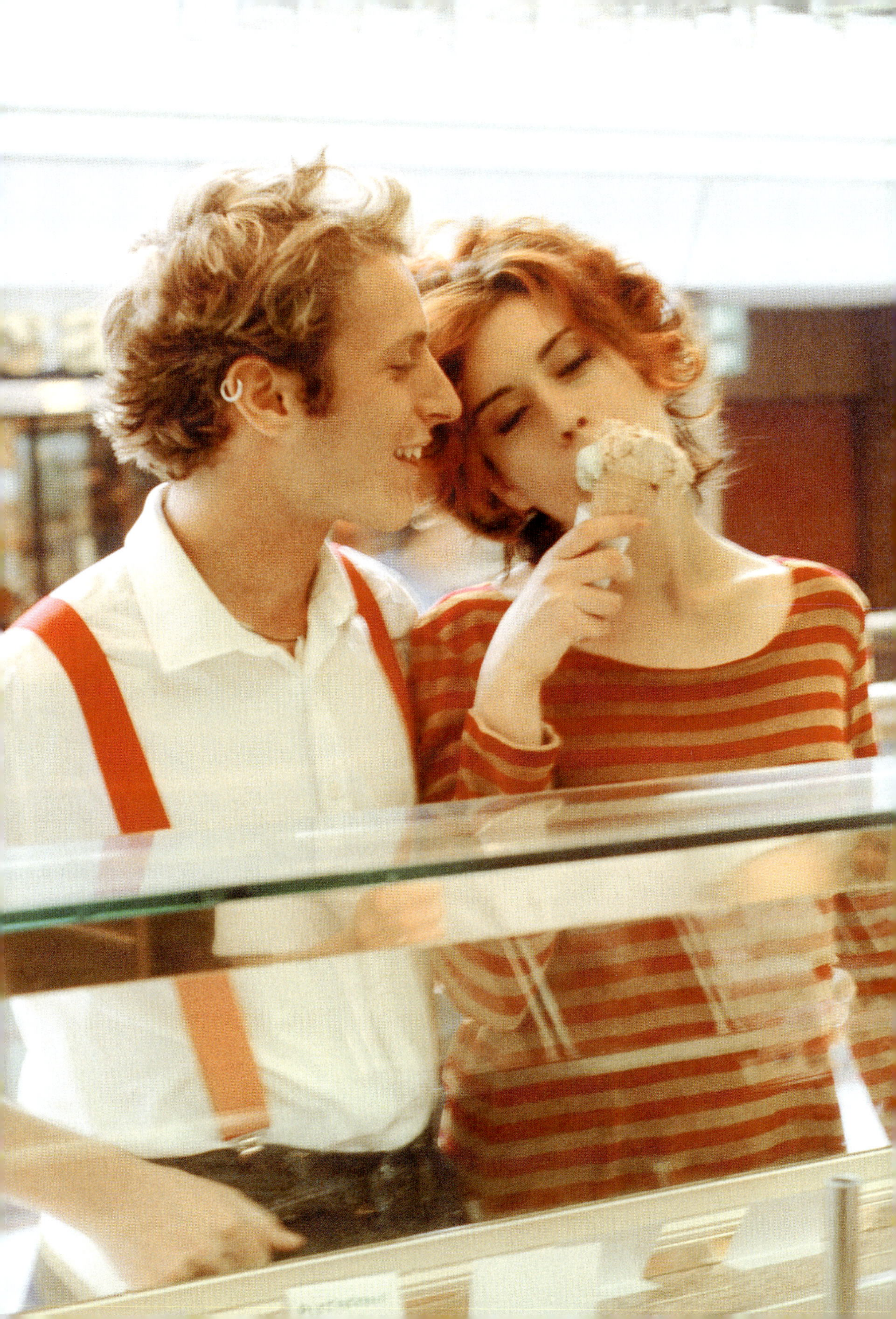

Die Volksheilkunde kennt eine Vielzahl von Arzneipflanzen, die traditionell bei so genannten »Frauenleiden« verwendet werden. Modernen therapeutischen Anforderungen genügen aber nur einige. In manchen Fällen weisen sie eine sehr gute Wirksamkeit auf. Dennoch sollte im Falle dauerhafter heftiger Beschwerden ärztlicher Rat eingeholt werden.

Menstruationsbeschwerden

Der Zyklus der Frau unterliegt einer komplizierten Feinsteuerung durch eine Vielzahl von körpereigenen Hormonen. Entsprechend schwierig sind »Fehlsteuerungen« zu behandeln. Als unangenehme Begleiterscheinungen der Regel sind Unterleibskrämpfe wegen der heftigen Schmerzen besonders gefürchtet. Im gesamten Beckenbereich kann es zu Schmerzen kommen, die bis zum Rücken hin ausstrahlen, Kopfschmerzen und/oder Schmerzen in den Brüsten kommen oft dazu. Auch Übelkeit und Erbrechen treten bisweilen während der Periode auf.

Verschiedene Auslöser kommen für diese Beschwerden in Frage. Da immer auch die Möglichkeit besteht, dass krankhafte organische Veränderungen (akute Entzündungen, *Myome* usw.) die Symptome hervorrufen, sollte hier der Rat des Gynäkologen immer vor allen Selbstbehandlungsversuchen stehen.

Diese Pflanzen helfen

In der Volksmedizin wird eine große Zahl an Heilpflanzen zur Behandlung dieser häufig als »Frauenleiden« bezeichneten Beschwerden eingesetzt. Als medizinisch wirksam erweisen sich aber nur wenige, von denen die wichtigsten hier vorgestellt werden sollen.

Im Vordergrund steht die Linderung krampfartiger Schmerzen der Gebärmutter und der sie umgebenden Muskulatur. Hier haben sich der amerikanische Schneeballbaum, die Kamille, die Schafgarbe sowie das Gänsefingerkraut als wirksam erwiesen.

Kamille

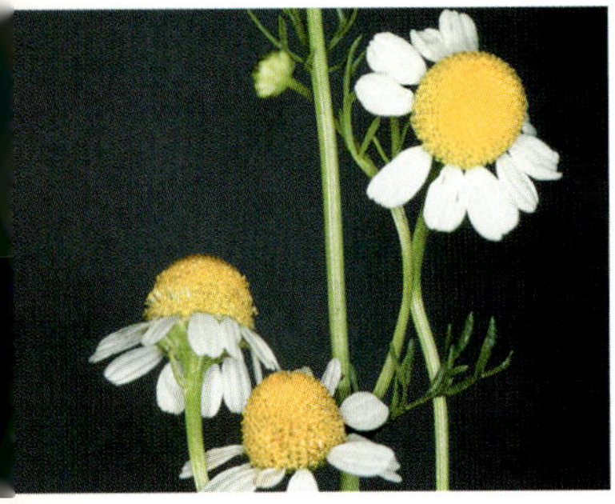

Schafgarbe

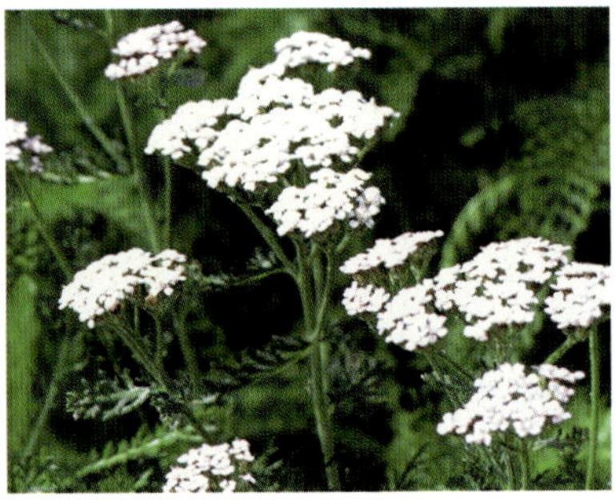

Gänsefingerkraut

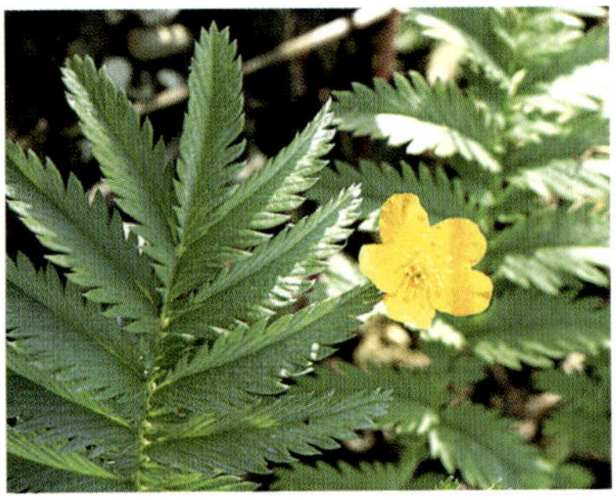

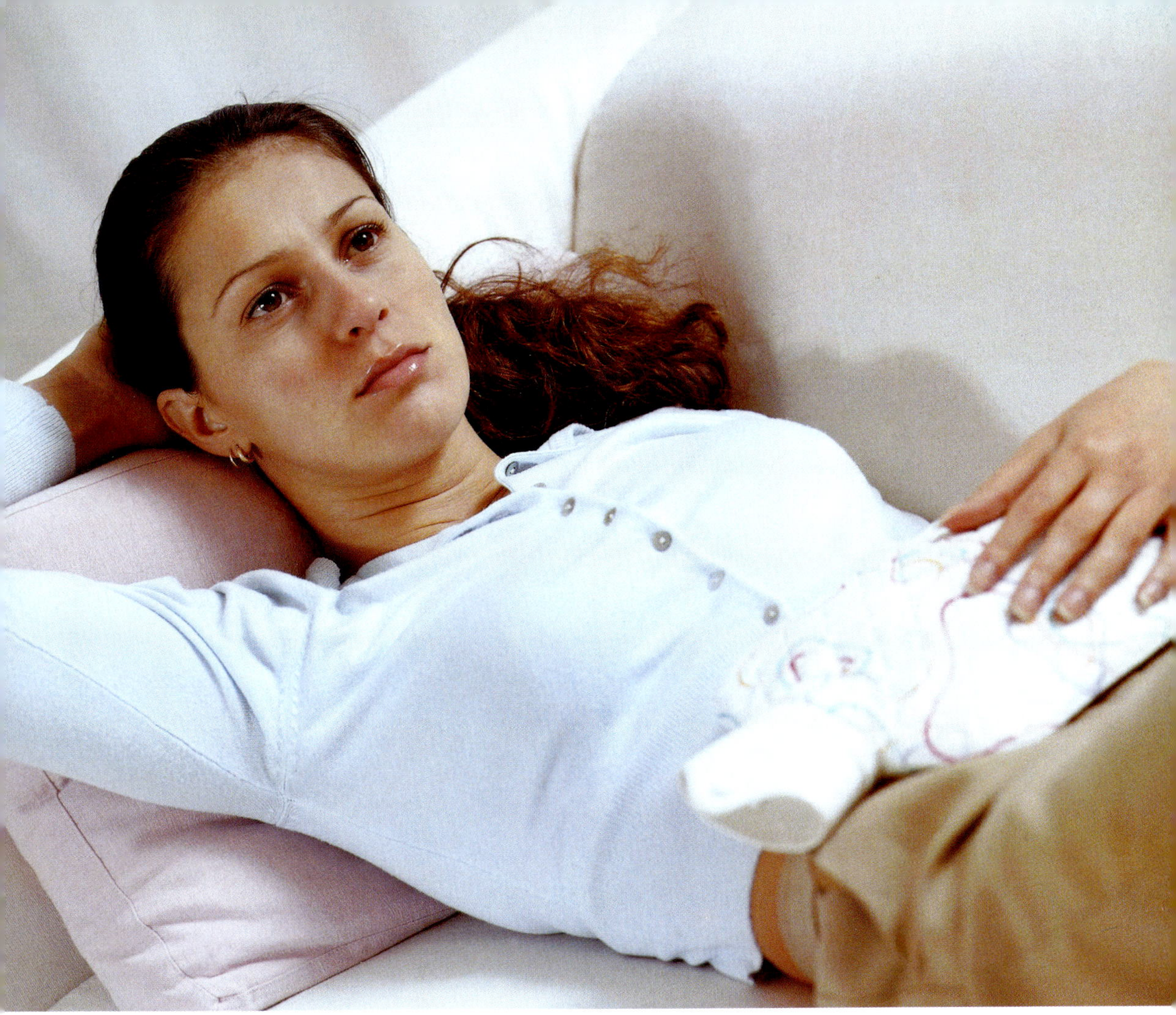

Stark krampflösend wirkt auch das Alkaloid aus dem Stechapfel (*Scopolamin*), das allerdings auch das zentrale Nervensystem in unerwünschter Weise beeinflusst. Wird Scopolamin nach seiner Gewinnung aus der Pflanze chemisch verändert (*N-Butylscopolaminiumbromid*), hat es nur noch krampflösende Wirkungen. Letztgenannter Wirkstoff, der heute breiten Einsatz bei so genannten Regelschmerzen findet, ist ein Beispiel für die Nutzung wissenschaftlicher Erkenntnisse über Naturstoffe in der Schulmedizin.

Bei Regelbeschwerden sollte immer zuerst der Gynäkologe aufgesucht werden.

Homöopathische Hilfe

Wenn die Menstruationsbeschwerden als Folge von »Fehlsteuerungen« hormoneller oder nervlicher Art diagnostiziert worden sind, können sie homöopathisch nur mit einer aufbauenden Konstitutionsbehandlung behandelt werden. Vorübergehend auftretende, leichtere Beschwerden können mit folgenden Arzneimitteln selbst behandelt werden:

Gelber Jasmin (*Gelsemium*) lindert krampfartige Menstruationsschmerzen, wenn diese in Rücken und Hüfte ausstrahlen. Vor allem wird diese Arznei bei spärlicher, verspäteter Monatsblutung angewandt.
Frauen, deren Regel von heftigen, kolikartigen Bauchschmerzen, Unruhe, Hitzewallungen und Schweißausbrüchen begleitet wird, tut die Anwendung der echten Kamille (*Chamomilla recutita*) gut.

Schafgarbenbad

- **60 g Schafgarbenkraut**

Zubereitung

Überbrühen Sie das Kraut mit 1 l siedendheißem Wasser, und lassen Sie die Mischung 20 Minuten ziehen. Dann können Sie den Sud abgießen und als Zusatz dem Badewasser beigeben.

Wirkung

Ein Schafgarbenbad wirkt entkrampfend bei akuten Schmerzen oder Ziehen im Unterleib während der Menstruation.

Tipp: Sie können den Kräuteraufguss auch als Tee trinken, das Verhältnis sollte dabei etwa 10 g Kraut auf ¼ l Wasser betragen. Bei häufigen Beschwerden empfiehlt sich eine kurartige Anwendung über einen längeren Zeitraum von mehreren Wochen. Tägliche Dosis: zwei bis drei Tassen.

Gänsefingerkraut-Teemischung

- **20 g Gänsefingerkraut**
- **20 g Kamillenblüten**
- **20 g Schafgarbenkraut**
- **20 g amerikanische Schneeballbaumrinde**

Zubereitung

Stellen Sie aus den Kräutern eine Mischung her. Überbrühen Sie 1 Teelöffel davon mit etwa 150 ml siedendheißem Wasser, und lassen Sie den Tee fünf Minuten zugedeckt ziehen. Dann kann der Sud abgegossen werden. Sie sollten ihn am besten nach den Mahlzeiten trinken – bis zu dreimal täglich.

Wirkung

Gänsefingerkraut und Schafgarbe und Schneeballbaumrinde lösen Krämpfe, die Kamille wirkt ebenfalls krampflösend aber auch entzündungshemmend.

Tipp: Am besten wenden Sie diesen Tee regelmäßig an und möglichst schon vor Beginn der Regel.

Prämenstruelles Syndrom (PMS)

Die Symptome des prämenstruellen Syndroms sind überwiegend auf einen erhöhten Spiegel des Hormons Prolaktin im Blut zurückzuführen. Mit Arzneien aus der Pflanzenheilkunde lässt sich der Prolaktinspiegel nachweislich senken und damit das Befinden deutlich verbessern. Auch die Homöopathie stellt wirksame Mittel bereit, um die gefürchteten PMS-Beschwerden zu lindern.

Viele Frauen werden in den Tagen vor der Menstruation von einem Stimmungsumschwung ergriffen. Sie sind reizbar, verletzlich, weinerlich, zornig und klagen über Kopf-, Brust- oder Bauchschmerzen. Die Wesensveränderungen können sich bis zu depressiven Zuständen steigern. Diese Beschwerden werden unter dem Begriff »*prämenstruelles Syndrom*« (PMS) zusammengefasst.

Als maßgeblicher Faktor für die Auslösung des prämenstruellen Syndroms wird heute ein erhöhter Prolaktinspiegel vor der Regel gesehen. Das Hormon *Prolaktin* ist zum Beispiel entscheidend für die Bereitstellung der Muttermilch nach der Entbindung.

Zu den genannten Beschwerden des prämenstruellen Syndroms können weitere körperliche Symptome hinzukommen wie Gewichtszunahme, Wassereinlagerungen, Hautunreinheiten und Berührungsempfindlichkeit der Brüste. Sie sind zweifelsfrei auf das hormonelle Ungleichgewicht zurückzuführen.

Schulmedizinisch werden die Beschwerden des PMS häufig mit Beruhigungsmitteln oder dem Gelbkörperhormon (*Progesteron*) behandelt. Aber auch die Pflanzenheilkunde und die Homöopathie halten wirksame Arzneien zur Linderung der Symptome bereit.

Diese Pflanzen helfen

Extrakte aus Mönchspfefferfrüchten können nachweislich den Blutspiegel des Hormons Prolaktin senken und damit die Beschwerden des prämenstruellen Syndroms mildern. Viele klinische Studien mit Mönchspfefferextrakten belegen eine entscheidende Besserung der PMS-Symptome.

Mönchspfeffer

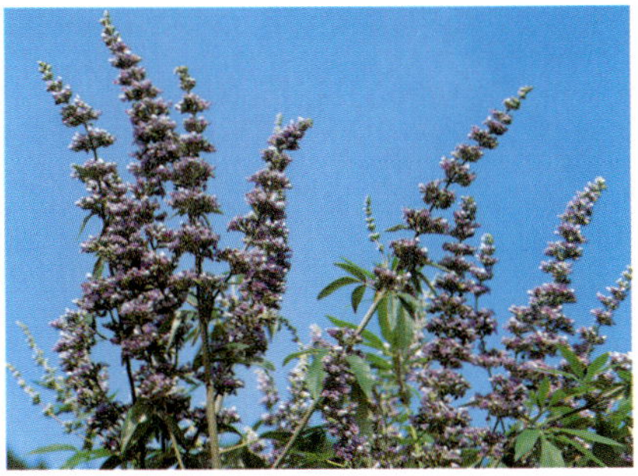

Traubensilberkerze

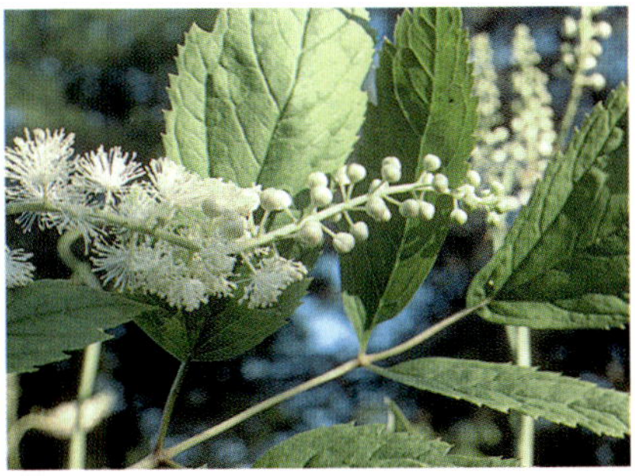

Homöopathische Hilfe

In der Homöopathie ist die Traubensilberkerze (*Cimicifuga racemosa*) ein häufig eingesetztes Einzelmittel aus dem Pflanzenreich. Es ist eine bewährte Arznei bei reißenden Unterleibschmerzen während der Regel. Die Küchenschelle (*Pulsatilla*) lindert Kopf-, Brust- und Unterleibschmerzen als Symptome des prämenstruellen Syndroms.

Neben diesen Einzelmitteln stehen auch einige sinnvoll kombinierte Komplex-Homöopathika zur Verfügung.

Extrakt aus Mönchspfefferfrüchten (Keuschlamm)

Mönchspfeffer ist ein kausales Mittel bei PMS. Auch auf anderen Gebieten der Frauenheilkunde, z. B. bei Menstruationsstörungen und Wechseljahrsbeschwerden können Arzneimittel mit Keuschlammextrakt wirksam sein. Mönchpfefferextrakte bewirken ein langsames Einbalancieren von ausgelenkten Gleichgewichten im komplizierten System der Sexualhormone. Die Mittel sollten über einen langen Zeitraum (mindestens 3 Monate) regelmäßig eingenommen werden, um ihre volle Wirksamkeit zu entfalten. Teepräparate sind hier nicht ausreichend wirksam; es sollten Fertigpräparate aus der Apotheke verwendet werden.

Entspannungstechniken wie Yoga oder Autogenes Training helfen, die Stimmungsschwankungen in den Tagen vor der Menstruation in den Griff zu bekommen.

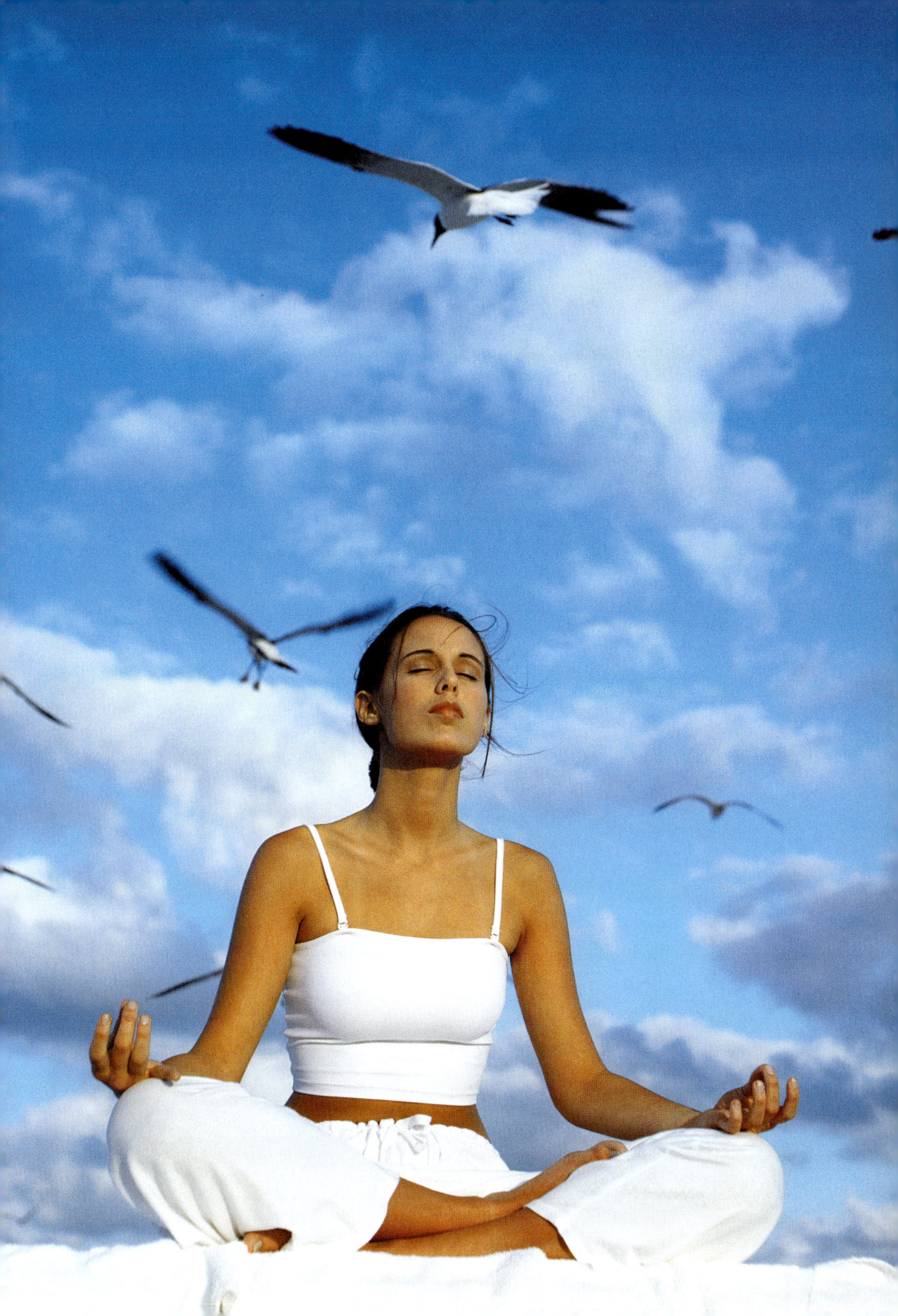

Lediglich einige wenige Arzneipflanzen, insbesondere Beinwell und Arnika, bieten sich für die Behandlung stumpfer Verletzungen wie Prellungen und Verstauchungen an. Ihre Anwendung ist immer einen Versuch wert – ansonsten heilt hier nur die Zeit!

Prellungen, Quetschungen, Verstauchungen

Bei einer Quetschung werden durch Einwirkung stumpfer Gewalt »Weichteile« verletzt, die äußere Haut bleibt unversehrt. Zerreißen hierbei Blutgefäße unter der Hautoberfläche, so bildet sich unter Anschwellen der betroffenen Stelle ein schmerzhafter Bluterguss, ein *Hämatom*. Auch Prellungen und Verstauchungen führen zu graduell unterschiedlichen Schwellungen.

Erste und wichtigste Allgemeinmaßnahme ist in solchen Fällen die sofortige Kühlung der betroffenen Bereiche. Feuchte, möglichst eisgekühlte Umschläge sind die beste Form der Behandlung.

Gleichzeitig kann man auch altbewährte pflanzliche Zubereitungen hilfreich anwenden.

Diese Pflanzen helfen

Die in der europäischen Volksmedizin seit alters her bei diesen Verletzungen verwendete Arnika wird auch heute noch erfolgreich genutzt. Moderne Experimente belegen ihre entzündungshemmende, abschwellende und auch schmerzlindernde Wirkung.

Am häufigsten eingesetzt wird Arnika-Tinktur. Diese darf jedoch nie unverdünnt angewandt werden, da sie in zu hoher Konzentration stark hautreizend wirkt.

Auch den Inhaltsstoffen von Beinwell, insbesondere dem *Allantoin*, kommt eine heilende Wirkung bei Prellungen, Quetschungen und Verstauchungen zu.

Arnika

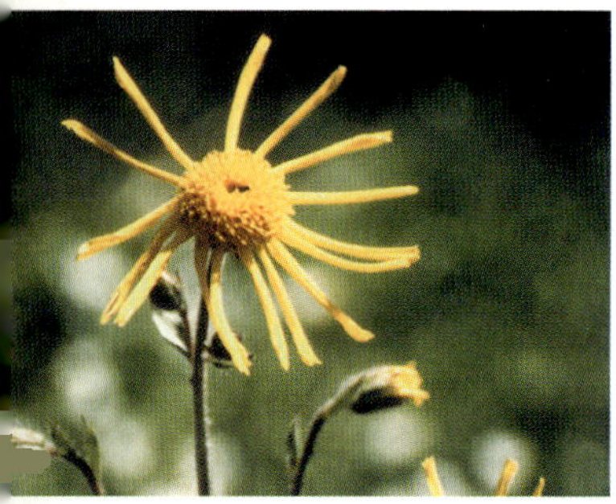

Beinwell

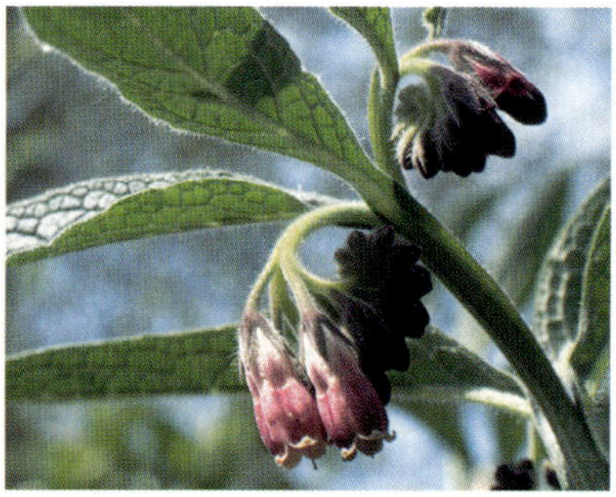

Johanniskraut

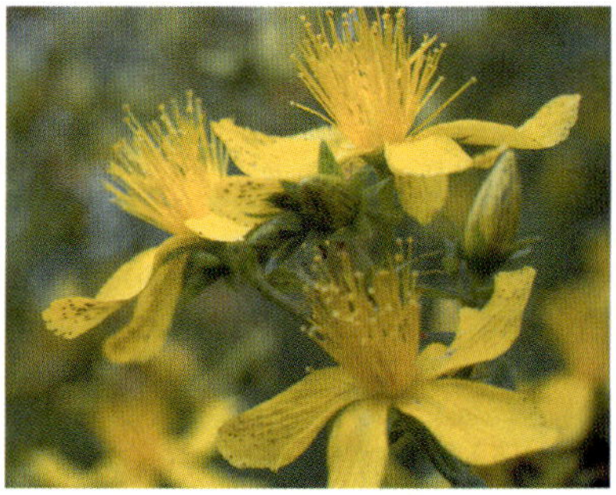

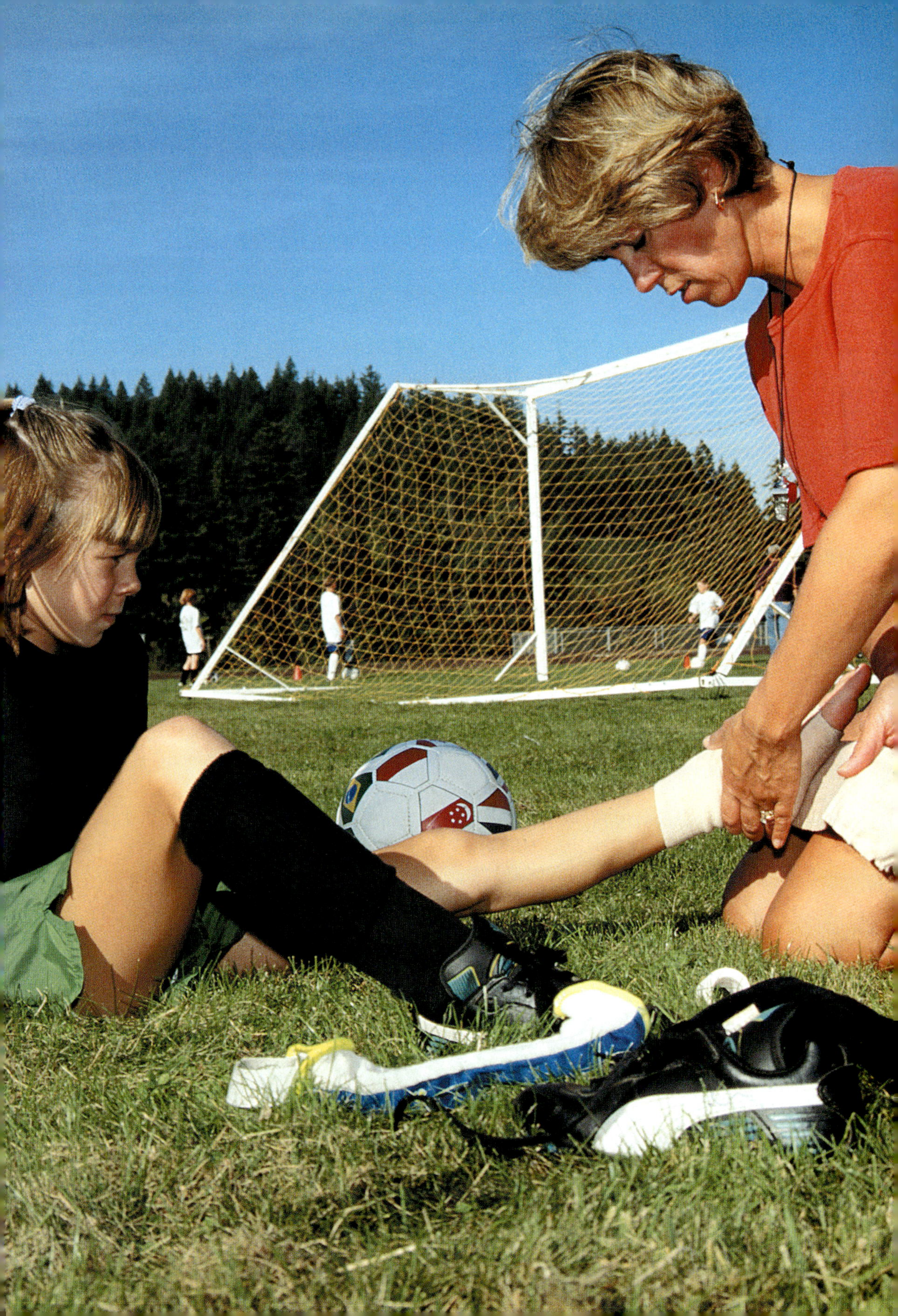

Erfahrungsberichte aus der Sportmedizin belegen diese positive Wirkung. Traditionell wird Beinwell zur schnelleren Verheilung von Knochenbrüchen genutzt. Da es für dieses Anwendungsgebiet keine Alternativen gibt, ist ein entsprechender Versuch empfehlenswert.

Der unter Verwendung eines fetten Pflanzenöls, meist Olivenöl, hergestellte Auszug aus den frischen, blühenden Zweigspitzen des Johanniskrauts wirkt entzündungshemmend. Johanniskrautöl (Rotöl) wird schon seit Generationen zur Behandlung von Prellungen und Verstauchungen eingesetzt (auch zur Vorbeugung von Wundliegen, bei leichten Verbrennungen und bei entzündeten Brustwarzen stillender Mütter ist das Rotöl zu empfehlen).

Deutliche Linderung der Beschwerden bei Prellungen und Verstauchungen bewirken die gut verträglichen Zubereitungen aus dem Kraut des Steinklees. In erster Linie wird dabei deren abschwellende Wirkung genutzt.

Arnikatinktur

- 50 g Arnika
- ½ l 70-%iger Alkohol (Weingeist)

Zubereitung

Die Blüten in einen gut gereinigten (evtl. vorher abgekochten) Glasbehälter geben und mit dem Alkohol übergießen. Sie sollten ganz bedeckt sein. Dann die Mischung an einem warmen, dunklen Ort 14 Tage ziehen lassen. Abgeseiht wird durch ein Leinen- oder Baumwolltuch, Gaze, Mull, Zellstoff oder einen Papierfilter (z. B. Kaffeefilter). Um ein Maximum an Pflanzwirkstoffen zu erhalten, sollten Sie den Filter fest ausdrücken. Die fertige Tinktur in einem sehr sauberen Glasgefäß möglichst dunkel und kühl aufbewahren. Vor der Anwendung wird 1 Teil Arnikatinktur mit 4 Teilen Wasser verdünnt. Menschen, die allergisch auf Arnikatinktur reagieren, können auf Beinwellsalben oder Johanniskrautöl zurückgreifen.

Wirkung

Die Arnikatinktur ist ein Klassiker in der Pflanzenheilkunde – für Einreibungen bei Verstauchungen, Prellungen, Quetschungen, Schwellungen und bei Blutergüssen.

Prostataschwellung

Gutartige Schwellungen der Prostata gehören zu den häufigsten chronischen Erkrankungen bei Männern über 45. Bestimmte pflanzliche Arzneimittel können die lästigen Beschwerden beim Wasserlassen lindern.

Viele Männer ab dem 45. Lebensjahr leiden an einer gutartigen Schwellung der Prostata, die in erster Linie durch hormonelle Veränderungen bedingt ist. Symptome dieser allmählichen Vergrößerung zeigen sich erst, wenn die Gewebe so verdickt und verhärtet sind, dass die Harnröhre eingeengt und dadurch der Urinfluss aus der Blase behindert wird. Es kommt zu unangenehmen Störungen beim Wasserlassen wie nächtlicher Harndrang, Schmerzen, Restharn, Nachtröpfeln usw. In etwa einem Drittel der leichteren Fälle verschwinden diese Symptome nach einiger Zeit ganz von selbst. Bleibt die Prostata hingegen vergrößert und wird nicht behandelt, können sich schwere Komplikationen wie Blasen- oder Nierenbeckenentzündungen einstellen.

Neben operativen Behandlungsmethoden werden in leichten bis mittelschweren Fällen mit Erfolg pflanzliche Arzneimittel eingesetzt, die zum Abschwellen der Prostata führen.

Diese Pflanzen helfen

Anwendung finden vor allem Extrakte aus der Brennnesselwurzel. Sie enthalten *Phytosterole*, Substanzen mit Hormonwirkung, die in der Lage sind, das hormonelle Gleichgewicht in der Prostata so zu beeinflussen, dass Schwellung und Gewebezuwachs vermindert und die Symptome gebessert werden.

Auch Sägepalmenfrüchte sind in vielen Fertigarzneimitteln enthalten. Wie bei der Brennnesselwurzel gibt es auch hier klinische Untersuchungen, die einen Behandlungserfolg belegen.

Brennessel

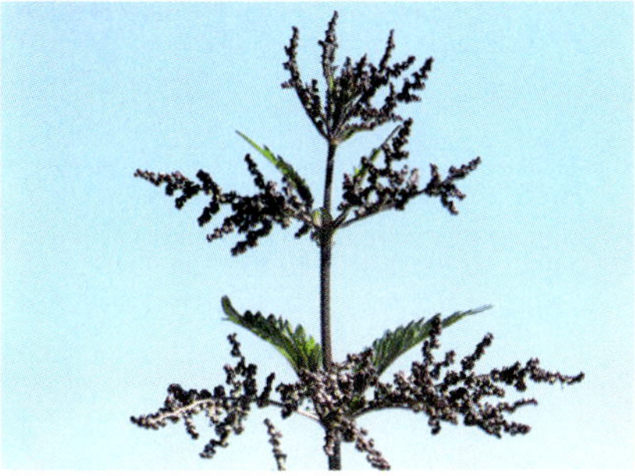

Kürbissamen

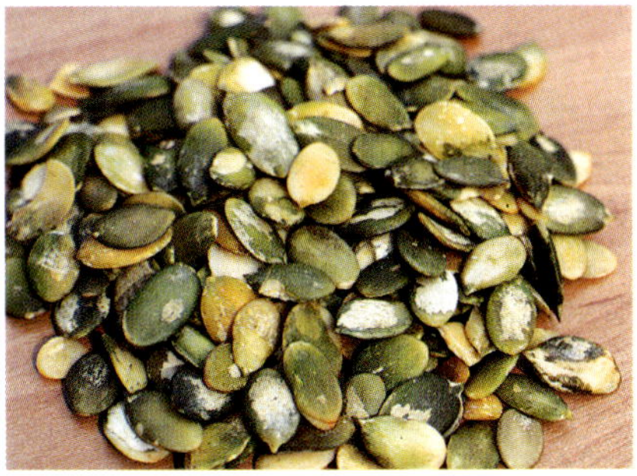

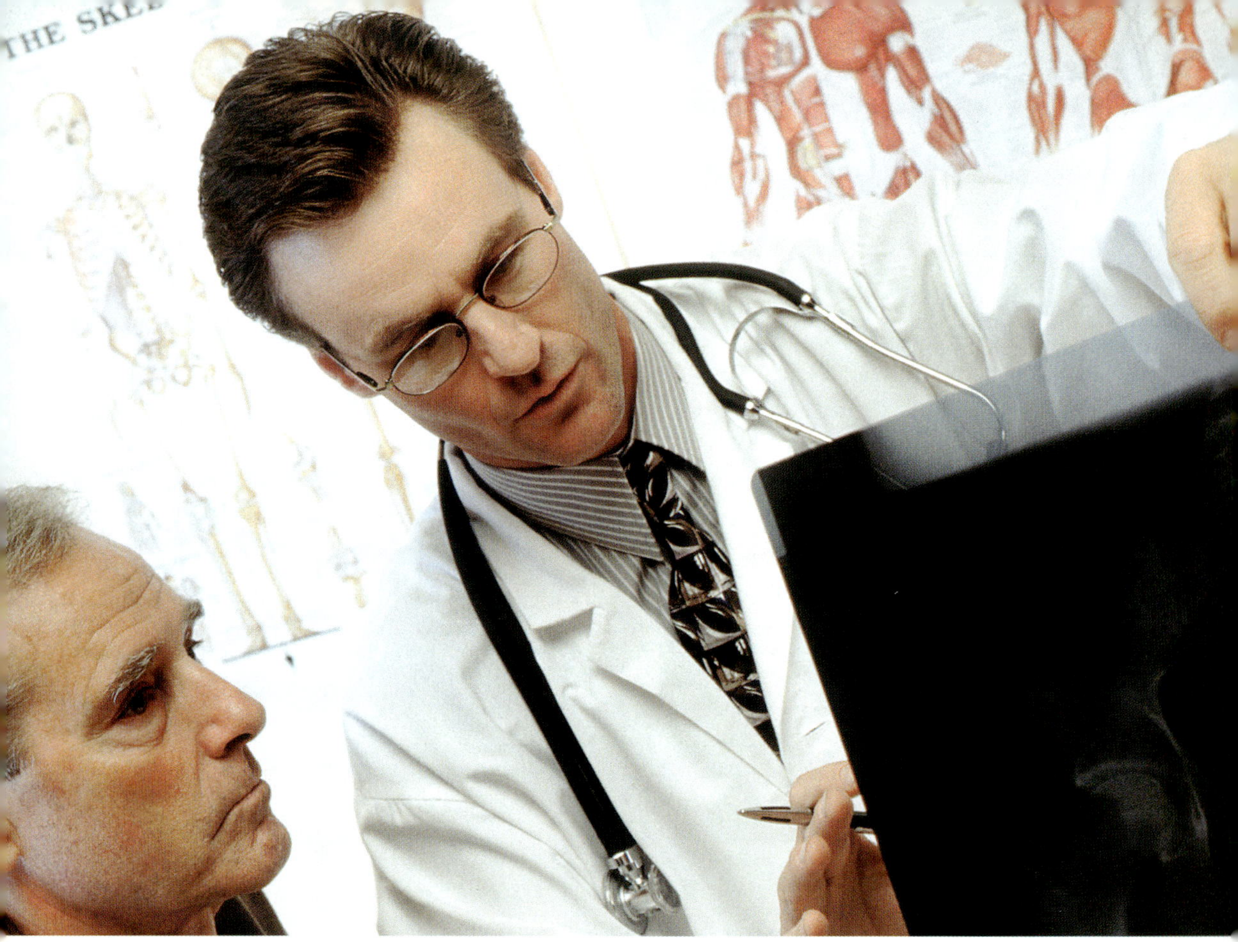

Eine Veränderung der Prostata muss in jedem Fall vom Arzt abgeklärt werden.

In Ländern, in denen traditionell häufig Kürbissamen verzehrt werden, kommen Prostatabeschwerden statistisch gesehen viel seltener vor. Auch in den Kürbissamen finden sich Stoffe, die Wirkungen in diesem Bereich begründen (bei der chronischen Reizblase ist die Behandlung mit Kürbissamen-Präparaten übrigens ebenfalls einen Versuch wert).

In jedem Fall muss vor der Behandlung von Prostatabeschwerden ärztlicherseits abgeklärt werden, ob es sich wirklich um eine gutartige Schwellung des Organs handelt!

Kürbiskerne

Der regelmäßige Verzehr von Kürbissamen kann die Beschwerden bei leichten bis mäßigen Prostatabeschwerden (»*benigne Prostatahyperplasie*«) lindern. Die Erkrankung muss vor jeder Behandlung durch einen Arzt eindeutig von bösartigen Tumoren der Prostata differenziert sein! Hier empfehlen sich die dunkelgrünen Samen des weichschaligen steirischen Ölkürbis. Die enthalten kaum Spelzen und lassen sich daher gut kauen oder verarbeiten.

(Trockener) Reizhusten

Infektionen der oberen Luftwege, die mit Hustenreiz und/oder Verschleimung der Bronchien einhergehen, gehören zu den häufigsten Erkrankungen in der kalten Jahreszeit. Der Einsatz pflanzlicher Arzneimittel bei der Behandlung der verschiedenen Formen des Hustens ist altbewährt, wissenschaftlich gut erforscht und in den meisten Fällen ausreichend wirksam.
Trockener Reizhusten ist meist auf Entzündungen im Bereich der oberen Luftwege und des hinteren Rachenraums zurückzuführen. Bei dieser Art Husten wird nur wenig natürlicher Schleim zum Schutz der Schleimhäute gebildet. Die Schleimhäute liegen frei, jeder kleinste Reiz löst einen erneuten Hustenanfall aus. Typisch für den Reizhusten sind ein Kribbeln im Hals und Empfindlichkeit gegenüber Kaltluft.

Beim trockenen Reizhusten helfen schleimhaltige Pflanzen den quälenden Hustenreiz zu lindern. Antibakterielle und entzündungshemmende Pflanzenwirkstoffe können die Wirkung ebenso effektiv unterstützen wie bewährte Heilmittel aus der Homöopathie.

Diese Pflanzen helfen

Pflanzliche Schleimstoffe, wie sie etwa in der Eibischwurzel, im Spitzwegerichkraut, in Malvenblättern und -blüten, in Huflattichblättern oder Sonnentaukraut enthalten sind, sorgen durch ihre schleimhautschützende Wirkung für Linderung: Sie legen sich als schützende Schicht über die entzündeten Schleimhäute und wirken so reizmildernd.
Beim Sonnentaukraut und beim isländischen Moos, einer Flechte aus den Tundren der nördlichen Erdhalbkugel, tragen antibakteriell wirkende Stoffe dazu bei, dass der quälende Husten verschwindet. Auch die Kombination von Thymian mit der Primelwurzel, so das Ergebnis wissenschaftlicher Studien, hat

Spitzwegerich

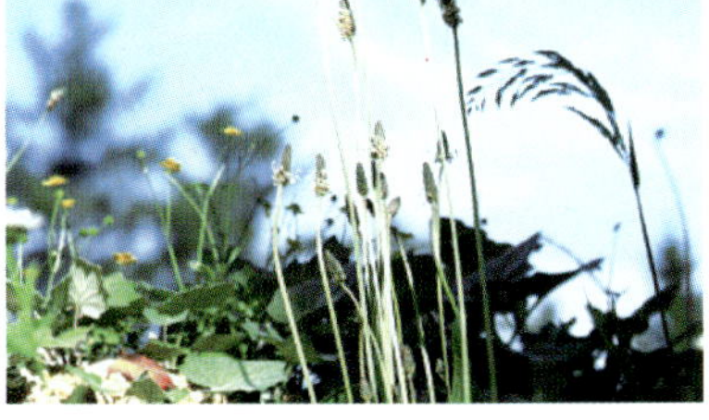

Sonnentau

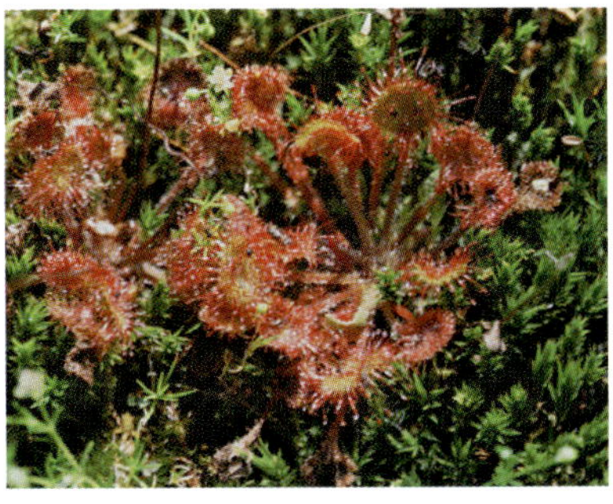

Thymian

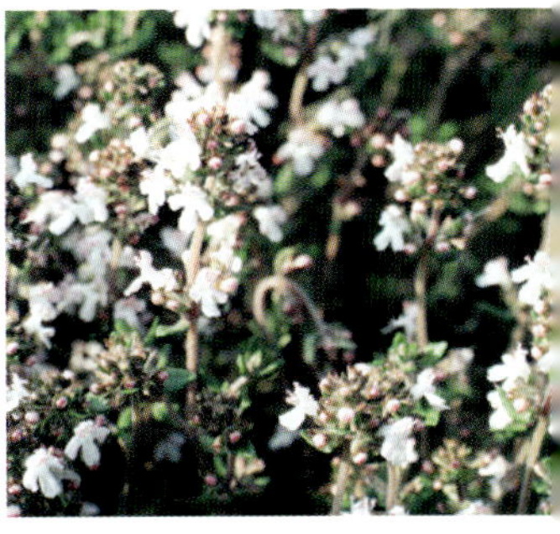

sich aufgrund der die Bronchien entkrampfenden Wirkung bei Reizhusten gut bewährt.
Eine weitere wichtige Pflanze zur Behandlung eines trockenen Reizhustens ist der Spitzwegerich. Er wirkt reizlindernd durch seinen Schleimgehalt, und er enthält antibiotisch wirkende Substanzen *(Iridoide)*, die Bakterien bekämpfen und Entzündungen hemmen.

Homöopathische Hilfe

Als besonders geeignetes Mittel zur homöopathischen Behandlung von (trockenem) Reizhusten hat sich die Lungenflechte (*Sticta*) erwiesen. In ihrer Gestalt ähnelt sie den Verästelungen der Bronchien in der Lunge.
Auch Brechwurzel (*Ipecacuanha*) und Sonnentau (*Drosera*) kommen bei trockenem Husten zum Einsatz; Brechwurzel vor allem bei krampfartigen Hustenanfällen und Sonnentau insbesondere bei ständigem Hustenreiz im Kehlkopf.
Zur Linderung der entzündlichen Symptome hat sich Eukalyptus bestens bewährt.
Die Homöopathie hält auch Komplex-Präparate bereit, in denen diese Arzneien mit weiteren Einzelmitteln kombiniert sind, so dass mit dem Husten zugleich auch weitere Begleiterscheinungen von Erkältungskrankheiten behandelt werden können.

Hustentee

- **30 g Eibischwurzel**
- **25 g Spitzwegerichkraut**
- **25 g Thymian**
- **20 g Anis**

Die empfohlene Teemischung ist breit wirksam, das heißt, sie lässt sich bei einem trockenen Reizhusten ohne Verschleimung der Bronchien ebenso gut anwenden wie beim typischen festsitzenden Husten.
Beim Trinken des Tees erreichen die ätherischen Öle aus Thymian und Anis die Bronchien sowohl direkt über die Atemluft als auch über den Blutkreislauf. Eibisch und Spitzwegerich beruhigen die entzündlich gereizte Schleimhaut über ihre einhüllende, den Hustenreiz dämpfende Wirkung.

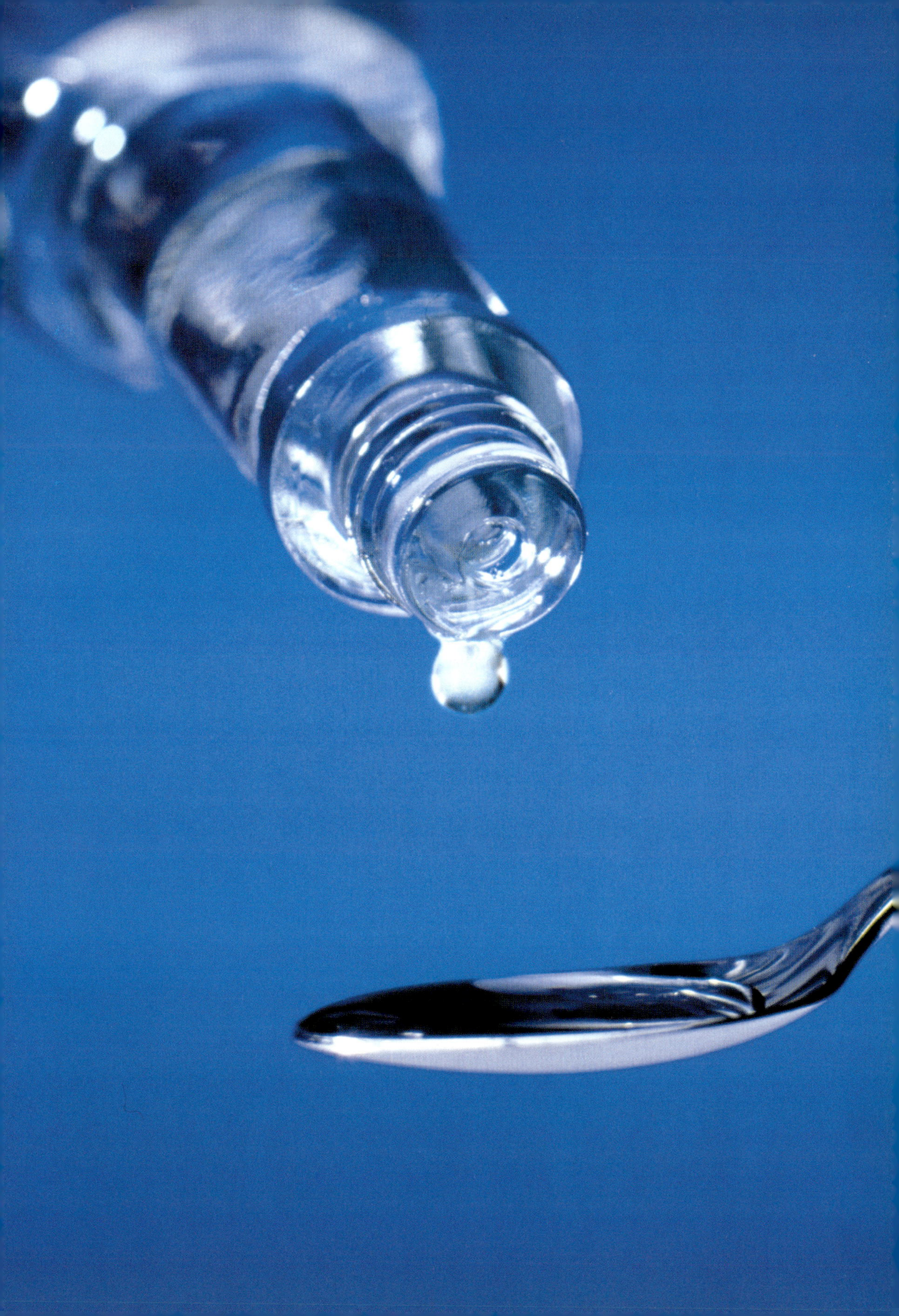

Auch pflanzliche Arzneimittel können Rheuma nicht heilen. Bei der Linderung der Symptome können sie aber nebenwirkungsreiche chemisch-synthetische Arzneimittel in leichteren Fällen ersetzen, in schwereren Fällen ergänzen.

Rheuma

Rheuma ist eine Volkskrankheit. Über 70 Prozent der Menschen zwischen 50 und 70 Jahren leiden an einer der annähernd 250 bekannten, unter dem Oberbegriff »Erkrankungen des rheumatischen Formenkreises« zusammengefassten, entzündlich-schmerzhaften Erkrankungen der Gelenke, der Muskeln, der Weichteile oder der Sehnen und Sehnenscheiden. Betroffen sind also die verschiedenen Bereiche des Bewegungsapparats.

Rheumatische Erkrankungen verlaufen im allgemeinen chronisch. Häufig lösen bestimmte Wettereinflüsse die Beschwerden bzw. einen akuten Schub aus, z. B. Wetterumschwung, feuchtes Herbstwetter, Föhn oder heraufziehende Gewitter.

Diese Pflanzen helfen

Bei schweren Krankheitsverläufen kommt man bei der Behandlung des Rheumas häufig nicht ohne stark wirksame chemisch-synthetisch hergestellte Mittel gegen Schmerzen oder zur Eindämmung entzündlicher Reaktionen aus.

In weniger schweren Fällen, oder aber ergänzend zu diesen nebenwirkungsreichen Mitteln, deren Dosis dann bisweilen erheblich zurückgenommen werden kann, finden aber immer häufiger hochkonzentrierte Extrakte aus Brennnesselkraut, der südafrikanischen Teufelskralle und aus der Weidenrinde Anwendung. Der Vorteil liegt darin, dass diese Mittel dauerhaft ohne Nebenwirkungen und Spätfolgen eingesetzt werden können. Vor allem aus Brennnesselkraut gewonnene hochdosierte Extrakte erwiesen sich aufgrund ihrer

Berberitze

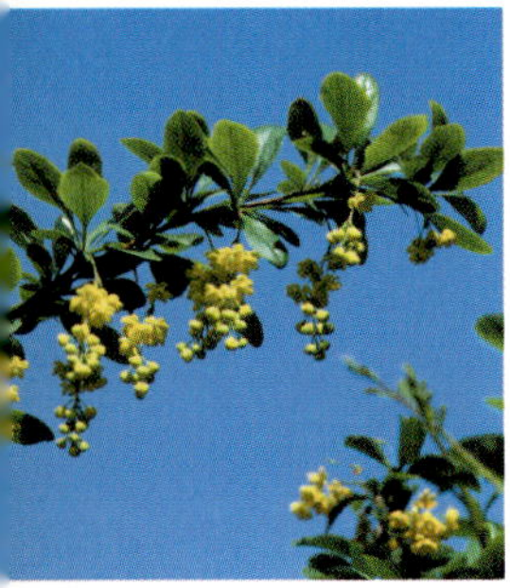

Eisenhut

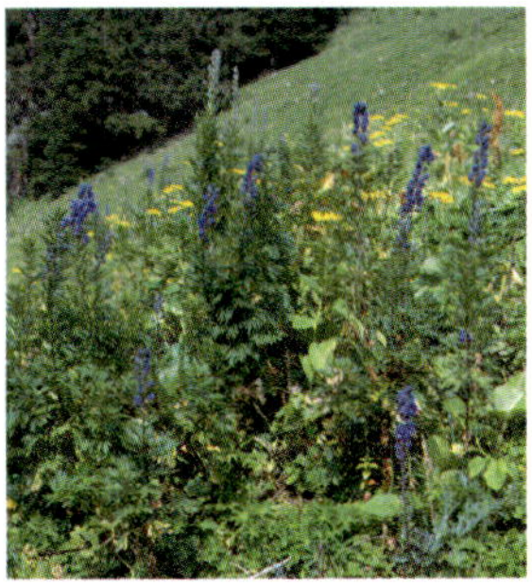

Beinwell

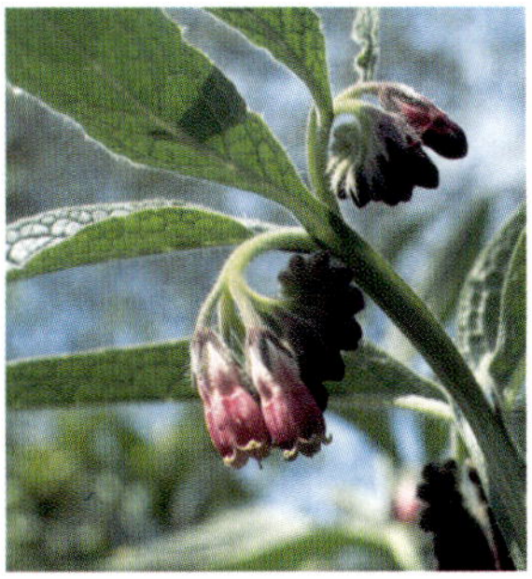

Weidenrinde

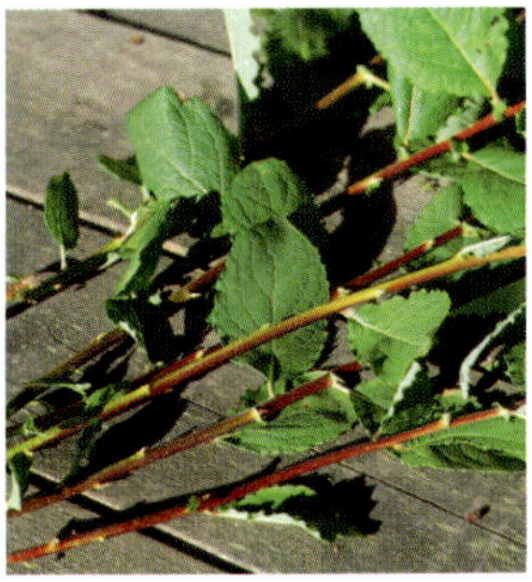

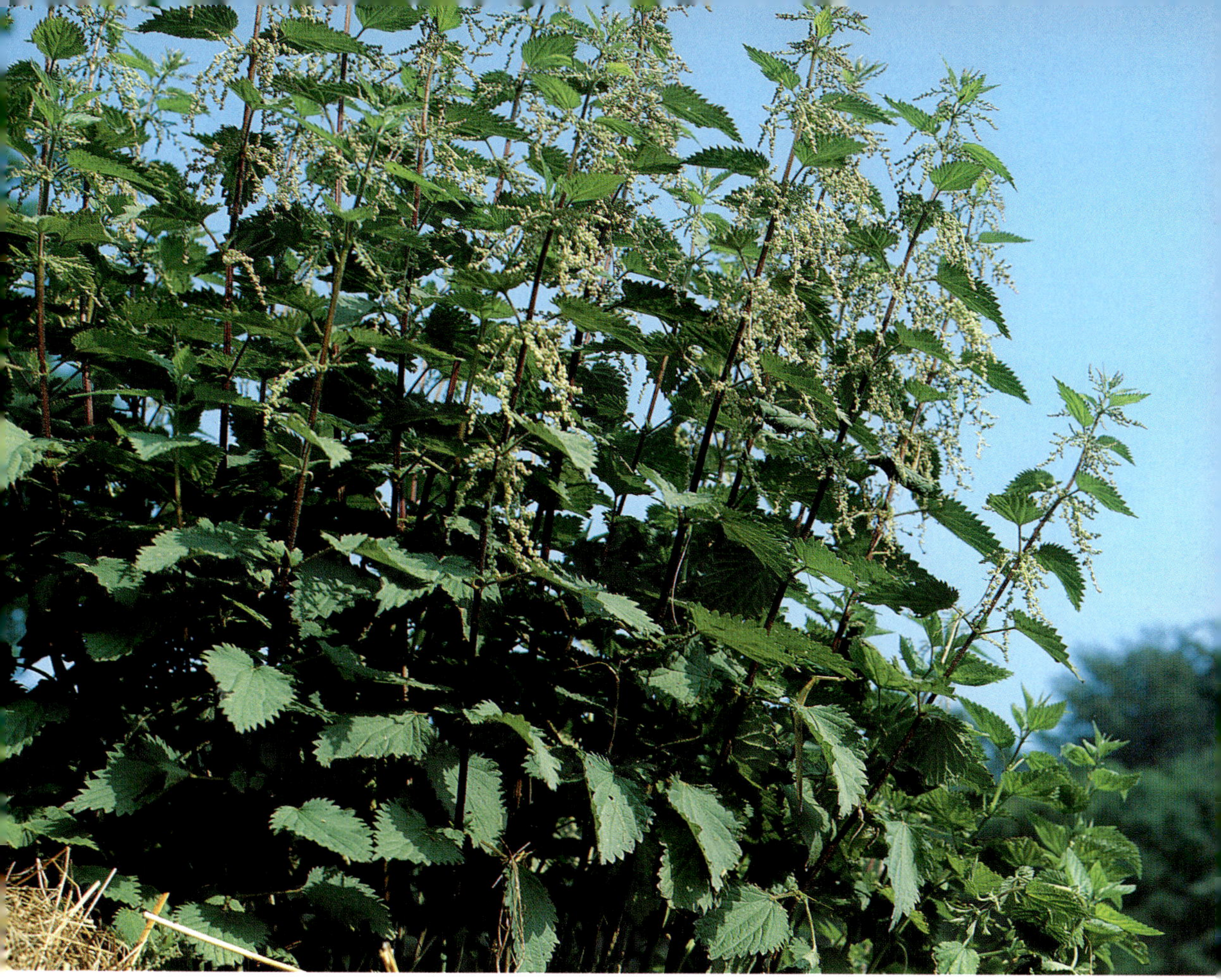

Die Brennnessel gehört zu den wirksamsten Arzneipflanzen zur Behandlung rheumatischer Beschwerden.

ausgeprägten schmerz- und entzündungshemmenden Eigenschaften in wissenschaftlichen Studien als hochwirksam in der Behandlung rheumatischer Beschwerden. Weidenrindenextrakte enthalten u. a. *Salicin*, eine Vorstufe der *Salicylsäure*, die schmerzlindernd und entzündungshemmend wirkt.
In letzter Zeit wird auch vermehrt über die antirheumatischen Eigenschaften des Weihrauchs geforscht. Weihrauch ist eine harzartige Masse, die bei Verletzung der Rinde einiger in Afrika beheimateter *Boswellia*-Arten austritt. Weihrauch stammt fast ausschließlich aus Wildsammlungen. Nicht selten gelangen dabei auch Harze anderer Pflanzengattungen in die Zubereitung. Bis heute ist es schwierig, einwandfreies Ausgangsmaterial für die Herstellung standardisierter Weihrauchpräparate zu beschaffen.
Viele andere Pflanzen werden in erster Linie äußerlich in Form von Umschlägen, Salben, Pflastern oder Bädern beim so genannten »Muskel- und Weichteilrheumatismus« angewandt. Zumeist wirken sie durch ihren Gehalt an hautreizenden Stoffen. So fördern ätherische Öle aus Wacholderbeeren, amerikanischem Wintergrün und Latschenkiefer (Franzbranntwein) sowie Senföle aus Meerrettich und schwarzem Senf die Durchblutung und regen die »Wärmefüh-

ler« der Haut (*Rezeptoren*) an, wodurch eine Linderung von Schmerz und Entzündung erreicht werden kann. Insbesondere das in Franzbranntwein enthaltene Gemisch ausgesuchter ätherischer Öle hat sich hier bestens bewährt.

Homöopathische Hilfe

Aus Sicht der Homöopathie handelt es sich bei Rheumapatienten um Menschen, die Flexibilität, Elastizität und Beweglichkeit verloren haben, deren ganze Lebenseinstellung möglicherweise »verknöchert« ist. Eine Behandlung durch homöopathische Fachkräfte wird dieses Gesamtbild des Patienten stets berücksichtigen.

Für die Selbstbehandlung rheumatischer Erkrankungen stehen homöopathische Komplex-Präparate zur Verfügung, bei denen sich die Kombination von Berberitze (Sauerdorn, *Berberis vulgaris*) und Giftsumach (*Toxicodendron quercifolium*) als besonders wirksam erwiesen hat. Die Berberitze ist eine Arzneipflanze, mit der sich rheumatische Beschwerden behandeln lassen, die nach körperlicher Belastung noch schmerzhafter werden. Bei Schwellungen der Gelenke und den daraus folgenden Bewegungseinschränkungen (und auch bei Überanstrengungen, Zerrungen und Verstauchungen) wird Giftsumach mit Erfolg eingesetzt.

Unter den homöopathischen Einzelmitteln hat sich vor allem Eisenhut (*Aconitum napellus*) bei solchen rheumatischen Beschwerden bewährt, die durch Zugluft, Sturm und Wetterwechsel ausgelöst werden.

Weidenrindentee

- **10 g fein geschnittene Weidenrinde**

Zubereitung

Übergießen Sie die Rinde mit ¼ l kaltem Wasser und kochen Sie die Mischung ganz langsam auf. Dann von der Kochstelle nehmen, noch fünf Minuten ziehen lassen und abseihen. Zwei Tassen von diese Tee sollten Sie täglich trinken.

Wirkung

Weidenrindentee kann zur unterstützenden Behandlung rheumatischer Erkrankungen verwendet werden. Bei regelmäßiger Anwendung kann die Dosis anderer Rheumamittel (nur nach Rücksprache mit dem Arzt) u.U. vermindert werden.

Hinweis: Für Schwangere ist der Tee nicht geeignet!

Teufelskrallenwurzeltee

- 7 g klein geschnittene oder pulverisierte Teufelskrallenwurzeln

Zubereitung

Die Wurzeln werden mit ¼ l siedendheißem Wasser überbrüht. Die Mischung sollte dann mindestens fünf Stunden – oder noch besser über Nacht – ziehen. Danach können Sie den fertigen Tee abgießen. Es wird empfohlen, kurmäßig über mehrere Wochen pro Tag zwei bis drei Tassen einzunehmen.

Wirkung

Teufelskralle kann vor allem entzündliche Prozesse bei rheumatischen Erkrankungen hemmen.

Achtung: Bei Magen- und Darmgeschwüren und Gastritis sollte der Tee nicht angewendet werden!

Gegen die in Schüben auftretenden rheumatischen Schmerzen, Gelenkentzündungen und Muskelkrämpfe hilft die Tollkirsche (*Belladonna*), und die Zaunrübe (*Bryonia*) wirkt bei Gelenkrheumatismus, Muskelrheumatismus und Sehnenscheidenentzündung.

Teufelskralle

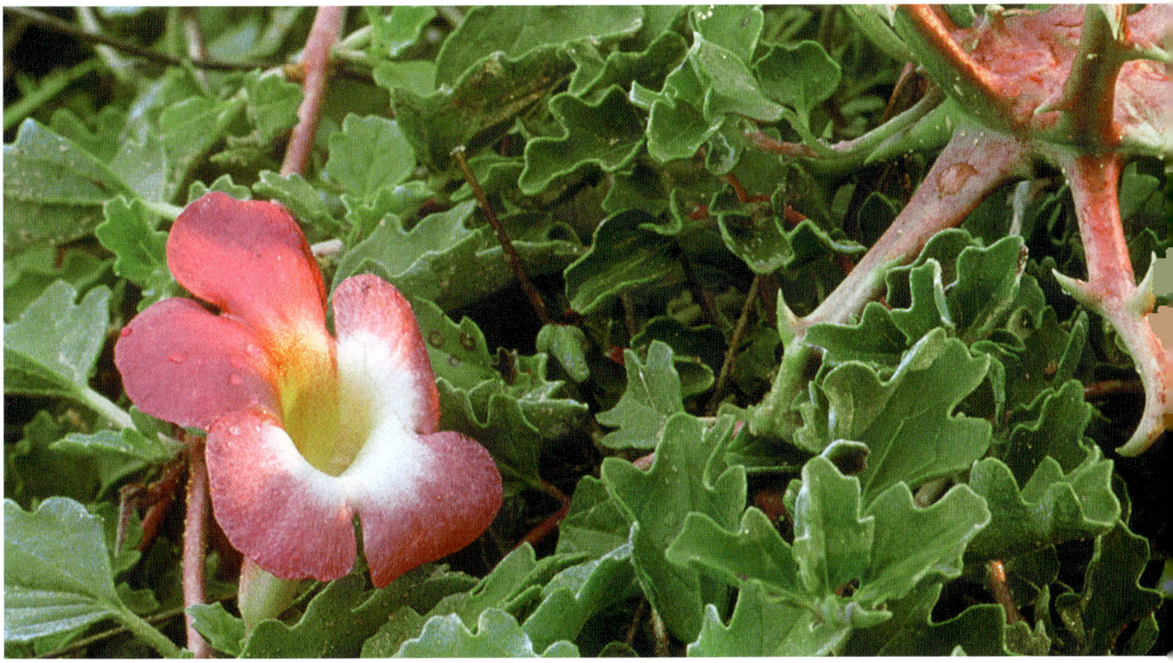

Neben gezielter Entspannung und der bewussten Vermeidung von Stress können in vielen Fällen pflanzliche Arzneimittel helfen, nervöse Unruhezustände, Einschlafstörungen sowie leichtere Verstimmungen und Ängste zu mildern.

Schlafstörungen

Gesunder Schlaf ist für die körperliche und geistig-seelische Erholung und Regeneration unerlässlich. Nur ausreichender, erfrischender Schlaf gibt uns Leistungskraft, Konzentrationsfähigkeit und eine ausgeglichene Stimmung für den neuen Tag.

Schlafstörungen beruhen meist auf Auslösern im geistig-seelischen Bereich wie Angst, Sorge, Ärger und/oder Überforderung. Sie beeinträchtigen die Leistungsfähigkeit und verstärken psychische Symptome wie Unruhe und Angstzustände.

Bei Schlafstörungen wird im allgemeinen zwischen Einschlafstörungen, Durchschlafstörungen und frühmorgendlichem Erwachen unterschieden:

Einschlafstörungen sind quälend, die Betroffenen wälzen sich unruhig hin und her. Zu spätes Abendessen oder übermäßiger Kaffeegenuss können die Ursache sein; häufig jedoch gelingt es den Betroffenen nicht, abzuschalten, innere Ruhe und Entspannung zu finden. Zu viele Gedanken, Ängste und Sorgen beschäftigen Geist und Seele.

Durchschlafstörungen sind durch wiederholtes Aufwachen während der Nacht gekennzeichnet. Meist wird der Schlaf durch heftige Träume unterbrochen, die Betroffenen fahren erschrocken auf. Das Wiedereinschlafen fällt schwer, weil die »Gedankenmühle« wieder einsetzt.

Zu frühes Erwachen kann unterschiedliche Gründe haben, auch natürliche Ursachen wie die beginnende Morgendämmerung, Vogelgezwitscher oder einsetzende Straßengeräusche. Kennzeichnend ist das Unvermögen, wieder einzuschlafen. Die Betroffenen wälzen sich unruhig hin und her und gerade dann, wenn sie ermüdet wieder einschlafen könnten, müssen sie aufstehen. Entspre-

Baldrian

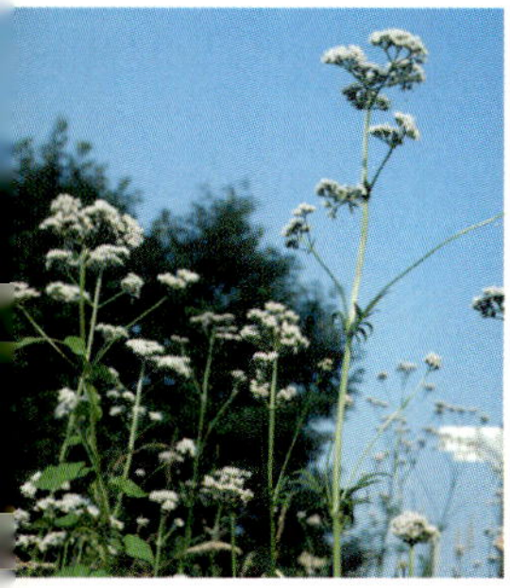

Hopfen

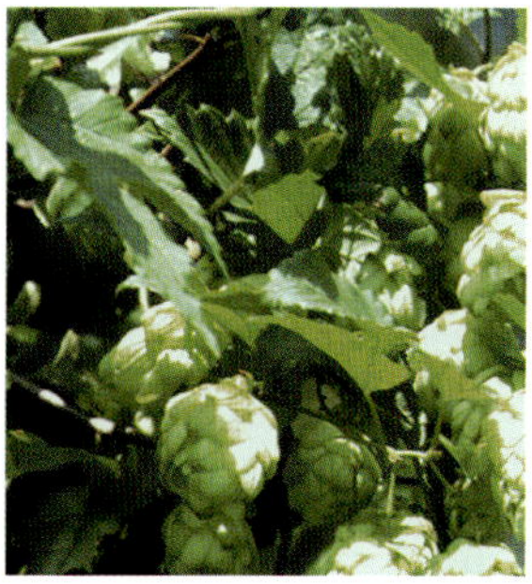

Melisse

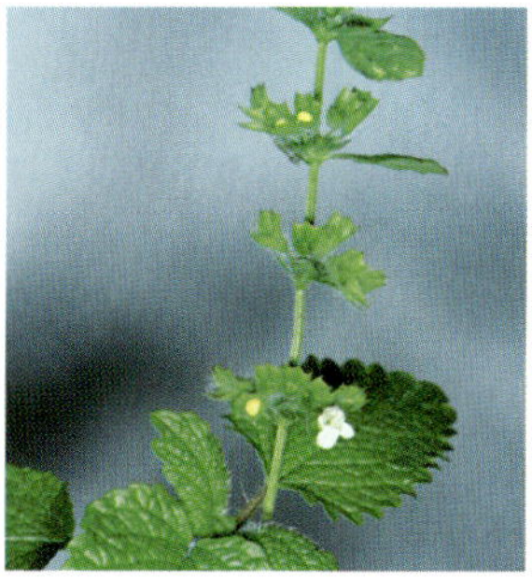

Passionsblume

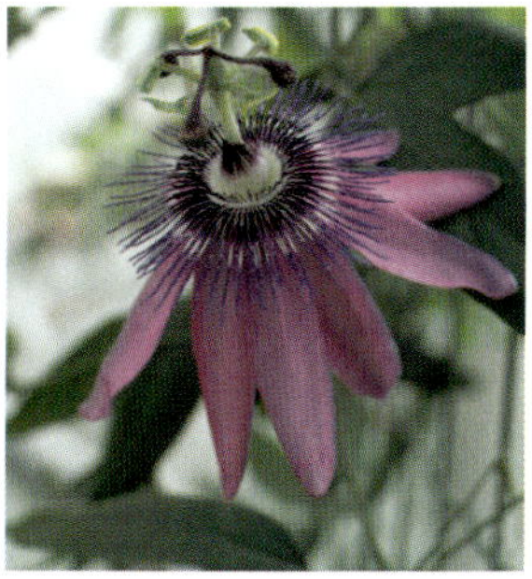

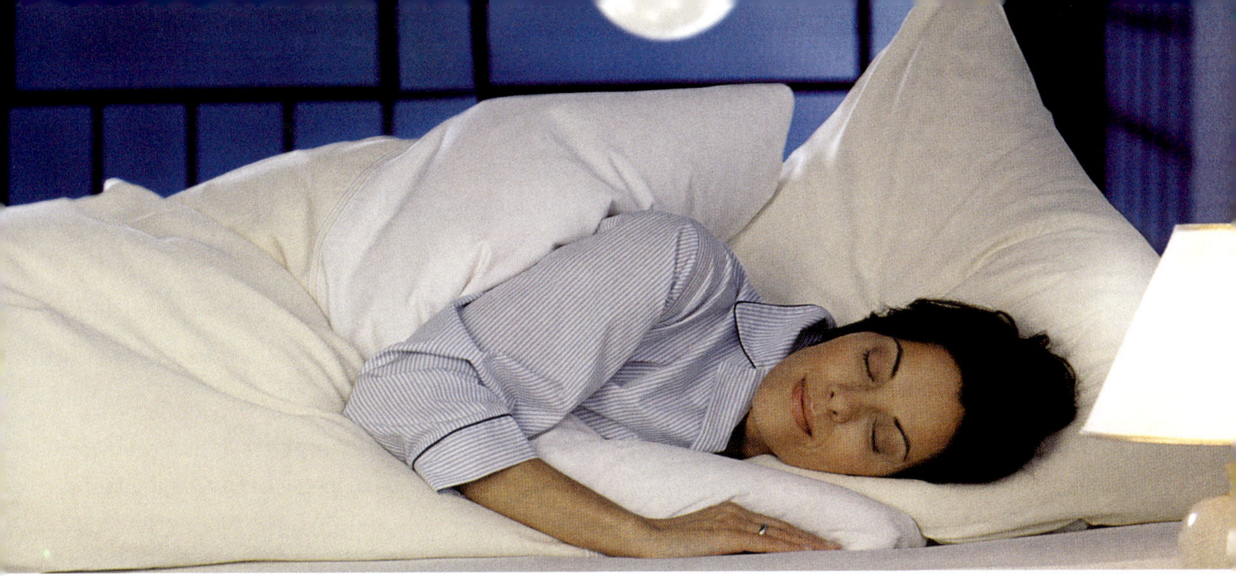

chend müde und mürrisch-gereizt beginnen sie den neuen Tag. (Bei älteren Menschen liegt häufig gar keine Schlafstörung vor, da die benötigte Schlafdauer mit dem Alter abnimmt.)

Allen Schlafstörungen gemeinsam ist das morgendliche Gefühl, nicht ausgeschlafen zu sein. Die gewohnte Konzentrations- und Leistungsfähigkeit fehlt, die Anfälligkeit für Krankheiten steigt. Lang anhaltende oder gar chronische Schlafstörungen sollten sicherheitshalber ärztlich abgeklärt werden. Liegt keine organische Erkrankung als Ursache vor, lassen sich Schlafprobleme mit den Möglichkeiten der Selbstbehandlung gut in den Griff bekommen.

Auch Hopfen, Passionsblume, Lavendel und vor allem die ätherischen Öle der Melisse haben eine beruhigende Wirkung, die sich vor allem zur Behebung von Einschlafstörungen nutzen lässt.

Diese Pflanzen helfen

Zur Behebung von Schlafstörungen ebenso wie zur Minderung innerer Unruhe sind Zubereitungen aus der Baldrianwurzel von hoher Wirksamkeit. Ob als Tee, Tropfen oder hochdosiertes Dragee, Baldrian führt nicht zur Ermüdung, zwingt den Schlaf daher auch nicht herbei. Statt dessen entspannt er, vermindert quälendes Gedankenjagen und fördert so einen erholsamen Schlaf. Insbesondere Betroffenen, die nicht abschalten können oder mit Sorgen wach im Bett liegen, kann so effektiv geholfen werden.

Melissenbad

Zubereitung

Lassen Sie das Bad mit heißem Wasser (40–55°C) bis zu Hälfte einlaufen. Hängen Sie dann einen Stoffbeutel mit den Melissenblättern in das Wasser. Nach 5 Minuten lassen Sie lauwarmes Wasser zulaufen, bis die gewünschte Badetemperatur erreicht ist.

Ein duftendes Melissenbad vor dem Zubettgehen entspannt und sorgt für erholsamen Schlaf.

- 50 g Melissenblätter

Homöopathische Hilfe

Wirkungsvolle homöopathische Komplex-Mittel enthalten mit den Arzneipflanzen Hafer (*Avena sativa*), Passionsblume (*Passiflora incarnata*) und Baldrian (*Valeriana officinalis*) drei pflanzliche Bestandteile, die besonders erfolgreich zur Behandlung von Schlafstörungen eingesetzt werden. Mit den im Hafer enthaltenen Wirkstoffen werden Schlafprobleme behandelt, bei denen Erschöpfungszustände die Ursache sind. Diese Arzneipflanze wirkt überdies auch als Kräftigungsmittel nach unruhigem Schlaf und den damit verbundenen Symptomen. Durch ihre beruhigende Wirkung wird die Passionsblume als Nerven- und Schlafmittel bei nervöser Schlaflosigkeit eingesetzt. Baldrian hilft bei Schlafstörungen, die mit körperlicher und geistiger Unruhe einhergehen, aber auch bei solchen, die von seelischen oder körperlichen Erkrankungen hervorgerufen werden.

Neben diesen »klassischen« Arzneien hat sich in der Homöopathie der graue Amber (*Ambra grisea*) bei Schlafstörungen im Alter und bei Überarbeitung bewährt. Die Brechnuss (*Nux vomica*) hilft hektischen Menschen, die teilweise bis spät in die Nacht arbeiten und dann auch im Bett nicht »abschalten« können. Sie wirkt auch bei Schlafstörungen, die durch übermäßigen Kaffeegenuss oder zu spätes Abendessen verursacht sind.

Lavendel-Hopfen-Kissen

- **100g Lavendel**
- **50g Hopfenblüten**
- **1 Stück Seiden-, Leinen- oder Baumwolltuch**
- **etwas Stoffband oder weiche Schnur**

Zubereitung

Schneiden Sie aus dem Stoff ein Rechteck oder Quadrat in der gewünschten Größe, und nähen Sie die Innenseiten an drei Seiten zu. Stülpen Sie das Innere nach außen, so dass die Nahtseiten innen sind, und füllen Sie die Kräuter ein. Die offene Seite wird mit einem schönen Band fest verschlossen. Das Säckchen einfach auf Ihr Kopfkissen legen und vor dem Einschlafen immer wieder etwas drücken, das setzt zusätzliche ätherische Öle frei.

Wirkung

Wie der volkstümliche Name »Nervenkräutchen« schon deutlich macht: Lavendel stärkt die Nerven und wirkt harmonisierend – und hilft so beim Einschlafen. Die beruhigenden Eigenschaften der Hopfenblüten sind dabei die ideale Ergänzung.

Tipp: Das wohltuende Aroma des Kissens können Sie noch verstärken, indem Sie die Kräuter vor dem Einfüllen mit einigen Tropfen echtem (!) ätherischen Lavendelöl beträufeln.

Schmerzen

Schmerzen sind das häufigste Symptom in der Medizin; sie sind ein Alarmsignal des Körpers, ein Hilfeschrei, der auf ein gestörtes Verhältnis der Einheit von Körper, Seele und Geist hinweist.
Zu unterscheiden ist zwischen akuten und chronischen, bzw. chronisch wiederkehrenden Schmerzen. Der akute Schmerz tritt rasch auf, etwa nach einer Verletzung oder bei einer Infektion. Er ist daher meist leicht einer lokalen Ursache zuzuordnen. Im chronischen Fall bestehen die Schmerzen anhaltend oder treten in Schüben immer wieder erneut auf. Sie weisen auf eine anhaltende Störung, eine chronische Erkrankung hin.
Das wichtigste stark wirksame Schmerzmittel, das Morphin, stammt aus dem Pflanzenreich. Es war der erste chemische Stoff aus einer Pflanze, der (im Jahre 1803 durch den Warburger Apotheker Sertürner) in reiner Form isoliert werden konnte. Morphin wird bis heute aus Opium, dem eingetrockneten Milchsaft der Schlafmohnkapseln, gewonnen. Eine chemische Synthese des komplex gebauten Naturstoffes ist nach wie vor zu aufwendig.
Andere stark wirksame Schmerzmittel, aber auch die zumeist rezeptfrei erhältlichen so genannten »kleinen Analgetika«, werden in großem Maßstab chemisch-synthetisch hergestellt. Die häufige und lang andauernde Einnahme solcher Schmerzmittel kann mit erheblichen Nebenwirkungen einhergehen: Entzündliche Erkrankungen des Magen-Darm-Traktes, aber auch Nierenschäden und durch Schmerzmittel ausgelöster Kopfschmerz sind beschrieben worden.

Eisenhut

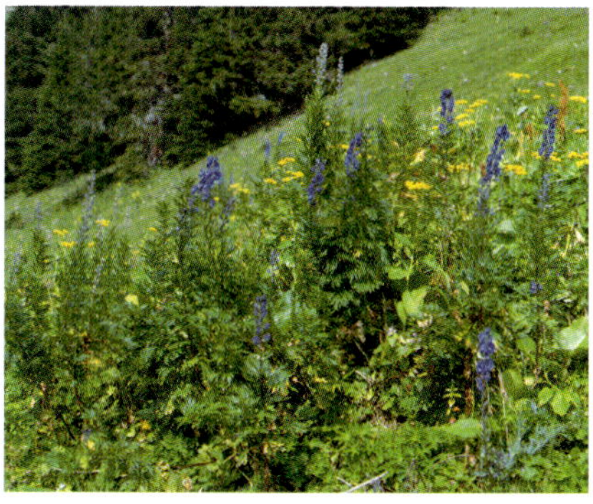

Giftsumach

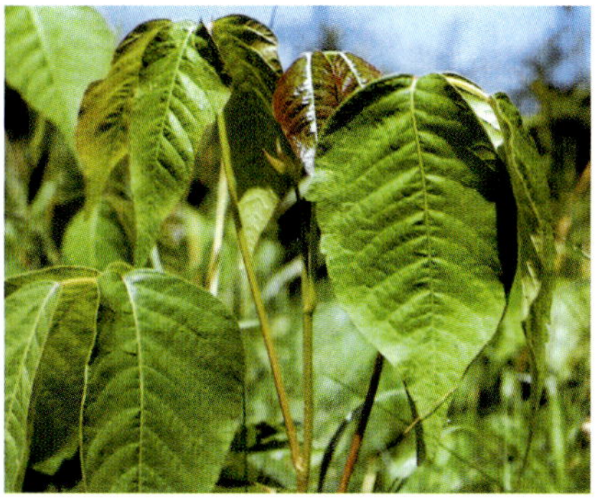

Bei der Schmerzbehandlung stehen heute chemisch-synthetisch hergestellte Arzneimittel im Vordergrund. In bestimmten Fällen aber können auch Arzneipflanzen erfolgreich und mit guter Verträglichkeit zur Schmerzlinderung genutzt werden. Die Homöopathie hat ihre Stärken vor allem in der individuell gezielten Behandlung von *chronischen* Schmerzzuständen.

Pflanzen

Bei einigen speziellen Anwendungsgebieten können pflanzliche Arzneimittel erfolgreich eingesetzt werden. So dienen etwa die ätherischen Öle von Minze (*Levomenthol*), Rosmarin und Wacholderbeeren oder Umschläge mit Scharfstoffen aus Meerrettich, schwarzem Senf und Cayennepfeffer zur äußerlichen Anwendung, um Schmerzen bei Muskel- und Weichteilrheuma zu lindern. Als hochwirksam bei der Behandlung von krampfartigen Muskelbeschwerden (u. a. bei Fibromyalgie) erweist sich der aus der Chinarinde (*Cinchona succirubra*) isolierte Naturstoff Chinin.

Stumpfe Verletzungen wie Prellungen oder Verstauchungen lassen sich hervorragend mit einer Beinwellsalbe behandeln. Die Schwellung geht zurück und die Schmerzen werden gelindert; außerdem fördert die Salbe die Heilung von verletzten Muskeln, Sehnen und Bindegewebe.

Das ätherische Öl der Pfefferminze und auch das der Ackerminze (japanisches Heilpflanzenöl) wirkt – äußerlich aufgetragen – in vielen Fällen bei Kopfschmerzen vom Spannungstyp. Bei migräneartigen Kopfschmerzen werden auch Extrakte der Pestwurz mit Erfolg eingesetzt.

Homöopathische Hilfe

Insbesondere bei akuten Schmerzen im Kopfbereich stößt die Homöopathie häufig an ihre Grenzen. Bei stark ausgeprägten, chronischen Schmerzen kann es sich dennoch lohnen, einen homöopathisch tätigen Arzt oder Heilpraktiker zu konsultieren, der mit einer ganzheitlichen Betrachtungsweise die zugrunde liegende Störung mit gezielten Fragen erarbeiten und individuell behandeln kann. Begleitend werden verschiedene homöopathische Arzneien eingesetzt:

Eisenhut (*Aconitum*) hilft generell bei allen Schmerzen, die plötzlich beginnen. Das Gift der Honigbiene (*Apis*) ist ein Mittel gegen stechende, brennende Schmerzen bei Entzündungen und bei Neuralgie. Die Zaunrübe (*Bryonia*) hilft gegen Kopfschmerzen, die bei der geringsten Bewegung schlimmer werden, während Kupfer (*Cuprum metallicum*) bei Verkrampfungsschmerz in allen Gebieten des Körpers eingesetzt wird. Giftsumach (*Rhus toxicodendron*) schließlich ist eine bewährte Arznei gegen rheumatische Beschwerden und gegen Rückenschmerzen.

Zur homöopathischen Schmerztherapie finden verschiedene Komplex-Homöo-

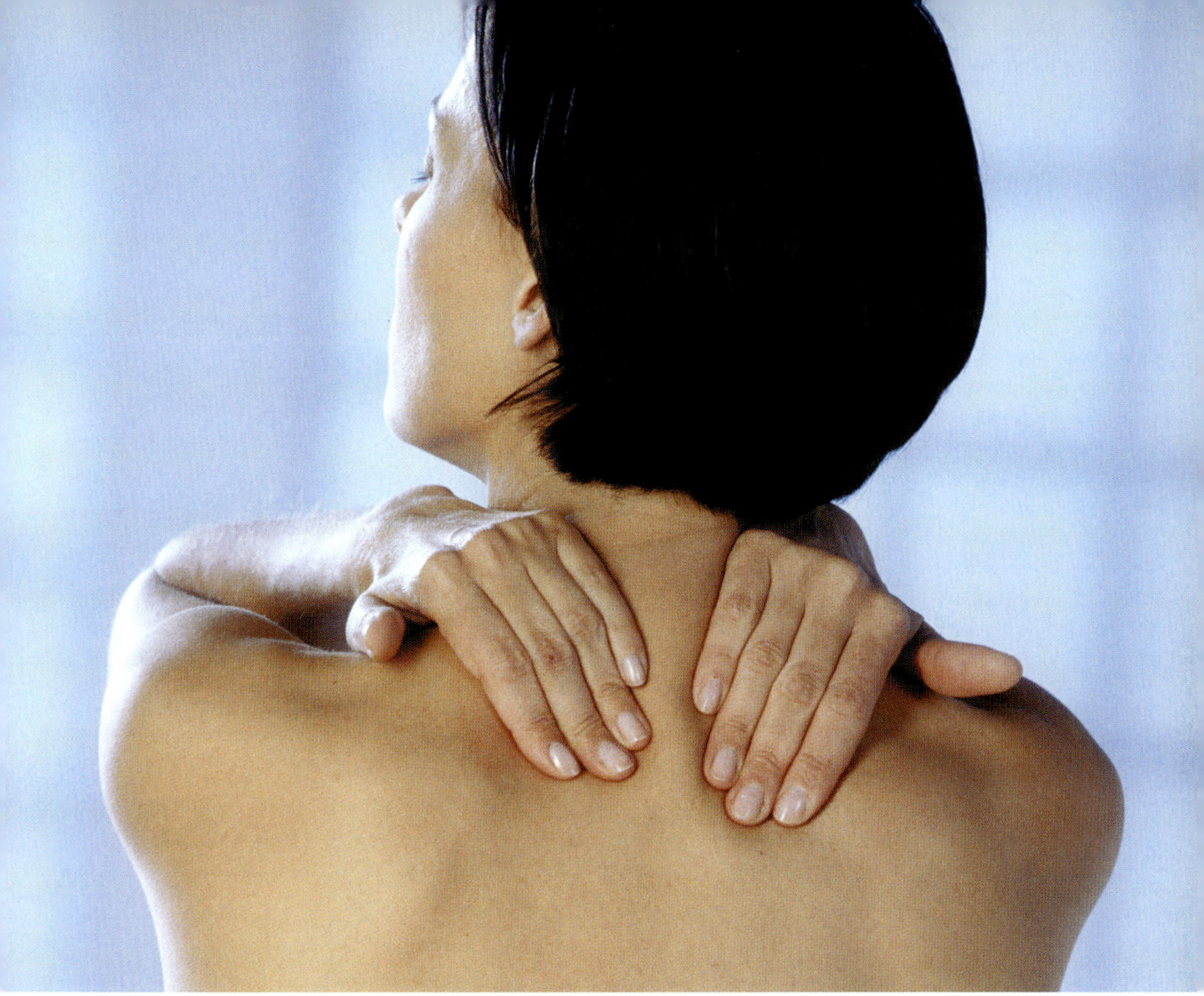

pathika Verwendung. In Kombinationspräparaten häufig eingesetzte Einzelmittel sind Gänseblümchen (*Bellis perennis*) – hilfreich bei akuten Traumen und rheumatischen Beschwerden – Zaunrübe und Giftsumach.

Pfefferminzöl

Zubereitung

Mischen Sie die beiden Öle. Massieren Sie die Mixtur vorsichtig in die betroffenen Hautstellen ein: bei Kopfschmerz und Migräne in Schläfen, Stirn oder Nacken, bei Nervenschmerzen in die jeweiligen schmerzhaften Körperpartien.

Wirkung

Das ätherische Öl der Pfefferminze, insbesondere das Levomenthol, ist ein vielseitiges Mittel aus der Naturapotheke gegen quälenden Kopfschmerz. Auch bei manchen Formen von Nervenschmerzen kann Pfefferminzöl wirksam sein.

Ätherische Öle sollten nicht in die Augen oder auf offene Wunden gelangen. Und: Babys und Kleinkinder dürfen nicht mit dem Öl behandelt werden!

- **10 ml Pfefferminzöl**
- **90 ml Jojobaöl**

Unruhe, Stress, Depressive Verstimmung

Neben gezielter Entspannung und der bewussten Vermeidung von Stress können in vielen Fällen pflanzliche Arzneimittel helfen, nervöse Unruhezustände und leichtere Verstimmungen und Ängste zu mildern.

Reizüberflutung, Lärm, Stress und Ärger, ständig zunehmende Leistungsanforderungen und nicht zuletzt Schreckensnachrichten aus aller Welt – wir Menschen fühlen uns oft wie in einem Hamsterrad, unentwegt den Anforderungen, Aufgaben und Pflichten hinterherlaufend, ohne eine Aussicht auf Ruhe, Entspannung und wirkliche Erholung.

Wenn gleichzeitig regelmäßige Entspannungsmöglichkeiten fehlen, kann dauerhafter psychischer Stress zu Unruhe-, Angst- und Spannungszuständen sowie zu depressiven Verstimmungen führen, die sich in Verletzlichkeit, Überreaktionen, Selbstzweifeln und Gereiztheit äußern. Diese psychischen Störungen schränken die Lebensqualität vieler Menschen stark ein. Herz-Kreislauf-Probleme, Verdauungsbeschwerden, Muskelverspannungen, Spannungskopfschmerz sowie Schwitzen und Zittern gehören zu den häufigsten körperlichen Symptomen, die durch psychische Belastung mit verursacht werden.

Pflanzliche Arzneimittel werden in diesem Bereich seit langem als echte, gut verträgliche Alternative zu chemisch-synthetischen Mitteln empfohlen. Pflanzliche Beruhigungsmittel bessern nicht nur psychische Symptome, sie mindern auch deren Auswirkungen auf körperliche Funktionen.

Die Homöopathie, die mit ihrem ganzheitlichen Krankheitsverständnis auf die Wiederherstellung der Harmonie zwischen Körper, Geist und Seele zielt, kann mit ihrem Behandlungskonzept hier ebenfalls einen wichtigen Beitrag leisten.

Baldrian

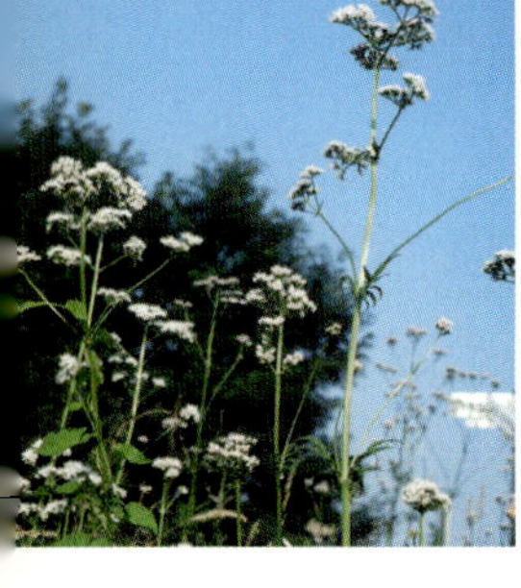

Hopfen

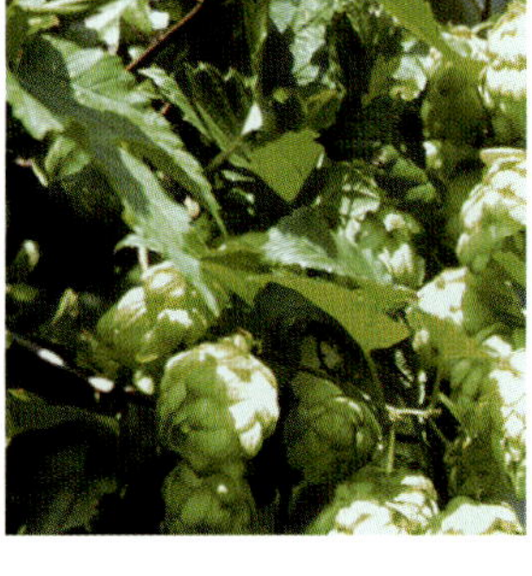

Johanniskraut

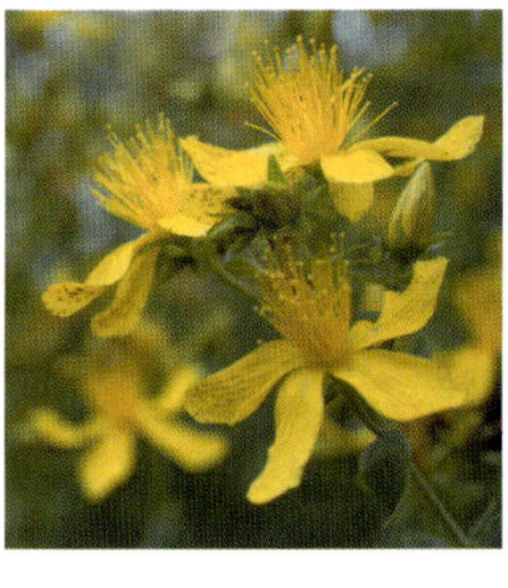

Melisse

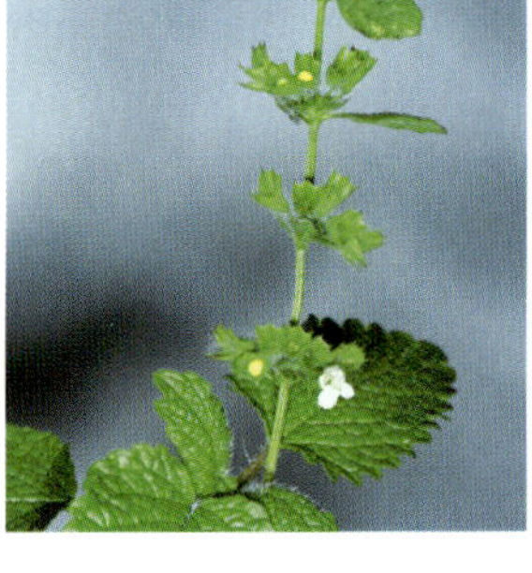

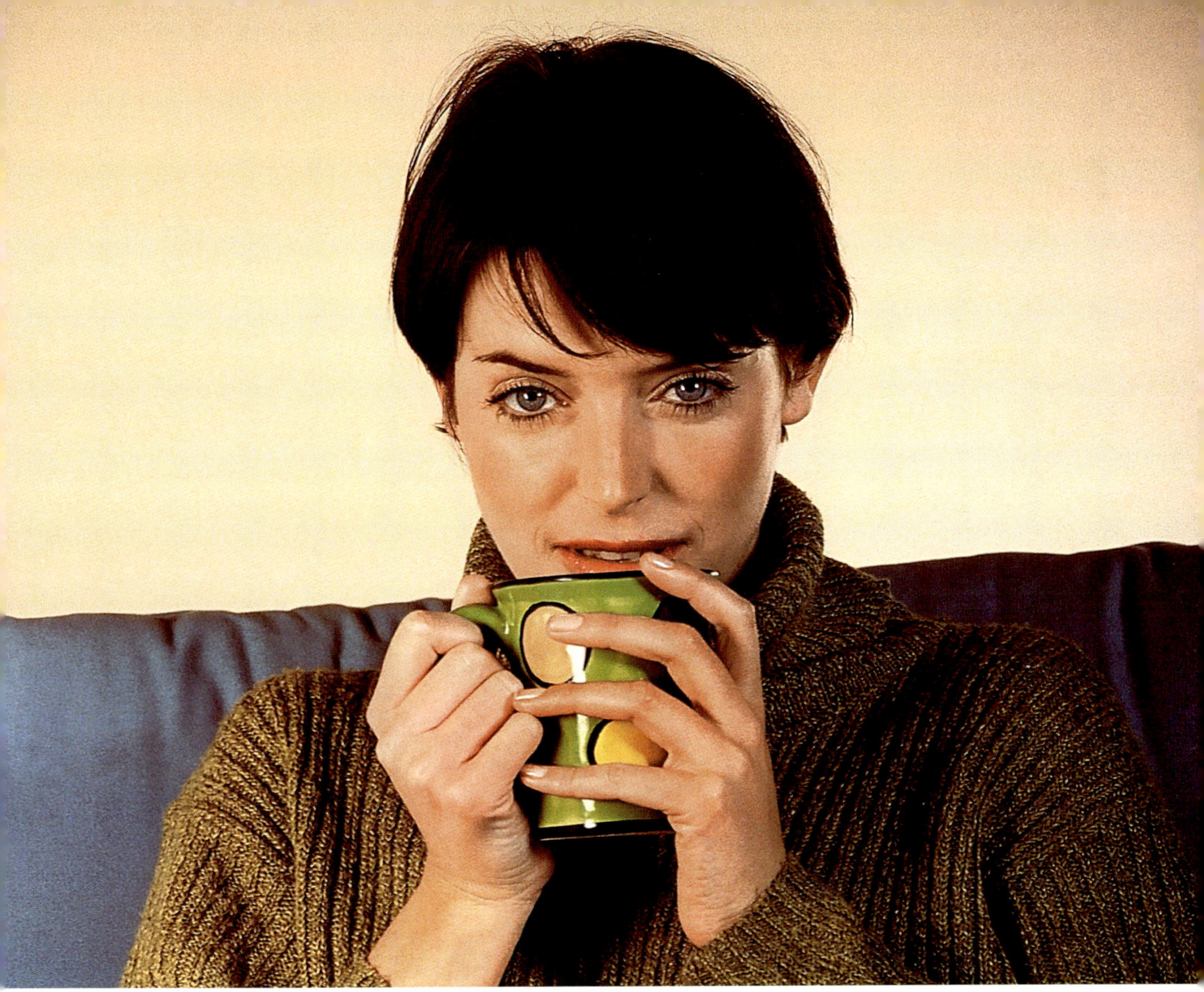

Diese Pflanzen helfen

Klassische Mittel zur Beruhigung und zum leichteren Einschlafen sind hochdosierte Zubereitungen aus der Baldrianwurzel. Baldrian macht nicht direkt müde, sondern er entspannt und fördert dadurch einen erholsamen Schlaf. Tagsüber angewandt kann er Stresserscheinungen mindern und sogar die Konzentration fördern. Häufig wird Baldrian mit anderen beruhigend wirkenden Pflanzen wie Hopfen und/oder Passionsblume kombiniert.

In beruhigenden Teemischungen und Fertigarzneimitteln finden sich oft auch Melissenblätter und Lavendelblüten. Die Wirkung beruht hier auf dem Gehalt an ätherischem Öl. Insbesondere der Melissengeist, eine Kombination der ätherischen Öle aus Melisse und weiteren ausgesuchten Heilpflanzen, hat sich hier als stresslindernde, beruhigend harmonisierend wirkende Arznei bewährt.

Auch gegen trübe Stimmung ist ein Kraut gewachsen – das Johanniskraut! Viele zehntausend Menschen haben an klinischen Studien mit Johanniskrautextrakten teilgenommen, die die Wirkung dieser alten Arzneipflanze gegen depressive Verstimmungen belegen.

Eine Kombination aus Baldrian, Melisse, Hopfen und Lavendel hat sich als Schlaf- und Nerventee bewährt (siehe Seite 282).

Homöopathische Hilfe

Mit der Kombination der beiden Arzneipflanzen Muskatnuss (*Myristica fragrans*) und Ignatiusbohne (*Strychnos ignatii*) oder auch dem Wirkstoff Phosphor (*Phosphorus*) können nervös bedingte Beschwerden besonders gut therapiert werden. Die Muskatnuss wird bei der Behandlung von geistigen und körperlichen Erschöpfungszuständen sowie bei Konzentrationsschwäche eingesetzt. Phosphor hilft bei Schwäche, Reizbarkeit und nervöser Überempfindlichkeit bei Belastung. Mit der Ignatiusbohne werden plötzliche Stimmungsschwankungen sowie die Neigung zu Melancholie und Kummer erfolgreich behandelt. Kombinationen dieser Arzneimittel sind in verschiedenen Komplex-Homöopathika enthalten.

Darüber hinaus ist das Kaliumbromid (*Kalium bromatum*) eine bewährte Arznei für ruhelose, ängstliche, anfallartig übererregte oder auch gehemmte Menschen. Es hilft bei manisch-depressiver Verstimmung, aber auch bei allgemeiner Nervosität und Schlafstörungen. Zink (*Zincum metallicum*) ist sehr hilfreich bei nervösen, fahrigen, zappeligen Kindern mit entsprechendem Konzentrationsmangel.

Nerven- und Schlaftee

Werden geeignete Heilpflanzen in einer beruhigenden, entspannenden und das Einschlafen fördernden Teemischung sinnvoll miteinander kombiniert, können sie sich in ihrer Wirkung ergänzen und sowohl die psychischen Symptome von Stress und innerer Unruhe als auch deren körperliche Auswirkungen, z. B. auf Kreislauf und Verdauung, lindern.

So ist die Kombination von Baldrian, Hopfen, Melisse und Lavendel altbewährt und heute medizinisch allgemein anerkannt.

Baldrian erhöht die Einschlafbereitschaft, indem er die innere Unruhe vermindert. Bei Tage fördert Baldrian sogar das Konzentrationsvermögen. Auch dem Hopfen kommen beruhigende und den Schlaf fördernde Wirkungen zu. Sie sind wahrscheinlich auf ein Spaltprodukt der Bitterstoffe zurückzuführen, die die heimische Kletterpflanze seit vielen Jahrhunderten zu einem unverzichtbaren Bestandteil der Bierherstellung machen.

Die ätherischen Öle von Melissenblättern und Lavendelblüten wirken zentral beruhigend. Ihre krampflösenden Eigenschaften machen sie außerdem zu hervorragenden Mitteln bei der Behandlung von nervös bedingten Magen-Darm-Störungen, die einerseits häufig durch innere Unruhe mit verursacht werden und andererseits Einschlafstörungen verstärken können.

- **40g Baldrianwurzel**
- **20g Hopfenzapfen**
- **20g Melissenblätter**
- **20g Lavendelblüten**

Venenerkrankungen

Typische Beschwerden in den Beinen wie Spannungs- und Schweregefühl, Juckreiz und Schmerzen bis hin zu nächtlichen Wadenkrämpfen sind häufig Symptome der so genannten »chronisch venösen Insuffizienz«. Hierunter versteht man eine Funktions- und Leistungseinschränkung der Blutgefäße, die in unserem Körper für den Rücktransport des Blutes zum Herzen zuständig sind (*Venen*).

Ist dieser Blutrückfluss unterbrochen oder gestört, kommt es zwangsläufig zu Stauungen des Blutes in den Venen und in den vorgeschalteten *Kapillaren*. Vor allem, wenn die Gefäße bereits vorgeschädigt sind, bewirkt der ansteigende Druck, dass Flüssigkeit in das umliegende Gewebe austritt: Ein Ödem entsteht! Dies führt zu einer weiteren Schädigung der Venen und Kapillaren und des umliegenden Gewebes.

Am besten ist es, der venösen Insuffizienz von verschiedenen Seiten her zu begegnen. Vom häufigen Hochlegen der Beine über gezieltes Muskeltraining im Beinbereich bis hin zum zugegebenermaßen lästigen Anlegen von Stützstrümpfen gibt es viele Möglichkeiten, die Beschwerden dieser Erkrankung zu lindern.

Eine Venenentzündung entsteht meist aufgrund einer Verletzung oder Infektion der betroffenen Vene. In aller Regel tritt diese Erkrankung an oberflächlichen Beinvenen auf, die sich bereits zu Krampfadern erweitert haben. Zu den Symptomen gehören Schmerzen, bläulich-rote Hautverfärbung, Berührungsempfindlichkeit, Juckreiz und harte Schwellungen entlang der jeweiligen Vene.

Äußerlich und innerlich angewandte Zubereitungen aus bestimmten Arzneipflanzen können helfen, die typischen Beschwerden bei der »chronisch venösen Insuffizienz« wie Schweregefühl in den Beinen, Schwellungen und Krampfadern zu lindern.

Kastanie

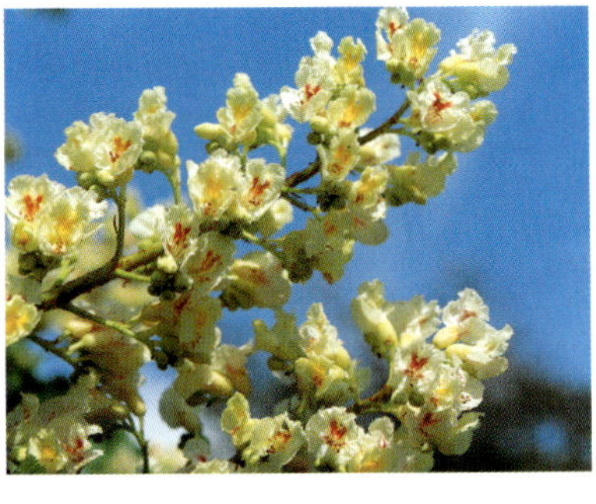

Steinklee

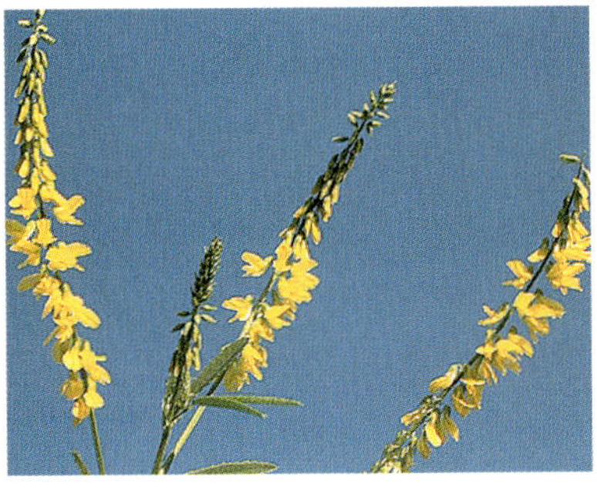

Zaubernuss

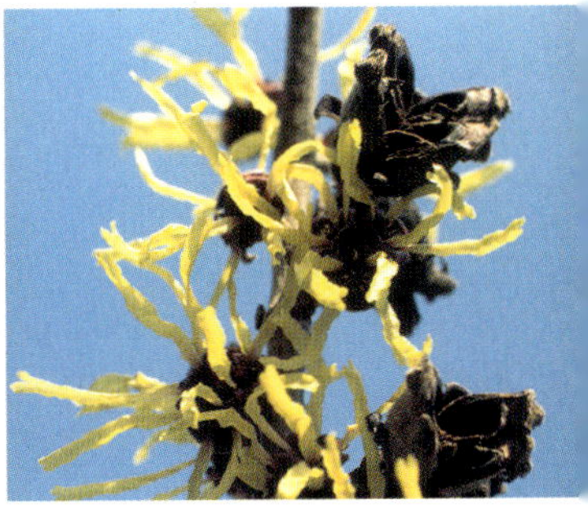

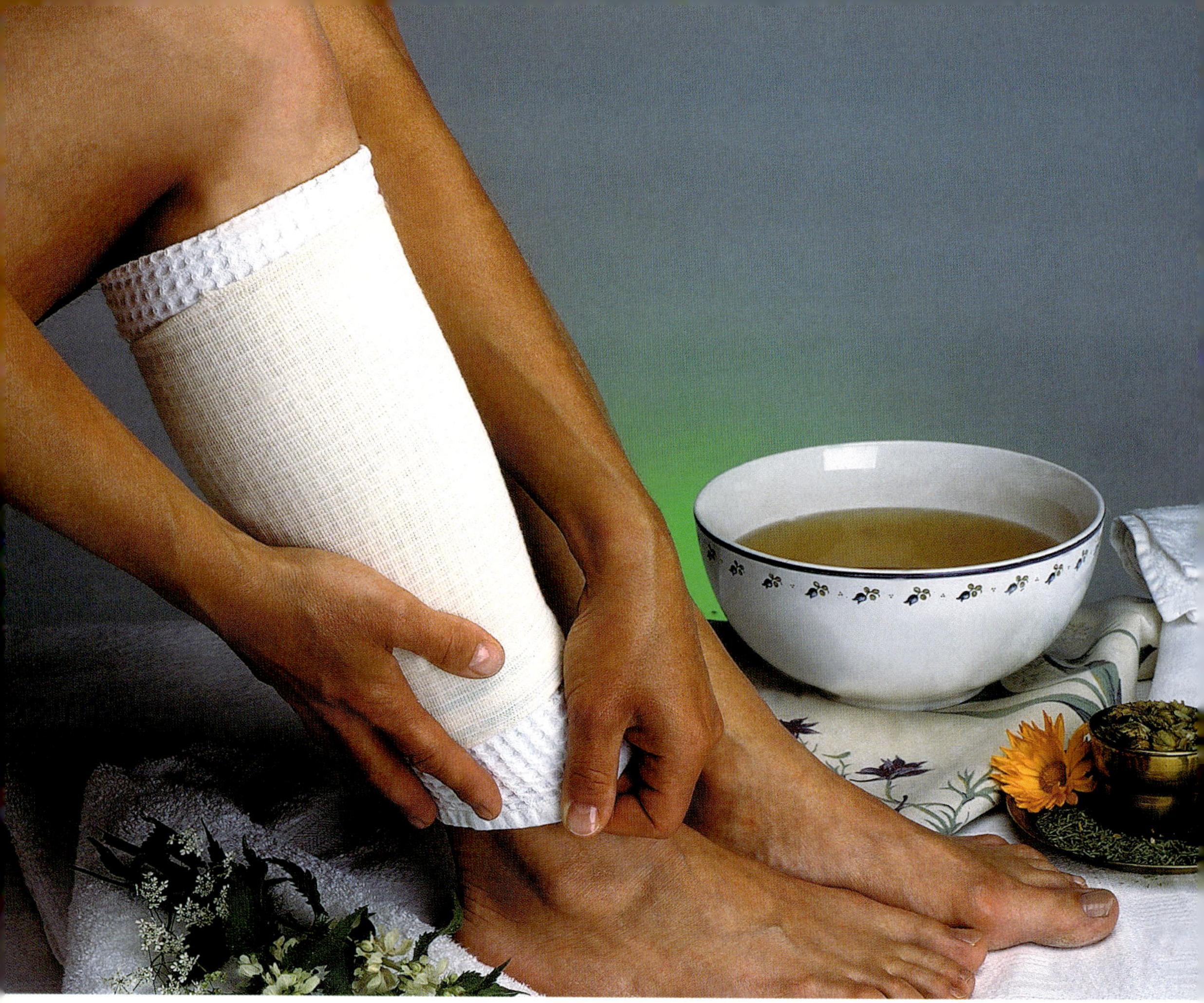

Diese Pflanzen helfen

Pflanzliche Arzneimittel, die Extrakte aus Rosskastaniensamen, Buchweizen, Steinklee oder Mäusedorn enthalten, können die Gefäße gegen den Austritt von Wasser »abdichten«. Sie verbessern die Fließeigenschaften des Blutes und fördern den Rückstrom durch die Venen. Häufig wird zur Wirkungssteigerung die Anwendung von Salben im Beinbereich bei gleichzeitiger Einnahme von Dragees oder Kapseln mit Extrakten aus diesen Arzneipflanzen empfohlen.

Auch aus den Blütenknospen des japanischen Schnurbaumes gewonnenes *Rutin*, das chemisch zu *Troxerutin* umgewandelt wird, um eine verbesserte Löslichkeit des Wirkstoffes zu erzielen, findet sich in Präparaten gegen chronisch-venöse Insuffizienz.

Eine Teezubereitung aus Waldmeisterkraut ist ein traditionelles Arzneimittel gegen Venenleiden.

Homöopathische Hilfe

Bei Venenentzündungen, die durch Verletzungen entstanden sind, hat sich Arnika als hilfreich erwiesen.

Arzneien aus der Zaubernuss (*Hamamelis virginiana*) lindern Schmerzen und tragen zur Heilung »offener Beine« und von Schürfwunden bei. Stark geschwollene Venen und Schmerzen, die sich bei Hitze sowie beim Herabhängenlassen der Beine noch verschlimmern, lassen sich mit Wiesenküchenschelle (*Pulsatilla pratensis*) behandeln.

Mäusedorn-Teemischung

- **30g Mäusedornwurzelstock**
- **20g Steinkleekraut**

Zubereitung

Stellen Sie aus den Kräutern eine Mischung her. Davon wird 1 Teelöffel mit etwa 150 ml siedendheißem Wasser übergossen. Der Tee sollte fünf Minuten zugedeckt ziehen und kann dann abgeseiht werden. Ideal ist eine kurmäßige Anwendung von zwei Tassen täglich, jeweils morgens und nachmittags nach den Mahlzeiten.

Wirkung

Mäusedorn stabilisiert die venösen Gefäße und gilt als natürliches Schönheitsmittel bei *Besenreißer* und *Couperose*. Sowohl Mäusedorn als auch Steinkleekraut verbessern die Fließfähigkeit des venösen Blutes.

Tipp: Es gibt gebrauchsfertige Präparate auf Mäusedorn- und auch auf Steinkleekrautbasis – sowohl zur innerlichen Anwendung, als auch als Venensalbe zum Auftragen auf die betroffenen Hautstellen.

Pflanzliche Abführmittel sind ein gutes Beispiel dafür, dass nicht alles ohne Bedenken eingenommen werden kann, was die Natur an Heilmitteln bereit hält. Zwischen sinnvollem Einsatz und dem Auftreten unerwünschter Wirkungen liegt bei so genannten anthranoidhaltigen Abführmitteln nur ein schmaler Grad.

Verstopfung

Nur selten kann eine organische Ursache für die Verstopfung (*Obstipation*) gefunden werden. Überwiegend handelt es sich um die so genannte »*habituelle*« (gewohnheitsmäßige) Obstipation, die darauf beruht, dass die Darmmuskulatur nicht (mehr) einwandfrei funktioniert. Obstipation tritt auch ernährungsbedingt als Folge ballaststoffarmer Ernährung und zu geringer Flüssigkeitszufuhr auf.
Viele Menschen haben Angst vor Verstopfung. Deshalb gehören Abführmittel, so genannte »*Laxanzien*«, zu den am meisten missbrauchten Arzneimitteln: Sie werden zu früh, zu häufig und vor allem in zu hoher Dosis eingenommen; etliche führen bei längerem Gebrauch zur Gewöhnung. Weit verbreitet sind pflanzliche Abführmittel, die anthranoidhaltige Substanzen enthalten. Auch ihre Verwendung sollte nicht kritiklos erfolgen.
Anthranoide wirken abführend, indem sie durch Reizwirkung das Einströmen von Wasser in den Dickdarm fördern. Gleichzeitig wird die Darmmuskulatur zu verstärkter Arbeit angeregt, wodurch die Passage der unverdaulichen Nahrungsreste erheblich beschleunigt wird. So kommt es zu Durchfällen, wenn anthranoidhaltige pflanzliche Arzneimittel nicht vorsichtig dosiert werden. Auf die Dauer verliert der Körper bei Durchfall zu viele Mineralstoffe, insbesondere Kalium. Kaliumverlust aber führt unweigerlich zu Darmträgheit und Verstopfung, der allzu häufig mit einer um so höheren Dosis von Abführmitteln begegnet wird. Ein Teufelskreis also, der in die Abhängigkeit von Laxanzien führen kann.
Ärztlicherseits werden Abführmittel auch vor diagnostischen und operativen Maßnahmen zur Darmentleerung sowie bei Hämorrhoiden zur Erweichung des Stuhls verordnet.

Bärlapp

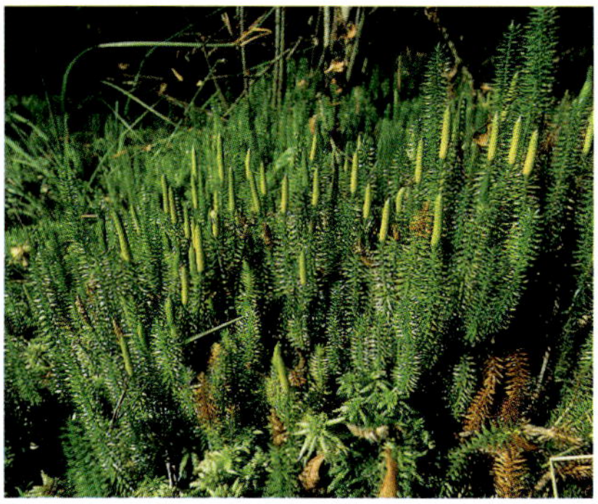

Seidelbast

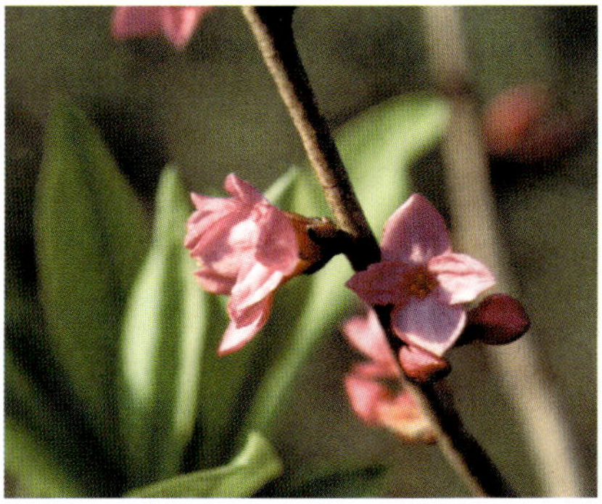

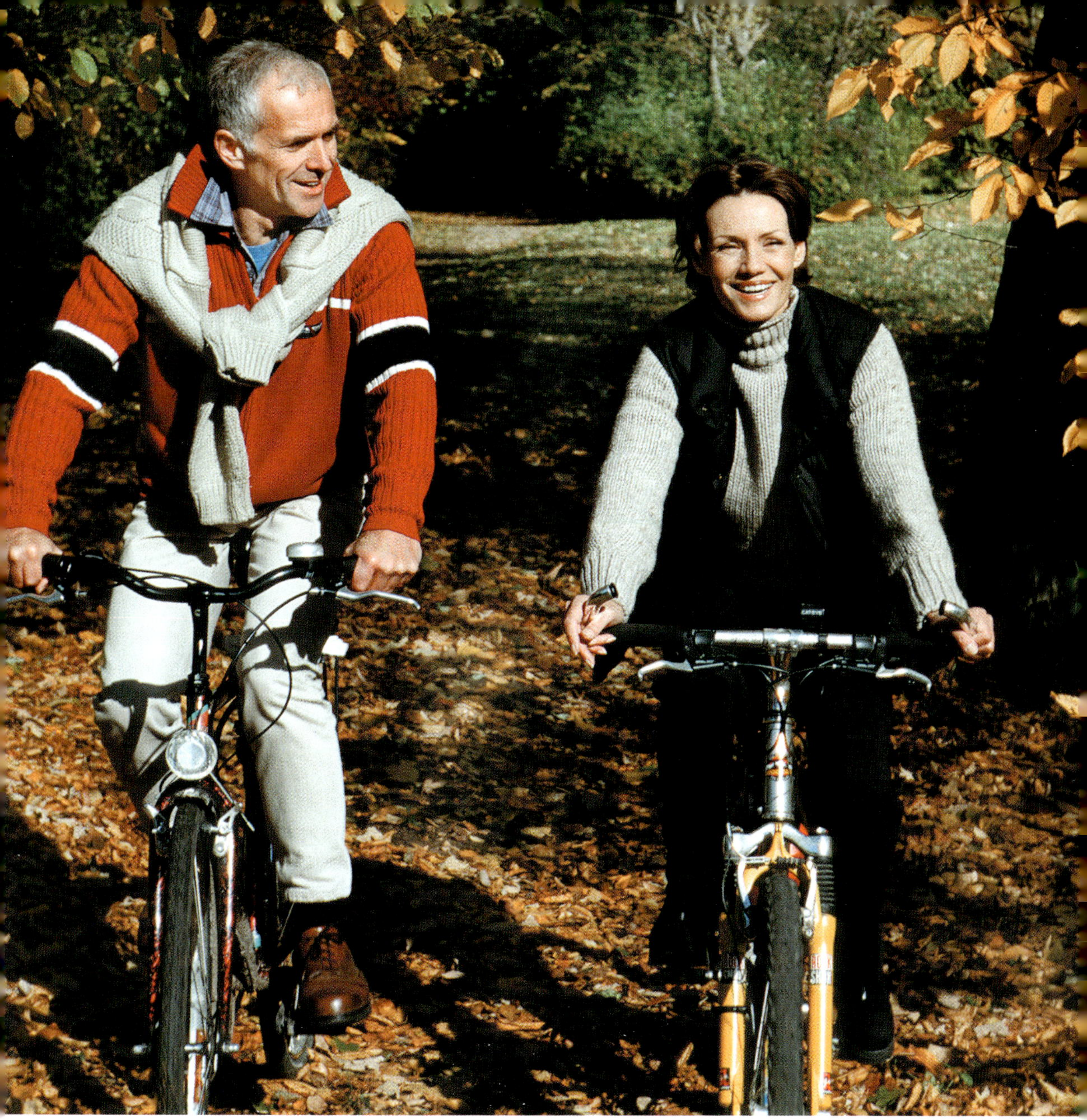

Regelmäßige Bewegung fördert den Stoffwechsel und beugt Verstopfung vor.

Diese Pflanzen helfen

Ist die Einnahme von anthranoidhaltigen Arzneipflanzen angezeigt, wird heute zumeist auf die weniger drastisch wirkenden Früchte der Tinnevelly-Senna aus dem indischen Raum oder auf die Blätter der nordafrikanischen Alexandriner-Senna zurückgegriffen. Seltener werden heute starke Abführmittel angewandt, die Faulbaumrinde, Rhabarberwurzel oder den eingedickten Saft aus Aloeblättern enthalten.

Das gut verträgliche fette Öl der Rizinussamen entfaltet seine abführenden Wirkungen bereits im Dünndarm.

Abführmittel (*Laxanzien*), die durch ihren Gehalt an *Anthranoiden* wirken, sollten nicht länger als eine Woche lang eingenommen werden. Die eingenommene Dosis soll so gewählt werden, dass es nicht zu Durchfällen kommt.

Abführmittel wie Leinsamen, indische Flohsamen oder Weizenkleie, die über ihr Quellvermögen zusammen mit viel Flüssigkeit im Darm wirken, führen nicht zur Gewöhnung und sind ebenfalls als harmlos anzusehen.

Vernünftig angewandt, kann ein sinnvoll zusammengesetztes Abführmittel bei akuten Verstopfungsbeschwerden medizinisch nützlich sein. In jedem Falle sollten Sie diesbezüglich aber den Rat Ihres Apothekers in Anspruch nehmen.

Homöopathische Hilfe

In der Homöopathie wird zuallererst eine Umstellung des Betroffenen auf eine ballaststoffreichere Ernährung, eventuell auch eine Konstitutionsbehandlung empfohlen.

Für den akuten Fall einer Verstopfung, z. B. auf Reisen, stehen einige Arzneien zur Verfügung, die sich gegen die Obstipation als hilfreich erwiesen haben. So kommen hier z. B. der kanadische Gelbwurz (*Hydrastis canadensis*) und der Seidelbast (*Daphne mezereum*) zum Einsatz, auch Graphit (*Graphites*) und Bärlapp (*Lycopodium clavatum*) können helfen.

Abführtee

Vernünftig angewandt, kann ein sinnvoll zusammengesetzter Abführtee bei akuten Verstopfungsbeschwerden medizinisch nützlich sein. In jedem Falle sollten Sie diesbezüglich aber den Rat Ihres Apothekers in Anspruch nehmen. Die empfohlene Teemischung enthält als abführende Bestandteile lediglich die relativ mild wirksamen *Blätter* der Sennespflanze. Durch eine vorsichtige Dosierung sind unerwünschte starke Durchfälle vermeidbar.

Die in der vorgestellten Mischung verwendeten Sennesfrüchte und Sennesblätter enthalten Anthranoide. Sie sind für die abführende Wirkung im Dickdarm verantwortlich. Die *Früchte* der Arzneipflanze haben dabei die mildere Wirkung.

Mit einer Verstopfung gehen häufig krampfartige Beschwerden einher, die durch die ätherischen Öle des Kümmels gemildert werden. Zusätzlich wird durch die Kümmelfrüchte die Verträglichkeit der Teemischung verbessert.

Der vorgestellte Abführtee sollte ohne ärztlichen Rat nie länger als 1 bis 2 Wochen, auf keinen Fall aber während der Schwangerschaft eingenommen werden. Er sollte so dosiert werden, dass es nicht zu Durchfällen kommt.

- Sennesblätter
- Sennesfrüchte
- Kümmel

Wechseljahresbeschwerden

Durch die hormonellen Veränderungen in den so genannten »Wechseljahren« kommt es zu gravierenden körperlichen Symptomen, die häufig auch mit erheblichen seelischen Beschwerden einhergehen. Diese Phase ist ein unausweichlicher Abschnitt im Leben jeder Frau; die Beschwerden können aber mit geeigneten pflanzlichen Arzneimitteln wirksam gelindert werden.

Bei Frauen ab dem 45. Lebensjahr kommt es durch ein rasches Absinken der *Östrogene* neben den bekannten körperlichen Veränderungen häufig auch zu psychischen Störungen wie depressiven Verstimmungen, Unruhe, Gereiztheit und Angst. Dazu gesellen sich so genannte »vegetative Störungen« wie Schwitzen, Verdauungsprobleme oder Herzrasen.

Diese als »Wechseljahre« (*Klimakterium, Menopause*) bezeichnete Zeit ist ein unausweichlicher Abschnitt im Leben jeder Frau. Sie sind ein natürlicher Prozess wie das Altern schlechthin. Die damit verbundenen Veränderungen ergreifen die Frau in allen Schichten ihrer Person und Persönlichkeit, in allen Ebenen der Einheit von Körper, Seele und Geist.

Die körperlichen Veränderungen bringen häufig erhebliche psychische Belastungen mit sich, die den betroffenen Frauen jegliches Gesundheitsgefühl und selbst die Lebensfreude nehmen.

Diese Pflanzen helfen

Weithin anerkannt ist heute die Behandlung dieser typischen Wechseljahresbeschwerden mit Fertigarzneimitteln, die Extrakte aus dem *Rhizom* der in Nordamerika heimischen Traubensilberkerze (*Cimicifuga racemosa*) enthalten. Der Östrogenspiegel steigt, ohne dass dem Organismus diese Hormone in künstlicher Form zugeführt werden; die Wechseljahresbeschwerden gehen deutlich zurück.

Traubensilberkerze

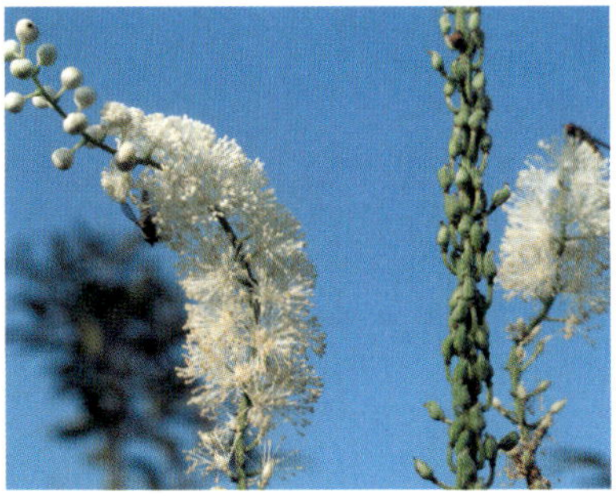

Kockelskörner

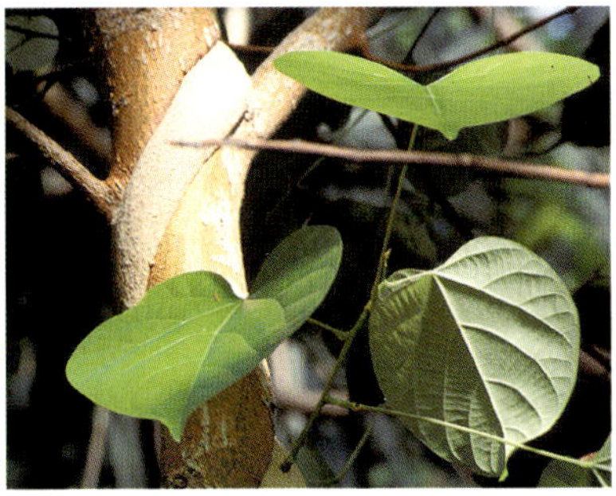

Küchenschelle

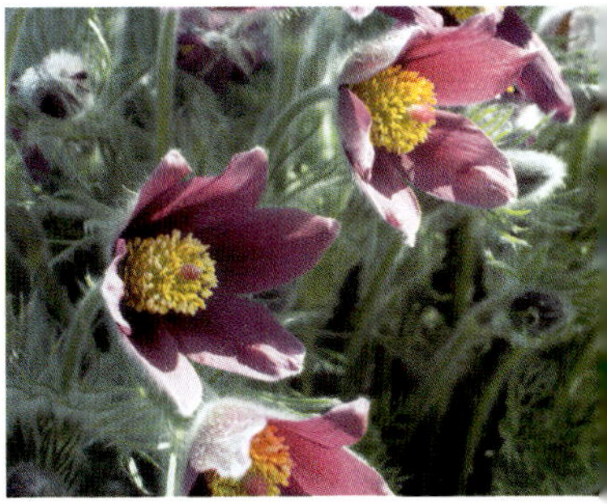

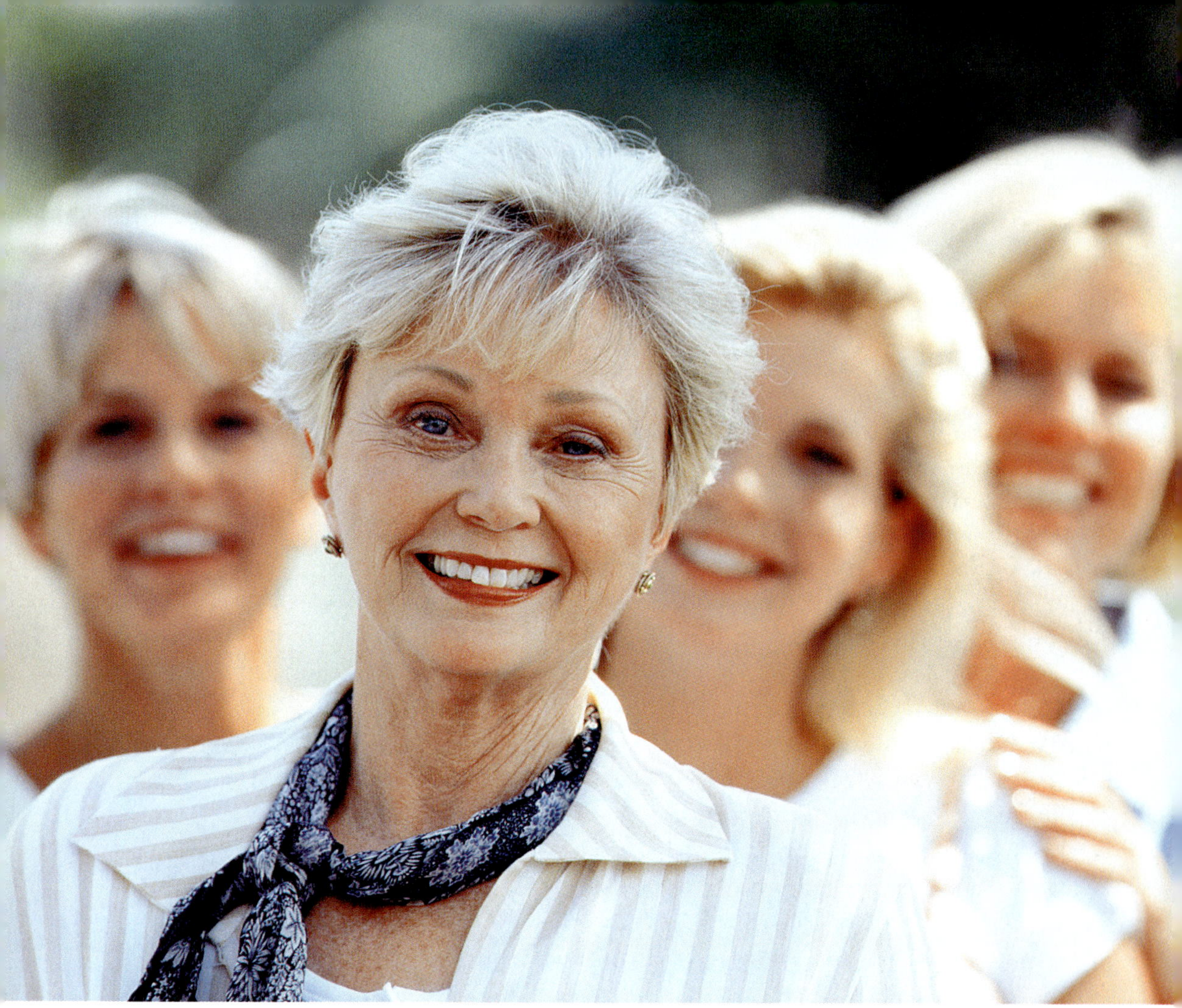

Homöopathische Hilfe

In zahlreichen homöopathischen Komplex-Präparaten sind verschiedene gegen Wechseljahresbeschwerden wirksame Einzelarzneien sinnvoll kombiniert. Für die rasche Hilfe stehen sogar einige Injektionsformen zur Verfügung.

Als Einzelmittel hat sich auch in diesem Anwendungsbereich die Traubensilberkerze (*Cimicifuga racemosa*) bewährt. Sie hilft bei Unruhe, Gereiztheit und Lustlosigkeit während des Klimakteriums, Kockelskörner (*Cocculus*) bekämpfen wirksam die häufig auftretenden Schweißausbrüche.

Gegen die psychischen Beschwerden in den Wechseljahren hat sich die Küchenschelle (*Pulsatilla*) als besonders wirksam erwiesen.

Wunden und leichte Hautentzündungen

Schlecht heilende oder nässende Wunden und Hautentzündungen können durch äußerliche Anwendung bestimmter Arzneipflanzen rasch gebessert werden. Dabei kommen die unterschiedlichsten Wirkprinzipien zum Einsatz.

Bei der Behandlung leichter Hautentzündungen, Schürfwunden, Schnittverletzungen oder auch entzündlicher Insektenstiche ist der Einsatz pflanzlicher Arzneimittel seit jeher üblich.
Geringfügige Verletzungen oder Entzündungen heilen häufig von selbst ab, doch kann die Heilung durch sinnvolle Anwendung pflanzlicher Zubereitungen in Form von Salben, Gelen oder auch Lösungen (feuchte Umschläge, Medizinal-Bäder) in vielen Fällen erheblich beschleunigt werden.

Diese Pflanzen helfen

Sehr beliebt zur Behandlung leichter Hautentzündungen sind gerbstoffhaltige Arzneipflanzen. Sie hemmen Entzündungen und den Austritt von Wundsekret, zugleich haben sie eine reizmildernde Wirkung, die unter anderem auf ihren zusammenziehenden (»*adstringierenden*«) Eigenschaften beruht. Äußerlich angewandt, bilden sie eine Art oberflächlicher »Schutzschicht« auf Haut oder Schleimhaut. Sinnvoll sind beispielsweise Teilbäder mit einem Sud aus Eichenrinde oder das Auftragen von Salben mit Zaubernussextrakten (*Hammamelis*).
Die Kombination von entzündungshemmenden, antibakteriellen und wundheilenden Eigenschaften machen die echte Kamille zu einem besonders wertvollen Heilmittel in der Therapie schmerzhafter, entzündlicher Erkrankungen im Bereich von Haut und Schleimhaut.

Kamille

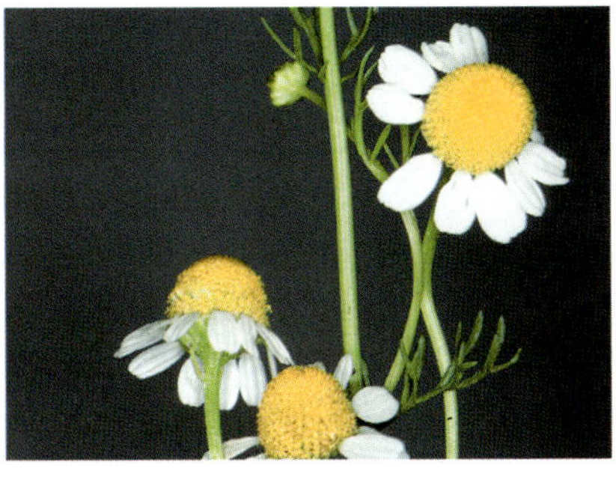

Zaubernuss

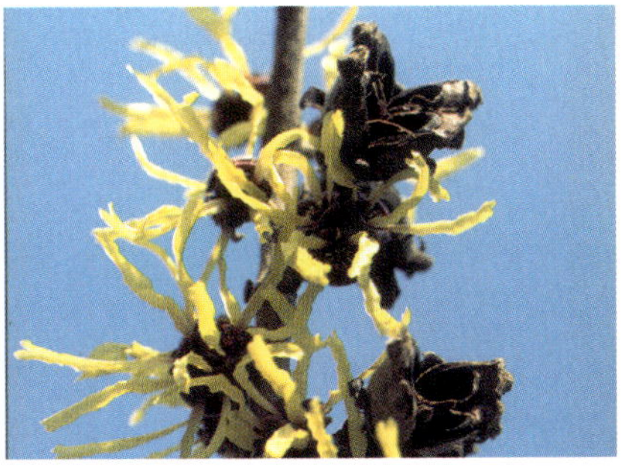

Auch Auszüge aus den Blüten der Ringelblume werden äußerlich meist in Form von Tinkturen oder Salben eingesetzt. Sie wirken wundreinigend und entzündungshemmend.
Bei der Behandlung oberflächlicher Kratz- und Schürfwunden hat sich auch eine speziell hergestellte Salbe auf Beinwell-Basis sehr gut bewährt.

Ringelblumensalbe

- **10 g Ringelblumenblüten**
- **100 g Schweineschmalz**

Zubereitung
Schmelzen Sie das Schmalz im Wasserbad, und rühren Sie die Blüten ein. Die Mischung kurz aufkochen lassen, den Topf vom Herd nehmen und die Masse zugedeckt einen Tag stehen lassen. Dann das Fett nochmals leicht erwärmen, sodass es flüssig wird und abgesiebt werden kann. Nehmen Sie dazu am besten Mull, Gaze oder Zellstoff, und pressen Sie diesen Filter fest aus, um möglichst viele Wirkstoffe zu erhalten. Zum Aufbewahren eignet sich ein ausgekochtes Glas mit Schraubdeckel oder ein Kunststoffdöschen aus der Apotheke.

Wirkung
Ringelblumen sind der Klassiker in der Wundbehandlung: Sie hemmen Keime und Entzündungen gleichermaßen und beschleunigen den Heilungsprozess. Die Salbe hilft bei kleineren Wunden, Entzündungen, Quetschungen und besonders bei der so genannten Windeldermatitis der Säuglinge.

Tipp: Ringelblumensalbe ist auch eine ideale Intensivpflege für raue und trockene Haut – als Handcreme oder als Wetterschutzcreme für das Gesicht im Winter.

Kamillenumschlag

- **15 g Kamillenblüten**

Zubereitung
Die Blüten werden mit 150 ml siedendheißem Wasser überbrüht. Die Mischung sollte fünf bis zehn Minuten zugedeckt ziehen und kann dann abgegossen werden. Nach dem Erkalten ein Baumwolltuch oder eine Mullbinde mit dem Sud tränken und auf die betroffenen Hautpartien auflegen. Mit einem trockenen Handtuch abdecken und den Umschlag 20 Minuten wirken lassen. Sie können die Behandlung täglich auch noch einmal wiederholen.

Wirkung
Kamille ist ein Allroundtalent bei den verschiedensten Hauterkrankungen. Sie können den Tee bei Entzündungen und Wunden sowie als Badezusatz verwenden.

Tipp: Gebrauchsfertige Kamilletinkturen für Bäder, Umschläge und Bepinselung finden Sie in Ihrer Apotheke.

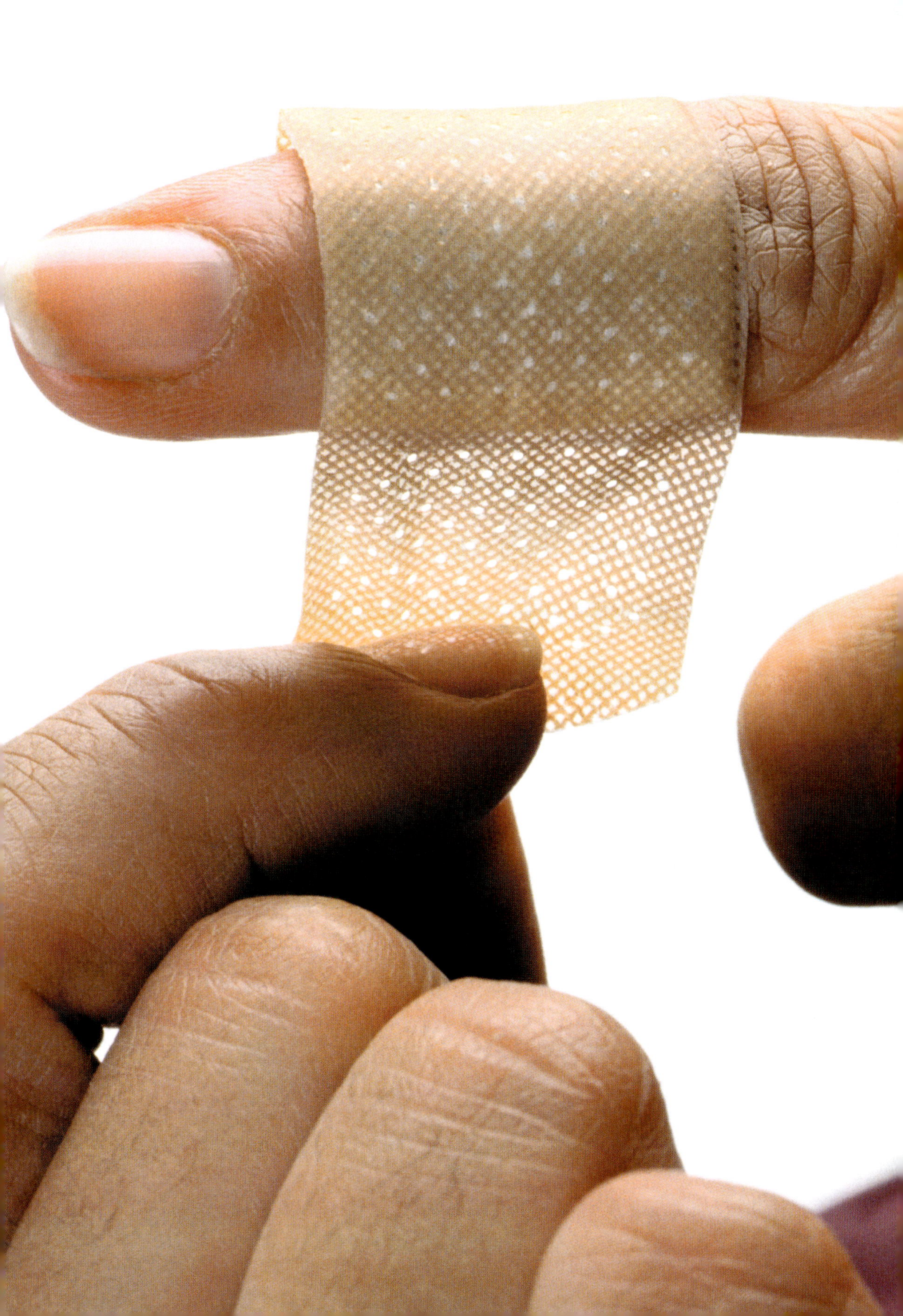

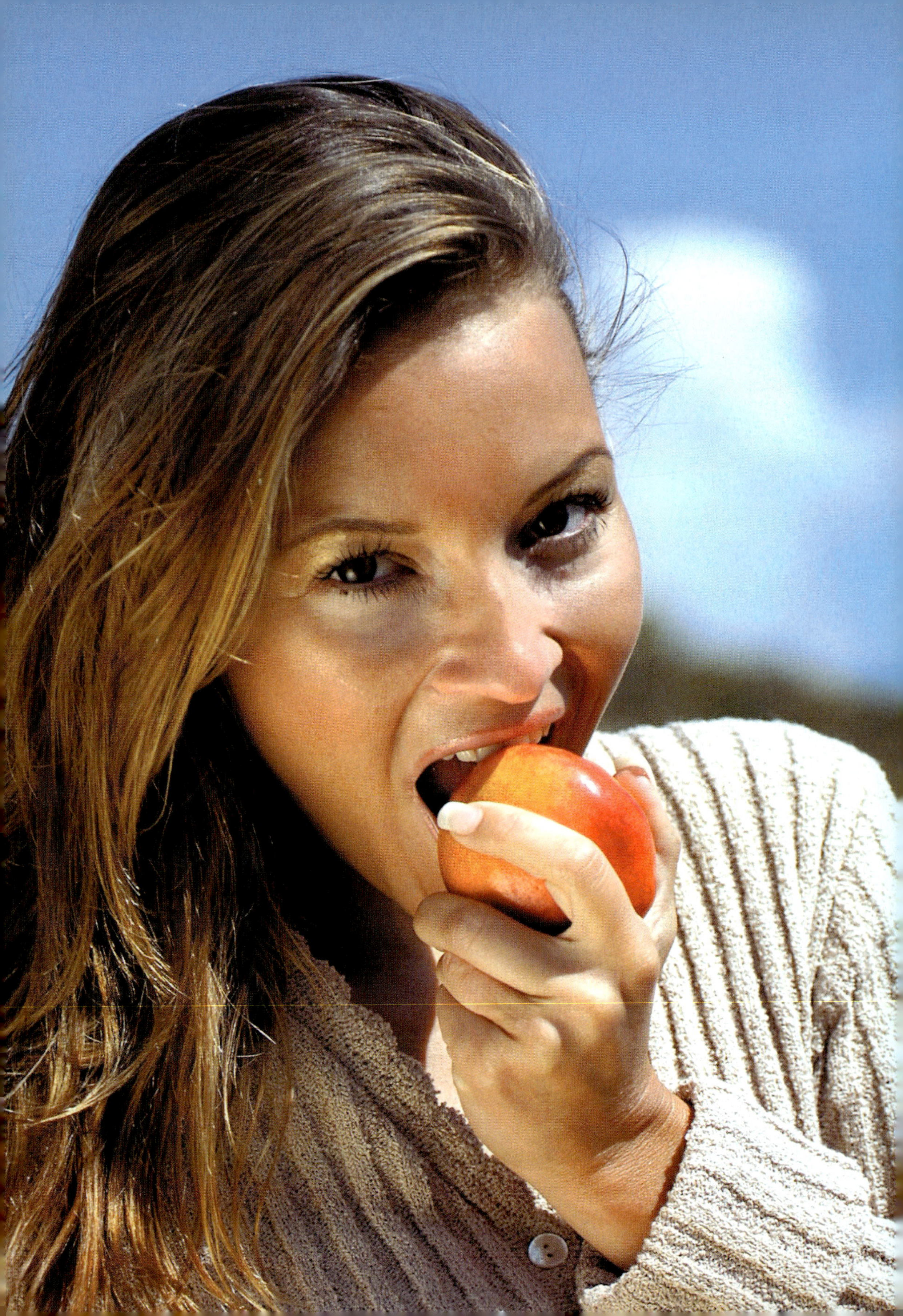

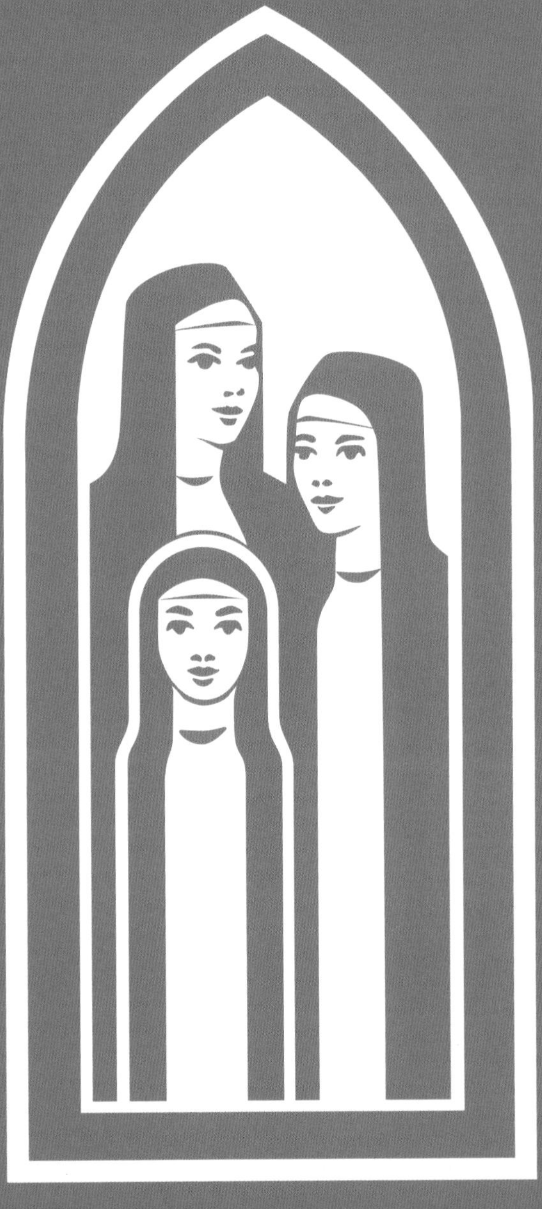

VITALSTOFFE

Die Mikrovitalstoff-Medizin

Im 20. Jahrhundert haben sich die medizinischen und molekularbiologischen Kenntnisse explosionsartig erweitert. Trotzdem stellt die extreme Zunahme ernährungsabhängiger Krankheiten – vor allem von Herz-Kreislauf-Erkrankungen – noch immer eine große Herausforderung für die Wissenschaft dar. An der Entstehung dieser Krankheiten sind komplexe und zusammenhängende Störungen unseres Organismus beteiligt. Eine erfolgreiche Therapie erfordert daher immer eine ganzheitliche Betrachtungsweise. Dies ist das Ziel neuer therapeutischer Ansätze – insbesondere im Bereich der Vorbeugung.
Einen solchen Ansatz verfolgt auch die Mikrovitalstoff-Medizin. Sie beruht auf der Erkenntnis, dass ein Mangel an lebenswichtigen Nährstoffen (Mikrovitalstoffen) maßgebend am Alterungsprozess und an der Entstehung chronischer Krankheiten wie Arteriosklerose oder Krebs beteiligt ist. Die regelmäßige und ausreichende Versorgung unseres Organismus mit essenziellen (lebensnotwendigen) Vitalstoffen ist eine unabdingbare Voraussetzung, um ernährungsabhängigen Krankheiten vorzubeugen und bis ins hohe Alter fit und gesund zu bleiben.

Womit beschäftigt sich die Mikrovitalstoff-Medizin?

In der Mikrovitalstoff-Medizin können Vitamine und andere Nährstoffe physiologisch (Empfehlungen der DGE, z. B. in der Schwangerschaft) oder pharmakologisch (hohe Dosierung, wie ein Arzneimittel, z. B. bei Fettstoffwechselstörungen) dosiert werden.

Der Begriff orthomolekular (griechisch: ortho = gut, richtig; molekular = kleinste Bausteine, Moleküle) bedeutet die Auswahl der richtigen Nähr- bzw. Vitalstoffe. Die Orthomolekulare Medizin, der in der Wissenschaft häufig verwendete Fachausdruck für Mikrovitalstoff-Medizin, bildet die wissenschaftliche Grundlage für den gezielten Einsatz von Nährstoffen in der Prävention und Therapie von Erkrankungen. Zu diesen Mikrovitalstoffen gehören vor allem essenzielle Nährstoffe wie Vitamine, Vitaminoide (z. B. Coenzym Q10), Mineralstoffe, Spurenelemente, Aminosäuren und Fettsäuren (z. B. Omega-3-Fettsäuren aus Lachsöl).
Die Mikrovitalstoff-Medizin eignet sich gleichermaßen zur Vorbeugung und begleitenden Therapie ernährungsabhängiger Krankheiten (z. B. Arteriosklerose) als auch zur Behandlung chronisch-degenerativer Leiden (z. B. Alzheimer, Rheuma). Dabei ist sie als ganzheitlich orientierte und ergänzende Therapieform Bestandteil sowohl der Schulmedizin als auch der Naturheilkunde.

Lebenswichtige Vitalstoffe

Um seine Gesundheit langfristig zu erhalten, ist jeder Mensch auf die Zufuhr lebensnotwendiger Nährstoffe, bzw. Vitalstoffe angewiesen, und zwar in den Konzentrationen, wie sie sich im Normalfall in den Zellen unseres Körpers wiederfinden. Sie bilden die Voraussetzung für die intakte Zellfunktion und die optimale Leistungsfähigkeit des Organismus.

Doch der menschliche Körper kann nur die wenigsten Nährstoffe über einen längeren Zeitraum speichern. Aus diesem Grund führt eine unzureichende Nährstoffversorgung durch falsche Ernährung relativ schnell zu mehr oder weniger stark ausgeprägten Mangelzuständen.

Zunächst äußert sich solch ein Nährstoffmangel »lediglich« in unspezifischen Symptomen wie Abgeschlagenheit oder Infektanfälligkeit. Bei dauerhaftem Mangel kommt es jedoch zu komplexen Störungen der Zellsysteme und Organfunktionen, die wiederum so genannte Zivilisationskrankheiten wie Arteriosklerose, Osteoporose und diabetische Folgekrankheiten nach sich ziehen können.

Grundlagen der Mikrovitalstoff-Medizin

Das Konzept der Mikrovitalstoff-Medizin ordnet den Nährstoffen einen neuen präventivmedizinischen und therapeutischen Stellenwert zu. Dadurch überwindet es die starren Empfehlungen der Ernährungsgesellschaften, die darauf angelegt sind, echten Vitaminmangelkrankheiten wie Skorbut oder Beriberi vorzubeugen. Der individuelle Nährstoffbedarf lässt sich im Labor diagnostizieren, damit treten auch der latente Nährstoffmangel und seine langfristige Auswirkung auf den Organismus in den Mittelpunkt des ernährungswissenschaftlichen Interesses.

Eine gesunde und vollwertige Ernährung bildet die Grundlage der Mikrovitalstoff-Medizin. Die meisten Menschen essen jedoch zu viel, zu fett, zu salzig, zu ballaststoffarm und zu süß. Wer sich vollwertig ernähren will, muss dagegen auf eine abwechslungsreiche Mischkost mit viel frischem Obst und Gemüse (insgesamt fünf Portionen am Tag), Kartoffeln und Vollkornprodukten achten.

Da es mit zunehmendem Lebensalter immer schwieriger wird, seine Essgewohnheiten zu ändern, kommt es besonders bei Kindern und Jugendlichen auf eine ausgewogene und gesunde Ernährung an. Nur so können Sie ernährungsbedingten Krankheiten effektiv vorbeugen.

»Orthomolekulare Medizin (Mikrovitalstoff-Medizin) ist die Erhaltung guter Gesundheit und die Behandlung von Krankheiten durch Veränderung der Konzentrationen von Substanzen im menschlichen Körper, die normalerweise im Körper vorhanden und für die Gesundheit erforderlich sind.« Professor Dr. Linus Pauling, Begründer der Orthomolekularen Medizin

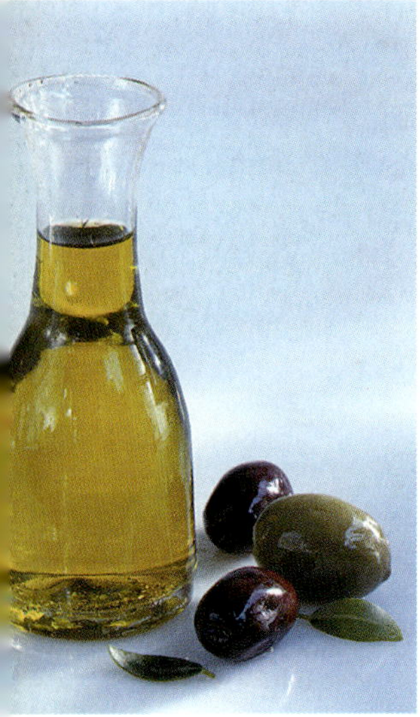

Empfehlungen zur Prävention ernährungsbedingter Krankheiten

- Essen Sie fünfmal täglich frisches Obst und Gemüse, das reich an Vitaminen und sekundären Pflanzenstoffen ist. Trinken Sie frisch gepresste Obst- und Gemüsesäfte. Kaufen Sie so oft es geht Saisongemüse, um lange Lagerzeiten zu vermeiden, die den Nährstoffgehalt mindern.
- Essen Sie regelmäßig über den Tag verteilt fünf bis sechs kleine Mahlzeiten, anstelle von drei großen Portionen. Vermeiden Sie zu spätes Abendessen.
- Reduzieren Sie den Konsum einfacher, raffinierter Kohlenhydrate (industriell hergestellter Zucker) in Form von Haushaltszuckern oder Süßigkeiten. Geben Sie Vollkornprodukten gegenüber solchen aus Weißmehl den Vorzug.
- Zu viel Fett macht fett! Reduzieren Sie die Gesamtfettzufuhr. Achten Sie besonders auf versteckte Fette in Käse (bis zu 50 Prozent Fett), Süßigkeiten (Desserts), Fleisch- und Wurstwaren. Bevorzugen Sie pflanzliche Öle mit hohem Anteil an ungesättigten Fetten (z. B. kaltgepresstes Olivenöl, Rapsöl).
- Schränken Sie den Alkoholkonsum auf maximal ein Getränk pro Tag ein (z. B. ein Glas Rotwein).
- Planen Sie (insbesondere rotes) Fleisch höchstens einmal wöchentlich in den Speiseplan ein. Erhöhen Sie dagegen den Verzehr von fettem Seefisch (z. B. Heilbutt, Lachs) auf zwei Portionen pro Woche.
- Trinken Sie ausreichend (mindestens zwei Liter pro Tag). Am besten sind natriumarme, aber kalzium- und magnesiumreiche Mineralwässer und grüner Tee. Kaffee, schwarzer Tee und Alkohol fördern dagegen die Wasserausscheidung und somit auch den Verlust wasserlöslicher Nährstoffe.
- Steigern Sie den Verzehr von komplexen Kohlenhydraten und Ballaststoffen. Vollkornprodukte (z. B. Vollkornbrot, -reis) versorgen den Körper mit unzähligen lebenswichtigen und bioaktiven Nährstoffen.
- Reduzieren Sie die Kochsalzzufuhr auf fünf bis sechs Gramm pro Tag. Verwenden Sie jodiertes Speisesalz.
- Rauchen Sie nicht.
- Bewegen Sie sich ausreichend und regelmäßig an der frischen Luft (z. B. sanfte Ausdauersportarten wie Schwimmen, Walken, Radfahren).
- Vermeiden Sie Übergewicht.

Frisches Obst und Gemüse ist wichtig zur Vorbeugung ernährungsbedingter Krankheiten.

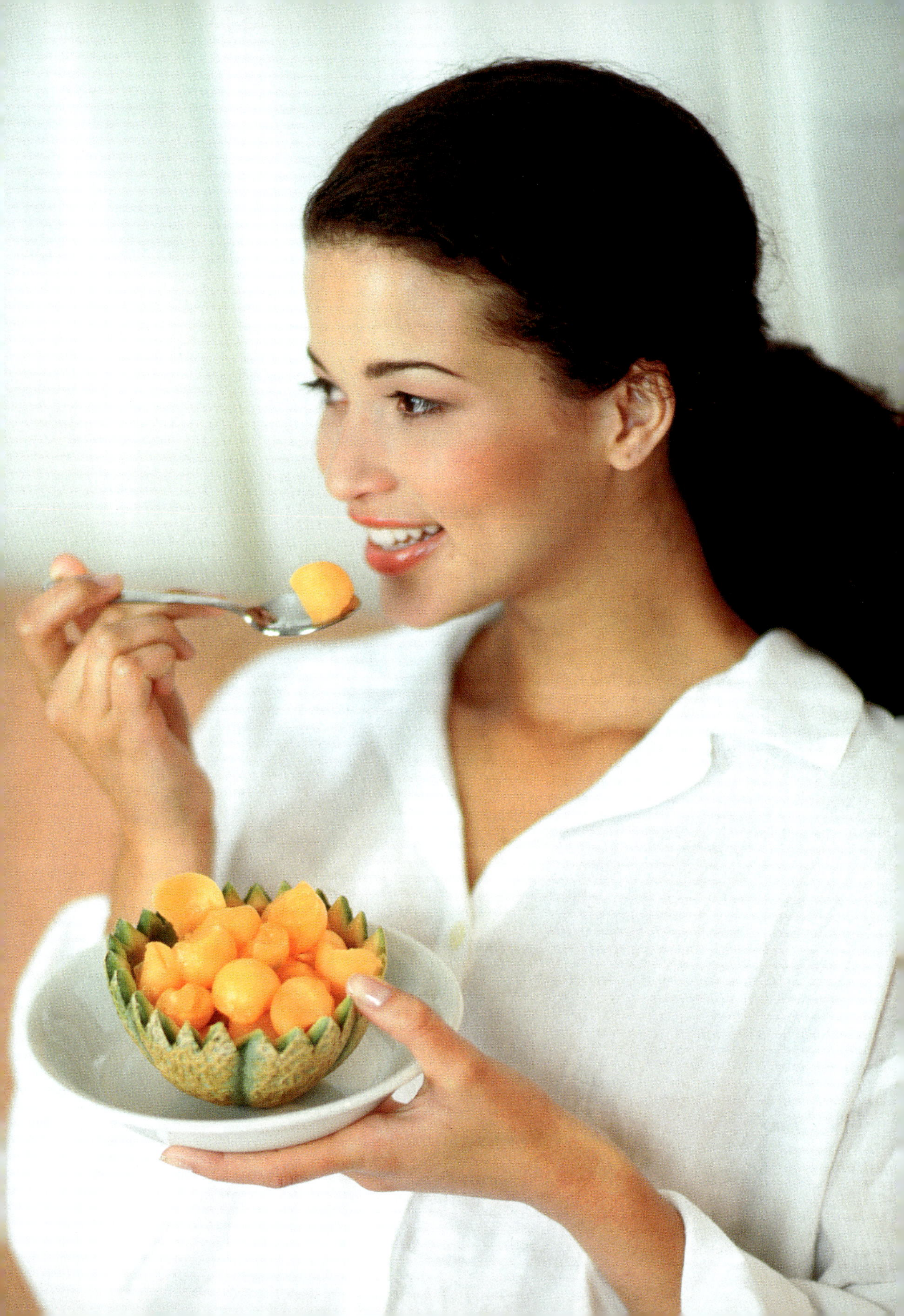

Was will die Mikrovitalstoff-Medizin erreichen?

Die Mikrovitalstoff-Medizin verfolgt vier große Ziele:

- Vorbeugung von ernährungsabhängigen Krankheiten (z. B. Altersdiabetes) und chronisch-degenerativer Leiden (z. B. Morbus Alzheimer)
- Verbesserung des individuellen Gesundheitsstatus
- Optimierung einer notwendigen Arzneimitteltherapie (z. B. die Nebenwirkungsrate verringern)
- Erhalt von Vitalität und Leistungsfähigkeit bis ins hohe Lebensalter.

Anti-Aging-Medizin

Die gezielte und optimale Zufuhr von Mikronährstoffen kann nicht nur Krankheiten vorbeugen, sondern in vielen Fällen die Behandlung bestehender Erkrankungen unterstützen und verbessern.

Die Mikrovitalstoff-Medizin (bzw. Orthomolekulare Medizin) ist eine wesentliche Grundlage der modernen Anti-Aging-Medizin. Durch den gezielten Einsatz von Nährstoffen (z. B. Antioxidanzien) kann man die Widerstandskraft der einzelnen Körperzellen verbessern und vorzeitigen Alterungsprozessen vorbeugen. Indem Vitalität und natürliche Abwehrkraft gestärkt werden, schützt man den gesamten Organismus vor schädlichen Einflüssen. Dadurch können auch Krankheiten effektiver behandelt werden.

Neben Vitaminen, Spurenelementen und Mineralstoffen werden in der Mikrovitalstoff-Medizin auch körpereigene Substanzen wie L-Carnitin, Coenzym Q10 oder DMAE eingesetzt. DMAE (DiMetyhlAminoEthanol) schützt die Zellmembranen vor dem Angriff Freier Radikale (aggressive Sauerstoffmoleküle) und trägt dazu bei, dass die Elastizität und Widerstandskraft der Zellmembranen verbessert wird. In der Jugend produziert unser Körper ausreichend DMAE – mit zunehmendem Alter allerdings nimmt die körpereigene Produktion stark ab. In aktuellen Untersuchungen an menschlichen Zellkulturen konnte jedoch nachgewiesen werden, dass eine regelmäßige Versorgung mit DMAE-haltigen Kapseln die Lebensdauer menschlicher Körperzellen um bis zu 50 Prozent verlängern kann.

Wirkstoffe der Mikrovitalstoff-Medizin

Im Unterschied zur schulmedizinischen Arzneimitteltherapie werden in der Mikrovitalstoff-Medizin keine körperfremden Substanzen (Arzneimittel) verwendet, sondern nur solche, die im normalen menschlichen Stoffwechsel natürlich vorkommen und benötigt werden. Dabei arbeitet die Mikrovitalstoff-

Medizin sowohl in der Prävention als auch in der Therapie in erster Linie mit essenziellen Nährstoffen. Diese sind:

- Vitamine
- Vitaminoide (z. B. Coenzym Q10, L-Carnitin)
- Mineralstoffe
- Spurenelemente
- Fettsäuren (z. B. Omega-3-Fettsäuren, Gamma-Linolensäure)
- Aminosäuren

Im Rahmen ganzheitlicher Therapiekonzepte werden aber auch natürliche Hormone (z. B. DHEA), sekundäre Pflanzeninhaltstoffe (z. B. Flavonoide, Phytoöstrogene), Enzyme, Prebiotika und Probiotika eingesetzt.

Vergleich zwischen Arzneimitteltherapie und Mikrovitalstoff-Medizin

	Arzneimitteltherapie	**Mikrovitalstoff-Medizin**
Therapeutisches Ziel	Linderung – häufig nur symptomatisch ausgerichtet; Lebensqualität ↑	Krankheitsprävention – kausal ausgerichtet; Lebensqualität ↑
Wirkstoffe	Körperfremde Wirkstoffe (Arzneimittel); häufig Monotherapie aufgrund von Nebenwirkungen	Im menschlichen Stoffwechsel natürlich vorkommende Nährstoffe (Vitamine etc.); häufig in Kombination (z. B. Antioxidanzien)
Wirkmechanismus	*pharmakologisch* körperfremdes Arzneimittel bindet z. B. an einen biologischen Rezeptor (z. B. Betablocker)	*physiologisch* körpereigener Nährstoff erfüllt natürliche Stoffwechselfunktion (z. B. Enzymaktivierung)
Wirkungseintritt	in der Regel sofort (je nach Arzneimittel-Typ; z. B. Aspirin)	in der Regel schleichend (Dauer: Wochen bis Monate; z. B. Omega-3-Fettsäuren)
Anwendungsdauer	unterschiedlich je nach Arzneimittel-Typ und Krankheit	je nach Krankheitsbild dauerhaft, in der Regel langfristig
Nebenwirkungen/Toxizität	unterschiedlich je nach Arzneimittel-Typ; Grenze zwischen therapeutischer und toxischer Dosis ist oft niedrig (geringe therapeutische Breite)	in physiologischer Dosierung keine; auch in höherer pharmakologischer Dosierung oft nur geringes Nebenwirkungspotenzial (große therapeutische Breite) – Ausnahmen: Vitamin A, D, Nicotinsäure, Kalium, Eisen, Zink

Mikrovitalstoff- und Schulmedizin

Die Mikrovitalstoff-Medizin ist keine Alternative, sondern ein wichtiger Bestandteil der heutigen Schulmedizin. In der Vorbeugung und Behandlung ernährungsabhängiger Erkrankungen hat sie sich zu einem wichtigen Bestandteil effizienter Therapiekonzepte entwickelt. Dabei schlägt sie eine wichtige Brücke zwischen Ernährungswissenschaft und Medizin.

Die wichtigsten Vitalstoffe

Damit unser Organismus gesund bleibt, benötigt er eine regelmäßige und ausreichende Zufuhr an Vitaminen und anderen Nährstoffen. In vielen Fällen können diese sogar die Behandlung einer bestehenden Krankheit verbessern.

Vitamine

Genauso wie sich jeder von uns in körperlichen und geistigen Fähigkeiten vom anderen unterscheidet, ist auch der individuelle Nährstoffbedarf von Mensch zu Mensch verschieden. Aus diesem Grund lässt er sich nicht in Milligramm berechnen und standardisieren.

Vitamine (Vita = Leben) sind lebenswichtige organische Verbindungen. Da der menschliche Körper bis auf Vitamin D keines selbst bilden kann, muss er Vitamine regelmäßig mit der Nahrung aufnehmen. Man unterscheidet fettlösliche (Vitamin A, D, E und K) und wasserlösliche Vitamine, zu denen Vitamin B_1 (Thiamin), B_2 (Riboflavin), B_3 (Niacin), B_6 (Pyridoxin), B_{12} (Cobalamine), Folsäure, Pantothensäure, Biotin (Vitamin H) und Vitamin C (Ascorbinsäure) gehören. Anders als die fettlöslichen Vitamine werden die wasserlöslichen Vitamine nicht im Körper gespeichert. Da die überschüssigen Vitamine in der Regel mit dem Urin wieder ausgeschieden werden, kann es einerseits nicht zu einer Überdosierung kommen. Andererseits bedarf es aus demselben Grund auch einer steten Zufuhr der wasserlöslichen Vitamine.

Funktion

Über 100 000 Stoffwechselprozesse im menschlichen Organismus sind von Vitaminen abhängig. Dazu zählen beispielsweise die Immunfunktion (Vitamin A, C), der Energie-, Gehirn- und Nervenstoffwechsel (B-Vitamine), die Zellteilung und der Hormonhaushalt (Vitamin A, D), die Entgiftung toxischer Stoffwechselprodukte wie Homocystein (Folsäure, B_6, B_{12}), der Knochenstoffwechsel (Vitamin D, K), die Blutgerinnung (Vitamin K) sowie das antioxidative Zellschutzsystem, das unsere Körperzellen vor dem Angriff aggressiver Freier

Radikale schützt (antioxidative Vitamine sind Vitamin C, E und Provitamin A/ Betacarotin).

Ursachen für Vitaminmangel und/oder erhöhten Vitaminbedarf

- Alkoholmissbrauch (B-Vitamine)
- Regelmäßige Einnahme von Medikamenten: z. B. Antiepileptika (Vitamin D), Glucocorticoide (Vitamin D, C), Diuretika (B-Vitamine), orale Kontrazeptiva (Folsäure, Vitamin C), Orlistat (Vitamin A, D, E, K), Chemotherapie (Vitamin C, A, B1, Betacarotin)
- Erkrankungen: AIDS/HIV–Infektion (B-Vitamine, Betacarotin), Diabetes mellitus (Vitamin C, E, B-Vitamine), Arteriosklerose, Krebs (Antioxidanzien, B-Vitamine), Erkrankungen der Schilddrüse, chronische Leber- und Nierenerkrankungen
- Mangelsituationen: Alter (Vitamin D, B_{12}), Schwangerschaft (Folsäure), Stillzeit (Vitamin D, C), Wachstum (Vitamin D), physische und psychische Belastung (Vitamin C, B-Vitamine), Fieber, Operationen (Vitamin C)
- Moderne Lebensmittel: Nährstoffarme Industriekost (z. B. Weißbrot, Fast Food), falsche Lagerung (z. B. unreifes Obst aus Übersee), falsche Zubereitung (über 50 Prozent aller Vitamine gehen durchs Kochen verloren, v. a. Folsäure)
- Rauchen (der Vitamin-C-Bedarf erhöht sich um mindestens 40 Prozent)
- Resorptionsstörungen: Magen-Darm-Erkrankungen (z. B. Durchfall, Gastritis), Mukoviszidose (Vitamin A, Betacarotin, D, E, K), Pankreasinsuffizienz, Zöliakie (B_{12}, Folsäure, Vitamin A, D, E, K)
- Erhöhter Vitaminverlust: Dialyse (B-Vitamine, Vitamin C), Operationen, Verbrennungen (Vitamin C), Chemikalien, Schwermetalle, Strahlung

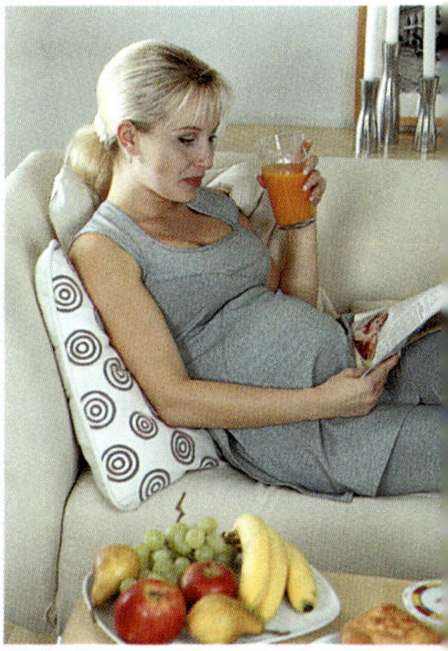

In der Schwangerschaft ist eine ausreichende Vitalstoffversorgung für Mutter und Kind besonders wichtig.

Vitaminmangel und seine Folgen

Falsche Ernährungsgewohnheiten, Alkoholmissbrauch, Leistungssport, Rauchen, chronische Erkrankungen sowie die regelmäßige Einnahme von Medikamenten sind wesentliche Risikofaktoren für Vitaminmangel. Die unzureichende Versorgung mit Vitaminen führt jedoch relativ schnell zu Mangelerscheinungen und Erkrankungen. Besonders Organe und Gewebe mit einer hohen Stoffwechselaktivität sind von einem Vitaminmangel betroffen, wie Herz, Gehirn, Magen-Darm-Trakt und das blutbildende Gewebe des Knochenmarks.

Der Vitaminmangel wird jedoch nicht sofort bemerkt, sondern verläuft vielmehr schleichend: Um dem abnehmendem Angebot von Vitaminen aus der Nahrung entgegenzuwirken, verringert der Körper zunächst die Vitaminausscheidung im Urin. Darüber hinaus schränkt das Abfallen des Vitaminspiegels

im Blut die Aktivität vitaminabhängiger Enzyme ein, die z. B. zur Energiegewinnung der Zellen benötigt werden (Stadium 1 und 2).
Die abnehmende Enzymaktivität wiederum verursacht die ersten Anzeichen einer Unterversorgung mit Vitaminen. Der latente Vitaminmangel äußert sich bei Vitamin-C-Mangel beispielsweise in Infekt- und Stressanfälligkeit, bei einem Mangel an B-Vitaminen in eingeschränkter körperlicher und geistiger Leistungsfähigkeit (Stadium 3 und 4). Aufgrund der unspezifischen Symptome wird der Vitaminmangel vom Arzt in der Regel jedoch nicht erkannt. Denn dazu müsste die Aktivität vitaminabhängiger Enzyme oder Stoffwechselprodukte (z. B. Homocystein) im Labor bestimmt werden.
Erst wenn der Vitaminmangel noch weiter fortschreitet, treten spezifische Mangelsymptome auf (Stadium 5). Wird die Vitaminzufuhr in diesem Stadium nicht erhöht, kommt es zu irreversiblen Organschäden. So kann ein dauerhafter Vitamin-A-Mangel zu Erblindung, ein Vitamin-C-Mangel zu tödlichen Herzschäden führen (Stadium 6).

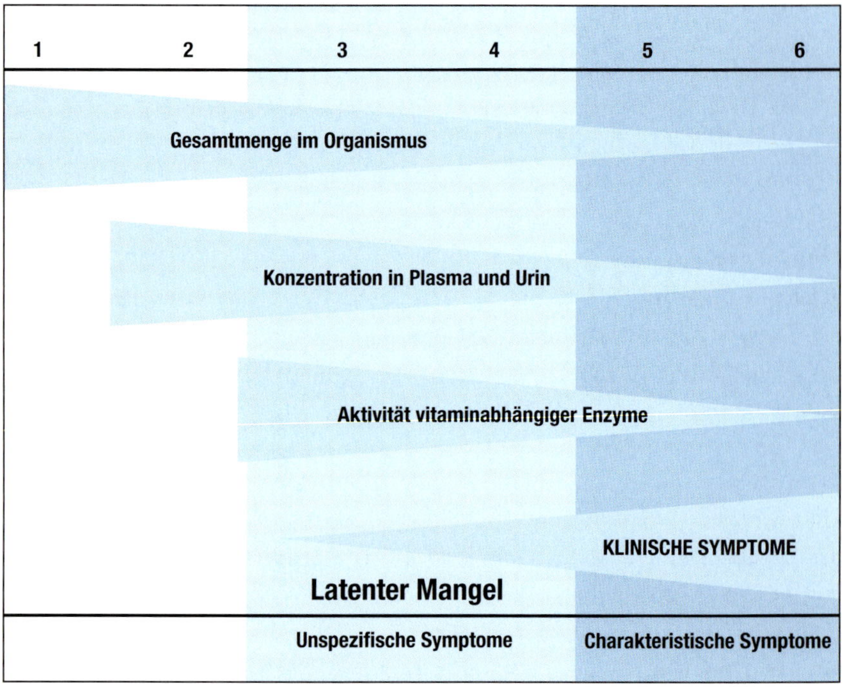

Entwicklung und Stadien eines Vitaminmangels

Zwar sind echte Vitaminmangelkrankheiten, so genannte Avitaminosen, in der westlichen Welt selten. Dagegen treten die Symptome latenter Mangelzustände immer häufiger auf: Müdigkeit, Reizbarkeit, depressive Verstimmungen, Konzentrationsschwäche, körperlicher und geistiger Leistungsabfall sind typische Folgen zu geringer Vitamindosen.
Am häufigsten davon betroffen sind Schulkinder, Raucher, Sportler, Schwangere, ältere Menschen, chronisch Kranke, Personen die unter Stress leiden, sowie Patienten, die regelmäßig Arzneimittel einnehmen müssen.

Nimmt man zu wenig Eisen und/oder Vitamin C zu sich, beeinträchtigt dies die körpereigene Carnitinsynthese.

Vitaminoide

Die so genannten Vitaminoide L-Carnitin, Coenzym Q10 und Alpha-Liponsäure sind vitaminähnliche Verbindungen. Zwar kann sie der Körper in begrenzter Zahl selbst herstellen, wir müssen sie ihm jedoch auch über die Nahrung zuführen.

L-Carnitin

L-Carnitin spielt beim Transport und bei der Verbrennung von Fettsäuren eine Schlüsselrolle. Die Energiegewinnung aus Fetten (Fettverbrennung) läuft in den Zellkraftwerken, den Mitochondrien, ab. Da die Außenhaut der Mitochondrien jedoch fettundurchlässig ist, benötigt der Organismus Carnitin, das das Fett sozusagen »Huckepack nimmt« und in den Brennofen einschleust.
Der beste Lieferant für L-Carnitin ist Schaffleisch. Pflanzliche Nahrungsmittel enthalten dagegen so gut wie gar kein Carnitin. Bei rein vegetarischer Ernährung ist daher eine Ergänzung von L-Carnitin sinnvoll; ebenso in der Schwangerschaft und Stillzeit.
Als Therapeutikum wird L-Carnitin vor allem bei Herz-Kreislauf-Erkrankungen (z. B. Herzleistungsschwäche), Krebs- und Nierenerkrankungen (z. B. Dialyse) eingesetzt.

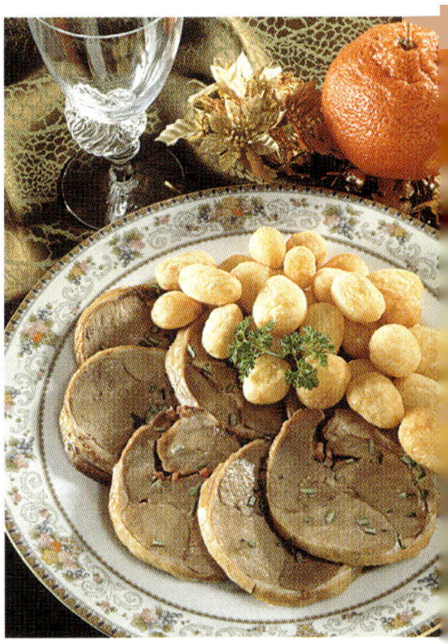

L-Carnitin kommt vor allem in Schaffleisch vor.

Coenzym Q10

Eine zentrale Rolle im Energiestoffwechsel (vor allem im Herzmuskel) spielt das Coenzym Q10 (Ubichinon). Egal, ob in einer Zelle Kohlenhydrate oder Fette zu Energie verbrannt werden: der Organismus benötigt dafür Sauerstoff und Coenzym Q10 als »Sauerstofftransporter«. Coenzym Q10 gilt darüber hinaus als Vitamin-E-Regenerator, denn es kann als fettlösliches Antioxidanz oxidativ

Ab dem 40. Lebensjahr fällt der Coenzym-Q10-Spiegel im Körper allmählich ab.

verbrauchtes Vitamin E wieder erneuern. Natürliche Conezym-Q10-Quellen sind vor allem pflanzliche Öle (z. B. Olivenöl und Rapsöl).
In der Mikrovitalstoff-Medizin wird Coenzym Q10 bei Herzerkrankungen (z. B. Herzmuskelschwäche), Krebs, Migräne und in der begleitenden Therapie von Erkrankungen im Zusammenhang mit Freien Radikalen (z. B. Morbus Parkinson) eingesetzt.

Alpha-Liponsäure

Das Vitaminoid Alpha-Liponsäure nimmt wie das Vitamin B_1 eine Schlüsselstellung bei der Energiegewinnung aus Kohlenhydraten ein. Die schwefelhaltige Fettsäure ist zudem ein starkes Antioxidanz. Alpha-Liponsäure wird vor allem zur Vorbeugung und in der frühen Behandlung diabetischer Folgeerkrankungen wie der diabetischen Polyneuropathie (z. B. Fußbrennen, Kribbeln) eingesetzt.

Mineralstoffe und Spurenelemente

Mineralstoffe sind lebensnotwendige anorganische Substanzen. Als Bestandteile von Enzymen, Hormonen und Proteinen sind sie mitverantwortlich für Wachstum, Entwicklung und Fortpflanzung. Je nachdem, in welcher Konzentration die Mineralstoffe im Körper vorhanden sind, unterscheidet man in Mengen- und Spurenelemente. Magnesium, Kalzium, Kalium, Natrium, Chlorid und Phosphor gehören zu den Mengenelementen. Zu den wichtigsten Spurenelemente zählen Selen, Zink, Jod, Eisen, Kupfer, Mangan, Chrom und Molybdän.

Mengenelemente

Zu den wichtigsten Aufgaben der Mengenelemente gehört die Regulierung des Wasser- und Elektrolythaushalts (Natrium, Kalium), des Gefäßtonus (Magnesium) sowie der Nervenfunktion und Muskelkontraktion (Kalzium, Magnesium, Natrium). Darüber hinaus sind sie für die Mineralisation von Knochen und Zähnen (Kalzium) sowie die Blutgerinnung sehr wichtig. Als so genannte Cofaktoren sind sie an der Aktivierung von zahlreichen Enzymen beteiligt. So ist beispielsweise Magnesium Cofaktor von über 300 enzymatischen Reaktionen. Alle energieverbrauchenden Stoffwechselprozesse sind magnesiumabhängig!

Spurenelemente

Die physiologische Aufgabe der Spurenelemente ist in erster Linie, als aktivierender Cofaktoren von Enzymen und Hormonen zu dienen. So ist etwa Selen Cofaktor wichtiger antioxidativer Enzyme, die freie Radikale entschärfen, Jod ist Cofaktor für die Bildung der Schilddrüsenhormone.

Eine weitere herausragende Funktion haben Spurenelemente im antioxidativen Zellschutzsystem (Selen, Zink, Mangan), beim Sauerstofftransport (Eisen), bei der Aufrechterhaltung der Immunkompetenz (Zink, Selen) und bei der Blutbildung (Eisen, Kupfer).

Allein das Spurenelement Zink ist an über 200 enzymatischen Reaktionen beteiligt. Zinkhaltige Enzyme spielen beim Stoffwechsel der Kohlenhydrate, Lipide und Proteine sowie bei der DNA-Synthese eine wichtige Rolle. Zink beeinflusst den Stoffwechsel von Hormonen (Wachstumshormon, Insulin und Sexualhormonen) sowie die Speicherung von Insulin in der Bauchspeicheldrüse. In der Prävention und Therapie von Erkrankungen wird Zink vor allem bei Hauterkrankungen (z. B. Neurodermitis, Akne), Allergien (z. B. Heuschnupfen) und Störungen des Immunsystems (z. B. Erkältungskrankheiten) eingesetzt. Zink wirkt vor allem dann sehr gut, wenn es in seiner natürlichen Form an die körpereigene Aminosäure Histidin gebunden ist. Denn das natürliche Zink-Histidin wird vom Körper besser aufgenommen als herkömmliche Zinksalze, und gelangt so deutlich schneller in die Zellen, wo es seine schützende Wirkung entfaltet.

Ursachen für Mineralstoff- und Spurenelementemangel

Durch die Überdüngung von Ackerböden und die zunehmende Umweltbelastung (z. B. saurer Regen, Schwermetalle) nimmt der Mineralstoffgehalt unserer Lebensmittel ebenso ab wie durch die industrielle Verarbeitung der Nahrung.

Darüber hinaus tragen auch falsche Ernährungsgewohnheiten dazu bei, dass relativ viele Menschen unter einem Mangel an Kalzium, Magnesium, Jod, Eisen, Selen, Zink und anderen Mineralstoffen leiden.

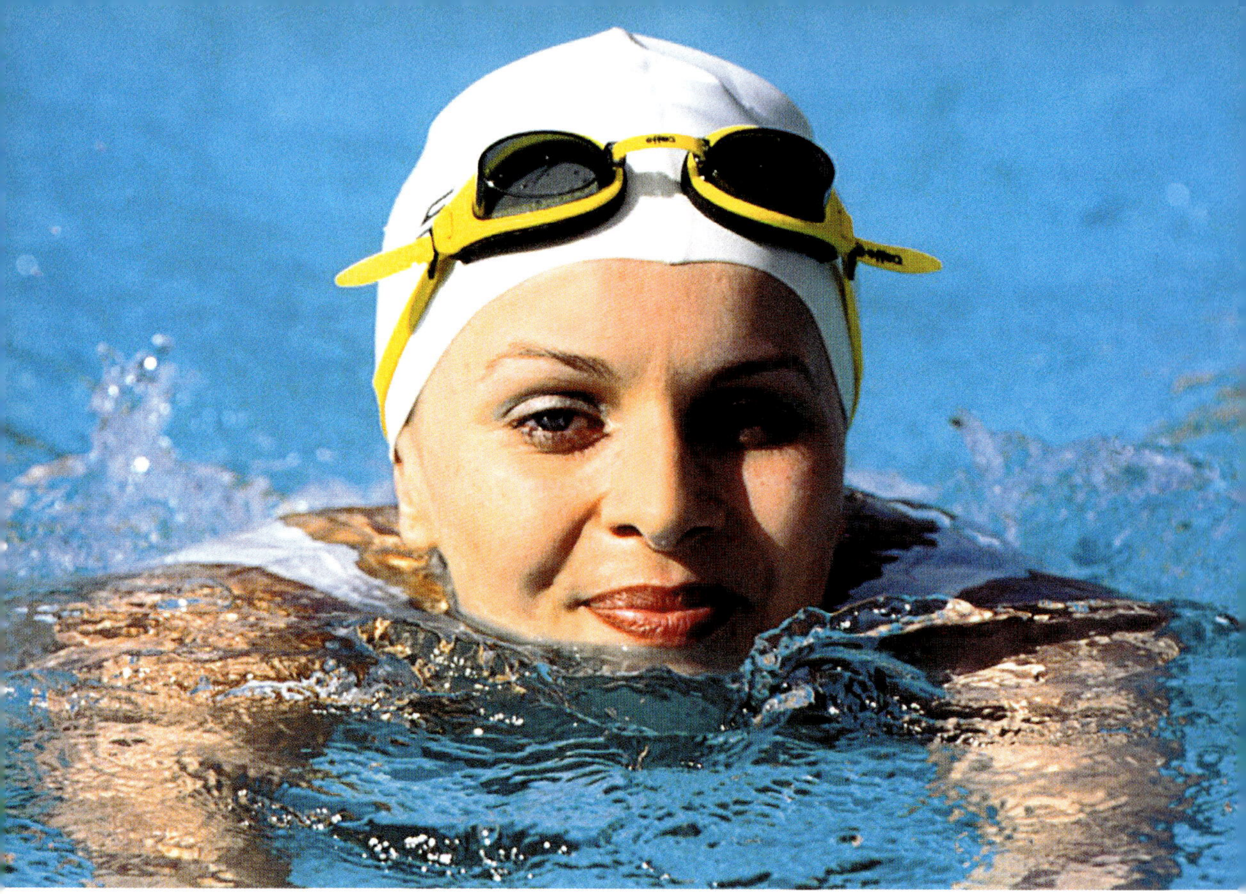

Ausdauersportarten (z. B. Schwimmen) helfen, die Gesundheit bis ins hohe Alter zu erhalten.

Ursachen für Mangel und/oder erhöhten Bedarf an Mineralstoffen und Spurenelementen

- Chronischer Alkoholmissbrauch (Magnesium, Zink)
- Arzneimittel: Langzeitmedikation mit Antazida (Zink, Kupfer, Eisen), Diuretika (Magnesium, Kalium, Zink), Kortikoiden (Kalzium), Abführmitteln (Kalium, Kalzium, Magnesium)
- Erkrankungen: Diabetes mellitus (Zink, Chrom, Magnesium), Infektionskrankheiten (z. B. AIDS: Selen), Krebs (Selen), Schilddrüsen-, Nebenschilddrüsen-, Leber- und Nierenerkrankungen, Psoriasis, Neurodermitis (Zink, Selen)
- Falsche Ernährung: einseitige oder rein vegetarische Ernährung, Fast Food, Reduktionsdiäten
- Industrielle Lebensmittelverarbeitung, Düngemethoden
- Leistungssport (Elektrolyte, Eisen, Zink)
- Mangelsituationen: Alter, Schwangerschaft und Stillzeit (Eisen, Magnesium, Kalzium, Zink), Wachstum (Kalzium), physische und psychische Belastung (Magnesium, Zink), starkes Schwitzen (Elektrolyte), Wundheilung (Zink)
- Resorptionsstörungen: Alter, chronisch entzündliche Darmerkrankungen (Eisen, Zink), Gastritis, Durchfall (Elektrolyte), Zöliakie (Kalzium, Eisen, Zink, Selen)
- Erhöhter Mineralstoffverlust: Hämodialyse (Blutwäsche), Operationen, Verbrennungen (Zink)
- Rauchen (Selen)
- Schwermetallbelastung (Zink, Selen)

Gesättigte und ungesättigte Fettsäuren

Fett macht fett. Aber wir essen nicht nur zu viel, sondern auch die falschen Fette. Die Qualität eines Fettes hängt von dem Gehalt der unterschiedlichen Fettsäuren ab. Diese Fettsäuren sind natürliche Bestandteile aller Fette und Öle und lassen sich aufgrund ihrer Zusammensetzung in drei Gruppen unterteilen:

- gesättigte (z. B. in Butter)
- einfach ungesättigte (z. B. im Olivenöl)
- mehrfach ungesättigte Fettsäuren (z. B. Omega-3-Fettsäuren im Lachsöl)

Je höher der Anteil an ungesättigten Fettsäuren in einem Fett ist, desto flüssiger ist es.

Gesättigte Fettsäuren

Tierische Lebensmittel sind reich an gesättigten Fettsäuren. Diese steigern die Blutspiegel des schädlichen LDL-Cholesterins und erhöhen so das Arterioskleroserisiko deutlich. Darüber hinaus enthalten einige dieser Nahrungsmittel viel Arachidonsäure. Durch diese werden im Körper mehr enzündungsfördernde Stoffwechselprodukte gebildet, was sich negativ auf entzündliche Erkrankungen (z. B. Rheuma) auswirkt.

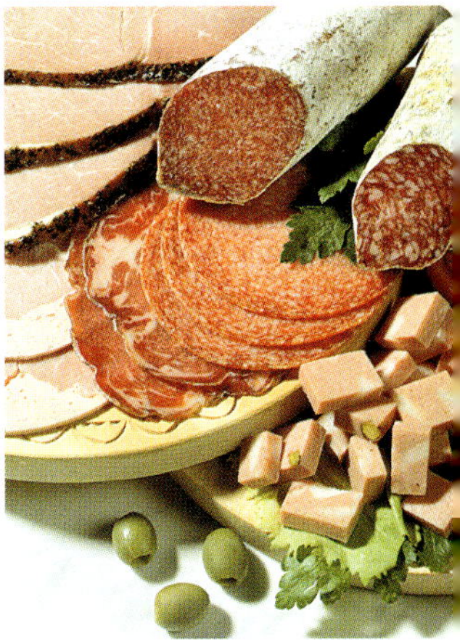

Vorsicht: Zu viel gesättigte Fettsäuren erhöhen das Arterioskleroserisiko.

Einfach ungesättigte Fettsäuren

Indem Sie gesättigte Fettsäuren durch einfach ungesättigte (z. B. Ölsäure) ersetzen, senken Sie nicht nur den gesamten Cholesterinanteil im Blut, sondern auch den des schlechten LDL-Cholesterins. Die wichtigsten Lieferanten für einfach ungesättigte Fettsäuren sind Olivenöl und Rapsöl.

Mehrfach ungesättigte Fettsäuren

Man unterscheidet die mehrfach ungesättigten Fettsäuren nach Omega-6- und Omega-3-Fettsäuren. So enthalten beispielsweise Soja- und Maiskeimöl die mehrfach ungesättigte Omega-6-Fettsäure Linolsäure, Lein- und Rapsöl dagegen die Omega-3-Fettsäure Alpha-Linolensäure.

Omega-3-Fettsäuren

Unter gesundheitlichen Aspekten sind diejenigen mehrfach ungesättigten Omega-3-Fettsäuren am interessantesten, die aus dem Öl fetter Seefische stammen (z. B. Hering): Eicosapentaen- (EPA) und Docosahexaensäure (DHA). Sie sind unentbehrliche Bausteine jeder Zellmembran und daher maßgeblich für unsere Gesundheit verantwortlich. Da unser Körper EPA und DHA nicht herstellen kann, müssen wir sie ihm regelmäßig mit der Nahrung zuführen.

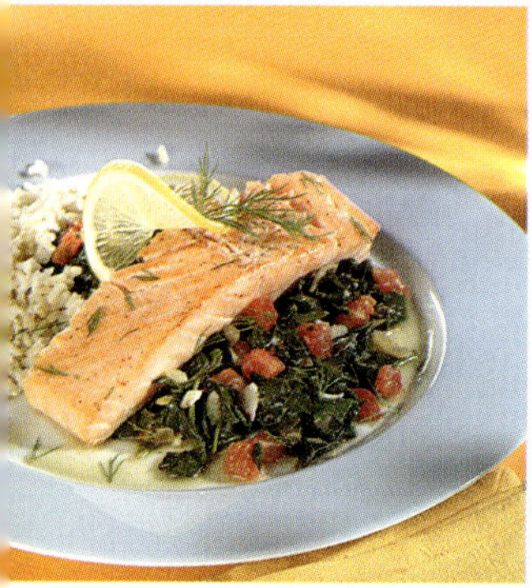

Seefisch enthält wertvolle ungesättigte Omega-3-Fettsäuren, die für die gesunde Entwicklung des Gehirns, des Nervensystems und der Sehfunktion wichtig sind und daher während der Schwangerschaft und Stillzeit vermehrt aufgenommen werden sollten.

Aufgrund ihrer entzündungshemmenden und herzschützenden Eigenschaften werden EPA und DHA vor allem zur Vorbeugung und Behandlung von Herz-Kreislauf-Erkrankungen (z. B. Bluthochdruck, Fettstoffwechselstörungen) und entzündlichen Krankheiten wie Rheuma, Schuppenflechte, Multiple Sklerose, Darmerkrankungen (z. B. Morbus Crohn) und Allergien eingesetzt.
Damit Omega-3-Fettsäuren ihre Wirkung im Organismus optimal entfalten können, müssen sie regelmäßig in ausreichender Dosis eingenommen werden. Denn sie konkurrieren mit der stark entzündungsfördernden Omega-6-Fettsäure Arachidonsäure um dieselben Enzymsysteme.

Gamma-Linolensäure

Im Gegensatz zu Arachidonsäure wirkt Gamma-Linolensäure (GLA) entzündungshemmend. Gleichzeitig schützt sie die Membran der Nervenzellen. Die Omega-6-Fettsäure stammt aus dem Samenöl der Nachtkerze und des Borretsch und hilft bei Neurodermitis und diabetischen Nervenschmerzen.

Aminosäuren

Alpha-Aminosäuren sind die elementaren Bausteine der Proteine, die wiederum in nahezu allen biologischen Prozessen eine Schlüsselfunktion einnehmen.
Man kennt heute etwa 20 verschiedene Alpha-Aminosäuren, aus denen im Organismus Strukturproteine (Kollagen, Elastin), Transportproteine (Hämoglobin, Myoglobin), Enzyme, Immunglobuline, Interferone, Bausteine der DNA (Erbsubstanz), Hormone (Insulin, Thyroxin, Wachstumshormon) und Neurotransmitter (Katecholamine, Serotonin) gebildet werden.

Einteilung der Alpha-Aminosäuren

essenziell		bedingt essenziell	nicht essenziell
Histidin	Phenylalanin	Arginin	Alanin
Isoleucin	Tryptophan	Glycin	Asparaginsäure
Leucin	Threonin	Cystein	Asparagin
Valin		Glutamin	Glutaminsäure
Lysin		Tyrosin	Ornithin
Methionin		Serin	Prolin
		Taurin	

Unter ernährungsphysiologischen Gesichtspunkten und im Hinblick auf ihre Lebensnotwendigkeit werden die Aminosäuren in nicht essenzielle (entbehrliche) und essenzielle (unentbehrliche) Aminosäuren unterteilt. Für einen erwachsenen Menschen sind neun der 20 Aminosäuren essenziell. Da der Organismus sie nicht selber bilden kann, braucht er ihre Zufuhr durch die Nahrung.

Aufgaben der Aminosäuren

Neben ihrer Funktion als Bausteine der Proteinherstellung im Körper erfüllen einzelne Aminosäuren spezielle Aufgaben in unserem Stoffwechsel:

Glutathion, Cystein, Taurin: Antioxidative Schutzfunktion

Arginin, Cystein, L-Glutathion, Glutamin: Immunabwehr

Cystein, Glutamin: Aufrechterhaltung der Körperzellmasse

Arginin, Glutamin, Ornithin: Wachstumshormonauschüttung

Arginin, Ornithin: Ammoniak-Entgiftung (Harnstoffzyklus)

Arginin: Gefäßerweiterung und Radikalentgiftung (NO-Produktion)

Methionin: Harnansäuerung (Urologie), Coenzym-Q10-Synthese, Entgiftung (Umweltgifte)

Glutaminsäure: Steigerung der Konzentrations- und Leistungsfähigkeit

Phenylalanin, Tyrosin: Neurotransmitter- und Hormonsynthese, Katecholamine, Thyroxin, Melaninsynthese

Tryptophan: Grundsubstanz für Serotonin (reguliert den Schlafrhythmus) und Vitamin B_3

Der tägliche Bedarf

Wie hoch der tägliche Proteinbedarf ist, hängt in erster Linie vom Alter ab. Säuglinge von einem Monat haben wachstumsbedingt den höchsten Proteinbedarf: 2,7 Gramm pro kg Körpergewicht. Für gesunde Erwachsene wird eine Proteinzufuhr von 0,8 Gramm pro kg Körpergewicht und Tag empfohlen.

Bei abbauenden (katabolen) Stoffwechselprozessen steigt der Proteinbedarf:

- Leichte Katabolie (z. B. mittelschwere Operationen): 0,8 bis 1,3 Gramm pro kg KG/Tag
- Schwere Katabolie (z. B. Polytrauma, Sepsis): 1,3 bis 1,5 Gramm pro kg KG/Tag
- Schwerste Katabolie (z. B. schwere Verbrennungen): bis zu 2,0 Gramm pro kg KG/Tag.

Protein wird im Magen und Darm mithilfe von Enzymen in die einzelnen Aminosäuren gespalten und anschließend über den Darm aufgenommen.

Ursachen für Aminosäuremangel und/oder erhöhten Aminosäurebedarf

- Chemo- und Strahlentherapie
- Erkrankungen: AIDS/HIV, Darmerkrankungen (z. B. Morbus Crohn), Krebs, Leber- und Nierenerkrankungen
- Falsche Ernährung: Proteinmangelernährung, Reduktionsdiäten, künstliche Ernährung
- Knochenmarkstransplantationen
- Operationen, Polytrauma, schwere Infektionen, Sepsis, Verbrennungen
- Leistungssport (v. a. Kraftsportarten)
- Erhöhter Proteinbedarf: Frühgeborene, Kleinkinder, Wachstum, Alter, Rekonvaleszenz

Mögliche Mangelsyptome und Folgen

Folgende Symptome können Anzeichen für einen Mangel oder erhöhten Bedarf an Aminosäuren sein:

- Negative Stickstoffbilanz: Verlust immunkompetenter Muskelzellmasse, Kräfteverfall infolge einer schweren Erkrankung (z. B. Tumorkachexie)
- Abfall der Albuminwerte im Blut
- Immunsuppression, Infektanfälligkeit
- Störung der Schleimhautbarriere (Darm): Bakterielle Infektionen
- Lungenentzündung, Organversagen, Wundheilungsstörungen

Sekundäre Pflanzenstoffe

Essen Sie täglich fünf Portionen Obst und Gemüse, um die Versorgung mit Sekundären Pflanzenstoffen zu gewährleisten.

Die in Obst und Gemüse zahlreich enthaltenen sekundären Pflanzenstoffe sind zwar nicht lebensnotwendig, wirken sich jedoch äußerst positiv auf die Gesundheit aus.

Aufgrund ihrer Eigenschaften und chemischen Struktur werden sekundäre Pflanzenstoffe in verschiedene Gruppen unterteilt. Zu den bekanntesten zählen die Carotinoide aus Tomaten (z. B. Lycopin), die Sulfide aus Knoblauch (z. B. Allicin), die Flavonoide und Proanthocyanidine aus Zitrusfrüchten und Trauben (z. B. Quercetin, OPC), die Phytoöstrogene im Soja und die Phytosterine. Letztere werden aufgrund ihrer cholesterinsenkenden Wirkung bereits als Bestandteil von Brotaufstrichen (Diät-Halbfettmargarine) angeboten.

Sekundäre Pflanzenstoffe wirken:

antioxidativ	immunsystemstärkend
blutdrucksenkend	krebsvorbeugend
cholesterinsenkend	thrombosehemmend
entzündungshemmend	verdauungsfördernd

Carotinoide und Flavonoide

Carotinoide und Flavonoide haben stark antioxidative und krebsvorbeugende Eigenschaften. Ihnen kommt daher eine wichtige Schutzfunktion im Kampf gegen Herzinfarkt und Krebs zu.
Der stärkste Radikalfänger unter den Carotinoiden ist Lycopin, der rote Farbstoff der Tomate. Es schützt vor verschiedenen Krebsarten, u. a. vor Prostatakrebs.
Flavonoide und Proanthocyanidine hemmen die Oxidation des LDL-Cholesterins und leisten einen wichtigen Beitrag zum Schutz vor Herzinfarkt und Schlaganfall.

Phytoöstrogene

Die Struktur der Phytoöstrogene – etwa das im Soja enthaltene Genistein – ähnelt der der menschlichen Hormone (z. B. Östrogen). Phytoöstrogene wirken aber nicht nur auf hormonell bedingte Stoffwechselstörungen positiv, sondern können auch helfen, der Entstehung hormonbezogener Krebsarten wie Brust- und Prostatakrebs vorzubeugen.

Pflanzliche Östrogene mindern die Wirkung des männlichen Sexualhormons Testosteron, das die Prostatakrebsentwicklung fördert.

Antioxidanzien

Schneidet man einen Apfel in der Mitte durch, werden die Schnittflächen an der Luft schnell braun und unansehnlich. Träufelt man dagegen Zitronensaft auf das Fruchtfleisch, bleibt es hell und frisch. Denn durch das Vitamin C werden die so genannten Freien Radikale neutralisiert.
Ebenso wie unter Einfluss von Sauerstoff und Licht ein Apfel oxidiert und braun wird, ein Nagel rostet oder Butter ranzig wird, altern auch die Membranen des menschlichen Körpers durch Freie Radikale. Darüber hinaus spielen Freie Radikale und der damit verbundene so genannte Oxidative Stress auch an der Entstehung und dem Fortschreiten zahlreicher moderner Zivilisationskrankheiten eine tragende Rolle.

Vorsicht vor Freien Radikalen!

Freie Radikale sind gefährlich instabile und äußerst reaktionsfreudige Moleküle, die über ein Elektron oder mehrere ungepaarte Elektronen verfügen. Um ihren instabilen Zustand auszugleichen, greifen sie andere Moleküle an und entreißen ihnen Elektronen. Dabei können sie eine Kettenreaktion auslösen, die zur Bildung immer neuer Radikale führt. Die damit verbundenen oxidativen Prozesse führen zu irreversiblen Schäden lebenswichtiger Strukturen der gesunden Zellen.

Ohne Sauerstoff existiert kein Leben. Jede Zelle gewinnt ihre Energie durch die Veratmung des Sauerstoffs. Doch der Energie gewinnende Prozess ist immer auch mit der Bildung Freier Radikale verbunden.

Freie Radikale, die sich von molekularem Sauerstoff ableiten, werden als Sauerstoffradikale bezeichnet. Für Krankheitsvorgänge und Funktionsstörungen im menschlichen Organismus sind vor allem das Superoxidanion-Radikal ($O_2^{\bullet -}$), die Peroxid-Radikale ($R\text{-}OO^{\bullet}$) und das Hydroxyl-Radikal ($HO^{\bullet}$) verantwortlich – letzteres zählt zu den aggressivsten Sauerstoffradikalen überhaupt. Freie Radikale können mit allen biologischen Molekülstrukturen reagieren. Daraus erklärt sich auch die Bandbreite von Krankheiten, bei denen oxidative Stoffwechselprozesse eine Rolle spielen. Bevorzugtes Angriffsziel sind die mehrfach ungesättigten Fettsäuren unserer Zellmembranen. Die Lipoproteine geringer Dichte (LDL) – das so genannte schlechte Cholesterin – sind reich an mehrfach ungesättigten Fettsäuren und unterliegen daher besonders leicht einer oxidativen Schädigung. Das in der Arterienwand angereicherte oxidierte LDL wirkt stark entzündungsfördernd und ist ein wesentlicher Risikofaktor für Arteriosklerose.

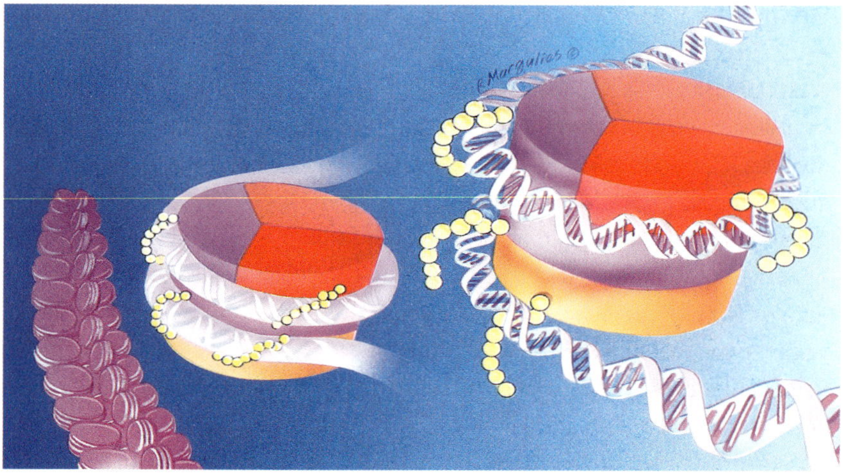

Freie Radikale können Strukturen der Zelle irreversibel schädigen.

Wie schädlich ist oxidativer Stress?

Ein Überschuss an Freien Radikalen führt zu einer Störung zwischen prooxidativen Vorgängen und antioxidativen Verteidigungsmechanismen. Überwiegen prooxidative Prozesse durch vermehrte Radikalbildung oder durch eine schlechte Versorgung mit Antioxidanzien (z. B. vitalstoffarme Ernährung) gegenüber antioxidativen Schutzmechanismen, spricht man von Oxidativem Stress. Insbesondere die steigenden Umweltbelastungen und die Änderungen unserer Ernährungsgewohnheiten tragen zu einer erhöhten oxidativen Belastung bei.

Die DNA einer einzigen menschlichen Zelle ist pro Tag etwa 10 000 oxidativen Angriffen durch Freie Radikale ausgesetzt.

Häufige Ursachen für Oxidativen Stress

- Alkoholmissbrauch
- Arzneimittel (z. B. Zytostatika, Antibiotika)
- Falsche Ernährung: Fettreiche, aber vitalstoffarme Ernährung
- Immunsystem (entzündliche Krankheiten)
- Leistungssport
- Stress (Stresshormone)
- Umweltgifte: Autoabgase, Chemikalien, Pestizide, Herbizide
- UV–Licht (UV-A, UV-B), Röntgenstrahlung, Smog (Ozon)
- Zelluläre Energieproduktion aus Sauerstoff (Mitochondrien = Zellkraftwerke)
- Zigarettenrauch: Eine Zigarette enthält etwa eine Billiarde Freie Radikale

Antioxidanzien – biologische Rostschutzmittel

Antioxidanzien, auch als Radikalfänger bezeichnet, sind Substanzen, die Freie Radikale neutralisieren oder Radikalkettenreaktionen verhindern können. Sie schützen unser körpereigenes biologisches Material (Zellen, Organe, DNA) vor dem Angriff aggressiver Radikale, die sowohl im normalen Stoffwechsel als auch durch äußere Einflüsse wie Alkohol, Ozon, UV-Strahlung, Umweltgifte, Tabakrauch und Medikamente permanent gebildet werden.

Zum Schutz vor Freien Radikalen hat der Organismus ein wirksames antioxidatives Abwehrsystem entwickelt. Zu diesem komplexen Abwehrsystem gehören Enzyme, wie die Selen-abhängige Glutathionperoxidase, sowie eine Reihe von nicht-enzymatischen Antioxidanzien wie das wasserlösliche Vitamin C oder das fettlösliche Vitamin E.

Zwischen den einzelnen Antioxidanzien bestehen wichtige Synergieeffekte.

Erst durch die Kombination verschiedener Antioxidanzien können einzelne Schwächen kompensiert und eine breite antioxidative Wirkung erzielt werden. So kann z. B. Vitamin E nur in Anwesenheit von Vitamin C seine volle antioxidative Wirkung entfalten. Denn Vitamin C ist ein Radikalfänger im wässrigen Milieu und regeneriert das in der Zellmembran vorkommende Vitamin E.
Aus diesem Grund sollte zur Vorbeugung und Behandlung so genannter Freier-Radikal-Erkrankungen immer ein möglichst breites Spektrum verschiedener Antioxidanzien ergänzt werden. Bei einzelnen Erkrankungen kann auch die hoch dosierte Einnahme eines einzelnen Anitoxidanz (z. B. Vitamin E bei Rheuma) hilfreich sein.

Antioxidative Schutzsysteme des Organismus

Enzyme	**Nicht-enzymatische Antioxidanzien**	
	Wasserlöslich	*Fettlöslich*
Glutathionperoxidase (Selen)	Vitamin C	Vitamin E
Superoxiddismutase (Kupfer, Mangan/Zink)	Glutathion	Coenzym Q10
	Bilirubin	Carotinoide
Catalase (Eisen)	Harnsäure	(z. B. Lycopin, Betacarotin)

Ausgewählte Krankheitsbilder

Es gibt eine große Anzahl von Krankheiten, deren Verlauf sich durch die richtige Ernährung positiv beeinflussen lässt. Vor allem bei den so genannten Volkskrankheiten, wie Herz-Kreislauf-Erkrankungen, Diabetes mellitus oder Osteoporose, kann durch eine angepasste Ernährung eine deutliche Besserung des Krankheitsbildes erreicht werden.

Diabetes mellitus

Diabetes mellitus ist eine folgenschwere Erkrankung, die die Lebenszeit deutlich verkürzen kann und eine der größten Gesundheitsbedrohungen des 21. Jahrhunderts darstellt. In den letzten Jahren hat vor allem der Typ-2-Diabetes, der im Wesentlichen durch fett- und energiereiche Ernährung, Bewegungsmangel und Übergewicht verursacht wird, stark zugenommen. Allein in Deutsch-

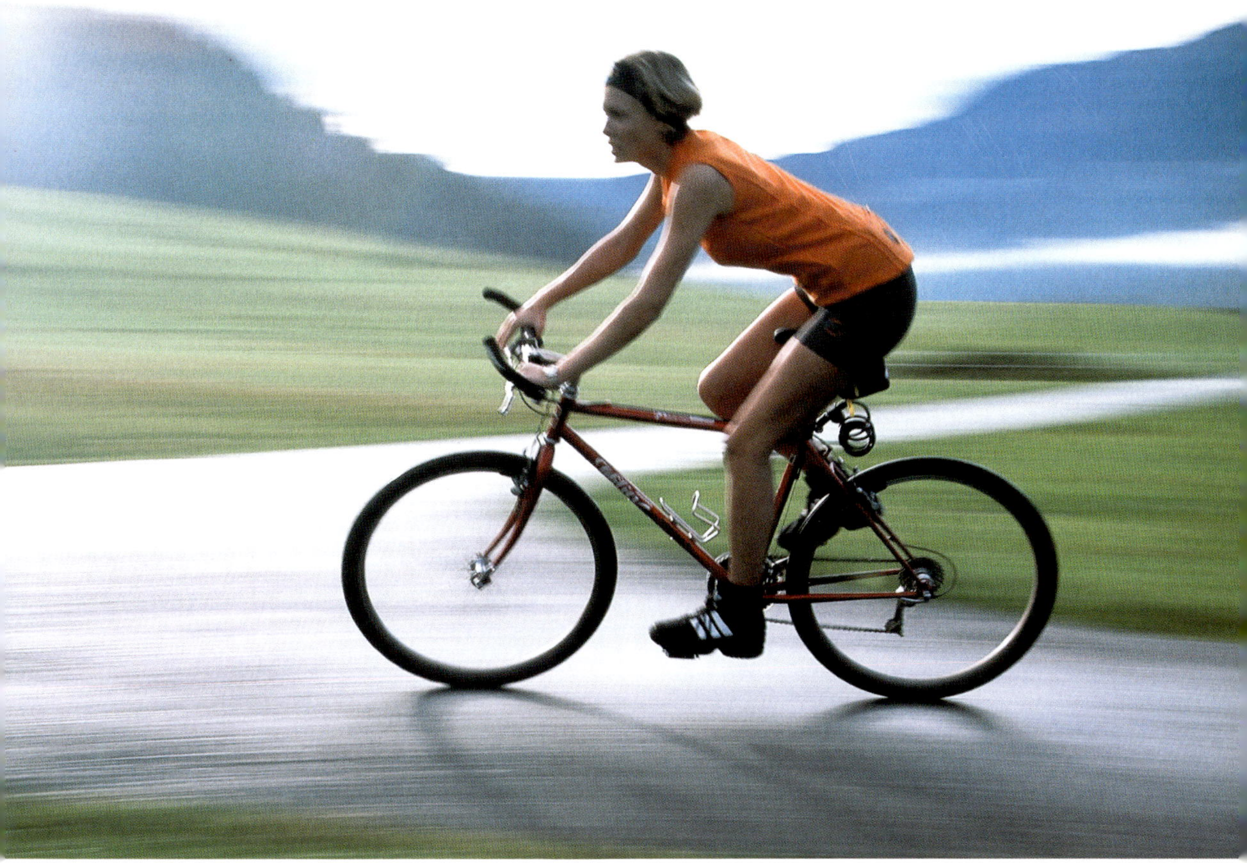

Besonders für Diabetiker wichtig: ausreichend Bewegung

land schätzt man die Zahl der Typ-2-Diabetiker auf fünf bis acht Millionen (die der Typ-1-Diabetiker auf nur etwa 200 000). Besonders erschreckend ist, dass Millionen Betroffene gar nicht wissen, dass sie zuckerkrank sind. Man schätzt, dass auf jeden diagnostizierten Typ-2-Diabetiker ein unentdeckter kommt!

Wie kommt es zu Diabetes mellitus?

Der Diabetes mellitus ist eine Stoffwechselerkrankung, die durch ein vollständiges Fehlen (Typ-1-Diabetes) oder eine gestörte Wirkung (Typ-2-Diabetes) des in der Bauspeicheldrüse gebildeten Insulins gekennzeichnet ist. Die Folge ist ein Anstieg des Blutzuckerspiegels (Hyperglykämie).

Der Typ-1-Diabetes (früher Jugenddiabetes) muss von Anfang an mit Insulin behandelt werden.

Am extrem häufigen Typ-2-Diabetes erkranken die Betroffenen zumeist mit fortgeschrittenem Alter (Altersdiabetes). Begünstigt wird die Entstehung des Altersdiabetes durch das so genannte Wohlstandssyndrom, bei dem Übergewicht, Bluthochdruck, erhöhte Blutfette und ein gestörte Insulinwirkung zusammen auftreten. Ursache dafür sind u. a. Bewegungsmangel und Fehlernährung. Daher gibt es in den letzten Jahren auch eine immer größere Zahl von jungen Menschen (und sogar Kindern), die an dieser Diabetesform erkranken.

Die meisten Diabetiker versterben nicht am hohen Blutzucker, sondern an Herzinfarkt und Schlaganfall. Typ-1- und Typ-2-Diabetiker haben außerdem ein sehr viel höheres Risiko zu Erblinden oder ein chronisches Nierenversagen oder Nervenschmerzen (Neuropathien) zu entwickeln.

Im Gegensatz zum Typ-1-Diabetiker, leidet der Typ-2-Diabetiker nicht an einem absoluten Insulinmangel, sondern an einer gestörten Insulinproduktion und einer verringerten Insulinwirkung. Mit einer gesünderen Lebensweise (körperliche Aktivität, Ernährungsumstellung) könnte ein Großteil der Typ-2-Diabetiker ihre Blutzuckerwerte ohne Medikamente wieder normalisieren.
Der Krankheitsverlauf und das Schicksal des Diabetikers bestimmen die diabetischen Folgeerkrankungen. Die Entwicklung dieser Krankheiten wird durch zahlreiche Faktoren beeinflusst. Das größte Problem ist der zeitweise erhöhte Blutzucker, der sich auch durch Tabletten oder Insulin nicht vollständig kontrollieren lässt.

Diabetische Folgeerkrankungen in Zahlen

Diabetes mellitus ruft eine Vielzahl von lebensverkürzenden Folgerkrankungen hervor:

- **Makroangiopathien (Herzinfarkt, Schlaganfall):** 2/3 der Diabetiker sterben an Herzinfarkt oder Schlaganfall. Das Herzinfarkt- und Schlaganfallrisiko ist im Vergleich zur Normalbevölkerung um das drei- bis sechsfache erhöht.
- **Mikroangiopathien (Nieren- und Netzhautschäden):** 40 Prozent der Typ-1- und 20 Prozent der Typ-2-Diabetiker entwickeln innerhalb von zehn Jahren ein chronisches Nierenversagen. Im Vergleich zum Stoffwechselgesunden haben Diabetiker ein etwa 25fach höheres Erblindungsrisiko!
- **Neuropathien (Nervenschäden):** 60 bis 90 Prozent aller Diabetiker sind von Neuropathien betroffen (z. B. strumpf- und handschuhförmiges Taubheitsgefühl, Nervenschmerzen, Impotenz).
- **Diabetischer Fuß:** Im Vergleich zum Nichtdiabetiker hat der Diabetiker ein 30fach höheres Amputationsrisiko! In Deutschland kommt es pro Jahr zu etwa 28 000 Fußamputation aufgrund eines Diabetes!

Oxidativer Stress – Gefahr für Diabetiker

An der Entwicklung aller Spätschäden, von denen Diabetiker betroffen sind, ist oxidativer Stress maßgeblich beteiligt.

Die Stoffwechsellage des Diabetikers wird von Oxidativem Stress geprägt. Ursache ist der zu hohen Blutzuckerspiegel und der häufige Mangel an Antioxidanzien. Bereits nach der Aufnahme einer Mahlzeit nimmt bei Diabetikern die Belastung mit Freien Radikalen zu. Denn durch die Verzuckerung von Eiweißen sowie die dabei gebildeten Folgeprodukte steigt die Radikalbildung erheblich an. Durch die Oxidation der Blutfette haben Diabetiker ein drei- bis sechsmal so hohes Risiko für Herzinfarkt und Schlaganfall wie gesunde Menschen.

Zellschäden durch erhöhte Sorbitolproduktion

Ein erhöhter Blutzuckerspiegel in Verbindung mit einer schlechten Vitamin-C-Versorgung steigert bei Diabetikern die Sorbitolproduktion in den Zellen, wodurch diese anschwellen. Dies führt zu einem Verlust von Antioxidanzien und anderen Nährstoffen, bis der Energiestoffwechsel der Zellen zusammenbricht. Vor allem kleine Versorgungsgefäße der Netzhaut und der Nerven sind von diesen Zellschäden betroffen. Häufigste Folgen sind Trübungen der Augenlinse (Katarakt) und Nervenschäden (Neuropathien).

Verzuckerung von körpereigenem Eiweiß

Bei hohen Blutzuckerspiegeln verklebt Glucose mit körpereigenen Eiweißen. Diesen Vorgang nennt man Verzuckerung (= Glykosilierung) oder Karamellisierung. Das bekannteste Karamellisierungsprodukt ist das glykosilierte Hämoglobin, der so genannte HbA_{1C}-Wert. Die Struktur und Funktion der betroffenen Proteine wird durch die Verzuckerung irreversibel geschädigt. Zusätzlich steigt der Oxidative Stress, da bei der Glykosilierung vermehrt Freie Radikale gebildet werden. Die Verzuckerung ist damit ursächlich an der Entstehung von diabetischen Spätfolgen wie Herzinfarkt, Nierenversagen, Trübungen der Augenlinse und Nervenschmerzen beteiligt.

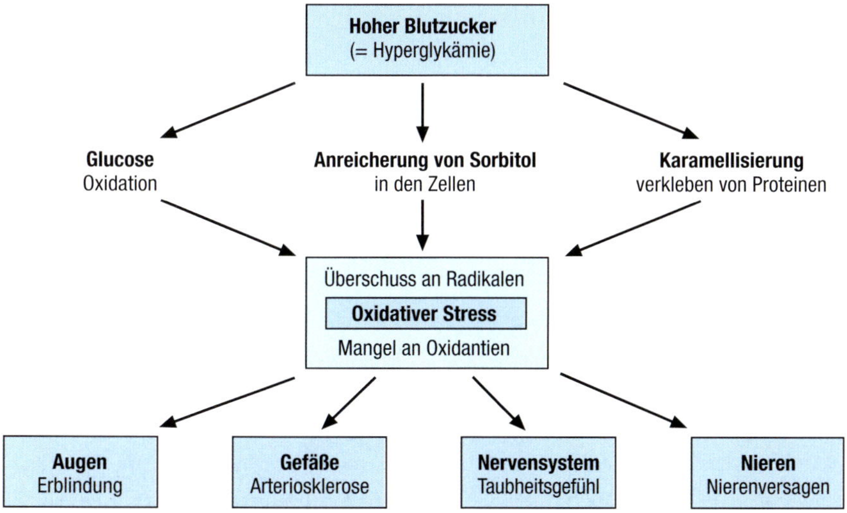

Oxidativer Stress und diabetische Spätschäden

Worauf Diabetiker bei der Ernährung achten müssen

Diabetiker sollten auf eine vollwertige Ernährung mit bedarfsgerechter Energie- und Nährstoffzufuhr achten. Frisches Obst und Gemüse liefern Antioxidanzien. Hauptenergiequelle bilden Lebensmittel, die komplexe Kohlenhydrate (z. B. Vollkornprodukte) und einfach ungesättigte Fettsäuren (z. B. Olivenöl, Rapsöl) enthalten. Die einfach ungesättigten Fettsäuren im Olivenöl beispielsweise haben einen günstigen Einfluss auf den Insulinstoffwechsel. Als Eiweißquelle empfehlen sich Seefisch (zwei- bis dreimal pro Woche) und Soja. Übergewichtigen Typ-2-Diabetikern wird im Rahmen einer Gewichtsreduktion eine Kost mit drei- bis vier ballaststoff- und volumenreichen, jedoch kalorienarmen Mahlzeiten pro Tag empfohlen. Die Umsetzung individueller Ernährungsmaßnahmen sollte unter Einbeziehung entsprechender Fachkräfte (z. B. einen Diätassistenten) erfolgen.

Diabetiker brauchen mehr Antioxidanzien

Diabetiker haben durch die von Oxidativem Stress geprägte Stoffwechsellage einen deutlich erhöhten Bedarf an Antioxidanzien, vor allem an Vitamin C und Vitamin E.

Vitamin C und Glucose nutzen im Körper die selben Transportsysteme. Im Vergleich zu gesunden Menschen weisen Diabetiker deshalb bis zu 30 Prozent niedrigere Vitamin-C-Konzentrationen im Blut und in den Zellen auf. Die Vitamin-C-Blutspiegel bei Diabetikern mit guter Blutzuckereinstellung (HbA_{1C} < 7 %) sind deutlich höher als bei solchen mit schlechter Einstellung (HbA_{1C} > 7 %). Vitamin C verringert die Sorbitolproduktion in den Zellen und die Bildung von Karamellisierungsprodukten. Außerdem kann es den Blutdruck und erhöhte Blutfette (LDL-Cholesterin, Triglyceride) moderat senken.

Vitamin E verringert das Risiko für Blutgerinnsel und wirkt entzündungshemmend. Zusammen mit Lycopin und Vitamin C hemmt Vitamin E die Bildung des oxidierten LDL-Cholesterins, das die Arteriosklerose stark fördert.

B-Vitamine – unerlässlich für Kohlenhydrat- und Nervenstoffwechsel

Diabetiker sollten auf eine gute Versorgung mit B-Vitaminen (Folsäure, Vitamin B1, B6 B12) achten.

B-Vitamine übernehmen eine zentrale Rolle im Energie- und Kohlenhydratstoffwechsel. Bei Diabetikern gehen diese wasserlöslichen Vitamine jedoch vermehrt über den Urin verloren. Wichtigster Energielieferant der Nervenzelle ist Glucose (Traubenzucker). Damit Glucose aber zusammen mit Sauerstoff bei

der Zellatmung verbrannt werden kann, brauchen wir die Vitamine B_1, B_6 und B_{12}. Sie sind für die Energieversorgung des Nervensystems und für den reibungslosen Informationsaustausch zwischen den Nervenzellen verantwortlich.
Etwa 30 Prozent aller Diabetiker leiden unter einem erhöhten Homocysteinspiegel, der vor allem durch einen Mangel an Folsäure (Vitamin B_9) und Vitamin B_{12} verursacht werden kann. Da Homocystein stark gefäßschädigend wirkt, steigt das Risiko für Herzinfarkt und Schlaganfall dramatisch.

Vorsicht Magnesiummangel!

Magnesium ist als Cofaktor an der Regulation aller energieabhängigen Prozesse im Körper beteiligt. Bei Diabetikern sind die Magnesiumkonzentrationen im Blut und in den Zellen aufgrund der erhöhten Ausscheidung über die Niere häufig zu niedrig. Dieser Mangel an Magnesium ist wiederum für eine erschwerte Blutzuckereinstellung und mangelhafte Insulinwirkung verantwortlich. Außerdem kann er die Entwicklung von Linsentrübungen (Retinopathien) begünstigen.

Zink und Chrom für einen guten Zuckerstoffwechsel

Zink ist an über 200 Stoffwechselprozessen als Cofaktor beteiligt. So wird beispielsweise das Insulin in der Bauchspeicheldrüse in Form eines Zink-Insulin-Komplexes gespeichert. Bei Diabetiker ist die Zinkausscheidung über den Urin zum Teil deutlich erhöht, insbesondere bei schlechter Blutzuckereinstellung. Doch ein Abfall der Zinkspiegel im Blut und eine Zinkverarmung vermindern die Aktivität zinkabhängiger Enzyme im Kohlenhydratstoffwechsel. Die Glucoseverwertung und die Insulinwirkung werden gestört, die Insulinresistenz gesteigert. Eine erhöhte Neigung zu Hautpilzinfektionen, gesteigerte Infektanfälligkeit, Geschmacksstörungen sowie therapieresistente Wundheilungsstörungen können beim Diabetiker ein Hinweis auf eine mangelhafte Zinkversorgung sein.

Gesteigerte Infektanfälligkeit und Wundheilungsstörungen können bei Diabetes ein Hinweis auf eine mangelnde Zinkversorgung sein.

Chrom reguliert den Zucker- und Insulinstoffwechsel. Ein Chrommangel kann zum Anstieg des Blutzuckerspiegels und zu Fettstoffwechselstörungen führen. Ein ausgeglichener Chromspiegel dagegen verbessert die Insulinwirkung und die zelluläre Glucoseverwertung.
Die Karamellisierung von Eiweißen und die oxidative Belastung werden sowohl durch Chrom als auch durch Zink vermindert.

Omega-3-Fettsäuren

Im Hinblick auf die Vorbeugung diabetischer Spätschäden profitieren Diabetiker in besonderem Maße von der regelmäßigen Einnahme der gefäßschützenden Omega-3-Fettsäuren. Erhöhte Triglyceride sind ein bedeutender Risikofaktor für das Auftreten von Herzinfarkt und Schlaganfall. Dies gilt vor allem für Diabetiker, bei denen diese Fettstoffwechselstörung häufig anzutreffen ist. Omega-3-Fettsäuren können Triglyceride besonders wirkungsvoll senken. Darüber hinaus verbessern sie die Durchblutung der kleinen Gefäße (z. B. in den Nieren) und wirken entzündungshemmend, senken den Blutdruck und verringern die Entstehung von Blutgerinnseln.

Arteriosklerose

Herz-Kreislauf-Erkrankungen sind noch vor Krebs die häufigste Todesursache. So stirbt in Deutschland fast jeder Zweite an den Folgen eines Herzinfarkts oder Schlaganfalls. Am häufigsten tritt die Arteriosklerose, im Volksmund Arterienverkalkung genannt, auf. Eine chronisch entzündliche Erkrankung der Gefäßwand, die mit dem Verlust der Elastizität und der Einengung der Arterien einhergeht.

Risikofaktor Fehl- und Überernährung

Gefäßveränderungen, die dem Herzinfarkt vorangehen, können sich bereits im Kindesalter entwickeln. Sie sind besonders heimtückisch, da sie meist über

Die Kombination von Rauchen, erhöhten Blutfetten und erhöhtem Blutdruck steigert das Risiko für Herzinfarkt und Schlaganfall um das Elffache!

Risikofaktoren für Herz-Kreislauf-Erkrankungen

- Bewegungsmangel
- Bluthochdruck
- Diabetes mellitus
- Fehlernährung
- Fettstoffwechselstörungen: niedriges HDL-Cholesterin, erhöhtes LDL-Cholesterin, hohe Triglyceridwerte, viel oxidiertes LDL-Cholesterin
- Hohe Homocysteinwerte (≥ 10 µmol/l)
- Mangel an Antioxidanzien (z. B. Vitamin C, Vitamin E) und Magnesium
- Rauchen
- Stress
- Übergewicht, Fettsucht

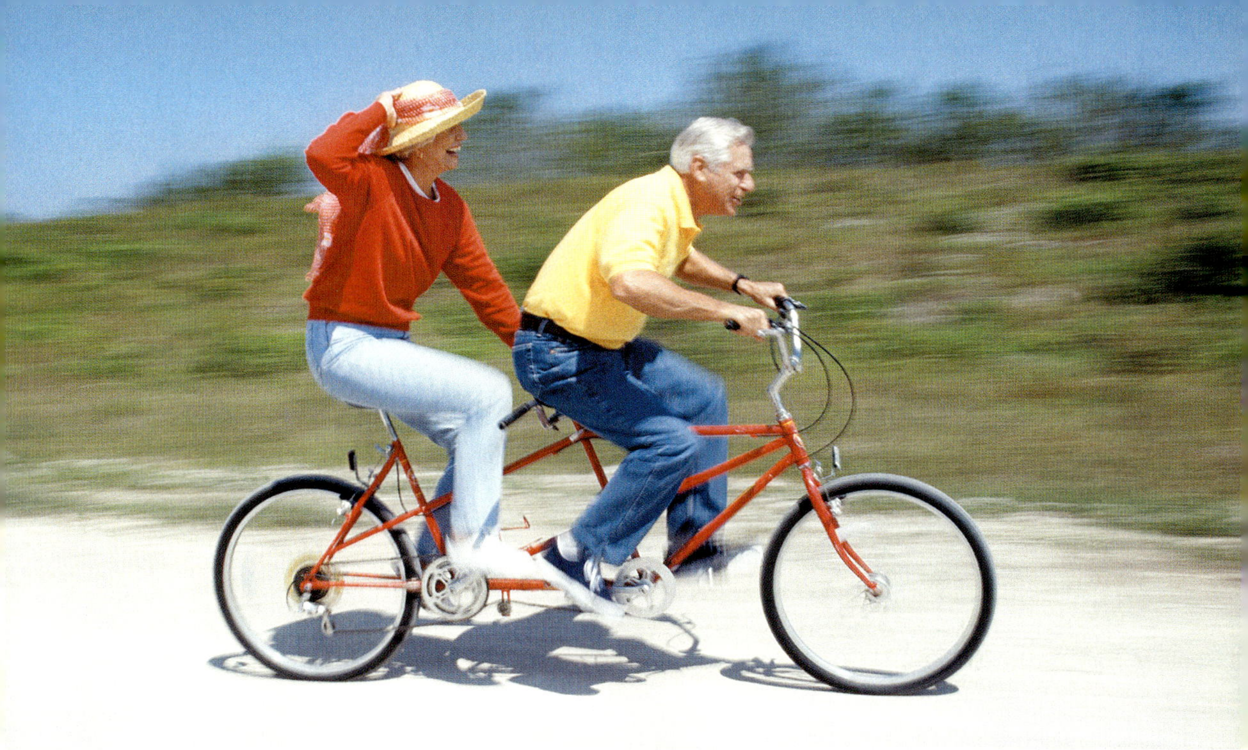

Tägliche Bewegung an frischer Luft kann das Risiko für Herz-Kreislauf-Erkrankungen verringern.

viele Jahre unbemerkt bleiben. Eine der Hauptursachen für die Entstehung der Arterienverkalkung sind falsche Ernährungsgewohnheiten. Die heute übliche hochkalorische und an gesättigten tierischen Fetten reiche Ernährung trägt entscheidend zur Entwicklung von Übergewicht, Fettstoffwechselstörungen, Bluthochdruck und Alterszucker bei. Kommen weitere Risikofaktoren wie Rauchen, Bewegungsmangel und Stress hinzu, potenziert sich das Herzinfarktrisiko.

Gefahr durch oxidierte Blutfette

Cholesterin wird mit der Nahrung aufgenommen und vom Körper selbst gebildet. Es ist ein unentbehrlicher Bestandteil unserer Zellen. Ein hoher Cholesterinspiegel, vor allem des »schlechten« LDL-Cholesterins, ist jedoch einer der bedeutendsten Risikofaktoren für Arteriosklerose. Hohe LDL-Cholesterinspiegel werden ganz wesentlich durch den Konsum von zu vielen tierischen (gesättigten) Fetten verursacht.

Bei erhöhtem LDL-Cholesterinspiegel werden vermehrt LDL-Partikel in der Gefäßwand abgelagert und durch Freie Radikale oxidiert – ein Vorgang der vergleichbar ist mit dem Ranzigwerden von Butter. Es kommt zu Entzündungen, die die Müllabfuhr unseres Immunsystems aktivieren. Die so genannten Makrophagen (= große Fresser) beginnen sofort den in den Arterien abgelagerten »Müll« zu beseitigen, bis sie zum Platzen mit ranzigen LDL-Tröpfchen gefüllt sind. Sie wirken dann stark entzündungsfördernd und können zu gefährlichen Veränderungen in der Gefäßwand führen. Es entstehen instabile Fettpolster, die aufbrechen und Blutgerinnsel verursachen können. Die Folge: Herzinfarkt oder Schlaganfall!

Risikofaktor Rauchen

Durch das Rauchen wird unser Körper extrem stark mit Freien Radikalen belastet. Raucher weisen daher im Vergleich zu Nichtrauchern um bis zu 40 Prozent niedrigere Vitamin-C-Spiegel im Blut auf. Die im Zigarettenrauch enthaltenen Freien Radikale führen zu einer erhöhten Oxidation des LDL-Cholesterins, schädigen die Innenwände der Arterien und erhöhen den Blutdruck. Das Blut wird außerdem dickflüssiger, wodurch die Gefahr von Blutgerinnseln steigt.

Worauf sollte bei der Ernährung geachtet werden?

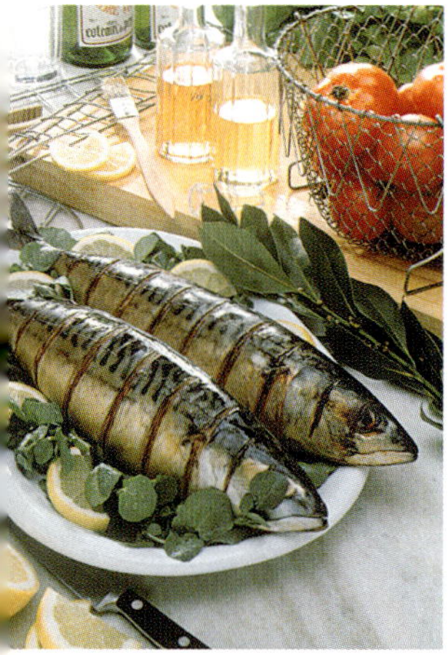

Makrele – ein wichtiger Lieferant von Omega-3-Fettsäuren

Eine Ernährungsumstellung kann das Arterioskleroserisiko deutlich verringern. Die Ernährung sollte reich an frischem Obst und Gemüse sowie an ballaststoffreichen Vollkornprodukten sein. Pflanzliche Öle (z. B. Olivenöl) mit hohem Anteil an ungesättigten Fettsäuren sollten gesättigten tierischen Fetten (z. B. Butter, Wurst) und cholesterinreichen Lebensmitteln vorgezogen werden. Sehr positiv ist es, wenn zwei- bis dreimal pro Woche Fisch, der reich an Omega-3-Fettsäuren ist (z. B. Makrele, Wildlachs), verzehrt wird. Der Alkoholkonsum sollte stark eingeschränkt werden. Maximal ist täglich ein Glas (z. B. Rotwein) erlaubt.

Vorsicht Übergewicht

Übergewicht erhöht den Blutdruck und steigert die Konzentration von LDL-Cholesterin, freien Fettsäuren (Triglyceride) und Harnsäure im Blut. Bei Übergewicht ist daher unbedingt eine Gewichtsreduktion durch eine kalorienreduzierte Ernährung und regelmäßige körperliche Aktivität anzustreben!

Risikofaktor Homocystein

Neben den klassischen Risikofaktoren, wie Bluthochdruck, Rauchen oder Fettstoffwechselstörungen, gibt es noch eine relativ unbekannte Gefahr für unser Herz-Kreislauf-System – die Aminosäure Homocystein, die als kurzlebiges Zwischenprodukt im Eiweißstoffwechsel entsteht. Bereits leicht erhöhte Homocysteinwerte ($\geq 10\,\mu mol/l$) im Blut verdoppeln das Risiko für einen Herzinfarkt oder Schlaganfall.

Homocystein schädigt die Innenwände der Blutgefäße, fördert die Bildung Freier Radikale und steigert die LDL-Oxidation. Auch die Neigung zur Bildung von Blutgerinnseln und Thrombosen wird durch Homocystein erheblich gesteigert. Die häufigste Ursache für einen erhöhten Homocysteinspiegel ist ein ernährungsbedingter Mangel an Folsäure sowie Vitamin B_6 und B_{12}. Wegen seiner starken zellschädigenden Wirkung sollte Homocystein schnell wieder abgebaut werden. Daher ist die Ergänzung von Vitamin B_6, B_{12} und vor allem Folsäure angeraten. Um eine möglichst lang anhaltende Versorgung des Körpers über den Tag sicherzustellen, stehen dafür heute moderne Depot-Formen zur Verfügung, die Folsäure hochdosiert in Kombination mit Vitamin B_6 und B_{12} enthalten.

Homocystein ist in erster Linie ein Risikofaktor für Arteriosklerose. Aber auch die Gefahr einer Altersdemenz, von Morbus Alzheimer und diabetischen Folgeerkrankungen wird durch Homocystein deutlich erhöht.

Antioxidanzien fürs Herz

LDL-Partikel sind reich an ungesättigten Fettsäuren und werden daher besonders leicht durch Freie Radikale oxidiert. Fettlösliche Antioxidanzien wie Vitamin E und Coenzym Q10 reichern sich bevorzugt im LDL-Cholesterin an und steigern dosisabhängig die LDL-Oxidationsresistenz. Neben der LDL-Oxidation verringert Vitamin E die Gefahr der Blutgerinnselbildung und der Entstehung von Entzündungen. Vitamin C und Coenzym Q10 regenerieren oxidativ verbrauchtes Vitamin E und verbessern die Bioverfügbarkeit von Stickstoffmonooxid. Erhöhte Blutdruckwerte werden durch Vitamin C gesenkt.

Sekundäre Pflanzenstoffe (z. B. Quercetin) sind natürliche Vitaminverstärker, die ausgeprägte antioxidative und herzschützende Eigenschaften besitzen. Sie hemmen die LDL-Oxidation, senken den Blutdruck und verringern die Neigung der Blutplättchen zu verklumpen.

Nährstoffe für den Energiestoffwechsel des Herzmuskels

Coenzym Q10, L-Carnitin und Magnesium optimieren den Energiestoffwechsel des Herzens, wirken einer unregelmäßigen Herztätigkeit entgegen und haben einen günstigen Einfluss auf erhöhte Blutdruck- und Lipidwerte.

Das Vitaminoid L-Carnitin verbessert bei Gefäßverkalkung der Herzkranzgefäße und Herzinsuffizienz die Belastungstoleranz des Herzmuskels. Die Neigung zu Herzrhythmusstörungen sowie die Häufigkeit von Angina-pectoris-Anfällen wird durch L-Carnitin deutlich reduziert.

Magnesium verbessert wie Coenzym Q10 und L-Carnitin die Herzleistung und reguliert zusammen mit Kalium den Herzrhythmus.

Omega-3-Fettsäuren

Unter allen Vitalstoffen nehmen die Omega-3-Fettsäuren Eicosapentaensäure und Docosahexaensäure in der Behandlung von Herz-Kreislauf-Erkrankungen eine absolute Ausnahmestellung ein: Die langkettigen mehrfach ungesättigten Fettsäuren senken erhöhte Blutfette (vor allem Triglyceride), erhöhen das herzschützende HDL-Cholesterin, wirken entzündungshemmend, blutdrucksenkend und schützen die Innenwände der Blutgefäße. Darüber hinaus verbessern sie insbesondere die Durchblutung kleiner Gefäße und stabilisieren den Herzrhythmus.

Immunschwäche

Unser Körper besitzt ein leistungsstarkes Immunsystem, das – neben vielfältigen anderen Aufgaben – für die Abwehr von körperfremden Eindringlingen sorgt. Allerdings ist es durch die modernen Lebensgewohnheiten einer immer stärkeren Belastung ausgesetzt, die auf Dauer zu einer anhaltenden Schwächung führen kann. Mögliche Folgen sind:

- Es besteht ein erhöhtes Risiko für entzündliche degenerative Erkrankungen (z. B. Rheuma) und Krebs.
- Infekte nehmen zu (beispielsweise grippaler Infekt, Nebenhöhlenentzündungen, Bronchitis).
- Die Gefahr, eine Allergie zu entwickeln, erhöht sich.
- Das Risiko für sekundäre Infektionen (z. B. nach Operationen durch Schwund der Darmschleimhaut) steigt an.

Das Immunsystem

Für die Erhaltung unserer Gesundheit ist ein intaktes und leistungsfähiges Immunsystem extrem wichtig. Das Immunsystem hat mehrere zentrale Aufgaben:

- Es übernimmt die Abwehr von krankheitsauslösenden Bakterien, Pilzen und Viren.
- Es schützt vor Parasiten und von diesen abgegebenen Toxinen, die den Stoffwechsel vergiften und den Organismus schwächen.
- Es unterstützt die Erneuerung von zerstörtem Gewebe und fördert die Wundheilung.
- Es zerstört körpereigene entartete Zellen, die zu bösartigen Tumoren heranwachsen können.

Das Immunsystem ist ein komplexes und weit verzweigtes Gefüge zu dem bewegliche und unbewegliche Immunzellen, Organe (z. B. Knochenmark, Darm) und eine Reihe löslicher Proteine gehören. Besonders stark entwickelt ist die Immunabwehr überall dort, wo der Organismus permanent dem Eindringen von Krankheitserregern ausgesetzt ist: in den Schleimhäuten der Atemwege, des Darmes und der Harnwege sowie in der Haut.

Das Immunsystem basiert auf zwei Strategien: die unspezifische angeborene und die spezifische, erworbene Abwehr. Beide arbeiten Hand in Hand und kommunizieren über Botenstoffe. Zur unspezifischen Abwehr gehören die Fresszellen (= Makrophagen), die natürlichen Killerzellen und eine Reihe löslicher Proteine. Sie richten sich gegen alle körperfremden Zellen und Erreger. Ein »Team von Spezialisten« bildet das spezifische Immunsystem. Zu diesen gehören die T- (T = Thymus) und B-Lymphozyten (B = Knochenmark) sowie die von B-Lymphozyten gebildeten Immunglobuline. Das spezifische Immunsystem eliminiert Erreger mit hoher Präzision, die von der unspezifischen Abwehr nicht erfasst werden konnten.

Eine gesunde Ernährung ist somit nicht nur Voraussetzung für die körperliche und geistige Leistungsfähigkeit, sondern auch für ein leistungsfähiges Immunsystem.

Welche Faktoren können zu Immunschwäche führen?

- Arzneimittel (z. B. Chemotherapeutika)
- Berufliche und/oder private Dauerbelastung (Stress)
- Bewegungsmangel
- chronische Erkrankungen, wie Krebs, Diabetes mellitus, HIV-Infektion (AIDS), entzündliche Atemwegserkrankungen, entzündliche Darmerkrankungen (Morbus Crohn, Colitis ulcerosa)
- falsche Ernährung: Mangel- (z. B. Eiweißmangel) und Fehlernährung (wenig frisches Obst und Gemüse)
- hoher Alkoholkonsum
- Leistungssport
- Oxidativer Stress
- Rauchen
- Schlafmangel
- trockene Raumluft, wenig frische Luft
- Übergewicht
- Umweltschadstoffe

Besonders gefährdet sind Kinder, da ihr Immunsystem noch nicht voll entwickelt, aber bereits ständig Krankheitserregern ausgesetzt ist (z. B. im Kindergarten), sowie Senioren, denn im Alter nimmt sowohl die körperliche als auch die Leistungsfähigkeit des Immunsystems ab.

Nahrung fürs Immunsystem

Es gibt eine enge Wechselbeziehung zwischen Ernährung und Immunsystem. Einerseits hat der Ernährungszustand gravierende Auswirkungen auf die Immunabwehr, andererseits beeinflussen Infektionen und Infektionskrankheiten (z. B. AIDS) den Ernährungsstatus negativ.

Täglich muss das Immunsystem unzählige Krankheitserreger abwehren. Dabei gehen Millionen Immunzellen zugrunde und müssen vom Körper ersetzt werden. Nur mit einem ausgewogenen Angebot an Vitaminen, Mineralstoffen, Aminosäuren und Energielieferanten (z. B. Kohlenhydrate) kann unser Organismus die überlebenswichtigen Immunzellen, Antikörper und Immunglobuline täglich neu bilden und fit halten.

Immunstimulierende und -stabilisierende Nährstoffe

Es gibt einige Nährstoffe, die für die Funktion des Immunsystems äußerst wichtig sind:

Die Zellen des Immunsystems brauchen Glutamin als Energielieferant. Bei Glutaminmangel steigt das Risiko schwerer Infektionen.

- **Aminosäuren** sind für Bildung und Regeneration der Immunzellen unerlässlich, da sie die Baustoffe aller Eiweiße sind. Die Aminosäure mit der höchsten Konzentration in Blut und Zellen ist das Glutamin. Alle sich schnell teilenden Zellen, insbesondere die Zellen des Immunsystems und der Darmschleimhaut brauchen Glutamin als Energielieferant. Glutamin wird zudem für die körpereigene Synthese von Glutathion benötigt. Glutathion ist das wichtigste körpereigene Antioxidans, das unsere Immunzellen vor dem Angriff Freier Radikaler schützt. Eine Glutaminverarmung schwächt das Immunsystem und führt durch den Abbau immunkompetenter Muskelmasse zum Kräfteverfall und körperlicher Auszehrung (Kachexie). Da bei Glutaminmangel krankmachende Keime die Immunbarriere der Darmschleimhaut leichter überwinden und ins Blut gelangen können, steigt das Risiko für schwere Infektionen.

  Cystein ist eine schwefelhaltige Aminosäure, die für die Funktionsfähigkeit unseres Immunsystems lebensnotwendig ist. Es steigert die zelluläre Immunantwort und besitzt als Baustein des Glutathions eine starke antioxidative Wirkung. Die Versorgung immunkompetenter Zellen mit Glutamin wird durch Cystein verbessert. Cystein wirkt zudem dem körperlichen Verfall bei Patienten mit schweren Infekten, Krebs oder AIDS entgegen.

  Die Aminosäure Arginin verstärkt die Aktivität der natürlichen Killerzellen und erhöht die Anzahl der Lymphozyten im Thymus. Arginin fördert die

Kollagensynthese und die Wundheilung. Außerdem wirkt es einem Proteinverlust entgegen und besitzt zudem antioxidative Eigenschaften.

- **Betacarotin** aktiviert natürliche Killerzellen und neutralisiert krebsauslösende Substanzen. Krebsvorstufen bilden sich unter Gabe von Betacarotin wieder zurück, freie Radikale werden entschärft.
- **Eisen** ist ein nicht unwesentlicher Mineralstoff für das Immunsystem. Daher kann Eisenmangel die Immunabwehr beeinträchtigen. Von einer unkontrollierten Eisensubstitution wird jedoch dringend abgeraten, da zu viel Eisen prooxidativ wirkt und die Infektiosität verschiedener Erreger sogar erhöht!
- **Lycopin** – der stärkste Radikalfänger unter den Carotinoiden – senkt das Risiko für Prostata- und Magenkrebs.
- **Omega-3-Fettsäuren** verbessern die Immunantwort, reduzieren entzündliche Prozesse und wirken einem Gewichtsverlust bei Schwerkranken entgegen.
- **Selen** stimuliert das Immunsystem und schützt die Blutzellen und Zellen des Immunsystems vor Freien Radikalen. Selen verringert die Nebenwirkungen einer Chemotherapie (z. B. Cisplatin) und fördert die Ausscheidung toxischer Stoffwechselprodukte. Selenmangel reduziert die Anzahl der Immunzellen und vermindert ihre Leistungsfähigkeit. Durch Selen kann außerdem das Risiko reduziert werden, an Prostata-, Dickdarm- oder Lungenkrebs zu erkranken.

Selen kann das Risiko für Prostatakrebs verringern.

- **Vitamin A** sorgt für die Funktion der Schleimhäute (Lunge, Magen-Darm-Trakt, Harnwege) und unterstützt zelleigene Reparatursystem zur Behebung von Schäden an der Erbsubstanz (DNA). Krebsvorstufen bilden sich unter der Zufuhr von Vitamin A wieder zurück.
- **Vitamine der B-Gruppe** spielen eine wichtige Rolle für die Gesunderhaltung des Immunsystems. Vitamin B_6 ist ein Schlüsselvitamin für den Aminosäure- und Proteinstoffwechsel. Ein Mangel unterdrückt die Abwehrfunktion und erhöht das Krebsrisiko (vor allem von Prostatakrebs). Folsäure und Vitamin B_{12} werden für die Zellteilung benötigt und sind damit für die Neubildung immunkompetenter Zellen unverzichtbar. Ein Mangel an Folsäure schwächt das Immunsystem und erhöht das Risiko für Darmkrebs. Ein Vitamin-B_3-Mangel schwächt das Immunsystem ganz allgemein und erhöht das Risiko für Krebs und DNA-Schäden.
- **Vitamin C** stärkt das Immunsystem, schützt unsere Erbsubstanz (DNA), verbessert die Wundheilung und macht krebsauslösende Stoffe (z. B. Nitro-

samine) unschädlich. Ein Mangel an Vitamin C erhöht daher das Risiko für verschiedene Krebsarten (z. B. Magen-, Lungen-, Brustkrebs). Die Zellmembran der Fress- und Killerzellen wird durch Vitamin C vor Freien Radikalen geschützt. Ohne Vitamin C verweigern diese Immunzellen ihre Abwehrarbeit.

- **Vitamin D** ist ganz allgemein für eine intakte Immunfunktion wichtig.
- **Vitamin E** verbessert die Leistung der T-Lymphozyten (spezifische Immunabwehr) und kann bei inneren Entzündungen die Heilung fördern.
- **Zink** ist unerlässlich für die optimale Funktionsfähigkeit des Immunsystems und die Proteinsynthese. Es aktiviert die T-Lymphozyten, die natürlichen Killerzellen und die Fresszellen. Die Freisetzung von Botenstoffen und die Reifung von neuen Abwehrzellen im Thymus wird durch Zink ebenso gefördert wie die Wundheilung.

Krebs

Eine kalorien- und fettreiche Ernährung begünstigt die Entstehung von Krebs, da dadurch das Immunsystem geschwächt wird . In den modernen Industrienationen könnten daher allein durch eine Veränderung der Essgewohnheiten 30 bis 60 Prozent aller Krebserkrankungen verhindert werden!

Eine ausgewogene Kost schützt vor Krebs

Eine ausgewogene vitamin- und ballaststoffreiche Ernährung – mit mindestens fünf Portionen frischem Obst und Gemüse pro Tag (»fünf am Tag«) – ist die Voraussetzung für ein leistungsfähiges Immunsystem. Der regelmäßige Verzehr von frischem Obst und Gemüse senkt das Risiko für Krebs der Speiseröhre, des Magens, des Dickdarms, der Lunge, der Brust, des Kehlkopfes und der Bauchspeicheldrüse (Pankreas). Die enthaltenen Ballaststoffe verringern das Risiko für Brust-, Dickdarm- und Pankreaskrebs. Ein hoher Konsum von rotem Fleisch (z. B. Rind, Schwein) und Wurstwaren (gepökelt, geräuchert) dagegen steigert das Risiko für Dickdarm-, Brust- und Prostatakrebs.

Krebsgefahr durch Alkohol und Zigaretten

Rauchen erhöht vor allem das Risiko an Lungen-, Blasen-, Nieren- und Pankreaskrebs zu erkranken. Wird zum Tabak regelmäßig Alkohol konsumiert, steigt die Gefahr, an Krebs der Mundhöhle, des Rachens, des Kehlkopfs und der Speiseröhre zu erkranken dramatisch an.

Nährstoffe zur Unterstützung einer Krebstherapie

Eine gezielte Unterstützung des Immunsystems mit Nährstoffen kann dazu beitragen Infektionen abzuwenden, Metastasen aufzuspüren, chronische Entzündungsprozesse zu bremsen und die Wundheilung nach Operationen zu fördern.

Aufgrund der Regenerationsprozesse und der gestörten Nährstoffresorption aus dem Darm erhöht sich der Bedarf an Vitaminen und Mineralstoffen. Darüber hinaus braucht der Organismus mehr Energie liefernde Kohlenhydrate, Fette und Proteine.

Viele Krebspatienten weisen bereits bei der Diagnosestellung einen Nährstoffmangel auf. Dabei ist jede Art der Krebstherapie umso erfolgreicher, je besser der Ernährungstatus des Patienten ist. Denn eine gute Versorgung mit Nährstoffen unterstützt nicht nur den Kampf des Körpers gegen den Krebs, sondern kann auch die Nebenwirkungen der Krebstherapie (z. B. Chemotherapie, Operation) verringern und die Heilungschancen und Lebensqualität der Betroffenen verbessern.

Bei Krebs ist der Nährstoffbedarf durch die Erkrankung und die therapeutischen Maßnahmen deutlich erhöht und kann durch die Ernährung kaum noch gedeckt werden. Eine ausgewogene Ernährung ist zudem bei vielen Patienten oft gar nicht mehr möglich. Denn die Schleimhäute reagieren besonders empfindlich auf Chemo- und Strahlentherapie. Eine Schädigungen der Darmschleimhaut führt zu Übelkeit, Erbrechen und häufigen Durchfällen. Nährstoffverluste und eine gestörte Nährstoffaufnahme sind die Folge. Vor allem die Versorgung mit antioxidativ wirkenden Nährstoffen (Vitamin A, C, E, Carotinoide, Selen) und B-Vitaminen (Vitamin B_1, B_6, B_{12}, Folsäure) ist kritisch.

Der gesamte Stoffwechsel, insbesondere das Immunsystem, läuft bei Krebspatienten auf Hochtouren: Chemo- und Strahlentherapie überschwemmen den Körper mit Freien Radikalen, Heilungs- und Regenerationsprozesse gehen bis an die Grenze der Leistungsfähigkeit des Immunsystems.

Osteoporose

Die Osteoporose ist eine Erkrankung des Skelettsystems, bei der die Masse und Dichte der Knochen abnimmt. Mit der Zeit werden die Knochen porös und brüchig. Besonders bruchgefährdet sind die Wirbelkörper, das Becken und der Oberschenkelhals (Oberschenkelhalsbruch). Für die Betroffenen bedeutet Osteoporose einen deutlichen Verlust der Lebensqualität bis hin zu lebenslanger Invalidität und Pflegebedürftigkeit. In Deutschland leiden schätzungsweise sechs bis acht Millionen Menschen an Osteoporose. Besonders gefährdet sind Frauen nach dem Klimakterium (etwa 80 Prozent der Betroffenen),

Männer mit nachgewiesenem Testosteronmangel und Menschen ab dem 70. Lebensjahr.

Risikofaktoren für Osteoporose

- Alter
- Arzneimittel: langfristige Einnahme von Antiepileptika oder Kortison
- Bewegungsmangel
- Erbliche Faktoren: weibliches Geschlecht, familiäre Disposition
- Erkrankungen und andere Dispositionen: Magen-Darm-Erkrankungen (Störung der Nährstoffaufnahme), wenig Magensäure, schlechte Nierenfunktion, Milchzuckerintoleranz, Anorexia nervosa, frühe Menopause (Östrogenmangel), Zyklusstörungen
- Falsche Ernährung: hoher Alkohol-, Kaffee- und Kochsalzkonsum, viel Fleisch und Phosphat (z. B. Cola, Wurstwaren), Kalzium- u. Vitamin-D-arme Ernährung (z. B. wenig Milchprodukte)
- Niedrige Knochenmasse: geringe maximale Knochenmasse, die bis zum 30. Lebensjahr aufgebaut wurde
- Rauchen
- Zu wenig Sonnenlicht (Vitamin-D-Synthese)

Bewegung – das A und O für den Knochenaufbau

Regelmäßige körperliche Aktivität kann auch bei älteren Menschen helfen, der Osteoporose vorzubeugen.

Der beste Schutz vor Osteoporose ist der Aufbau einer möglichst hohen Knochenmasse und Knochendichte. Dieser muss bereits in der Kindheit und Jugend erfolgen, da die Hauptmasse des Knochens bis zum Alter von etwa 20 Jahren gebildet wird. Sport und viel Bewegung an der frischen Luft sind hier das beste Rezept. Aber auch bei älteren Menschen kann regelmäßige körperliche Aktivität (Schwimmen, Radfahren) Osteoporose vorbeugen und behandeln.

Zum Aufbau von Knochenmasse eignen sich vor allem dynamische Sportarten mit hohen Kraftspitzen (z. B. Kraft- und Muskelaufbautraining).

Welche Nährstoffe braucht der Knochen

Unsere Knochen verändern sich ständig, ohne dass wir im Normalfall etwas davon merken. Permanent werden sie vom Körper auf- und abgebaut. Vor allem die Knochenfresszellen (Osteoklasten) und ihre Gegenspieler, die Knochenaufbauzellen (Osteoblasten), sind an diesem Prozess beteiligt. Ihre Festigkeit erhalten die Knochen durch Mikronährstoffe.

- **Kalzium** – vor allem aus Milch und Milchprodukten – ist der wichtigste Baustoff unserer Knochen.
- **Magnesium** hat ein günstigen Einfluss auf die Knochendichte. Bis zur Hälfte des Gesamtkörperbestandes an Magnesium befinden sich im Knochen. Magnesium ist an der Umwandlung von Vitamin D_3 in Calcitriol beteiligt.
- **Vitamin B_6** ist für die Knochen- und Kollagen-Bildung wichtig.
- **Vitamin C** ist ein unentbehrlicher Cofaktor für die Kollagenbildung. Ein Mangel kann Störungen im Knochenstoffwechsel hervorrufen und zusätzlich die Umwandlung von Vitamin D_3 (Colecalciferol) in seine mit Abstand knochenaktivste Wirkform, das Calcitriol, behindern.
- **Vitamin D** ist besonders wichtig für die Gesunderhaltung der Knochen, denn es fördert die Kalziumaufnahme aus dem Darm und unterstützt den Kalziumeinbau in die Knochen. Risikogruppen für Vitamin-D-Mangel sind vor allem sehr junge und ältere Menschen.
- **Vitamin K** ist an der Bildung des Knochenproteins Osteocalcin beteiligt, das die Knochenneubildung anregt. Eine optimale Vitamin-K-Versorgung kann das Risiko für Oberschenkelhalsbrüche um 30 Prozent senken.
- **Zink, Mangan** und **Kupfer** sind ebenfalls für den Knochenstoffwechsel wichtige Spurenelemente. In einer zweijährigen Studie an gesunden postmenopausalen Frauen führte die kombinierte Gabe von Kalzium (1000 mg/Tag), Zink (15 mg/Tag), Mangan (5 mg/Tag) und Kupfer (2,5 mg/Tag) zu einer Zunahme der Knochendichte von etwa 1,5 Prozent gegenüber einer Abnahme der Knochendichte von 1,3 Prozent bei reiner Kalziumzufuhr.

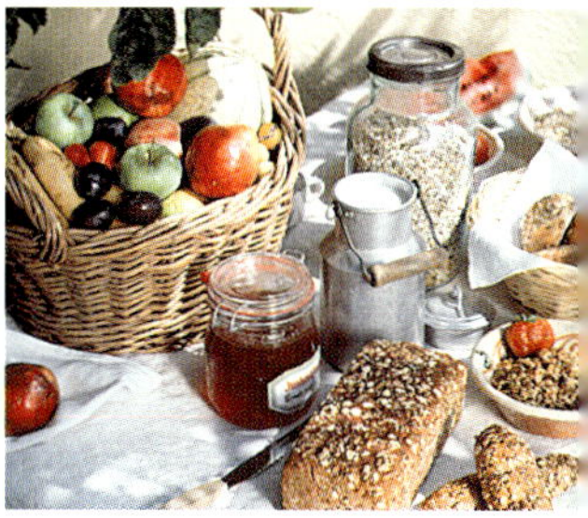

Frisches Obst und Gemüse sowie Vollkornprodukte sind die Grundlage einer gesunden, ausgewogenen Ernährung.

Worauf sollte bei der Ernährung geachtet werden ?

- Grundlage ist ein ausgewogene Mischkost mit viel frischem Obst, Gemüse (Vitamin K) sowie Vollkornprodukten (B-Vitamine, Magnesium, Spurenelemente).
- Bereits in jungen Jahren auf regelmäßige Kalziumzufuhr (Milchprodukte) achten. Wenn Sie keine Milchprodukte vertragen, erhalten Sie in der Apotheke geeignete Kalziumpräparate.
- Essen Sie wenigstens ein- bis zweimal pro Woche Seefisch. Seefisch ist nicht nur eine gute Eiweißquelle, sondern auch ein wertvoller Lieferant für Vitamin D (z. B. Hering) und andere Nährstoffe.
- Auf Ihrem Speisezettel sollten auch häufig Sojaprodukte stehen. Soja enthält neben pflanzlichem Eiweiß so genannte Phytoöstrogene (Isoflavonoide), die einen ähnlich günstigen Einfluss auf den Erhalt der Knochenmasse haben wie natürliche Östrogene.
- Vermeiden Sie Untergewicht.

Entzündliche rheumatische Erkrankungen

Eine arachidonsäurearme, aber Omega-3-Fettsäure-reiche Ernährung kann bei entzündlichem Rheuma die Entzündung reduzieren und das Krankheitsbild sowie die Lebensqualität der betroffenen Patienten deutlich verbessern. Um erfolgreich zu sein, muss diese Art der Ernährung jedoch dauerhaft eingehalten werden.

Mehr als vier Millionen Menschen leiden in Deutschland an Rheuma. Wie bei der Osteoporose sind Frauen häufiger betroffen als Männer. Rheuma ist jedoch kein spezifisches Krankheitsbild. Vielmehr werden unter dem Begriff mehr als 100 unterschiedliche Erkrankungen zusammengefasst. Gemeinsamer Nenner sind Schmerzen in den Bewegungsorganen und eine eingeschränkte Beweglichkeit der Gelenke. Am bekanntesten sind Entzündungsrheuma (rheumatoide Arthritis), Verschleißrheuma (Arthrose) und Weichteilrheuma (Fibromyalgie).

Die Ursachen für rheumatische Erkrankungen sind vielfältig. Mögliche Auslöser sind Erbfaktoren, Infektionen (bakteriell oder viral), Stoffwechselerkrankungen sowie mechanische Belastungen. Für die bei Entzündungsrheuma auftretenden entzündlichen Prozesse beispielsweise sind hormonähnliche Entzündungsvermittler, so genannte Eicosanoide, verantwortlich.

Die richtige Ernährung bei Entzündungsrheuma

Die Menge der im Körper gebildeten entzündungsfördernden Eicosanoide steht im engen Zusammenhang mit der Ernährung. Patienten mit entzündlichen rheumatischen Erkrankungen sollten sich vorwiegend mit pflanzlicher Kost, fettarmen Milchprodukten, Seefisch (zwei- bis dreimal wöchentlich) und hochwertigen kaltgepressten Pflanzenölen (z. B. Rapsöl) ernähren. Leidet der Patient unter einem akuten Entzündungsschub, hat sich Fasten bewährt.

Besonders schädlich bei Entzündungsrheuma ist Arachidonsäure. Je mehr unser Körper von dieser Fettsäure mit der Nahrung aufnimmt, desto mehr entzündungsfördernde Botenstoffe (= Eicosanoide) werden im Organismus gebildet. Daher sollten arachidonsäurereiche tierische Nahrungsmittel wie Fleisch und Wurstwaren unbedingt gemieden werden.

Empfehlenswert für Rheumapatienten sind Omega-3-Fettsäuren, die im Öl fetter Seefische enthalten sind. Sie hemmen nämlich die Umwandlung von Arachidonsäure in entzündliche Eicosanoide.

Fischölkapseln gegen Entzündungen

Die Omega-3-Fettsäure Eicosapentaensäure (EPA) hemmt die Umwandlung von Arachidonsäure in entzündliche Eicosanoide. Dadurch wird die Beweglichkeit der betroffenen Gelenke erhöht, Schmerz en werden gelindert. Ein weiterer Vorteil ist, dass deutlich weniger entzündungshemmende Medikamente

Arachidonsäuregehalt (in mg) von Nahrungsmitteln (pro 100 g)

Schweineschmalz	1700
Schweineleber	870
Eigelb	297
Speck	250
Leberwurst	230
Schweinefleisch	120
Schlagsahne, 30 % Fett	32
Milch, 1,5 % Fett	2
Obst, Gemüse, Soja, Kartoffeln, Pflanzenöle	0

(z. B. Ibuprofen, Kortison) benötigt werden. Voraussetzung ist jedoch, dass EPA regelmäßig in Form von Fischölkapseln eingenommen und bedarfsgerecht dosiert wird.

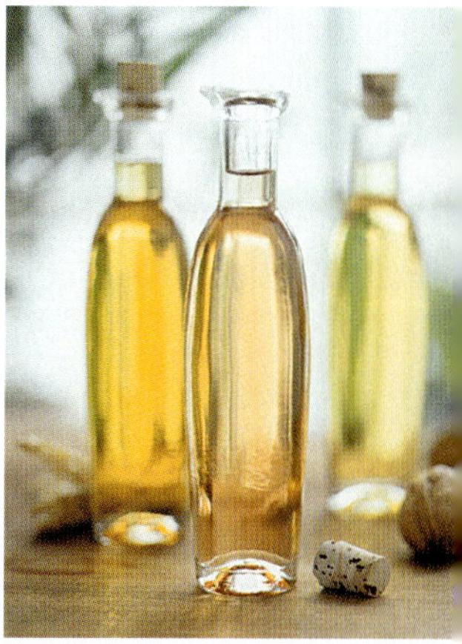

Bei entzündlichen rheumatischen Erkrankungen ist eine Ernährungsweise wichtig, die auf hochwertige, kaltgepresste Pflanzenöle zurückgreift.

Mit Radikalfängern gegen Schmerzen

Bei Rheuma ist es wichtig, den Körper optimal mit Vitamin E, Vitamin C und Selen zu versorgen. Rheumapatienten haben beispielsweise häufig zu wenig Vitamin E im Blut. Zudem besteht in entzündeten Gelenken ein lokaler Vitamin-E-Mangel. Die Gabe des Vitamins verringert Bewegungsschmerzen und verbessert die Beweglichkeit der betroffenen Gelenke. Auch Nebenwirkungen wie Magenschleimhautschäden, die mit der Gabe antirheumatischer Medikamente auftreten können, können durch Vitamin E verringert werden.

Vorsicht Osteoporoserisiko!

Durch eine chronische Gelenkentzündung verringert sich der Knochenaufbau, und es kommt zu einem Abbau der Skelettstruktur. Entzündungshemmende Medikamente wie Kortison verstärken die knochenabbauenden Prozesse zusätzlich. Kalzium und Vitamin D wirken dem entgegen. Patienten mit rheumatoider Arthritis sollten deshalb unbedingt auf eine ausreichende Versorgung mit diesen beiden Substanzen achten.

Folsäure eine sinnvolle Ergänzung

Rheumatiker sollten auf eine ausreichende Versorgung mit Folsäure achten. Bestimmte antirheumatischen Medikamente (z. B. Methotrexat) können nämlich den Folsäurehaushalt stören und die Homocysteinwerte erhöhen.

Vitalstoffe im Überblick

Die Tabelle gibt einen Überblick über die wichtigsten Mineralien, Vitamine und vitaminähnlichen Stoffe und liefert Angaben zu Funktion, Tagesbedarf, Mangelsymptomen.

Spurenelemente

Spurenelemente	Funktion	Bedarf pro Tag (DGE: Erw./Kinder)	Vorkommen in Lebensmitteln	Mangelsymptome
Jod	Bildung der Schilddrüsenhormone, Wachstum, Energiehaushalt	150 – 200 µg 120 – 200 µg	Seefisch, Jodsalz	Kropfbildung, Missbildungen in der Schwangerschaft, Lern- u. Konzentrationsstörungen
Zink	KH-, Eiweiß-und Fettstoffwechsel, Immunabwehr, Wundheilung, Haarwachstum, Insulinspeicherung	7 – 10 mg 3 – 9 mg	Austern, Innereien Linsen	Infekte, Haarausfall, Geruchs- und Geschmacksstörungen, Wachstumsstörungen, Nachtblindheit, Unfruchtbarkeit
Selen	Antioxidanz, Schutz der Erbsubstanz, Immunabwehr, Schilddrüsenfunktion, Krebsvorbeugung	30 – 70 µg 15 – 60 µg	Seefisch, Leber, Vollkorn	Infektanfälligkeit, erhöhtes Risiko für Krebs (z. B. Prostata, Lunge), Störung der Schilddrüsenfunktion
Chrom	Glucose- und Insulinstoffwechsel, Fett- und Eiweißstoffwechsel	30 – 100 µg 20 – 100 µg	Fleisch, Bierhefe, Käse, Vollkornbrot	Störungen der Glucoseverwertung, der Insulinwirkung und des Fettstoffwechsels
Kupfer	Kollagen-, Neurotransmitter- u. Melaninsynthese, Blutbildung, Eisentransport	1 – 1,5 mg 0,5 – 1,5 mg	Nüsse	Blutarmut (Anämie), gestörter Eisen- und Fettstoffwechsel, Knochenbrüchigkeit, Infekte
Mangan	Knochen- u. Knorpelwachstum, Antioxidanz (SOD), Kohlenhydratstoffwechsel	2 – 5 mg 1,5 – 5 mg	Innereien, Getreide	Wachstumsstörungen, Störungen im Fett- und Kohlenhydratstoffwechsel

Wann ist der Bedarf erhöht?	Mögliche Erhöhung des Bedarfs durch Arzneimittel, wie	Erkrankungen mit erhöhtem Bedarf	Tagesdosis in der Mikrovitalstoff-Medizin
Alle Personen, v.a. Schwangere und Kinder	Lithium, Sulfonamide	Kropf, Vorbeugung eines Jodmangelkropfes	100 – 200 µg
Schwangere, Stillende, Kinder, Erkältungszeit, Stress, Alter ≥ 60, Allergien	Antazida, Diuretika, ACE-Hemmer	Diabetes, Immunschwäche, Hauterkr. (z.B. Akne), Allergien, Lebererkr., Verbrennungen, Zöliakie	10 – 30 mg z. T. mehr
Raucher, hoher Alkoholkonsum, Schwermetallbelastung, Schwangere, Vegetarier, Alter ≥ 60	Chemotherapie, Diuretika	Krebs, HIV, KHK, Rheuma, Diabetes, Virusinfektionen, Darmerkrankungen	50 – 200 µg z.T. mehr
Sportler, künstliche Ernährung, Alter ≥ 60, hoher Alkohol und Zuckerkonsum	Diuretika	Diabetes, Hypoglykämie, Unterstützung der Körperfettreduktion bei Adipositas	50 – 200 µg z.T. mehr
Frühgeborene	Zinküberdosierung, Antazida	bestimmte Formen der Blutarmut, Osteoporose, Rheuma, Vitiligo	1–3 mg
Künstliche Ernährung		Diabetes, Hypoglykämie, Osteoporose	2 –30 mg

Vitamin	Funktion	Bedarf pro Tag (DGE: Erw./ Kinder)	Vorkommen in Lebensmitteln	Mangelsymptome
Vitamin C Ascorbinsäure	Antioxidanz, Immunabwehr, Bildung von Hormonen, Nervenbotenstoffen u. Kollagen, Entgiftung, Gefäßabdichtung, Wundheilung, Eisenaufnahme	100 mg 70–100 mg	Paprika, Brokkoli, Kiwi, Zitrusfrüchte	Infekt- und Stressanfälligkeit, Müdigkeit, Wundheilungsstörungen, Zahnfleischbluten, Allergieneigung, Skorbut (Avitaminose)
Vitamin B1 Thiamin	Energiegewinnung aus Kohlenhydraten, Nervenerregung, Hirntätigkeit, Aufbau von Nervenbotenstoffen (Neurotransmittern)	1–1,3 mg 0,8–1,4 mg	Vollkorn, Schweinefleisch, Hefe	Appetitlosigkeit, Konzentrationsschwäche, Reizbarkeit, Fußbrennen/Kribbeln in Armen und Beinen, Herzschwäche, Muskelschwund
Vitamin B2 Riboflavin	Energiehaushalt der Zelle, Intakte Haut und Schleimhäute, Antioxidanz	1,2 –1,5 mg 0,9 –1,6 mg	Milch, Eier, Fisch, Pilze	Antriebslosigkeit, Hautrötung-/schuppung, eingerissene Mundwinkel, Lichtempfindliche Augen
Vitamin B3 Niacin/-amid	Energiegewinnung, Auf- und Umbau von Eiweiß, Fetten und Kohlenhydraten, Reparatur der Erbsubstanz (DNA)	13 –17 mg 10 –18 mg	Fisch, Pilze, Innereien, Geflügel	Reizbarkeit, Schlafstörungen, Kopfschmerzen, Depressionen, Neigung zu Sonnenallergie mit geröteter, rauer Haut, Magen/Darmentzündung
Vitamin B6 Pyridoxin	Auf- und Abbau von Eiweißen, wichtig für Nerven- und Immunsystem, Homocystein-Entgiftung, Blutbildung	1,2 –1,6 mg 0,5 –1,4 mg	Vollkorn, Hefe, Fisch, Geflügel	Schlafstörungen, Infektanfälligkeit, Entzündung der Haut (Dermatitis) und Nerven, Homocystein ↑, Muskelabbau, Blutarmut
Folsäure Vitamin B9	Aufbau der Erbsubstanz, Zellteilung/-wachstum, Blutbildung, Nervenstoffwechsel, Homocystein-Entgiftung	0,4 mg 0,3 – 0,4 mg	Grünes Blattgemüse, Vollkorn	Blutarmut (Anämie), Reizbarkeit, Müdigkeit, Schwäche, Homocystein ↑, Schwangerschaft: Missbildungen, Fehlgeburten
Vitamin B12 Cobalamin	Aufbau der Erbsubstanz, Zellteilung, Blutbildung, Bau der Nervenfasern, Folsäure-Aktivierung, Homocystein-Entgiftung	3,0 µg 1,5–3 µg	Leber, Fisch, Eier, Milch	Blässe, Blutarmut (Anämie), Reizbarkeit, Nervenschmerzen, Taubheitsgefühl, Müdigkeit, Schwäche, Homocystein ↑

Wann ist der Bedarf erhöht?	Mögliche Erhöhung des Bedarfs durch Arzneimittel, wie	Erkrankungen mit erhöhtem Bedarf	Tagesdosis in der Mikrovitalstoff-Medizin
Diabetiker, Raucher, Personen mit hoher Stressbelastung, Alter ≥ 65, Schwangere	ASS, Kortison, Tetracycline, Östrogene, Chemotherapie	Diabetes, Allergien, HIV, Bluthochdruck, KHK, Krebs, Verbrennungen, Infektion mit Helicobacter pylori	200 mg bis mehrere g
Ausdauersportler, hoher Alkohol-, Tee- u. Kaffeekonsum, Alter ≥ 65, Schwangere	Antiepileptika, Diuretika, Chemotherapie, Virustatika, Herzglykoseole	Alzheimer, Diabetes, HIV/AIDS, Herzinsuffizienz, Nervenschmerzen, Erkrankungen der Leber	10 – 300 mg
Ausdauersportler, Vegetarier, hoher Alkoholkonsum, Alter ≥ 65	Antibiotika, Antidepressiva, Antibabypille, Chemotherapie	HIV/AIDS, Migräne, Katarakt	5 – 400 mg
Strenge Vegetarier, hoher Alkoholkonsum, eiweißarme Ernährung	L-Dopa, Paracetamol, Diazepam, Antiepileptika	HIV/AIDS, Krebs, Fettstoffwechselstörungen (Nicotinsäure), Sonnenallergie	20 mg bis mehrere g
Stress, Kraftsportler, hoher Alkohol- u. Eiweißkonsum, Schwangere	Antibabypille, Antibiotika, Antiepileptika, Theophyllin	Diabetes, HIV/AIDS, Krebs, KHK, erhöhtes Homocystein, Nervenschmerzen, Prämenstruelles Syndrom	5 – 200 mg
Schwangere, junge Frauen, hoher Alkoholkonsum, Menschen aller Altersstufen	Antibabypille, Aspirin, MTX, Schlafmittel, Antiepileptika	Diabetes, KHK, Blutarmut (mit B12), erhöhtes Homocystein, entzündliche Darmerkrankungen	0,4 – 5 mg
Vegetarier, Frauen und Männer über 60, Leistungssportler	Metformin, Antazida, Antirheumatika, Colestyramin, Colchicin	AIDS, Diabetes, Blutarmut, Gastritis, erhöhtes Homocystein, M. Crohn, Erkr. der Bauchspeicheldrüse, Magen/Darm-Teilentfernung	5 – 1000 µg

Vitamin	Funktion	Bedarf pro Tag (DGE: Erw./ Kinder)	Vorkommen in Lebensmitteln	Mangelsymptome
Biotin Vitamin H	Energiegewinnung aus Kohlenhydraten u. Fetten, Blutzuckerregulierung, Schwefeleinbau in Haare und Nägel, Synthese und Abbau von Fettsäuren	30 – 60 µg 10 – 35 µg	Innereien, Erbsen, Nüsse	Haarausfall, brüchige Nägel, Fettstoffwechselstörungen
Pantothensäure	Energiestoffwechsel, Bildung von Hormonen, Cholesterin, Vitamin D u. Nervenbotenstoffen, Auf- u. Abbau von Fetten, Kohlenhydraten u. Eiweißen	6 mg 4 – 6 mg	Fisch, Pilze, Hülsenfrüchte	Müdigkeit, Schwäche, Magen-Darm-Störungen, Nervenschmerzen, Burning feet syndrome
Vitamin A* Retinol	Sehfunktion, Aufbau und Funktion der Schleimhäute und der Haut, Steuerung des Zellwachstums, Hormonproduktion, Immunabwehr	0,8 – 1 mg 0,7 – 1 mg	Lebertran, Eier, Milch, Innereien	Nachtblindheit, eingeschränktes Hell-Dunkel-Sehen, Bindehautentzündung, Infekte, Hautveränderungen
Carotinoide/ Betacarotin	Antioxidanz: Schutz der Augen, Haut, Lunge und Erbsubstanz vor freien Radikalen, Immunabwehr, Provitamin A (= Betacarotin)	2 – 4 mg Betacarotin	Tomaten, Karotten, Grünkohl	noch nicht bekannt, LDL-Oxidation ↑ (erhöhtes Risiko für Freie-Radikale-Erkrankungen)
Vitamin D* Calciferole	Knochenstoffwechsel, Calciumaufnahme aus dem Darm, Steuerung des Zellwachstums, Insulinausschüttung, Immunsystem	5 – 10 µg (200 – 400 I.E.)	Lebertran, Seefisch, Sonnenlicht	Kinder: Rachitis, Wachstumsstörungen; Erwachsene: Osteoporose, Knochenbrüchigkeit
Vitamin E Tocopherole	Antioxidanz: Schutz mehrfach ungesättigter Fettsäuren in der Zellmembran, beugt Ablagerungen in Blutgefäßen vor; Immunabwehr	12 – 15 mg 8 – 14 mg	Olivenöl, Weizenkeimöl, Walnüsse	LDL-Oxidation ↑, Infektanfälligkeit, Schwäche, Altersflecken, (erhöhtes Risiko für Freie-Radikale-Erkrankungen)
Vitamin K Phyllochinon	Blutgerinnung, Wundheilung, Knochenstoffwechsel	60 – 80 µg 20 – 50 µg	Grünes Blattgemüse, Sauerkraut	Neigung zu Blutungen (z.B. Nasenbluten), gestörte Wundheilung, Darmstörungen

***Wichtiger Hinweis:** Vitamin A und D können überdosiert werden. Bei Kinderwunsch und während der Frühschwangerschaft sollte der Verzehr von Leber und die Supplementierung hoher Vitamin-A-Dosen (über 3000 I.E. pro Tag) wegen der Gefahr der Fruchtschädigung und kindlicher Missbildungen vermieden werden. Vitamin D sollte ohne ärztliche Rücksprache nicht längere Zeit über 1000 I.E. pro Tag zugeführt werden. Fragen Sie Ihren Arzt oder Apotheker!

Wann ist der Bedarf erhöht?	Mögliche Erhöhung des Bedarfs durch Arzneimittel, wie	Erkrankungen mit erhöhtem Bedarf	Tagesdosis in der Mikrovitalstoff-Medizin
Schwangere, Säuglinge, hoher Alkoholkonsum	Antiepileptika, Antibiotika	Diabetes, Haarausfall, seborrhoische Dermatitis	0,2 – 5 mg
Hoher Alkoholkonsum, Alter ≥ 65	Antibabypille, Antibiotika	Verbrennungen, Operationen, Wundheilungsstörungen, Hauterkrankungen	5 – 1000 mg
Vegetarier, Raucher, hoher Alkoholkonsum, Alter ≥ 65	Colestyramin, Orlistat	Gestörte Fettresorption, HIV, Krebs, Lebererkrankungen, Morbus Crohn, Mukoviszidose, Zöliakie	0,3 – 3 mg (1000 – 10000 I.E.) zum Teil mehr
Jugendliche (bei gemüsearmer Kost)	Colestyramin, Orlistat	Gestörte Fettresorption HIV, KHK, Krebs, Katarakt, Diabetes, Makuladegeneration, Sonnenlichtempfindlichkeit	2 – 60 mg als Carotinoid-Kplex zum Teil mehr
Säuglinge,Schwangere, Vegetarier, kaum Sonne, Alter ≥ 50	Antiepileptika, Kortison, Orlistat, Colestyramin	Gestörte Fettresorption Rachitis, Osteoporose, Rheuma, Erkrankungen der Niere und Schilddrüse, Zöliakie	5 – 25 µg (200 – 1000 I.E.) zum Teil mehr
Raucher, Leistungssportler, Stress	Colestyramin, Orlistat	Gestörte Fettresorption HIV, KHK, Krebs, Katarakt, Diabetes, Makuladegeneration, Mukoviszidose, Rheuma	100 – 1000 I.E. zum Teil mehr
wenig grünes Gemüse, hoher Alkoholkonsum	Antiepileptika, Antibiotika, Orlistat, Phenprocoumon	Gestörte Fettresorption als Folge von Erkrankungen der Galle, der Leber, des Darms u. der Bauchspeicheldrüse	60 – 200 µg

Vitaminoide / Mineralstoff

Vitaminoide/ Mineralstoff	Funktion	Bedarf pro Tag (DGE: Erw./ Kinder)	Vorkommen in Lebensmitteln	Mangelsymptome
L-Carnitin	Fettsäuretransport und Energiegewinnung aus Fetten, Entgiftung, Immunsystem		Schaf-, Rindfleisch	Infektanfälligkeit, Müdigkeit, Muskelschwäche, gestörter Fett- und Kohlenhydratstoffwechsel, Herzschwäche
Coenzym Q10	Zelluläre Energieproduktion, Antioxidanz, Stabilisierung der Zellmembran		Eier, Leber, Olivenöl	noch nicht bekannt (LDL-Oxidation ↑, Herzschwäche, Risiko für Freie Radikale-Erkrankungen ↑)
α-Liponsäure	Energiegewinnung aus Kohlenhydraten (mit B1), Nervenzellschutz, Antioxidanz		Innereien	noch nicht bekannt (Risiko für Freie Radikale-Erkrankungen ↑)
Calcium	Aufbau der Knochen und der Zähne, Herz-, Nerven- und Muskelfunktion, Blutgerinnung, Stabilisierung der Zellmembranen	1 – 1,2 g 0,7 – 1,2 g	Milchprodukte, Grünkohl	Knochenbrüchigkeit, Osteoporose, Erregbarkeit der Nerven ↑, (Muskelzuckungen)
Magnesium	Aktivierung von > 300 Enzymen (alle energieabh.), KH-, Fett- und Eiweißstoffwechsel, Calciumantagonist Stabilisierung der Zellmembranen	300 – 400 mg 120 – 310 mg	Vollkorn, Bananen, Nüsse	Übererregbarkeit, Krämpfe, Lid-, und Muskelzuckungen, Zittern, Stressanfälligkeit, Herzrhythmusstörungen
Kalium[1]	Erregung von Nerven und Muskeln, Reizleitung des Herzens, Säure-Basen-Haushalt, Aufbau kurzfristiger KH-Speicher, Zellvolumen	2000 mg 1400 – 1900 mg	Bananen, Kartoffeln	Verstopfung, Herzrhythmusstörungen, Muskelschwäche, Appetitlosigkeit, Übelkeit
Eisen[2]	Blutbildung, Sauerstoffversorgung der Organe, Bestandteil von Enzymen (z.B. Energiebereitstellung)	10 – 15 mg 8 – 15 mg	Fleisch, Pfifferlinge	Blutarmut, blasse Haut, Nervosität, Müdigkeit, Schwindel, Haarausfall

1 Eine hohe Zufuhr von Kalium sollte bei gestörter Nierenfunktion und bei Einnahme von kaliumsparenden Diuretika (z. B. Spironolacton) vermieden werden. Die erhöhte Kaliumkonzentration im Blut kann zu Störungen der Herzfunktion führen.

Wann ist der Bedarf erhöht?	Mögliche Erhöhung des Bedarfs durch Arzneimittel, wie	Erkrankungen mit erhöhtem Bedarf	Tagesdosis in der Mikrovitalstoff-Medizin
Vegetarier, Schwangere, Sportler	Antibiotika, Antiepileptika, Chemotherapie	Herz-Kreislauf-Erkrankungen (KHK, Herzmuskelschwäche), Diabetes, Nierenerkrankungen, Immunschwäche,	100 mg bis mehrere g
Alter ≥ 40, Sportler	CSE-Hemmer, L-Dopa	Herz-Kreislauf-Erkrankungen (z.B. Herzinsuffizienz), Diabetes, Krebs, Parkinson, Krebs, Migräne	15 – 300 mg
		Diabetes, Polyneuropathien, Morbus Alzheimer	100 – 600 mg
Schwangere, Stillende, Kinder im Wachstum, Alter ≥ 60	Kortison, Antiepileptika, Antazida	Allergieneigung, Osteoporose, Rachitis, Krampfzustände (Tetanie)	500 –2000 mg
Schwangere, Stressgeplagte, Sportler, hoher Alkoholkonsum, starkes Schwitzen	Diuretika, Abführmittel, Antibabypille, Herzglykoside	Herz-Kreislauf-Erkr. (z.B. Bluthochdruck, Herzrhythmusstör.), Wadenkrämpfe, Migräne, Diabetes	200 –1000 mg
Leistungssportler, Stressgeplagte	Antibabypille, Diuretika; Abführmittel	schwere Durchfälle, Erbrechen, Herz-Kreislauf-Erkr. (z.B. Bluthochdruck, Herzrhythmusstör.)	100 – 2000 mg zum Teil mehr
Frauen (Menstruation), Schwangere, Heranwachsende, Leistungssportler, Vegetarier	Antazida, Colestyramin, Zinküberdosierung	Blutarmut, Eisenmangelanämie	10 – 200 mg

2 Eisen sollte in hoher Dosierung nur bei ärztlich nachgewiesenem Mangel ergänzt werden.

Anhang

Nützliche Adressen

Im Folgenden finden Sie eine Auswahl sehenswerter Arzneipflanzen- und Klostergärten (alphabetisch geordnet).

Arzneipflanzengärten

Apothekergarten Augsburg
Botanischer Garten Augsburg
Doktor-Ziegenspeck-Weg 10
86161 Augsburg
Tel.: (0821) 3 24 60 38 (Kasse)
Fax: (0821) 3 24 60 50
e-Mail: afgn.stadt@augsburg.de

Botanischer Garten Bad Liebenzell
Kurhausdamm
75378 Bad Liebenzell

Apothekergarten Bad Marienberg
Raben-Apotheke
Bismarckstr. 18, 56470 Bad Marienberg
Tel.: (02661) 68 22

Apothekergarten Berlin
Botanischer Garten Berlin Dahlem
Königin-Luisen-Str. 6-8
14195 Berlin
Tel.: (030) 83 85 01 00
Fax: (030) 83 85 01 86
e-Mail: zebgbm@zedat.fu-berlin.de
Internet: http://www.bgbm.org/BGBM/

Apothekergarten Bottrop
Gesundheitspark Quellenbusch
Osterfeldstr. 159
46242 Bottrop
Tel.: (02041) 15 23 10
Fax: (02041) 15 23 11
e-Mail: quellenbusch@web.de
Internet:
http://www.gesundheitspark-quellenbusch.de/

Arzneipflanzengarten Braunschweig
Arzneipflanzengarten des Instituts für
Pharmazeutische Biologie
Technische Universität Braunschweig
Mendelssohnstr. 1, 38106 Braunschweig
Tel.: (0531) 3 91 56 80
Fax: (0531) 3 91 81 04
e-Mail: garten@tu-bs.de
Internet: http://www.tu-bs.de/institute/pharm.biol/

Apothekergarten Erfurt
Am Thüringer Apothekerhaus
Thälmannstr. 6, 99085 Erfurt

Arzneipflanzengarten Erlangen
Botanischer Garten der Universität Erlangen-Nürnberg
Loschgestr. 3, 91054 Erlangen
Tel.: (09131) 8 52 26 69
Fax: (0931) 8 52 27 46
e-Mail: Jakob.Stiglmayr@rzmail.uni-erlangen.de
Internet:
http://www.uni-erlangen.de/botanischer-garten/

Apothekergarten im Sonnengarten Gütersloh
Botanischer Garten Gütersloh
Parkstr. 51, 33332 Gütersloh

Apothekergarten Hamburg
Planten un Blomen Hamburg
Petersburger Str. 28, 20355 Hamburg
Internet: http://www.plantenunblomen.hamburg.de/

Apothekergarten Hannover
Heil- und Giftpflanzengarten der Tiermedizinischen
Hochschule Hannover
Bünteweg 17, 30559 Hannover

Apothekergarten Herbrechtingen
Adler-Apotheke
Lange Str. 37, 89542 Herbrechtingen/Brenz
Tel.: (07324) 22 56
e-Mail: Adler-Apotheke-Herbrechtingen@t-online.de

Arznei- und Heilkräutergarten Hof
Botanischer Garten, Theresienstein, 95028 Hof/Saale
Tel.: (0175) 7 52 81 63
e-Mail: info@botanischer-garten-hof.de

Heilpflanzengarten Insel Reichenau
Botanischer Garten Insel Reichenau
78479 Reichenau/Bodensee

Arzneipflanzengarten Kiel
Botanischer Garten der Universität Kiel
Am Botanischen Garten, 24118 Kiel
Tel.: (0431) 8 80 42 75
Fax: (0431) 8 80 15 27
Internet: http://www.museen-sh.de/inst.php?inst=144

Apothekergarten Krefeld
Botanischer Garten Krefeld
Im Schönwasserpark, 47809 Krefeld-Oppum
Tel.: (02151) 54 05 19
Fax: (02151) 54 83 35
e-Mail: postmaster@wbboga.krefeld.schulen.net
Internet: www.wbboga.krefeld.schulen.net

Apothekergarten Laatzen
Adler-Apotheke, Hildesheimer Str. 372
30880 Laatzen-Rethen
Tel.: (05102) 23 01
Fax: (05102) 38 77
e-Mail: adler-apotheke-rethen@t-online.de
Internet: http://www.apotheke-rethen.de

Apothekergarten Leipzig
Botanischer Garten der Universität Leipzig
Linnéstr. 1. 04103 Leipzig
Tel.: (0341) 9 73 68 50
Fax: (0341) 9 73 68 68
e-Mail: botgasek@uni-leipzig.de
Internet: http: //www.uni-leipzig.de/bota/

Apothekergarten Lünen
Gelände der Landesgartenschau
Baukelweg, 44532 Lünen

Apothekergarten Mainz
Botanischer Garten Mainz
Bentzelweg 9b, 55099 Mainz
Tel.: (06131) 3 92 22 51 oder (06131) 3 92 26 28
e-Mail: botanischer.garten@uni-mainz.de
Internet: www.uni-mainz.de/UniInfo/Uni/garten

Apothekergarten Mönchengladbach
Botanischer Garten Mönchengladbach
Bettrather Str. 82, 41061 Mönchengladbach

Arzneipflanzengarten München
Botanischer Garten München
Menzinger Str. 61, 80638 München
Tel.: (089) 17 86 13 10 (Verwaltung) oder
(089) 17 86 13 50 oder -51 (Kasse)

Apothekergarten Oldenburg
Botanischer Garten der Universität Oldenburg
Philosophenweg 41, 26121 Oldenburg
Tel.: (0441) 77 76 54
Fax: (0441) 7 16 41
e-Mail: bot.garten@uni-oldenburg.de
Internet: http://www.uni-oldenburg.de/bot.garten/

Apothekergarten Seligenstadt
Ehemalige Benediktinerabtei Seligenstadt
Klosterhof 2, 63500 Seligenstadt
Tel.: (06182) 2 26 40
Fax: (06182) 2 27 26

Arzneipflanzengarten Stuttgart
Botanischer Garten der Universität Hohenheim
Garbenstr. 30, 70593 Stuttgart
Tel.: (0711) 4 59 21 86 oder
(0711) 4 59 21 87
Fax: (0711) 4 59 33 55
e-Mail: botghans@uni-hohenheim.de
Internet: http:
//www.uni-hohenheim.de/~pkdb/garten1.html

Apothekergarten Ulm
Botanischer Garten der Universität Ulm
Hans-Krebs-Weg, 89069 Ulm
Tel.: (0731) 5 03 13 51
Fax: (0731) 5 03 13 59
e-Mail: botgart@uni-ulm.de
Internet: http://www.biologie.uni-ulm.de/garten/

Apothekergarten Waiblingen
Engel-Apotheke Waiblingen
Danziger Platz 1, 71332 Waiblingen
Tel.: (07151) 2 36 90
Fax: (0751) 5 32 69
e-Mail: engel-apo-waiblingen@pharma-online.de
Internet: www.engel-apotheke-waiblingen.de

Apothekergarten Weihenstephan
Oberdieckgarten
Institut für Freiraumplanung-FH Weihenstephan
Am Hofgarten 4
85354 Freising
Tel.: (08161) 71 33 51
Fax: (08161) 71 52 41
e-Mail: markus.pastuszka@fh-weihenstephan.de
Internet: http://www.fh-weihenstephan.de

Apothekergarten Wiesbaden
Aukammallee
65191 Wiesbaden
Tel.: (0611) 42 46 22 (Freundeskreis)
Fax: (0611) 42 83 32

Klostergärten

Kräuter- und Meditationsgarten Benediktbeuern
Zentrum für Umwelt und Kultur im Kloster Benediktbeuern
Zeilerweg 2
83671 Benediktbeuern
Tel.: (08857) 8 87 01
oder (08857) 8 87 61
Fax: (08857) 8 87 69
e-Mail: zukujb@t-online.de
Internet: http://www.zuk-bb.de

Klostergärten Blankenburg
Stiftung Kloster Michaelstein
38881 Blankenburg
Tel.: (03944) 9 03 00
Fax: (03944) 90 30 30
oder (03944) 90 30 40
e-Mail: rezeption@kloster-michaelstein.de
Internet: http://www.kloster-michaelstein.de

Klostergarten Donndorf
Heimvolkshochschule Thüringen e.V.
Kloster 6, 06571 Donndorf
Tel.: (034672) 85 10
Fax: (034672) 8 51 20
e-Mail: lhvhs.kloster.donndorf@t-online.de

Klostergarten Insel Reichenau
Im früheren Kloster beim Münster
St. Maria & Markus
78479 Reichenau
Internet: http://www.reichenau.de

Klostergarten Klostermansfeld
Evangeliche Kirchengemeinde Klostermansfeld
Kirchstr. 2, 06308 Klostermansfeld
e-Mail: EvKircheKlostermansfeld@epost.de
Internet: http://www.ev-kloster-kirche.de/

Klostergarten Trier
Benediktinerabtei St. Matthias
Matthiasstr. 85, 54920 Trier
Tel.: (0651) 3 10 79
Fax: (0651) 3 59 69
e-Mail: Benediktiner@AbteiStMatthias.de
oder Gaesteempfang@AbteiStMatthias.de
Internet: http://www.abteistmatthias.de/

Klostergarten Veßra
Hennebergisches Museum
98660 Kloster Veßra
Tel.: (036873) 6 90 30
Fax:(036873) 6 90 49
e-Mail : info@museumklostervessra.de
Internet: http://www.museumklostervessra.de

Register

Mit diesem Buch unterstützt der Knaur Verlag Projekte der Deutschen Stiftung Weltbevölkerung (DSW) in Afrika. Mehr über die Arbeit der DSW erfahren Sie im Internet unter: www.weltbevoelkerung.de oder schreiben Sie an: DSW, Göttinger Chaussee 115, 30459 Hannover.

Helfen auch Sie: DSW-Spendenkonto 38 38 38 0 Commerzbank Hannover BLZ 250 400 66

Danksagung

Wir danken Dr. med. Wolfgang Grebe für die Durchsicht des Manuskripts. Dr. Grebe ist Internist, Vorsitzender des Arbeitskreises Naturmedizin des Deutschen Grünen Kreuzes und Vorsitzender des Berufsverbandes deutscher Internisten e.V., Landesgruppe Hessen.

Dem Arzneimittelhersteller MCM Klosterfrau danken wir für die Genehmigung, das bekannte, eng mit Naturarzneien assoziierte »Nonnenlogo« sowie zahlreiche Pflanzenfotos und sonstige Abbildungen aus dem Klosterfrrau-Bildarchiv für dieses Buch verwenden zu dürfen.

Die Autoren

Dr. rer. nat. Alexander Schenk, Apotheker und Fachmann für Heilpflanzenkunde, leitet das Institut für zeitgemäße Phytotherapie, das sich mit Fortbildung und Öffentlichkeitsarbeit auf dem Gebiet der pflanzlichen Arzneimittel befasst. Im Oktober 2001 wurde er auf einen fachübergreifenden Lehrstuhl für Phytotherapie und Phytopharmazie an der Ovidius-Universität in Constanta/Rumänien berufen. Die in Europa bisher einmalige Fakultät bildet Studierende der Medizin, Pharmazie, Biologie und der Agrarwissenschaften in den Bereichen Naturheilkunde, Phytochemie, Arzneipflanzenanbau sowie Gewinnung pflanzlicher Drogen und Extrakte aus.

Dr. rer. nat. Oliver Ploss, Apotheker und Spezialist für Homöopathie, führt eine eigene Naturheilpraxis in Ibbenbühren. Daneben arbeitet er als wissenschaftlicher Redakteur, ist Landesleiter des FVDH (Freier Verband Deutscher Heilpraktiker) NRW-Nord, Regionalleiter Münsterland des VDH (Verband Deutscher Heilpraktiker) und Mitglied der Arzneimittelkommission der Heilpraktiker des FVDH.

Uwe Gröber, Apotheker und medizinisch-wissenschaftlicher Berater in der pharmazeutischen Industrie, hat sich auf Arzneimittel- und Vitaminberatung, Ernährungs- und Präventivmedizin, insbesondere Orthomolekulare Medizin, spezialisiert. Er ist Autor zahlreicher Fachbücher und Mitherausgeber der „Zeitschrift für Orthomolekulare Medizin“ und führt bundesweit zertifizierte Seminare und Workshops für Ärzte und Apotheker zum Thema Orthomolekulare Medizin durch

Bildnachweis

Umschlagfoto: MCM Klosterfrau

Fotos: AKG-images / S. 18, 29, 31 m., Erich Lessing S. 28, 148;

Corbis / Ed Bock S. 249, V. de Berardinis S. 255, Raoul Minsart S. 261, LWA-Stephen Welstead S. 266, Ariel Skelley S. 290;

Das Fotoarchiv / A.Riedmüller S. 317;

dpa / ABDA S. 39;

Dr. Alexander Schenk S. 16, 19 – 21, 45, 50, 54, 59, 62, 68, 71, 81, 82, 99, 111 – 143, 165 l., 178, 185, 193, 194, 198, 229;

Dr. Roland Spohn S. 167, 196, 197;

Gelita S. 310;

IFA-Bilderteam / IPP S. 25, Peter Grüner S. 107, Oliver Giel S. 201, DIAF S. 204;

IMAGO / Peter Widmann S. 294, 308;

Jump / Martina Sandkühler S. 216, Lars Matzen S. 135;

Lichtwer Pharma AG S. 156;

Mauritius / U.Kerth S. 24, Harry Walker S. 36, Wendler S. 57, Phototake S. 65, Reinhard S. 69, 280, H. Schwarz S. 93, Terrance Klassen S. 144, Steimer S. 184, Cassio S. 191, Fichtl S. 213, 284, Fergusson S. 219, 257, Stock Image S. 221, W. Rauch S. 225, Gilsdorf S. 227, The Copyright Group S. 233, 323, Schrempp S. 252, Beauty Foto Studio S. 299, Widmann S. 303, Glamour Int. S. 281;

Medical Picture / HPH / Wildlife S. 100, 101, Dr. R. Spohn S. 125, 166, 186, 206, 273;

Nature & Science S. 113 u.r., 137 o.r.;

Okapia / R.Margulies / CMSP S. 314;

Hans Reinhard S. 53, 79, 86, 87, 91, 98, 103 l.m., 112, 114 (2), 115 (2), 116, 117, 118, 120 (2), 121, 122 (2), 124 (2), 125 (3), 126 (2), 129 (2), 130 l.m., 131, 132, 133, 134 (2), 135 (2), 137 r.m., 138, 140 r.o., 141 (3), 142 (2), 143 (3), 169 r., 180, 181, 188, 217, 286;

Nils Reinhard S. 55, 112, 115, 137, 139;

StockFood / Tom Eckerle S. 241, Losito & Losito src S. 305, Arnold Ritter S. 309, Studio R. Schmitz S. 310, Herbert Maass S. 324, Miles S. 333, A. Plewinski S. 335;

Superbild / Schmidbauer S. 88, Incolor Keystone S. 211;

WDR / Hajo Hohn S. 10;

alle anderen Fotos: Klosterfrau.

Wichtiger Hinweis
Die im Buch veröffentlichten Ratschläge wurden mit größter Sorgfalt von Verfassern und Verlag erarbeitet und geprüft. Eine Garantie kann jedoch nicht übernommen werden. Ebenso ist eine Haftung der Verfasser bzw. des Verlages und seiner Beauftragten für Personen-, Sach- oder Vermögensschäden ausgeschlossen.

Impressum

Bibliografische Information Der Deutschen Bibliothek
Die Deutsche Bibliothek verzeichnet diese Publikation in der Deutschen Nationalbibliografie; detaillierte bibliografische Daten sind im Internet über http://dnb.ddb.de abrufbar.

Projektleitung: Bettina Huber
Redaktion: Dr. Rainer Schöttle, Sylvie Hinderberger, Constanze Lüdicke
Herstellung und Layout: Jörg Alt
Bildredaktion: Sylvie Busche (Ltg.)
Umschlagkonzeption: Daniela Meyer
Satz: Wilhelm Vornehm, München
Reproduktion: Repro Ludwig, Zell am See
Druck und Bindung: Offizin Anderson Nexö, Leipzig

Printed in Germany

ISBN 3-426-66818-1